U0380111

护士安全用药手册

东南大学出版社
·南 京·

图书在版编目(CIP)数据

护士安全用药手册/陈湘玉,李国宏主编. —南京:东南大学出版社,2012.7

ISBN 978-7-5641-3417-4

Ⅰ.①护… Ⅱ.①陈… ②李… Ⅲ.①药物—手册 Ⅳ.①R97-62

中国版本图书馆 CIP 数据核字(2012)第 065089 号

东南大学出版社出版发行

(南京市四牌楼 2 号　邮编 210096)

出版人:江建中

江苏省新华书店经销　江苏凤凰盐城印刷有限公司

开本:850mm×1168mm　1/32　印张:17.875　字数:530 千字

2012 年 7 月第 1 版　2012 年 7 月第 1 次印刷

ISBN 978-7-5641-3417-4

印数:1~10000 册　定价:50.00 元

(本社图书若有印装质量问题,请直接与营销部联系。电话:025-83791830)

《护士安全用药手册》
编者名单

主　编	陈湘玉	李国宏		
副主编	鞠昌萍	丁建成	顾则娟	戴新娟
	钱瑞莲	陈玉红	倪新新	
顾　问	屠丽君	葛卫红		
编　者	徐翠荣	王　健	朱艳萍	惠晓芳
	徐兆芬	周玲珍	王如华	吴燕平
	笪荣梅	封海霞	汤卫红	张红芳
	薛幼华	沈吉梅	王晓燕	顾晓霞
	葛卫红	傅　荣	陈　璐	

序

十二五期间,卫生事业在国民经济和社会发展中的地位和作用将进一步提高,护理事业发展面临难得的历史机遇。21世纪医疗技术的迅猛发展促进护理专业的进步,《中国护理事业发展规划纲要(2011—2015)年》重点提出,推动护理工作适应医药卫生体制深化改革、经济社会发展和人民群众健康服务的需求。中国人口老龄化的快速进程、慢病管理、长期照护对护理的期待,急需护理队伍服务品质作为保障。卫生部在发布《三级综合医院评审标准实施细则(2011年版)》中提出了"十大患者安全目标",明确要"提高用药安全"。而用药安全所涉及的环节管理包括储备、管理、调配、使用,其中护理环节是临床药品管理和使用流程的终端,护士做好临床药品的保管、配置、给药和用药观察是病人从药疗获得最大疗效的基础和保障,护士对药品的管理意识、药品知识的掌握程度以及责任心强弱,直接影响用药疗效。

2010年初卫生部倡导发起"创建优质护理服务"活动,临床护理服务的模式改革与内涵建设有了显著的进步,责任制整体护理工作模式要求护士用专业知识对病人实施优质护理,而护士拥有的用药安全相关知识与技能是责任护士能力的体现。因此,护士通过和病人有效交流,使病人对药物治疗取得一定的认识,从而提高用药依从性,增加其对治疗决策的满意度,强化自我保健的意识并提升其能力,减少与用药有关的不利因素。

医学技术的发展使新药层出不穷、临床医疗活动中药物治疗方案多样化、护士获得安全给药的相关培训尚远远不足等一系列因素,使护理人员在临床实践中产生困惑;社会的老龄化、慢性病患者增多、百姓获得药物的渠道多样化、居家自行服药的人群增多,这些人群迫切希望得到安全用药的指导与服务。

《护士安全用药手册》紧紧围绕用药安全护理环节,阐述了安全用药的工作制度、规范和方法,有利于促进用药疗效,提升用药观察能力,降低用药风险,方便给药指导。期待本书能成为护理人员安全给药的得力助手和病人自我用药的有力帮手。

籍此纪念南丁格尔"5·12"国际护士节100年!

陈湘玉

2012年5月

前　　言

　　安全用药是护理安全的重要组成部分,要实现安全用药,不仅要求护理人员具有较全面的药学知识,而且从药物管理到药物治疗规范的每个环节都不容忽视。近年来,各级卫生行政主管部门关于用药安全的管理要求不断更新,新药新制剂不断涌现,对护理人员应掌握的药理知识也提出了更高的要求。为指导护士临床安全用药,南京护理学会组织临床一线护理专家和临床药学专家共同编写了这本《护士安全用药手册》。本书包括安全用药一般知识、用药管理规范、药物治疗护理规范、药物不良反应的评估与护理、特殊病人的用药护理、常用药物基本知识与护理要点六个部分。各章的主要特色如下:

　　一、安全用药一般知识　解释了药品的常用术语及释义,以及目前最新的《中国药典》关于药品标准的种类及概述,影响药物作用的因素、联合用药和药物的相互作用等方面的知识。

　　二、用药管理规范　根据最新用药安全管理要求,重点阐述病区药品管理制度、药品保管原则、安全给药原则,并有可操作的药品配制管理和药品质量管理规范。

　　三、药物治疗护理规范　介绍了各种常用给药方法的护理规范、过敏试验的护理规范及常用护理药学计算,内容具体、操作性强。针对近年更新较快而教课书中不全的局部给药护理及吸入给药法的护理有较好补充和更新。

四、药物不良反应的评估与护理 介绍药物不良反应的发生原因和机制、药物不良反应的判断方法、药物不良反应的评估与护理、输液反应的评估与护理。

五、特殊病人的用药护理 在老年人、孕妇、哺乳期妇女、新生儿和婴儿、儿童的用药护理，以及肝肾功能不全病人的用药护理方面内容有更新，增加了移植病人的用药护理。

六、常用药物基本知识与护理要点 包含各系统常用药，鉴于药物更新快、商品名各异、制剂不同、价格不一、医院级别不同常用药物不同，为兼顾不同级别医院护理同仁的学习和应用，本手册药品种类基本涵盖国家基本用药目录，并适当考虑目前大部分三级甲等医院的常用药物。药物名称一律用化学名，另立"其他名称"包含对应药物的常见商品名，以便各级医院护理同仁参阅。标注"＊"的药品为国家基本用药。

本书所涉及的用药剂量仅供读者了解内容，实际应用须遵循规范执行。衷心希望本书对护理人员在临床工作中给予帮助，由于编者水平有限，加之出版时间仓促，不足之处在所难免，敬请广大护理人员在学习、使用中多提宝贵意见，以进一步修订和完善！

李国宏

2012 年 5 月

目　　录

速效胰岛素类似物、长效胰岛素类似物、混合(预混)胰岛
素类似物

第一章 安全用药一般知识

第一节 药品的基础知识

一、药品的常用术语及释义

护士既是药物治疗的执行者,也是给药护理的实施者,在发挥药物最佳效应和减少毒性反应方面起着重要作用。现代护理学科的发展要求护士在护理工作中不仅要熟悉每种药物的一般知识,还应了解如何观察、预防或减轻药物的不良反应。

（一）药品

药品,是指用于预防、治疗、诊断疾病,有目的地调节人体生理功能,有适应证或功能主治、用法和用量的物质。包括化学原料及其制剂、抗生素、生化药品、放射性药品、中药材、中药饮片、中成药、疫苗、血清、血液制品及诊断药品等。

（二）新药

新药,是指未曾在中国境内上市销售的药品。在临床应用中,通常以药品包装上的批准文号为依据,也将投产使用未满 5 年的药品视为新药。

（三）中成药

中成药,是指以中药材为原料,在中医药理论指导下,按规定处方和标准制成的一定剂型的现成药物。例如,牛黄解毒片、乌鸡白凤丸、蜜炼川贝枇杷膏等都属于中成药。

（四）假药

我国《药品管理法》规定,有下列情形之一的为假药:

1. 药品所含成分与国家药品标准规定的成分不符。

2. 以非药品冒充药品或以他种药品冒充此种药品。

3. 有下列情形之一的药品按假药论处：

（1）国务院药品监督管理部门规定禁止使用的药品。

（2）依照本法必须批准而未经批准生产、进口，或者依照本法必须检验而未经检验却销售的药品。

（3）变质的药品。

（4）被污染的药品。

（5）使用依照本法必须取得批准文号而未取得批准文号的原料药生产的药品。

（6）所标明的适应证或功能主治超出规定范围的药品。

（五）劣药

劣药，是指药品成分含量不符合国家药品标准的药。有下列情形之一的药品按劣药论处：

1. 未标明有效期或更改有效期的药品。

2. 不注明或更改生产批号的药品。

（六）药品批准文号

药品批准文号，是指药品生产企业在生产药品前报请国家药品监督管理部门批准后获得的身份证明，是依法生产药品的合法标志。根据药品批准文号能很快了解药品的一些基本情况，有助于对药品的真伪或合法性进行判别。

现行的药品批准文号和试生产药品批准文号格式为"国药准（试）字 ＋ 一个汉语拼音字母 ＋ 八位阿拉伯数字"。

1. "准"字代表国家批准正式生产的药品，"试"字代表国家批准试生产的药品。

2. 国药准（试）字后的一个汉语拼音字母代表药品的类别，分别是：H-化学药品，S-生物制品，J-进口分装药品，T-体外化学诊断试剂，F-药用辅料，Z-中药。

3. 八位阿拉伯数字中的前两位代表批准文号的来源，第 3、4 位表示批准某药生产的公元年号的后两位数字，第 5～8 位数字为顺序号。

（七）国家基本药物

国家基本药物,是从我国临床应用的各种药物中,经科学评价而遴选出的,能够满足大部分人口卫生保健需要,并在同类药品中具有代表性的药品。

遴选的原则是:临床必需、安全有效、价格合理、使用方便,既满足广大人民群众防病治病的基本需要,又要使国家有限的卫生资源得到合理、有效的利用。

卫生部和国家医药管理总局颁布的 2009 版《国家基本药物目录》,其中化学药品和生物制品主要依据临床药理学分类,共 205 个品种;中成药主要依据功能分类,共 102 个品种;中药饮片不列具体品种。各省又根据全省基本药物制度实施地区基本药物使用情况实施微调,《江苏省基层医疗卫生机构增补药物目录 2011 版》共增补药物共 281 种,其中化学药 172 种、中成药 109 个品种。

（八）处方药和非处方药

处方药,是指凭执业医师或执业助理医师处方方可购买、调配后使用的药品。

非处方药,是指由国务院药品监督管理部门公布的,不需要凭执业医师或执业助理医师处方,消费者可以自行判断、购买和使用的药品。国外将非处方药称为"柜台外销售的药品"（over the counter,简称 OTC）。

（九）医院制剂

医院制剂,也称医疗机构制剂,是指医疗机构根据本单位临床需要经批准而配制、自用的固定处方制剂。医院制剂需经医疗机构所在地的省级食品药品监督管理部门审批,发给《医疗机构制剂注册批件》及制剂批准文号,同时报国家食品药品监督管理局备案后才能配制。

（十）药品有效期

药品有效期,是指在规定的贮存条件下,自生产之日起到某一日止,药品质量保持稳定、疗效保持不变的期限。为了保证用药安全有效,国家食品药品监督管理局规定从 2001 年 12 月 1 日起生产的所有药品必须制定和标明有效期,未标明有效期的不得生产、销售,否则按劣药论处,并规定有效期最长时间期限一般不得超过5年。凡超过有效期的药品不能再供使用。药品有效期的识别方法如下:

1. **明确标明有效期的年月**　如:有效期:2012年5月,即表示该药品在2012年5月31日前可以使用。

2. **明确标明有效期的年月日**　如:有效期:2012年5月8日,即表示该药品可以在2012年5月8日前使用。

3. **通过批号来推算**　有些药品仅注明有效期若干年,需要按照该产品的批号推算。如:有效期3年,生产批号:070918,系指可以在2010年9月17日前使用。

4. **进口药品有效期标示往往因国家而异**　欧洲国家按日、月、年的顺序排列,如25/12/09;美国按月、日、年的顺序排列,如Exp May.12.10;日本与中国的习惯相同,按年、月、日排列。

(十一)药品批号

药品批号,是指用来表示以同一原料、同一辅料、同一生产工艺、同一日期或同一周期所生产药品的编号。在药品包装上一般标示为产品批号。

(十二)药品负责期

药品负责期,是指药品生产厂家根据药品的性质和当时的生产、贮藏及包装条件,就药品质量对医药商业部门及医院药房所做出的一种责任期限。负责期从批号所示日期的下月1日起计算。负责期内药品发生质量变化,厂家和药品供应部门承担责任并负责退换。超过负责期但未超过有效期、且外观无异常的药品仍可使用。

(十三)麻醉药品

麻醉药品,是指对中枢神经有麻醉作用,连续使用后易产生生理依赖性,能成瘾的药品。使用麻醉药品不当,极易产生严重的精神依赖性或生理依赖性,给社会治安带来安全问题。卫生部规定:开具麻醉药品使用淡红色纸、右上角标注"麻"的专用处方。具有处方权的医师在为病人首次开具麻醉处方时,应当亲自诊查病人,为其建立相应的病历,留存病人的身份证明复印件,要求其签署《知情同意书》。

严格限制处方量和处方权限。

（十四）医疗用毒性药品

医疗用毒性药品,简称毒性药品,指毒性剧烈,治疗剂量与中毒剂量相近,使用不当会致人中毒甚至死亡的药品。

（十五）精神药品

精神药品,是指直接作用于中枢神经系统,使之兴奋或抑制,连续使用能产生依赖性的药品。精神药品长期使用后一般只产生精神依赖性,病人有一种连续使用某种药物的要求,一旦停止不会出现戒断症状。我国依据精神药品使人产生依赖性和危害人体健康的程度,将其分为一类精神药和二类精神药两类。开具第一类精神药处方纸为淡红色,右上角标注"精一";第二类精神药处方纸为白色,处方右上角标注"精二"。

卫生部规定:开具精神药品使用专用处方。具有处方权的医师在为病人首次开具第一类精神药品处方时,应当亲自检查病人,为其建立相应的病历,留存病人身份证明复印件,要求其签署《知情同意书》。

（十六）戒毒药品

戒毒药品,是指控制并消除滥用阿片类药物成瘾者的急剧戒断症状与体征的戒毒治疗药品,和能减轻、消除稽延性症状的戒毒治疗辅助药品。

国家药品监督管理局与1999年6月26日发布《戒毒药品管理办法》规定:戒毒治疗药品按处方药进行管理。医生应根据阿片类成瘾者戒毒临床使用指导原则合理使用戒毒药品,严禁滥用。

二、药品标准的种类及概述

药品标准属于强制性标准。是国家对药品的质量标准及检测方法所做的技术规定,是药品生产、供应、使用、检验和管理部门必须共同遵守的法定依据。

药品标准的内容一般包括品名、成分或处方组成、制剂的辅料、制法、性状、鉴别、检查、含量或效价测定、类别、规格、贮藏等内容。我国现行的药品标准主要用以下两种:

（一）《中国药典》

《中国药典》的全称为《中华人民共和国药典》，是国家监督管理药品质量的法定技术标准。药典由国家主持编纂，并由政府颁布施行。药典收载的药品通常为防治疾病所必需的、疗效肯定、不良反应少、优先推广使用，并有具体的质量标准，能控制或检定质量的品种，而且是工艺成熟、质量稳定、可成批生产的品种。

我国历史上最早的药典是唐代的《新修本草》，完成于公元659年，是世界上最早的药典。新中国成立后，我国制定的第1版药典是1953年版。我国现行版药典为2010年版，分一、二、三部，由凡例、正文、附录、索引等主要部分组成。

"凡例"是解释和使用《中国药典》正确进行质量检定的基本原则，并把与正文品种、附录及质量检定有关共性问题加以规定，避免在全书中重复说明。"凡例"中的有关规定具有法定约束力。"正文"为药典的主要内容，叙述所收载的药品。现行版药典分一、二、三部，收载药品共计4 567种。其中，药典一部收载中药材及饮片、植物油脂和提取物、成方制剂和单味制剂等，品种共计2 165种；药典二部收载化学药物、抗生素、生化药品、放射性药品以及药用辅料等，品种共计2 271种；药典三部收载生物制品，品种共计131种。

（二）《局颁标准》

《局颁标准》是《国家食品药品监督管理局标准》的简称，其内容、格式与《中国药典》基本相同。所收载的药品范围包括：国家食品药品监督管理局批准的新药；上版药典收载而现行药典未收载的临床常用而有效的药品。

《局颁标准》有准药典的性质，具有法律约束力，可作为全国药品生产、供应、使用、检验和管理部门检查和监督药品质量的依据。

凡国内生产并投入市场供应的药品，包括原料药及其制剂和成药等，都必须以上述两种标准之一为检验质量的依据，应符合上述两种标准中的规定和要求。否则，供应部门不得收购，医疗单位不得使用。

第二节　护理药理学的一般知识

一、护理药理学定义

药理学是研究药物与机体(包括病原体)相互作用的规律及机制的一门科学。主要包括药物效应动力学、药物代谢动力学。

护理药理学是药物学与护理学的一门交叉学科,是研究护士如何正确实施药物治疗以及护理工作如何保障药物治疗达到最佳效应的一门应用学科。内容不仅包括药物的药理作用、临床应用、用法用量等,还包括药物不良反应的防治措施、药物相互作用、用药前的注意事项、用药时间和用药后的护理要点等方面的内容。

护士处于临床工作的第一线,既是药物治疗的执行者,也是用药前后的监护者,是安全用药的最后防线。因此,护士在临床安全合理用药中占据重要地位。

二、影响药物作用的因素

同一品种、同样剂量的药物在不同的病人不一定都能达到相同的血药浓度,相同的血药浓度也不一定能达到同等的药物疗效,而且差异很大,甚至是质的差异。这种因人而异的药物反应称为个体差异。个体差异的原因可以存在于药物产生效应的每一个环节。

(一)药物方面的因素

1. 药物剂量　药物的剂量不同与机体反应不同。剂量过小不产生效应,开始出现效应的剂量称为阈值量或最小有效量(MED);大于最小有效量,并能对机体产生明显效应而又不引起毒性反应的剂量称为有效量(ED)或治疗量;对50%个体有效的剂量称为半数有效量(ED_{50});在一定范围内同一药物的剂量增加或减少,其效应也相应增强或减弱;超过有效量,并能引起毒性反应的剂量称为中毒量(TD);引起毒性反应的最小剂量称为最小中毒量(MTD);引起半数中毒的剂量称为半数中毒量(TD_{50});引起死亡的剂量称致死量(LD);引起半数动物死亡的剂量称半数致死量(LD_{50})。通过这些指标可以比较药物的作用强度和毒性大小。治疗指数是指药物致死量和有效量(LD/ED)或中毒量和有效量(TD/ED)的比值,比值越大,安全性越大,治疗越安全。一般来说,治疗指数>10的毒性较低,比较安全。例如,青霉素的治疗指数>1 000,而洋地黄的治疗指数在1.5～2.0,说明洋地黄有效剂量与中毒剂量非常接近,毒性大,安全性差。

2. **药物剂型**　同一药物可有不同的剂型,不同剂型药物给药途径、吸收量及速度不同,从而影响药物作用的快慢和强弱。以注射剂为例水溶液比混悬液、油剂吸收快,因而产生作用也快。近年来生物药学随着药动学的发展,为临床药学提供了许多新的剂型。缓释制剂利用无药物活性的基质或包衣阻止药物迅速溶出,以达到比较稳定而持久的疗效。口服缓释片剂或胶囊每日一次可维持血药浓度一日。肠外给药除一般油溶长效注射剂外还有控释制剂,可以控制药物按零级动力学恒速释放、恒速吸收,例如硝酸甘油贴皮剂每日贴一次,毛果芸香碱(匹鲁卡品)眼片置结膜囊内每周一次,子宫内避孕剂每年放置一次,不仅保证长期疗效,也大大方便了病人。

3. **给药途径**　给药途径不同吸收速度不同,影响药物的效用强弱和快慢,一般速度由快到慢依次为:动脉注射(快于)>静脉注射>吸入>舌下含服>肌内注射>皮下注射>口服>经肛给药>皮肤给药。不同给药途径在某些情况下还会产生不同性质的作用,例如硫酸镁外敷有消肿作用,口服产生导泻和利胆作用,而注射给药却产生镇静和降压作用。

4. **给药时间**　为了提高疗效和降低毒副作用,不同的药物各自有不同的给药时间,例如抗生素给药次数和间隔时间取决于药物的半衰期,应以维持药物在血液中的有效浓度为最佳选择;胆固醇合成受机体节律性影响,夜间合成增加,因此晚间给予此类降脂药降低血清胆固醇作用最强;支气管哮喘病人中多半是黎明前加重的夜间发作型,由于黎明前(晨4:00左右)血中肾上腺素浓度和cAMP浓度下降,而组胺浓度增高所致,因此,使用一天给药一次的茶碱缓释片,并选择夜晚8:00给药比一日2次给药效果更好。

5. **药物相互作用**　临床上常有两种或两种以上的药物同期应

用,而多种药物使用过程中药物间的相互作用可改变药物在体内的吸收、分布、生物转化、排泄及生物效应,进而影响药物的效应和毒性。如异烟肼和乙胺丁醇合用能增强抗结核作用,维生素 B_6 与异烟肼同时使用可减少异烟肼副作用;而庆大霉素与呋塞米配伍可至永久性耳聋,若与阿卡米星、链霉素配伍可导致肾功能损害、神经性耳聋。

（二）机体因素

1. 年龄与体重　年龄是影响药物作用的一个重要因素。一般来说,药物用量与体重成比例。但儿童和老人对药物的反应特殊,除了与体重因素有关外,还与生长发育和机体的功能状态有关。

（1）小儿:小儿的神经系统、内分泌系统、消化系统以及许多脏器发育尚未成熟,包括自身调节功能尚未充分发育,新陈代谢又特别旺盛。如新生儿小肠主动转运活性低,口服药物吸收差;新生儿的体液占体重比例较大,水盐转换率高;血浆蛋白含量较低,与药物的结合力也低,可使局麻药、苯妥英钠、氨苄西林等药物的血中游离药物浓度明显增高,易造成这些药物的中毒。新生儿肾功能只是成人的20%,肝脏葡萄糖醛酸结合力尚未发育,应用氯霉素和吗啡分别会导致灰婴综合征及呼吸抑制;小儿对影响水盐代谢和酸碱平衡的药物较为敏感,使用利尿剂后易出现严重的血钾和血钠降低;儿童迷走神经兴奋性反应明显,治疗迷走神经兴奋引起的心动过缓时需要加大剂量。儿童处于发育期,长期应用激素类药物和中枢神经抑制药对体格和智力发育有影响。

（2）老人:老年人口服药物吸收率低,脂溶性药物分布容积增加,血浆蛋白浓度降低影响药物的分布和消除。肝肾功能随年龄的增长而自然衰退,故药物的清除率逐年下降,各种药物的半衰期都有不同程度的延长,例如在肝脏灭活的地西泮半衰期可比常人的20～24小时延长4倍;又如自肾脏排泄的氨基糖苷类抗生素可延长2倍以上。在药效学方面,老人对许多药物反应特别敏感,例如中枢神经药物易致精神错乱,心血管药易致血压下降和心律失常,非甾体类药物易致消化道出血等。

（3）体重：营养不良者体重轻、脂肪组织少、血浆蛋白含量少，会影响药物特别是脂溶性药物的分布和血浆蛋白结合率，以致药物血浓度以及血中游离药物浓度可能升高，药物作用增强。另外，严重营养不良者肝药酶含量和肝功能较低，也影响药物的代谢、灭活，使药物作用增强；而严重营养不良者又存在全身状况不佳，应激功能、免疫功能、代偿功能均低下，故药物疗效可能降低，不良反应增多。

2. **性别因素**　男女性别不同对药物的反应一般无明显差异。但应注意妇女月经、妊娠、分娩、哺乳等特殊生理时期。妇女月经期应避免使用抗凝剂和刺激性胃肠药，以免出血过多；妊娠期使用强刺激的药物可有引起流产、早产的危险；华法林、乙醇、苯妥英钠等已知的致畸药物在妊娠早期应严禁使用；妊娠晚期还应考虑药物透过胎盘和乳汁对胎儿和乳儿的影响；临产前不可使用吗啡，因吗啡可通过胎盘，有可能导致胎儿娩出后呼吸受到抑制。

3. **遗传因素**　遗传因素对药物效应的影响近年来越来越受到重视，过去所谓的特异体质药物反应多数已从遗传异常表型获得解释。遗传异常主要表现在对药物体内转化的异常，可分为快代谢型和慢代谢型。如许多药物经肝脏乙酰化而灭活，我国大约有 1/5 的人口属于慢乙酰化型，从而影响主要通过肝脏乙酰化代谢的药物如异烟肼的清除，这些人若按常规剂量服药，就容易出现毒性反应。又如 6-磷酸葡萄糖脱氢酶（G-6-PD）缺乏者使用伯氨奎、磺胺药等易发生溶血反应。

4. **病理情况**　疾病可影响机体对药物的敏感性，也可改变药物的体内过程，因而影响药物的效应。在病理因素中应特别注意肝肾功能受损程度。肝功能不良时肝药酶活性降低，使药物代谢速度减慢，造成药物作用时间延长或增强。例如地西泮的正常半衰期是 46.6 h，肝硬化病人可使该药半衰期长达 105.6 h。因此，如地西泮、苯巴比妥、洋地黄类等在肝脏代谢的药物要减量、慎用或禁用。而肾功能不全时，药物排泄减慢、半衰期延长，氨基糖苷类及头孢唑林类药主要经肾脏排泄的药物应减少剂量或适当延长给药时间，避免引起蓄积中毒。此外，要注意有无潜在性疾病，如非甾体类解热镇痛药

(阿司匹林)激活溃疡,氯丙嗪诱发癫痫,抗 M 胆碱药(如阿托品)诱发青光眼,氢氯噻嗪加重糖尿病等。

5. 心理因素 心理行为因素在一定程度上影响药物的效应,其中以病人的情绪、对药物的信赖程度、对医生的配合程度以及医护人员的语言及暗示作用最为重要。安慰剂通常就是通过以上途径发挥作用的。安慰剂是指不具药理活性的剂型(如注射用水注射剂或含乳糖或淀粉的片剂)。对头痛、心绞痛、手术后痛、感冒咳嗽、神经症等能获得 30%~50%的疗效。安慰剂对受心理因素控制的自主神经系统功能影响较明显,如血压、心率、胃分泌、呕吐及性功能等。安慰剂对任何病人都可取得阳性效果,因此不能用安慰剂作出真病或假病(心理病)的鉴别诊断。医护人员的任何医疗活动,包括一言一行、服务态度等都可能发挥安慰剂的作用,应充分利用这一效应。但医护人员不应利用安慰剂去敷衍或欺骗病人,因为这样会延误疾病的诊治,并可能破坏病人对医护人员的信任。

三、联合用药和药物的相互作用

临床上常联合应用两种或两种以上的药物,其目的除了达到多种治疗目的外,还利用药物间的协同作用增加疗效和利用拮抗作用减少不良反应。如复方磺胺甲噁唑与叶酸合用能预防前者引起的叶酸缺乏,且叶酸不影响其抗菌活性,因细菌并不能利用已合成的叶酸。但不恰当的联合用药会影响药物的疗效和增强毒性,如氯霉素与氨苄西林钠舒巴坦钠合用于细菌性脑膜炎时,远期后遗症的发生率较两者单用时为高。药物主要通过以下方式相互作用。

1. 配伍禁忌 是指药物在体外配伍直接发生物理性的或化学的相互作用而影响药物疗效或毒性反应。在静脉滴注时尤其应该注意配伍禁忌。

(1)溶媒组成的改变:为了利于药物的溶解和稳定有时采用非水性溶媒的注射剂,如乙醇、甘油、丙二醇等。这些非水性溶媒的注射剂加入水溶性液体中,由于溶媒组成的改变而使药物析出。如氢化可的松注射液溶媒是 50%乙醇溶液,当与大量水溶性注射液混合时,由于乙醇被稀释,溶解度下降而发生沉淀。

（2）酸碱度改变：pH值是影响注射液稳定的重要因素。在不适当的pH值条件下，药物会产生沉淀或分解加速。如酸性药物氯丙嗪注射液与碱性药物异戊巴比妥注射液混合，可出现沉淀。许多抗生素类药物在不同pH值条件下分解速度不同，而国家药典和药品标准中，每种液体都有规定的pH值范围，而且这个范围比较大，如葡萄糖注射液的pH值为3.2～5.5。因此，不同厂家、不同批号的同一种液体的pH值就可能不一样，配制后药物的稳定性相差很大。如青霉素在混合后pH值为4.5的溶液中，4 h内分解10%；而在pH值为3.6时，1 h分解10%，4 h分解40%。

（3）直接反应：输液中钙盐与硫酸盐、磷酸盐、碳酸盐相遇可生成难溶的硫酸钙、磷酸钙、碳酸钙沉淀。维生素C注射液若与氨茶碱、碳酸氢钠、谷氨酸钠等碱性药物配伍，易氧化变色失效；维生素C注射液若与维生素 K_3、维生素 B_2 可产生氧化还原反应，使疗效减弱或失效。

（4）盐析作用：脂肪乳注射液若与含大量电解质的注射液混合配伍，可因盐析现象而析出脂肪，使乳剂遭到破坏。

为了避免发生注射剂的相互作用或配伍禁忌，应注意以下几点：

（1）混合注射液或混合输液的药物种数应尽量少，以减少发生配伍禁忌的概率。

（2）不清楚配伍时不应贸然相互混合，更不应加到静脉输液中输入，应将药物分别应用。

（3）静脉输注药物的稀释剂和溶解剂的选择应严格按照药物使用说明执行。

（4）药物混合后放置时间越长，发生配伍反应的可能性越大，故应做到现配现用。

（5）配伍后的液体，输注过程中，应加强观察监护，以及时发现沉淀、浑浊和变色现象。

2. 吸收过程的相互影响　有些药物同时服用时可相互结合而妨碍吸收。含铁、钙、镁、铝等离子的化合物能与四环素类药物形成难以吸收的络合物；考来烯胺是阴离子交换树脂，与酸性物质（如保泰松、地高辛、华法林、阿司匹林、甲状腺素)有很强的亲和力,形成难以溶解的复合体,而妨碍这些药物的吸收。脂肪乳注射液如与含大量电解质的注射液混合配伍,可因盐析现象而析出脂肪,使乳剂遭到破坏。抗酸药可提高胃肠道的 pH 值,使水杨酸类、呋喃妥因、磺胺类等弱酸类药物的吸收减少。药物主要在小肠上段吸收,具有抗胆碱作用的药如抗组胺药、氯丙嗪等能延缓胃排空,使大部分药物的达峰时间延迟、作用减弱,如此类药可使抗凝血的药物吸收减少、作用减弱;有些药在胃内易被破坏,如左旋多巴,减少胃排空也会增加药物破坏,减少药物吸收。止吐药甲氧氯普胺可增强胃蠕动,可使药物达峰高而快;但部分药在胃内缓慢吸收,如灰黄霉素,加快胃排空反而使药物吸收减少。地高辛在肠道内溶解少而慢,与抑制肠蠕动的药物(如溴丙胺太林)合用,可促进其吸收,提高地高辛的血药浓度30%左右。

3. 分布过程的相互影响 大多数药物吸收后不同程度地与血浆蛋白相结合,结合型的药物不能进行转运,一般无药理活性,但这种结合是可逆的,且血浆中游离型的药物与结合型的药物处于动态平衡。血中游离型药物的浓度直接关系到药物的作用强度,药物与血浆蛋白结合的程度对作用强度和持久性有明显影响。因此,应用两种或两种以上药物时,可能发生竞争血浆蛋白结合部位,结合率高的药物可将结合率低的药物置换出来,使后者的游离型药物浓度增加,药理活性增强。如香豆素类抗凝药及口服降糖药易被阿司匹林等解热镇痛药置换而分别产生出血及低血糖反应。

4. 代谢和排泄过程的相互影响 肝药酶诱导剂(如苯巴比妥、利福平、苯妥因钠、卡马西平、香烟及酒精等)能增加在肝脏转化药物的消除,使药效减弱;肝药酶抑制剂(如异烟肼、氯霉素、西咪替丁等)能减慢在肝脏转化药物的消除,使药物疗效增强。碱化尿液可增加酸性药物自肾脏的排泄,减慢碱性药物的肾脏排泄;反之,酸化尿液可增加碱性药物自肾脏的排泄,减慢酸性药物的肾脏排泄。水杨酸盐竞争性抑制甲氨蝶呤自肾脏排泄而增强后者的毒性反应。

5. 改变肠道环境 环磷酰胺、长春新碱、博来霉素等细胞毒类药物能破坏肠道黏膜,从而妨碍其他药物的吸收。口服红霉素能抑制肠道细菌,阻断地高辛在肠道转化为无活性的物质,使地高辛血药浓度明显增高,易引起中毒。口服红霉素、四环素能抑制肠道细菌,使维生素 K 合成减少,因而增强双香豆素类药的抗凝作用。

第二章 用药管理规范

第一节 病区药品管理制度

1. 病区药柜中的药品应根据科室需要和医院规定设定种类和基数,便于临床使用,工作人员不得擅自取用。

2. 药品领入后按存放要求分类放置,标识清楚,易于取用,同一药品按失效期由近到远的顺序摆放。

3. 注射药、内服药、外用药严格分开放置,外用药不得放置在治疗室。

4. 高危药品(包括高浓度电解质制剂、肌肉松弛剂及细胞毒化药品等)不得与其他药品混放,必须单独存放,存放药柜外标识醒目,设置红色警示及提示牌。

5. 抢救药品必须固定在抢救车内或存放在专用抽屉内,定人、定点、定量管理,班班交接,保证随时备用。

6. 毒、麻、精神类药品固定基数,专柜存放,加锁保管,专人管理,严格登记、班班交接。医生开具医嘱及专用处方后方可使用,其他人员不得私自取用、借用。建立麻醉及第一类精神药品使用登记本。

7. 患者个人的贵重药品,单独存放,不用时及时退回药房,减少药品浪费,转科时做好交接。

8. 定期清点,检查药品质量,防止积压变质,若发现沉淀、变色、过期、药瓶标签与瓶内药品不符、标签模糊或涂改,均不得使用。

第二节　病区药品保管原则

病区常备一定数量的常用药品和急救药品,按以下原则进行保管:

1. 新领药品入柜保管　新领药品护理人员认真核对规格、数量,认真检查药品质量后入柜保管。药柜设在光线充足、干燥、易于取用处,柜内不宜透光,随时保持清洁整齐,专人保管,定期检查,保证药品质量,确保用药安全。

2. 一般药品妥善保管　一般药品按规定保存。内用药与外用药,静脉用药与胃肠用药分开放置。按有效期时限的先后顺序使用,定期检查,以免放置过期。药瓶上标签清晰:内服药标签为蓝色边,外用药为红色边,剧毒药为黑色边;标签上标有药名、浓度、剂量。凡标签不清,药品过期、变色、混浊,药瓶破损等均不能使用。

3. 专用药品单独保管　患者专用药品,标明床号、姓名,单独存放。

4. 毒、麻、精神药品依法保存　毒、麻、精神药品按国家相应的药品管理办法依法实行严格管理。单独存放,明显标记,数量适宜。麻醉药要专人负责,专柜加锁,专用处方,专册登记。医疗毒性药品包装容器有毒性标志,单独加锁保管,严禁混放,专人负责。精神药品定时清点,不得转售。

5. 近效期药品警示保管　对于有效期在一年之内的近效期药品应单独存放,设立近效期药品警示表,标明有效期,明显警示,防止过期失效。

6. 不稳定药品特殊保管　对于理化性质不稳定的药品,应按说明书上的保存方法保管,常见以下几种方法:

(1)避光保存:易被光线破坏的药物应避光保存,如维生素 C、氨茶碱、硝普钠、肾上腺素等。

(2)冷处保存:适用于遇热易变质、挥发的药品,如胰岛素、肝素、疫苗、血制品及稀释后的抗生素等应放冰箱内保存。易燃、易爆的药品放置在阴凉处,远离明火,如过氧乙酸、乙醇、甲醛等。

(3) 密封保存:用于易潮解、风化的药品,密封容器以磨口瓶为佳,常见药品有复方甘草片、氨茶碱片、干酵母、维生素 B_1、淀粉酶、胰酶等。

第三节　病区药品分类管理要求

病区药品实行分类管理,按病区药品保管原则进行保管,对一般药品应正确存放,认真保管,定期检查,确保安全有效用药,对麻醉药品、精神药品、毒性药品、放射性药品、戒毒药品、高危药品实行特殊管理要求。

一、一般药品管理要求

根据药品的种类和性质分别放置,按药品规定的存放要求进行保管,定期清点及检查药品的数量和质量。存放时按失效先后摆放,先进先出,避免过期造成浪费。绝对不能使用过期或变质的药物,在使用前发现药品颜色异常、有沉淀、有异味、密封不严、标签不清等异常情况,及时退回药房处理。

二、特殊药品管理要求

(一) 麻醉药品

1. 常用药品　吗啡、哌替啶、可待因、阿片、复方樟脑酊、美沙酮、二氢埃托啡、芬太尼、瑞芬太尼、布桂嗪等。

2. 管理要求

(1) 严格执行"五专"管理:专柜加锁、专册登记、专账消耗、专用处方、专人管理。

(2) 开具麻醉药品使用专用处方,处方用纸为淡红色,右上角标注"麻"。麻醉处方书写规范完整、字迹清晰、签全名。

(3) 严格控制处方量,卫生部规定,一般麻醉药品注射剂,每张处方量为一次常用量;控缓释制剂,每张处方不得超过 7 日常用量;其他剂型,每张处方不得超过 3 日常用量;门诊癌症疼痛病人或中重度慢性疼痛病人可适当增加处方量,上述剂型分别可增加到 3 日、7日和 15 日常用量。

（4）护士应建立麻醉药品处方登记册，并逐方进行核对和登记，逐日登记消耗。发现有不符合规定的处方，应退交处方医师。处方专册保存 3 年备查。

（二）精神药品

1. 常用药品　第一类精神药品有 52 种，临床常用的有：安非拉酮、丁丙诺菲、氯胺酮、三唑仑、司可巴比妥、哌甲酯、苯丙胺、甲喹酮等；第二类精神药品有 78 种，临床常用的有戊巴比妥、溴西泮、地西泮、氟西泮、艾司唑仑、异戊巴比妥、巴比妥、苯巴比妥、咖啡因、安纳咖、喷他佐辛、阿普唑仑、咪达唑仑、甲丙胺酯、麦角胺咖啡因、唑吡坦等。

2. 管理要求

（1）根据医疗需要合理使用，严禁滥用。

（2）开具精神药品使用专用处方：第一类精神药处方的印刷用纸为淡红色，处方右上角标注"精一"；第二类精神药品处方的印刷用纸为白色，处方右上角标注"精二"。处方书写要求规范完整、字迹清晰、签全名。

（3）严格控制处方量：卫生部规定第一类精神药品的每张处方量与麻醉药品相同。但哌甲酯用于治疗儿童多动症时，每张处方可不超过 15 日常用量。第二类精神药品一般每张处方不得超过 7 日常用量；对于慢性病人或某些特殊情况的病人，处方用量可适当延长，但医师应当注明理由。

（4）实行专柜保管：第一类精神药品管理同麻醉药品管理，逐日登记消耗，定期检查；处方涂改无效，保存 2 年备查。第二类精神药品定期盘点。

（三）医用毒性药品

1. 常用药品　毒性药品分为中、西药品两大类。西药品种有：亚砷酸注射液及去乙酰毛花苷、阿托品、洋地黄毒苷、氢溴酸后马托品、三氧化二砷、毛果芸香碱、升汞、水杨酸毒扁豆碱、亚砷酸钾、氢溴酸东莨菪碱、士的宁等原料药。

2. 管理要求

（1）使用正式专用处方，每次处方剂量不超过 2 日极量。

（2）处方保存 2 年备查。

（四）戒毒药品

1. 戒毒治疗药品按处方药管理,戒毒治疗辅助药品按非处方药管理。

2. 合理使用戒毒药品,严禁滥用。

3. 戒毒用美沙酮处方保留 2 年备查,只允许本单位使用,不得转售。

4. 戒毒机构自行配制毒性药品必须制定制备规程和质量标准,考察安全性和有效性,由所在地省级药品监督管理部门批准后,方可使用,且不得进入市场,只在本机构内使用。

（五）高危药品

高危药品是指药理作用显著且迅速、易危害人体的药品。美国医疗安全协会(ISMP)给出定义:高危药物,亦称为高警讯药物,指若使用不当会对患者造成严重伤害或死亡的药物。

1. 常用药品　参照 ISMP 2008 年公布的高危药品目录,主要包括高浓度电解质制剂、肌肉松弛剂、细胞毒化药物三大类(表 2-1)。ISMP 确定的前 5 位高危药物分别是:胰岛素、阿片类麻醉药、注射用浓氯化钾或磷酸钾、静脉用抗凝药和高浓度氯化钠注射液(>0.9%)。

表 2-1　高危药品目录

分　　类		药物名称
高浓度电解质制剂		10%氯化钾、10%的氯化钠、硫酸镁注射剂、磷酸钾注射液
肌肉松弛剂	短效(5～10 min)	氯化琥珀胆碱(司克林)
	中效(20～30 min)	维库溴铵(仙林针)、阿曲库铵、罗库溴铵(爱可松针)
	长效(45～100 min)	哌库溴铵(阿端)

续表

分　类		药物名称
细胞毒化药物	1. 作用于 DNA 化学结构的药物	阿霉素(脂质体:楷莱)、白消安、环磷酰胺、卡铂、顺铂(顺可达)、丝裂霉素、阿柔比星(阿克拉霉素)、奥沙利铂(艾恒、乐沙定)、苯丁酸氮芥(留可然)、吡柔比星、表柔比星(艾达生)、卡莫司汀(卡氮芥)、柔红霉素、异环磷酰胺(匹服平针)
	2. 影响核酸合成的药物	阿糖胞苷、氟尿嘧啶、甲氨蝶呤、羟基脲、氟达拉滨(福达华)、吉西他滨(键择)、卡培他滨(希罗达)、巯嘌呤、脱氧氟尿苷(艾丰、氟铁龙)
	3. 作用于核酸转录的药物	放线菌素 D(更生霉素针)、平阳霉素(博莱)
	4. 作用于 DNA 复制的药物	拓扑异构酶Ⅰ抑制剂:拓扑替康(金喜素)
	5. 作用于微管蛋白合成的药物	长春新碱、高三尖杉酯碱、依托泊苷(威克)、长春地辛(托马克注射液)、长春瑞滨(艾克宁、盖诺、诺维本)、多西他赛(艾素、泰索帝)、三尖杉碱、替尼泊苷(邦莱、卫萌)、依托泊苷、紫杉醇(泰素、海王、福王)
	6. 其他细胞毒药物	门冬酰胺酶(L-门冬酰胺酶)
其　他		秋水仙碱注射液、依前列醇注射液、胰岛素注射液、甲氨蝶呤片(口服,非肿瘤用途)、阿片酊、缩宫素注射液、硝普钠注射剂、异丙嗪注射剂

2. 管理要求

(1) 设置专用存放药架(柜),标识醒目,设置红色警示牌提示牌,不得与其他药品混放。

(2) 使用前进行充分安全性论证,有确切适应证方可使用。

(3) 调配发放时实行双人查对,确保发放准确无误。

(4) 加强效期管理,保证先进先出,保证安全有效。加强不良反应监测,定期汇总,及时反馈给临床医护人员。

（六）抢救药品

1. 常用抢救药品　盐酸肾上腺素、多巴胺、间羟安、去甲肾上腺素、异丙肾上腺素、硝酸甘油、利血平、酚妥拉明、可拉明、利他林、盐酸洛贝林、酚磺乙胺、对氨甲基苯甲酸、包曲亭、毛花苷C、利多卡因、盐酸胺碘酮、呋塞米、氨茶碱、地塞米松、阿托品、654-2、地西泮、苯巴比妥、复方冬眠灵、解磷定、纳洛酮、贝美格、亚甲蓝注射液、5%碳酸氢钠、20%甘露醇、10%氯化钾、50%葡萄糖、5%葡萄糖、0.9%氯化钠等。各医院或专科还可根据收治病人的特点配置，一切以方便急救为原则。

2. 管理要求

（1）抢救药品应严格管理，应定数量、定点安置、定专人管理、定期清点、定期检查，保证抢救时使用。

（2）抢救药品应班班交接，建立交班登记本和使用登记本；有封存条件者可班班整体交接，抢救柜每周开封双人清点检查再封存；一旦启封使用后必须及时补齐，双人签字封存备用。

（3）抢救时可以执行口头医嘱，必须复述口头医嘱，抽取药液前必须双人核对，保留药瓶，抢救结束后，再次核对后方可弃去。

第四节　安全给药原则

一、按医嘱给药

1. 患者　熟悉患者病情，明确用药目的、注意事项、用药后的反应。给药前应向患者解释用药目的，以取得合作，并给予相应的用药指导，以提高患者自我合理用药能力。对易发生过敏反应的药物，使用前要了解过敏史，按要求做过敏试验，结果阴性方可使用。

2. 药物　熟悉病区常用药剂量、药效、不良反应。掌握药物配伍禁忌，严防配伍禁忌发生。

3. 严格按医嘱给药　医嘱必须清楚、准确，护士对医嘱若有疑问，及时向医生提出，不可盲目执行，更不可擅自更改医嘱。一般不执行口头医嘱，抢救病人时除外，但必须复述医嘱，双人核对，用药后药瓶留存,核对无误后方可弃去。

二、严格查对制度

严格"三查七对一注意":"三查",操作前、操作中、操作后查。"七对",对床号、姓名、药名、浓度、剂量、用法、时间。"一注意",用药前注意检查药物的质量,过期、变质药物严禁使用。

三、安全正确用药

执行药疗时要做到"五个准确",即:准确的药物、准确的剂量、准确的途径、准确的时间、准确的患者。准确掌握给药的时间、方法,药物备好后应及时分发使用,避免放置过久引起药物污染或药效降低。有些针剂对光敏感,易产生理化反应,应使用避光输液器具。儿童患者、老年患者、癌症患者、心血管病患者、危重患者,以及长期需要输液的患者应用一次性精密过滤输液器,其适用的药物有中药、抗生素、氯化钾、果糖、甘露醇、脂肪乳、化疗药物等。

四、观察用药反应

给药后要注意观察药物的疗效和不良反应,并做好记录。护士应观察患者的病情变化,动态评价药物的疗效。如硝苯地平治疗心绞痛时,应注意观察心绞痛发作的次数、强度和心电图等情况。在药疗过程中,要密切观察药物不良反应,遵医嘱及时调整用药方案,以保证患者用药安全。如对服用强心苷类药物的患者应密切监测心率和节律情况,当脉率低于 60 次/分或节律不齐时提示有可能发生中毒反应,应告知医生并暂停服用。

第五节　药品配制管理

一、配制环境

建议药物配制在静脉药物配置中心进行,保证静脉输注药品的质量,尤其是肠外营养液的配制。集中配制保证了输液的无菌性、相容性、稳定性,防止微粒污染,并提供统一的标签;也保证了职业暴露防护和配制人员的安全,如抗肿瘤、激素类药物的配制,防护不当会对操作人员带来不必要的伤害。

二、配制要求

护理人员配制药品时,注意力高度集中,配制前检查药液标签、失效期、澄清度,检查加药空针的失效期及密闭性,确认有效、完好方可配制。严格无菌操作,注意配伍禁忌。使用指定溶液稀释,剂量准确,浓度适当,药液充分混匀。

三、配制时间

非抗生素类药物配制后 1 h 内使用,抗生素(青霉素除外)配制后 30 min 内使用,青霉素配制后 15 min 内使用。

1. 青霉素类抗生素应配后即用,其中氨苄西林在 0.9% 氯化钠注射液中可稳定 8 h,具体可参考药品说明书。

2. 头孢菌素类抗生素多数是配后即用,其中头孢唑啉室温下可保存 24 h,具体可参考药品说明书。

3. 单酰胺菌素类及碳青霉烯类抗生素应配后即用。

4. 氨基糖苷类抗生素稳定性好,虽然室温下可放置 24 h 甚至达 6 个月,但仍需新鲜配制,尽早使用。

5. 四环素类抗生素应配后即用。

四、配伍禁忌

分为理化性配伍禁忌和药理性配伍禁忌。理化性配伍禁忌多发生在液体药物的联合使用,如注射剂混在同一注射器内、不同药物相继加入同一输液瓶内、不同药液到同一输液器内可能出现浑浊、变色、沉淀、产生气体等现象,使药物失效、减效、毒性增强。药理性配伍禁忌机制复杂,药物相互之间受药动学、药效学的影响,临床常见严重的药理性配伍禁忌有:

1. 强心苷＋排钾利尿药,引起强心苷毒性加剧、心律失常。强心苷＋静注钙剂,引起强心苷毒性加剧、心律失常,快速静注可引起死亡。

2. 氯丙嗪＋氢氯噻嗪、呋塞米、肾上腺素,可引起严重低血压。氯丙嗪＋奎尼丁,可引起严重心律失常。

3. 苯甲磺丁脲＋利尿药、保泰松,引起严重低血糖。

4. 氨基糖苷类抗生素＋乙醚、硫喷妥钠、硫酸镁,引起呼吸麻痹。氨基糖苷类抗生素＋呋塞米,明显增加耳聋发生。

5. 有机磷农药中毒＋氯丙嗪、麻醉止痛药,引起严重呼吸抑制。

6. 甲氨蝶呤＋阿司匹林、磺胺药,增加骨髓抑制作用。

第六节　药品质量管理

一、保证药品在有效期内

为了保证用药安全有效,凡已超过有效期的药品,不能使用。因此,用药前应检查药品的有效期和批号,确保药品在有效期内。

容易过期失效的药品有:青霉素、金霉素、链霉素、土霉素、新霉素、四环素、万古霉素、制霉菌素、新生霉素、多黏菌素 E、塞替派、胰岛素、环磷酰胺、肝素、催产素、麦角新碱、垂体后叶素、氯霉素、辅酶A、三磷腺苷、麦角胺咖啡因、乙醚、生物制品等。以上药品应定期检查,以防失效。

二、保证药品正确贮存

药品应严格按说明书规定的贮存方法保存,防止药物变质。常见贮存方法和贮存温度:

1. 遮光　指用不透光的容器包装,例如用棕色容器或黑纸包裹的无色透明或半透明的容器。

2. 密闭　指将容器密闭,以防止尘土及异物进入。

3. 密封　指将容器密封,以防止风化、受潮、挥发或异物进入。

4. 熔封和严封　指将容器熔封或采用适宜的材料严封,以防空气和水分的侵入并防止污染。

5. 阴凉处　指温度不超过 20℃。

6. 凉暗处　指避光并温度不超过 20℃。

7. 冷处　指贮存温度 2～10℃。

若违反规定方法保存,容易引起变质。

三、识别药品变质

护理人员首先检查药品的外包装是否完整,有无裂痕、缺损等,然后通过观察药物的外观性状、颜色及识别味道的变化来辨别药物是否变质。以下是药物变质的常见情况：

1. **固体制剂**　如片剂、胶囊剂、颗粒剂、散剂、丸剂。检查制剂的外形是否完好无损，有无变色、粘连、霉变，是否干燥，有无潮湿。正常片剂表面棱角清晰，糖衣片表面圆滑光亮，若出现潮解、变色、糖衣层开裂、表面粗糙、粘连等为异常。粉剂检查有无变色、结块、成团，若原为结晶现为粉末则是风化现象，均为变质，不得使用。

2. **注射剂和液体制剂**　由药物制成供注入体内的溶液、乳液或混悬液，以及供临用前配成或稀释成溶液或混悬液的粉末或浓溶液的无菌制剂。液体制剂如酊剂、糖浆剂、口服溶液剂、口服混悬剂、口服乳剂、耳用制剂、鼻用制剂、洗剂、冲洗剂、灌肠剂、搽剂、涂剂、涂膜剂。检查液体有无沉淀、变色、真菌团、絮状物等，正常药瓶标签清晰，外观清洁、无裂痕、无破损，封口无松动。混悬液正常经摇晃后成均匀细腻的微粒状悬浮液，若有块状物或不均匀状，则为异常。注射液多为澄清无色，若有浑浊、变色、沉淀、异物，均不可使用。液体制剂溶液或酊剂多为透明或黄棕色澄清透明液体，如有浑浊、沉淀则为异常。有些针剂(如甘露醇)在冬季低温下，会产生结晶，经隔水加以微温后，可使之溶化，并非变质。

3. **其他制剂**　如栓剂、乳膏剂、糊剂、眼用制剂、气雾剂、粉雾剂、喷雾剂、凝胶剂、贴剂、植入剂、膜剂。检查药品有无颗粒干涸及稀薄、变色、水油分离等。除检查药品本身质量外，还要检查给药装置是否完好备用。

第三章　药物治疗护理规范

第一节　常用给药方法的护理规范

一、口服给药护理

【目的】协助患者遵医嘱安全、正确口服药物,以达到减轻症状、治疗疾病、维持正常生理功能、协助诊断和预防疾病的目的。

【操作方法】

1. 洗手,在规定时间内携带口服药本、发药盘、温开水,送药至患者床前。

2. 核对床号、姓名、药名、浓度、剂量、时间、方法、床头卡或腕带,并询问神志清醒患者姓名(规范:请问您叫什么名字?),得到准确回答后方可发药。

3. 协助患者取适宜体位,向患者解释服药目的及注意事项。

4. 看服入口,必要时协助患者服药,确认服下后方可离开。对危重及不能自行服药患者应喂药;鼻饲患者须将药物研碎、温水溶解后,从胃管注入,再用少量温开水(最少 20 ml)冲净胃管,夹闭 30 min 后方可打开。

5. 患者服药后,及时收回药杯,按照医疗垃圾处理,清洁发药盘。

6. 若患者不在病房或者因故不能服药者,暂不发药,并做好交班。

7. 随时观察患者服药后的反应,如有异常,及时向医生汇报,并遵医嘱处理。

【注意事项】

1. 给药时间　根据药物的作用、机理,选择合适的服药时间。

一般情况下,健胃药适宜在饭前服用;对胃黏膜有刺激性的药物及助消化药宜在饭后服用;催眠药宜在睡前服用;驱虫药适宜在空腹或半空腹时服用;抗生素及磺胺类药物应按时准确服药,以保证有效的血药浓度;易潮解的药物,从铝塑板或瓶中取出后应立即服用。

2. 药物剂型

(1)舌下片:药品不宜吞服或咬碎,也不应饮水,置于舌下,如硝酸甘油片。

(2)口含片:药品应置于黏膜与牙龈之间,使其慢慢溶化,如喉片。

(3)咀嚼片:吞服前要充分咀嚼,药效才比较良好,如碳酸钙 D_3 咀嚼片、铝碳酸镁咀嚼片、维生素 C 咀嚼片等。药片经嚼碎后表面积增大,促进药物在体内的溶解和吸收。

(4)泡腾片:要先加水等药片溶解后才吞服,不可将其直接含服或吞服。常见药品如某些维生素 C。

(5)分散片:服用时,可加水分散后口服,也可将分散片含于口中吮服或吞服。一般在 19~21℃ 水中 3 min 内完全崩解,并均匀分散,多用于难溶性药物,常见有阿奇霉素分散片、百优解(盐酸氟西汀分散片)、头孢克洛分散片等。

(6)缓释片:不可嚼碎或掰开服用,以免影响疗效,如波依定(非洛地平缓释片)、盐酸二甲双胍缓释片、茶碱缓释片、芬必得(布洛芬缓释胶囊)、补达秀(氯化钾缓释片)等。个别缓释制剂采用特殊缓释技术使其可分成掰开服用,以方便患者随时调整用药剂量,如倍他乐克(琥珀酸美托洛尔缓释片)、盐酸曲马多缓释片。某些药物安全范围窄,个体差异大,长期服用应定期监测血药浓度,如茶碱、丙戊酸钠。

(7)控释片:不宜掰开或嚼碎服用,应整片吞服。常见的控释制剂有泰诺林(对乙酰氨基酚控释片)、格列吡嗪控释片等。口服缓(控)释制剂中的骨架缓(控)释制剂服用后其活性成分被吸收,空药片完整地经肠道排出,可在粪便中出现,如拜新同(硝苯地平控释片)。

(8)肠溶片剂:整粒吞服。药片到达肠道才被溶解,若研碎后服用可降低药物疗效,并会引起副作用,如肠溶阿司匹林。

(9)双层糖衣片剂:勿研碎服用。如多酶片,若药片研碎即失去消化酶的保护作用,尤其是胰酶粉剂残留在口腔中可刺激口腔黏膜,引起严重的口腔溃疡。

(10)胶囊剂:整粒吞服,若研碎将破坏其结构而不能达到缓释的目的。胶囊剂有普通胶囊和缓释胶囊两种。该种剂型可掩盖药物的气味和苦味,且进入胃肠道后再溶解,生物利用度好,如某些抗生素。

(11)膜剂:一种新剂型。它是将药物溶解或混悬于多聚物的溶液中,经涂膜、干燥而制成,如硝酸甘油膜、克仑特罗(氨哮素)膜,供舌下含化。

(12)散剂:多用于儿科,注意正常灌服,防止呛入气管。

(13)冲剂:用水冲服,混悬液冲剂应将药液搅匀全部吞服。

3. 服药方法　需整片吞服的药物通常用 $40 \sim 60$℃的温开水送服,勿用茶水或其他饮料送服。对牙齿有腐蚀作用的药物(如酸类和铁剂),吸管服药后应及时漱口,以保护牙齿。服强心苷类药物(如地高辛)时需加强对心率、节律的监测,当脉率低于 60 次/分或节律不齐时应暂停服用,并及时汇报医生。对呼吸道黏膜起安抚作用的药物如复方棕色合剂,服后勿立即饮水,以免影响疗效。

4. 常见口服药送服水量要求

(1)大部分口服片剂:通常 $150 \sim 200$ ml 水送服。

(2)胶囊:至少 300 ml 水送服,因遇水会变软变黏,服用后易附着在食道壁上,造成损伤甚至溃疡,所以送服胶囊时要多饮水,以保证药物确实被送达胃部,且咽下时应稍稍低头,胶囊会更顺利地服下。

(3)冲剂:中药冲剂每次用水 $150 \sim 180$ ml,服后温开水漱口,如感冒清热颗粒;西药中的散剂,如蒙脱石散(思密达),50 ml 水冲服。

(4)特殊药物服用后须大量饮水,如四环素类药物,以减轻对消化道的刺激;磺胺类药物和喹诺酮类药物,代谢时易在尿中析出结晶,损伤泌尿系统,因此服药期间必须大量喝水,或者同时口服一些碱化尿液的药物,如碳酸氢钠等。

（5）某些药物服用时不宜多饮水,因饮水会破坏和降低药效,如胃黏膜保护剂、外周镇咳药、苦味健胃药、抗利尿药等。

（6）有些药不宜用热水送服:助消化药,如胃蛋白酶合剂等多含酶、活性蛋白质或益生菌,受热后即凝固变性而失去作用;维生素 C、维生素 B 族等;止咳糖浆类。

（7）鼻饲患者应将胃液抽空后再注入药物。

5. 常见口服药送服时体位要求

（1）硝酸甘油:含服硝酸甘油片时最好取半卧位姿势。

（2）抗溃疡药:服后应静卧 1 h。并根据溃疡的不同部位,采用不同的卧位:溃疡在胃底后壁,宜仰卧;溃疡在胃体后侧壁,宜左侧卧位。这样既可减慢药物排空时间,延长药效,又可减少胃酸和十二指肠液的反流,减轻对胃黏膜的腐蚀作用,从而提高疗效。

（3）口服抗生素、抗肿瘤药、抗胆碱药、铁剂、胶囊剂:服药后勿立即卧床,并多饮水,否则容易引起药物性食管溃疡。

（4）双磷酸盐类:治疗骨质疏松,正确的服用方法是服药前半小时空腹,服药后半小时站立。最好是早饭前半小时,用 200～300 ml 清水送服药物,服药后保持半小时直立体位,以减少药物对食管的刺激。勿咀嚼或吮吸药片,以防口咽部溃疡。

（5）鼻饲患者或神志不清者一般采取抬高头部右侧卧位给药。

6. 其他　抗结核药利福平服用后,大小便、唾液、痰液、泪液等可呈橘红色。

二、注射给药的护理

【总则】

1. 严格执行无菌操作原则和查对制度。

2. 抽吸药物时注射器针尖斜面向下,利于吸药。

3. 抽吸药物时不可用手握住活塞,以免污染药液。

4. 根据药液的性质采用不同的吸取方法:混悬剂摇匀后立即吸取;吸取结晶、粉剂药物时,用无菌生理盐水或专用溶媒将其充分溶解后吸取;油剂可双手对搓药瓶或稍加温（药液易被热破坏者除外）

后,用稍粗针头吸取。

（一）皮内给药

【目的】药物过敏试验;预防接种;局部麻醉药的起始步骤。

【操作方法】

1. 核对床号、姓名,向患者解释注射目的,以取得合作。

2. 询问过敏史、用药史。

3. 选择注射部位。

（1）皮内试验:前臂掌侧下段 1/3 尺侧,该处皮肤较薄,易于注射,且易辨认局部反应。

（2）预防接种:上臂三角肌下缘。

（3）局部麻醉:实施局部麻醉处。

4. 注射方法　用生理盐水棉签轻擦注射部位,面积为 5 cm×5 cm。吸药后注射:一手绷紧局部皮肤,一手持注射器,针头斜面向上,与皮肤呈 5°角刺入表皮与真皮之间。待针头斜面完全进入皮内后,放平注射器,左手拇指固定针栓,右手拇指推动活塞缓慢注入药液 0.1 ml,使局部隆起呈半球状皮丘,皮肤变白并显露毛孔,注射完毕,迅速拔出针头。

【注意事项】

1. 严格执行查对制度和无菌操作原则。

2. 做药敏试验前,详细询问用药史、过敏史,备物时另备 0.1%肾上腺素。如患者对需注射药物有过敏史,应询问过敏详情,并与医师联系,决定是否做皮试。皮试后 15～20 min 严密观察局部反应,双人查看判断并记录皮试结果。

3. 做药物过敏试验时,忌用碘酊、碘伏消毒皮肤,以免影响对局部反应的观察。

4. 进针角度以针尖斜面能全面进入皮内为宜,不宜过大,否则易将药液注入皮下,影响结果的观察和判断。

5. 做药物过敏试验后,观察患者有无不良反应,如出现恶心、呕吐、呼吸困难、皮肤红疹等应立即汇报医生进行处理抢救。

6. 注射后嘱患者切勿按揉皮丘,以免影响反应的观察。

7. 结果的观察　根据药物说明书进行判断,如青霉素皮试后,如注射部位皮丘红肿<1 cm 为阴性反应;>1 cm、皮丘有伪足为阳性反应。如为阳性反应,应立即汇报医生并在床头卡、治疗单、体温单、护理记录等处有相应的标识或记录,告知患者或家属,以后不能再用该种药物。

(二) 皮下给药

【目的】注入小剂量药物,用于不宜口服给药,而需在一定时间内发生药效时;预防接种;局部麻醉用药。

【操作方法】

1. 核对床号、姓名,向患者解释注射目的,以取得合作。

2. 向患者询问过敏史、用药史。

3. 选择注射部位　常选用上臂三角肌下缘、两侧腹壁、后背、大腿前侧和外侧。

4. 常规碘伏消毒皮肤两次,消毒直径范围为 5 cm×5 cm,待干。

5. 吸药后注射　左手绷紧局部皮肤,右手持注射器,以食指固定针栓,针头斜面向上,与皮肤呈 30°～40°角,迅速将针梗的 1/2～2/3 刺入皮下。松开绷皮肤的手,抽动活塞,如无回血,缓慢推注药液。

【注意事项】

1. 严格执行查对制度和无菌操作原则。

2. 对皮肤有刺激的药物一般不作皮下注射。

3. 护士在注射前应详细询问患者的用药史及过敏史。

4. 注射时应避开瘢痕、压痛、结节等部位,以防药物吸收不良。

5. 针头刺入时角度不宜超过 45°,以免刺入肌层。

6. 对长期注射者(如糖尿病患者长期注射胰岛素),应建立循环区域注射的计划,经常更换注射部位,以保证药物的充分吸收;对过于消瘦者,可捏起局部皮肤组织,适当减小穿刺角度。

7. 胰岛素笔注射时,需每次更换胰岛素针头,以避免针头折断刺入皮下的危险。

（三）肌内给药

【目的】注入药物，用于不能或不宜口服或静脉注射，且要求比皮下注射更迅速发生疗效时。

【操作方法】

1. 核对床号、姓名，向患者解释注射目的，以取得合作。

2. 向患者询问过敏史、用药史。

3. 注射器吸取药液后放妥，协助患者取正确卧位。

（1）侧卧位：上腿伸直，下腿稍弯曲。

（2）俯卧位：两足尖相对，足跟分开。

（3）仰卧位：用于不宜侧卧位的患者。

4. 定位　注射部位一般选择肌肉丰富且距大血管、大神经较远处。其中，最常用的部位为臀大肌，其次为臀中肌、臀小肌、股外侧肌及上臂三角肌。

（1）臀大肌注射定位：① "十"字法：从臀裂顶点向左或向右侧作一水平线，然后从髂嵴最高点作一垂直线，将一侧臀部分为四个象限，其外上象限为注射区。② 连线法：从髂前上棘至尾骨作一连线，其外 1/3 处为注射部位。

（2）臀中肌、臀小肌注射定位：① 以食指指尖和中指指尖分别置于髂前上棘和髂嵴下缘处，在髂嵴、食指、中指之间构成一个三角形区域，其食指和中指构成的内角区域为注射区。② 髂前上棘外侧三横指处：以患者的手指宽度为准。

（3）股外侧肌注射定位：在大腿中段外侧。一般成人可取髋关节下 10 cm 至膝关节上 10 cm 的范围。此处神经、大血管干很少通过，且注射范围广，可供多次注射，尤适用于 2 岁以下幼儿。

（4）上臂三角肌注射定位：在上臂外侧，肩峰下 2～3 横指处。此处肌肉较薄，只能进行小剂量注射。

5. 常规碘伏消毒皮肤两次，消毒直径范围为 5 cm×5 cm，待干。

6. 注射护士以左手拇指与食指分开皮肤，右手持针，以中指固定针栓，针头和皮肤呈 90°角快速刺入肌内（切勿将针头全部刺入，以防针梗从根部衔接处折断,难以拔出)。

7. 注射完毕,用干棉签轻压进针处,快速拔针,按压片刻至注射局部不出血。

【注意事项】

1. 严格执行查对制度和无菌操作原则。

2. 臀部注射时,要严格定位,偏臀部内侧易损伤神经、血管;偏外侧易刺到髂骨或引起断针,同时应避开瘢痕、硬结或压痛处。

3. 注射针头刺入后如见有血液回流,应立即将针头拔出,重新更换注射部位。

4. 如遇两种药物同时注射时,须注意配伍禁忌。注射青霉素药液时,应现用现配,以减少过敏反应。稠厚药物,须根据药物说明书加温融化后再抽药。

5. 臀部肌内注射　取侧卧位、俯卧位、仰卧位和坐位。为了使局部肌肉放松:侧卧位时上腿伸直,下腿弯曲;俯卧位时足尖相对,足跟分开。

6. 对 2 岁以下的婴幼儿不宜选择臀大肌注射,宜选择臀中肌、臀小肌注射,因婴幼儿臀大肌尚未发育好,注射时有损伤坐骨神经的危险。

7. 对需长期注射者,应交替更换注射部位,并采用细长针头,以避免或减少硬结的发生。如注射部位出现局部硬结时,在排除皮下脓肿的可能性后可采用热敷、理疗及外敷(例如:如意金黄散)等方法给药处理。

8. 切勿将针头全部刺入注射部位,以防针梗从根部衔接处折断,难以取出。若针头折断时,应嘱患者保持原位不动,固定好局部组织,以防断针断端进入患者体内,并尽快用无菌血管钳夹住断端取出;如断端全部埋入肌肉,立即请外科医生手术取出。

(四)四肢浅静脉注射给药

【目的】注入药物;输液或输血;静脉营养治疗。

【操作方法】

1. 核对床号、姓名,向患者解释注射目的,以取得合作。

2. 向患者询问过敏史、用药史。

3. 按医嘱吸取药液,排尽空气,放妥。如使用静脉注射泵,应将注射泵妥善固定,将注射器接上头皮针,然后连接至注射泵上。

4. 选择合适的静脉,常用静脉有:肘部浅静脉(贵要静脉、正中静脉、头静脉),腕部、手背和足背部浅静脉。以手指探明静脉的走向及深浅,在穿刺部位的下方垫小枕。在穿刺部位上方(近心端)约 6 cm 处扎紧止血带,如为上肢,嘱患者握拳。

5. 常规碘伏消毒皮肤两次,消毒直径范围为 5 cm×5 cm,待干。

6. 再次核对,排尽注射器内的空气,以左手拇指、食指绷紧静脉下端的皮肤,使其固定,右手持注射器,食指固定针栓(如为头皮针,则排气后去除护针帽,持头皮针针柄),针头斜面向上,与皮肤呈 15°~30°角自静脉上方或侧方刺入皮下,再沿静脉走向潜行刺入静脉。

7. 如见回血,可再顺静脉进针少许,松开止血带,嘱患者松拳,固定针头(如为头皮针,用胶布妥善固定),缓慢注入药液。注射完毕,将干棉签放于穿刺点的上方,快速拔出针头,按压片刻。如使用的是静脉注射泵,则按照医嘱调整用药的速度。

【注意事项】

1. 严格执行查对制度和无菌操作原则。

2. 选择静脉时,宜选择粗直、弹性好、易于固定的静脉,避开关节和静脉瓣;对需长期注射者,应有计划由远心端到近心端、由小到大选择静脉。

3. 一旦出现局部血肿,应立即拔出针头,按压局部,另选静脉。

4. 对局部组织有强烈刺激的注射药物,应另备抽有生理盐水的注射器和头皮针,注射穿刺成功后,先注入少量生理盐水,证实针头确在静脉内,再换上抽有药液的注射器进行推药,以免药液外溢而导致组织坏死。

5. 根据患者的年龄、病情及药物性质,掌握注药速度,并随时听取患者主诉,观察局部情况及病情变化,如有异常立即停止注射,向医生汇报进行处理。

6. 如需长期静脉给药,应有次序地从肢体远端到近端选择血管,以保护血管。

三、直肠给药的护理

【目的】

1. 通过简便、经济、有效的措施,帮助患者解除便秘。适用于体弱和久病卧床和老年患者。

2. 栓剂中有效药物成分被直肠黏膜吸收,而达到全身治疗的作用,如解热镇痛剂——吲哚美辛肛栓。

【操作方法】

1. 开塞露通便　将封口剪去、磨钝,挤少许液体润滑开口处,病情许可时取左侧卧位,暴露肛门,嘱病人放松,将开塞露的前端轻轻插入,再将药液全部挤入,捏紧空壳退出。保留 5～10 min 后排便。

2. 吲哚美辛肛栓降温　去除外包装,暴露肛门,操作者戴手套,根据医嘱开立的剂量将吲哚美辛肛栓塞入肛门直至直肠内,嘱患者至少保留 15 min,直至全部吸收。

【注意事项】

1. 严格执行查对制度。

2. 注意保护患者的隐私部位。

3. 指导患者放松及配合的方法,采取提高用药效果的措施,如体位。

4. 使用通便剂后,观察患者的通便情况,无效者可根据医嘱予以灌肠。

5. 若栓剂不慎脱出肛门外,应给予重新插入。

6. 吲哚美辛肛栓常规剂量为 100 mg,使用过程中必须遵从医嘱,尤其是年老体弱患者,剂量不可过大,以免发生虚脱现象。

四、舌下给药的护理

【目的】药物通过舌下口腔黏膜丰富的毛细血管吸收,可避免胃肠道的刺激、吸收不全和首过消除作用,而且生效快。

【操作方法】根据医嘱将药物放于患者的舌下,嘱其含服一般

2～5 min,即可发挥药效。

【注意事项】指导患者在舌下含服药物过程中,让其自然溶解吸收,不可嚼碎吞下,以免影响药效。

五、局部给药护理

(一)眼内给药

1. 滴眼药

【目的】抗菌、消炎、麻醉、润滑等。

【操作方法】

(1)准备:操作人员先用温水清洗双手。

(2)病人准备:病人取平卧位或坐位,头后仰,用消毒棉球或棉签擦拭病人眼睑、睫毛及眼部分泌物,吸干泪液,嘱病人向上注视。

(3)操作者用一手指或棉签拉开病人下眼睑,另一手持滴管或眼药水将药液滴入下穹隆的结膜囊内。

(4)滴入药液1～2滴,用手指将上睑轻轻提起,用棉球压迫泪囊部2～3 min。

(5)嘱病人闭眼1～2 min,转动眼球数次使药液在结膜囊内弥散,保持原体位5 min后再起床活动。

(6)用消毒棉球或棉签擦去流出的药液。

(7)用消毒液擦拭瓶口,阴凉处或冰箱冷藏室内保存,备用。

【注意事项】

(1)滴眼药前应清洗双手,检查药液有效期、有无絮状物或异物。动作应轻柔、敏捷,切勿压迫眼球,尤其对角膜溃疡患者,更应注意。

(2)瓶口勿接触眼睑、睫毛及双手,以免污染药液。

(3)滴入眼药时,嘱病人尽量不眨眼,以提高药液的利用率。

(4)滴管口距眼睑成人2～3 cm、儿童5～6 cm,以免碰伤眼球。

(5)滴药时,瓶口与眼睑不可垂直,应和眼睑成45°斜角。不要将药液直接滴入角膜上,勿压迫眼球。

(6)滴入阿托品、毛果芸香碱等药品时应压迫泪囊部2～3 min,以免经鼻腔黏膜吸收引起全身中毒。

（7）注意散瞳剂、缩瞳剂、腐蚀性药物切忌滴错，以免造成严重后果。

（8）一只眼需滴数种眼药时，需间隔 3～5 min，不可同时滴入。

（9）如眼药水与眼药膏同用，应先滴眼药水，30 min 后再涂眼药膏。

（10）滴入眼药水的温度应以接近体温为宜，可将眼药水瓶握于手中片刻或置于温水中，待温度与体温相同后再滴入，以免引起病人不适。

（11）滴入眼药为混悬液时，应摇匀后再使用。

（12）眼药水宜专人专用，以免传播疾病或引发新的感染。

（13）小儿滴眼有困难时，可将眼药水滴于闭合的内眦部，再将眼睑轻轻拉开，使药液自然流入眼内。

（14）眼药水一经打开，须在一定时间内用完（一般冰箱内 28 天），放置过久导致效价降低或变质，从而影响治疗效果或引发感染。

2. 涂眼药膏

【目的】抗菌、消炎、润滑、保护等。

【操作方法】

（1）准备：操作人员用温水清洗双手。

（2）病人取平卧位或坐位，头后仰，用消毒棉球或棉签擦拭病人眼睑、睫毛及眼部分泌物，吸干泪液。嘱病人向上注视。

（3）操作者用一手指或棉签拉开病人下眼睑，另一手将眼药膏先挤去一小段，再将眼药膏挤入下穹隆。

（4）涂入眼膏后，嘱病人闭上眼睛，轻揉眼睑 3 min。

（5）用消毒棉球或棉签擦去外溢眼膏。

（6）用消毒液擦拭管口，置于阴凉处或冰箱冷藏室内保存，备用。

【注意事项】

（1）涂眼药膏前应清洗双手，检查药膏有效期及性状。动作轻柔、敏捷，切勿压迫眼球，尤其对角膜溃疡患者，更应注意。

（2）药膏管口勿接触眼睑、睫毛或双手,以免污染药液。

（3）涂入眼膏前,应先挤去一小节,方可继续使用。

（4）如眼药水与眼药膏同用,应先滴眼药水,30 min 后再涂眼药膏。

（5）眼药膏在使用初期可能会暂时干扰视力,故应避免高度视力集中的工作,宜晚间使用。

（6）眼药膏宜专人专用,以免传播疾病或引发新的感染。

（7）多次打开或连续使用超过一个月的眼药膏不再使用。

（二）鼻内给药

1. 滴鼻剂

【目的】抗菌、消炎、收敛、麻醉、润滑等。

【操作方法】

（1）准备:操作者先用温水清洗双手。

（2）病人准备:嘱病人先擤出鼻腔分泌物,鼻腔脓性分泌物较多时,可先用生理盐水冲洗,然后再用消毒棉签擦拭后方可滴药,以免分泌物影响药效。后组鼻窦病人滴药时取仰头卧位,肩下垫枕或头悬于床头,头低肩高。前组鼻窦病人滴药时取侧头位,卧向患侧,肩下垫一枕,使头侧位下垂。

（3）操作者以手指轻轻掀起鼻尖,使鼻孔扩张,滴管略朝外侧眼角方向,尽量远离鼻中隔。

（4）将药液滴入每侧鼻腔 2～3 滴,儿童 1～2 滴。滴药时嘱病人勿吞咽,以免药液流入咽部引起不适;如药液流入口腔,可将其吐出。

（5）用手指轻捏鼻翼几下,使药液均匀分布在鼻黏膜上。

（6）用棉球擦去外流的药液。

（7）滴药后,嘱病人保持原体位 3～5 min,30 min 后方可擤鼻。

（8）用消毒液擦拭管口,置于阴凉处或冰箱冷藏室内保存,备用。

【注意事项】

（1）操作者双手勿接触瓶口,以免污染药液。

(2) 滴药时瓶口插入鼻腔 1 cm 左右,不可触碰鼻黏膜,避免因接触鼻黏膜而对剩余药液造成污染。

(3) 若病情需要几种滴鼻液同时使用时,须间隔 5 min 方可再次滴鼻。

(4) 同时使用血管扩张剂(麻黄碱)及抗炎药物时应先用血管扩张剂,1~2 min 后再用抗炎药。

(5) 如滴鼻液为混悬液剂型,须摇匀后使用。

(6) 滴入药液温度应与体温接近为宜,可将滴鼻液药瓶握于手中片刻或置于温水中,待温度与体温相同后再滴入,以免引起病人不适。

(7) 长期使用血管收缩滴鼻剂易导致鼻黏膜耐受性增加,故应采取间断给药方式即连续用药 3 天,停药 3~4 天。

(8) 滴鼻液一经打开,应在一定时间内用完。放置过久效价降低或变质,从而影响治疗效果或引发感染。

(9) 滴鼻液应专人专用,以免引起交叉感染。

(10) 高血压病人滴药时应避免头部过分后仰,可改斜坡卧位。

2. 鼻喷剂
【操作方法】

(1) 准备:操作者清洗双手。

(2) 病人准备:嘱病人先擤出鼻腔分泌物,鼻腔脓性分泌物较多时,可先用生理盐水冲洗,然后再用消毒棉签擦拭后方可喷药,以免分泌物影响药效。病人应采取正坐位,头微前倾,头与鼻喷剂垂直。

(3) 首次使用时,操作者用拇指托瓶底,食指、中指夹住喷头底部,快速揿压鼻喷器,连续揿压 4~5 次,使喷雾达最佳均匀状态。

(4) 用拇指按住一侧鼻孔,将喷嘴插入另一侧鼻孔,但不宜过深,喷嘴略朝外侧眼角方向,尽量远离鼻中隔,避免因接触鼻黏膜而对剩余药液造成污染。

(5) 快速揿压鼻喷器,每次 1~2 揿,同时用力吸气,以确保药物到达鼻腔深部。

（6）喷鼻后张口呼吸,在 15 min 内不宜擤鼻。

（7）用消毒液擦拭管口,置于阴凉处或冰箱冷藏室内保存,备用。

【注意事项】

（1）操作者双手勿接触管口,以免污染药液。

（2）勿打碎和焚烧药瓶,勿将药瓶置于高温、高压下保存。保存药物时,应保持瓶口向上。

（3）给药勿超过推荐剂量,遵医嘱用药。

（4）养成良好的口腔和鼻腔卫生习惯。

（5）药瓶一旦开启,应在 6 个月内用完。

（6）为防止交叉感染,只能专人专用。

（三）耳内给药

滴耳药

【目的】抗菌、消炎、收敛、冲洗等。

【操作方法】

（1）准备:操作者先用温水清洗双手。

（2）病人准备:先用消毒棉签清洁病人外耳道,清除脓液及分泌物,亦可滴入数滴过氧化氢,2～3 min 后用棉签将其清除后再滴药,以免分泌物影响药效。病人取侧卧位或坐位,头侧向健侧,患耳向上。

（3）滴药时,成年人应将耳廓拉向后上方,3 岁以下小儿则应将耳廓拉向后下方,将外耳道拉直。

（4）将滴耳液顺耳道后壁滴入外耳道,每次 2～3 滴,并轻按耳屏几下,使药液流入耳道四壁及中耳腔内。

（5）擦去外流药液,用消毒棉球塞入外耳道口。

（6）滴药后,嘱病人保持原体位 3～5 min,15 min 后方可起床活动。

（7）用消毒液擦拭瓶口,置于阴凉处或冰箱冷藏室内保存,备用。

【注意事项】

（1）操作者双手勿接触管口,以免污染药液。

（2）若两耳均需滴药,应先滴一侧,15 min 后再滴另一侧。

（3）滴入药液温度与体温接近为宜,可将滴耳药药瓶握于手中片刻或置于温水中待温度与体温相同后再滴入,以免引起病人眩晕、呕吐。

（4）外耳道耵聍栓塞时,滴入药液量要多,以不溢出外耳道为宜,滴药3～4天后取出,时间不宜太长。应事先告知病人滴药后可能有耳塞、闷胀感,以免病人不安。软化耵聍时,不宜两耳同时进行。

（5）滴耳药一经打开,须在一定时间内用完(一般冰箱内可保存28天),放置过久导致效价降低或变质,从而影响治疗效果或引发感染。

（四）皮肤给药

【目的】防腐、消炎、止痒、保护、透皮吸收等。

【操作方法】

（1）准备:操作者先用温水清洗双手。

（2）病人准备:先用肥皂、清水或医师指定的清洁剂清洗给药部位,擦净患肢。

（3）在需要给药的皮肤表面上涂上薄薄的一层,并按摩局部皮肤使药物渗入皮内。

（4）用药后或遵医嘱患处给予敷料包扎。

（5）用消毒液擦拭管或瓶口,置于阴凉处或冰箱冷藏室内保存,备用。

【注意事项】

（1）给药前、后均应洗手。

（2）如所涂药物为软膏则需用压舌板涂抹,如为溶液则需用棉签擦拭。

（3）皮肤有破损而需用药时,应注意无菌操作技术。

（4）用药期间应注意个人卫生,勤换衣裤,保持皮肤清洁干燥。

（五）阴道给药

【目的】抗菌、消炎、止痒、吸收等。

【操作方法】

（1）准备：操作者先用温水清洗双手。

（2）病人准备：病人应先用清水、肥皂液清洗阴道或外阴。采取仰卧位，双腿曲起并分开双膝；或采取骑跨式，一脚着地、一脚着小凳，放松精神，松弛阴道口，使药物容易放入。

（3）操作者需戴指套或用器械将栓剂、片剂或胶囊送入病人阴道深处，也可指导病人自行用药。

（4）用药后，嘱病人平卧 20 min 后方可起床活动，确保药物在局部发挥作用。

【注意事项】

（1）告知病人药物不能用于眼周部位。

（2）阴道内用药，月经期停用。

（3）栓剂应存放于冰箱内，倘若栓剂太软，可置于 2～8℃冰箱内冷藏 30 min 后再用。

（4）用药期间应注意个人卫生，保持外阴清洁、干燥，穿棉质透气的内裤，勤换衣物，预防重复感染。

（5）用药期间应避免性生活，其配偶宜同时接受治疗。

（6）睡前用药更为合适。

（六）含漱给药

【目的】抗菌、消炎、祛除异味等。

【操作方法】

（1）准备：操作者应先清洗双手。

（2）病人准备：应先用清水漱口，去除口腔异物，病人取坐位。

（3）嘱病人含漱药液，1～2 min 后吐出。3～4 次/日或遵医嘱。

（4）用消毒液擦拭瓶口，置于阴凉处或冰箱冷藏室内保存，备用。

【注意事项】

（1）所需药液温度不宜超过 40℃，浓度不能太高，否则会破坏口腔及咽部的正常防御功能。

(2) 嘱病人漱口时应将漱口水含在口内,闭上口,鼓动两腮与唇部,使溶液在口腔内搅动,充分与牙齿接触,含漱后吐出,勿咽下。

六、吸入给药法的护理

吸入给药法是指用雾化装置将药物分散成细小的雾滴,使其悬浮在气体中经鼻或口吸入的给药方法。吸入药物除了直接作用于局部鼻黏膜绒毛上皮及其固有层毛细血管和气管、支气管平滑肌而起局部作用,还可通过鼻腔、口腔、咽喉黏膜或透过肺组织吸收入血液循环而发挥全身作用。肺泡为致密的毛细血管,是气体与血液瞬间进行交换的场所;肺泡壁极薄,由一层扁平上皮细胞构成,而且肺泡与肺泡之间有极丰富的毛细血管网,因此肺部是药物吸收的良好器官,药物经肺的吸收速度不亚于静脉注射。吸入给药的剂型主要是气雾剂、干粉吸入剂和雾化吸入剂。

(一) 气雾剂

气雾剂,也称定量雾化吸入器(MDI),是指药物和抛射剂共同封于带有阀门的耐压容器中,使用时借助抛射剂的压力,能定量或非定量地将药物以雾状、粉末状或泡沫状喷出的制剂;这类制剂主要起局部作用,但药物经肺吸收后亦能起全身作用。气雾剂除可直接到达作用部位或吸收部位而迅速起效外,尚有用量小、剂量准确、副作用少、包装密闭、不易污染和不易变质等优点。但是,由于肺部吸收的干扰因素较多,可造成药物吸收不完全,变异性较大;而且因其含有抛射剂而不宜用于心脏疾病患者;再则,气雾剂容器含有一定的内压,遇热和撞击后可能发生爆炸。抛射剂多半易燃,应避免与明火接触。

【药物种类】万托林气雾剂、特布他林气雾剂、爱全乐气雾剂、必可酮气雾剂、辅舒酮气雾剂、普米克气雾剂等。

【注意事项】

(1) 气雾剂是塞封的耐压容器,不能损坏阀门,避免阳光直接照射和40℃以上高温。

(2) 气雾剂塑料壳应定期在温水中清洗,待完全干燥后再将气雾剂铝瓶放入。

（3）β$_2$-受体激动剂类气雾剂（如万托林气雾剂、特布他林气雾剂）：为哮喘治疗的急救药，应随身携带，未经控制的甲状腺功能亢进和糖尿病病人须慎用，最常见的不良反应为骨骼肌的震颤、心悸等。

（4）抗胆碱能类气雾剂（如：爱全乐气雾剂）：慎用于前房角狭窄的青光眼，或患前列腺肥大而尿道梗阻的病人，最常见的不良反应为口干、口苦感。

（5）激素类气雾剂（如：必可酮气雾剂、辅舒酮气雾剂、普米克气雾剂）：不作为哮喘的急救药，长期吸入会引起全身及局部的副作用，应逐渐减量，最常见的不良反应为口咽部的真菌感染，用后应漱口。

【用药护理要点】病人必须学会独立使用气雾剂，护士必须教会病人使用气雾剂的方法及呼吸配合要点。

（1）移去套口的盖，使用前轻摇贮药罐使之混匀。

（2）头略后仰并缓慢地呼气，尽可能呼出肺内空气。

（3）将吸入器吸口紧紧含在口中，并屏住呼吸。

（4）以食指和拇指紧按吸入器，使药物释出，并同时做与喷药同步的缓慢深吸气，最好大于 5 s。

（5）尽量屏住呼吸 5～10 s，使药物充分分布到下气道，以达到良好的治疗效果。

（6）将盖子套回喷口上。

（二）干粉吸入剂

干粉吸入剂，是指将微粉化的药物于适量的辅料混匀，装入特制的容器内，借助使用者主动吸气的动能，将药物分散于呼吸道系统内的制剂。较常用的有碟式吸入器、储存剂量型涡流式干粉吸入器（简称都保装置）和准纳器。干粉吸入剂的特点是：① 无需抛射剂，其动力系统为使用者吸气气流，可避免因抛射剂带来的不利影响。② 无喷量限制，气雾剂一般最大剂量为 1 mg，但有时这样的剂量无法满足治疗要求，而干粉吸入剂则可使用剂量稍大的药物。③ 病人使用气雾剂时，要求病人吸气与手阀门的动作同步，否则不易将药物吸入。而干粉吸入剂的使用中，病人的吸气气流是粉末进入体内的唯一动力,故不存在协同困难的问题。因此,干粉吸入剂越来越受到欢迎。

1. 储存剂量型涡流式干粉吸入器(俗称都保)

【药物种类】普米克都保、奥克斯都保、信必可都保。

【注意事项】

(1)普米克都保:是一种糖皮质激素类药物,长期吸入会引起全身及局部副作用,最常见的不良反应为口咽部的真菌感染,使用后应漱口。

(2)奥克斯都保:是一种长效的 β_2-受体激动剂,最常见的不良反应为骨骼肌的震颤、心悸等。

(3)信必可都保:药品名为布地奈德/福莫特罗粉吸入剂,其主要成分为糖皮质激素及 β_2-受体激动剂,适用于需要联合应用吸入皮质激素和长效 β_2-受体激动剂的哮喘病人常规治疗,不适用于严重哮喘病人。

【给药护理要点】病人应学会独立使用该药,护士必须教会病人使用方法及呼吸配合要点。

(1)旋转并移去瓶盖。

(2)检查剂量指示窗,看是否还有足够剂量的药物。

(3)一手拿都保,另一手握住底盖,先向右转到底再向左转到底,听到"咔"一声,即完成一次剂量的充填。

(4)吸入之前,先轻轻地呼出一口气(勿对吸嘴吹气),将吸嘴含于口中,并深深地吸一口气,即完成一次吸入动作。

(5)吸药后约屏气 5～10 s。

(6)用完后将瓶盖盖紧。

2. 多剂量型干粉吸入器(俗称准纳器)

【药物种类】舒利迭。

【注意事项】

(1)本药一般不用于哮喘的急救治疗,为维持治疗用药,每日2次。

（2）使用时不要随意拨动滑动杆以免造成药物的浪费。

（3）常见不良反应：心悸、骨骼肌震颤、口腔黏膜真菌感染等。

（4）药品成分含有激素，用药后应漱口。

【给药护理要点】病人应学会独立使用该药，护士必须教会病人使用准纳器的方法及呼吸配合要点。

（1）打开准纳器，一手握住准纳器外壳，另一手的大拇指放在拇指柄上，向外推动拇指柄直至滑盖完全打开。

（2）药物备置，一手握住准纳器，另一手拇指向外推动准纳器的滑动杆直至发出"咔哒"声，表明准纳器已将一个剂量药物备好以供吸入。

（3）握住准纳器并使之远离口腔，在保证平稳呼吸的前提下，尽量呼气，切记不要将气呼入准纳器中。

（4）将吸嘴放入口中，双唇紧密包含准纳器吸嘴（切勿漏气），深深地平稳地吸气，将药物吸入口中，屏气约 10 s。

（5）拿出准纳器，缓慢恢复呼气（以免将吸入药物再呼出），吸药完毕。

（6）关闭准纳器，将拇指放在拇指柄上，将滑盖恢复原位，发出"咔哒"声表明关闭，滑动杆自动归位，并复位。

3. 单剂量型干粉吸入器

【药物种类】噻托溴铵吸入剂（商品名：思力华）。

【注意事项】

（1）噻托溴铵作为每日一次维持治疗的支气管扩张药，不应用作支气管痉挛急性发作的初始治疗。

（2）对于闭角型青光眼、前列腺增生或膀胱颈梗阻的病人应谨慎。

（3）最常见的不良反应为口干、口苦感。

（4）吸入装置清洁消毒：每月清洁一次，打开防尘帽和吸嘴，然后向上推起刺孔按钮打开基托，用温水全面淋洗吸入器以除去粉末，将吸入器装置于纸巾上吸去水分，之后保持防尘帽、吸嘴和基托敞开,置空气中晾干,需 24 h。

【给药护理要点】病人应学会独立使用该药,护士必须教会病人使用方法及呼吸配合要点。

(1) 向上拉,打开防尘帽,然后打开吸嘴。

(2) 从包装中取出一粒胶囊(只在用前即刻取出),将其放入中央室中。

(3) 用力合上吸嘴直至听到一声"咔哒"声,保持防尘帽敞开。

(4) 手持吸入装置使吸嘴向上,将绿色刺孔按钮完全按下一次,然后松开,这样可在胶囊上刺出许多小孔,吸气时药物便可释放出来。

(5) 完全呼气(无论何时都应避免呼气到吸嘴中)。

(6) 举起吸入装置放在嘴上,用嘴唇紧紧含住吸嘴,保持头部垂直,缓慢地深吸气,其速率应足以能听到胶囊振动。吸气到肺部全充满时,尽可能长时间地屏住呼吸,同时从嘴中取出吸入装置,重新开始正常呼吸。

重复步骤(5)和(6)一次,胶囊中的药物即可完全吸出。

(7) 再次打开吸嘴,倒出用过的胶囊并弃之。关闭吸嘴和防尘帽。

(三) 雾化吸入剂

1. 氧气驱动雾化吸入或压缩驱动雾化吸入

【药物种类】沙丁胺醇、爱全乐、可必特、普米克令舒、沐舒坦等。

【注意事项】

(1) 雾化给药,应在餐前或餐后 1 h 进行,以防恶心、呕吐症状发生。并注意观察药物疗效及副作用。

(2) 防止雾化吸入导致交叉感染,雾化吸入器专人专用。

(3) 雾化结束后雾化吸入器应用温水冲洗晾干,置入干净布袋备用。

(4) 雾化过程中应及时协助病人排痰,结束后协助病人漱口或做好口腔护理,避免口腔并发症的发生。

(5) 对于有二氧化碳潴留的病人避免使用氧气驱动雾化。

(6) 使用氧气驱动雾化时应做好"四防",结束后应将氧流量调至原吸氧浓度,避免长期高流量吸氧。

【给药护理要点】护士掌握并教会病人使用雾化吸入的方法及配合要点,协助病人共同完成。

(1) 向病人解释雾化吸入的目的、方法及配合要点等,以取得合作。

(2) 协助病人取舒适卧位,以坐位、半卧位为宜。

(3) 将喷嘴和雾化罐相连,连接管道,调节氧流量(常用 8 L/min)或使用雾化机连接电源后打开电源开关。

(4) 将口含嘴放入病人口中,嘱病人用嘴将口含嘴包紧,由口缓慢深吸气,用鼻轻轻呼气。

(5) 雾化过程中注意管路的连接情况,观察药物疗效及副作用,对于年老体弱病人咳嗽时要辅助拍背,持续雾化时间 15～20 min。

(6) 雾化结束后协助病人认真漱口,避免口腔感染。用氧气驱动者调节适宜的氧流量;用面罩式雾化吸入者,应将病人面部的雾气和残余药液洗净,避免药物对皮肤的刺激。

2. 超声雾化

【药物种类】乙酰半胱氨酸、溴己新、α-糜蛋白酶、高渗盐水及蒸馏水等。

【注意事项】

(1) 吸入给药,应在餐前或餐后 1 h 开始,以防恶心、呕吐症状发生。并注意观察药物疗效及副作用。

(2) 防止雾化吸入导致交叉感染:① 超声雾化管路专人专用,不使用时整个管道内不应有液体存留,以免细菌滋生;② 雾化罐用后必须用 1:200 含氯消毒液浸泡 30 min,再用蒸馏水冲净后晾干备用;③ 雾化液必须是无菌溶液。

(3) 雾化器水槽底部的晶体换能器和雾化罐底部的超声膜薄而脆,易破碎,操作中应注意保护。

(4) 雾化罐下的水槽内蒸馏水量根据雾化器不同而不同,要求浸没雾化罐底部半透膜,水温不宜超过 60℃。水温过高或水量过少时应关机换蒸馏水或加蒸馏水。

（5）连续使用雾化器中间需间隔 30 min。

【给药护理要点】护士必须掌握操作流程,教会病人使用雾化吸入的方法及配合要点,协助病人共同完成。

（1）向病人解释雾化吸入的目的、方法及配合要点等,以取得合作。

（2）协助病人取舒适卧位,以坐位、半卧位为宜。

（3）将口含嘴放入病人口中,嘱病人用嘴将口含嘴包紧,由口缓慢深吸气,用鼻轻轻呼气。

（4）雾化过程中注意管路有无破损、漏气,一般药物用生理盐水稀释至 30～50 ml 后放入雾化罐内雾化 15～20 min,若雾化罐内药液过少,影响正常雾化时,应增加药量,但不必关机,从雾化罐上小孔注入即可。

（5）雾化结束后嘱病人认真漱口,避免口腔感染。用面罩式雾化吸入者,应将病人面部的雾气和残余药液洗净,避免药物对皮肤的刺激。

七、手术中给药的护理

1. 手术中给药必须遵医嘱执行,给药前严格执行"三查七对",术中密切观察,防止药液外渗,如有外渗应及时处置,以防组织坏死,给药后应及时准确将用药信息记录在手术护理记录单上。

2. 术中使用局麻药时,应加强监护,病人如出现不适感、口内异常感、喘鸣、眩晕、便意、耳鸣、出汗等休克前驱症状,应立刻停药,并做好抢救准备。局部注射麻醉时,应缓慢注射,并注意有无回血,以免误注入血管内而引起急性中毒反应;硬膜外用药时,开始注药前应回抽腰穿针,以免误入蛛网膜下隙而导致致命的高位或全脊髓麻醉。

3. 术前预防性使用抗生素时,必须查看医嘱,核对抗生素皮试结果。输注抗生素应于术前 0.5～1 h 前输完,用药过程中输注速度不宜过快、不与麻醉药品混合输注,防止引起药物配伍禁忌,并应密切观察,防止过敏性休克和神经系统毒性反应,一旦发现,应立即停药,采取抢救措施。

4. 术中手术台上用药,巡回护士必须与器械护士或手术医生核对无误后使用,台上使用两种以上药物时,应做好标记,严防用错。术中使用抗肿瘤药物时,应注意避免与皮肤、黏膜和眼睛接触。如药物溅入眼睛,应立即用大量 0.9%氯化钠溶液冲洗;术中因产后出血使用宫缩药时,应在胎盘娩出后给药。

5. 因抢救用药执行口头医嘱时,巡回护士应复述一遍,医生认可后方能使用。用过的安瓿、药瓶等放在固定位置,手术结束查对用量记录后方可丢弃。

第二节　常用药物过敏试验的护理规范

药物过敏反应是异常的免疫反应,与人的过敏体质有关,与药物的药理作用和剂量无关。临床需要做药物过敏试验的药物有青霉素类、头孢类、抗毒素及免疫血清、盐酸普鲁卡因、门冬酰胺酶、胸腺素注射液、糜蛋白酶等。药物过敏试验的护理总则:

1. 评估　仔细询问过敏史,若有药物过敏史则停止该药的过敏试验,有其他药物过敏史或变态反应疾病史应慎用。曾使用该药,停药 3 天(TAT 7 天)后再次使用,或在使用过程中改用不同批号的制剂时,需重做皮试,确定结果阴性后方可继续用药。

2. 用物准备

(1) 物品准备:皮试液应现配现用,浓度与剂量必须准确,皮试液配制后在冰箱中保存不超过 24 h。备齐急救用物0.1%盐酸肾上腺素、氧气、常用抢救药品。

(2) 患者准备:患者不宜空腹,空腹时注射用药会发生眩晕、恶心等反应,易与过敏反应混淆。向患者介绍注射目的和注意事项,嘱其观察期间不可随意离开、不可抓挠或揉压皮试局部,如有异常随时告知医护人员。

3. 观察　药物过敏反应临床表现为:发热、皮疹、血管神经性水肿、血清病综合征等,严重者发生过敏性休克而危及生命。过敏性休克常于注射后数秒至 5 min 内开始,表现为皮肤瘙痒、四肢麻木、气急、胸闷、发绀、心跳加快、脉细、血压下降、大量出汗等。

4. 皮试结果阳性者 禁用该药,在体温单、病历、医嘱单、床头卡醒目注明,将结果告知患者及家属。皮试结果阴性者,在使用该药过程中,继续严密观察反应。

5. 过敏性休克的急救措施

(1)立即停药,使患者平卧,向医生汇报,就地抢救。

(2)立即皮下注射 0.1‰肾上腺素 1 ml,小儿酌减。症状如不缓解,可每隔半小时皮下或静脉注射该药 0.5 ml,直至脱离危险期。

(3)氧气吸入,呼吸抑制时,应立即人工呼吸,并使用呼吸兴奋剂。喉头水肿致窒息时,应尽快气管切开。

(4)根据医嘱静脉注射地塞米松 5～10 mg,应用抗组胺类药,如盐酸异丙嗪等。

(5)静脉滴注 10%葡萄糖溶液或平衡液扩充血容量。血压仍不回升,可按医嘱使用多巴胺。

(6)若心搏骤停,则立即进行复苏抢救。

(7)密切观察病情,记录患者呼吸、脉搏、血压、神志和尿量等变化。

一、青霉素过敏试验

(一)皮试液配制

1. 青霉素 80 万 U/瓶 80 万青霉素加生理盐水溶解至 4 ml(20 万 U/ml)→取上液0.1 ml＋生理盐水至 1 ml(2 万 U/ml)→取上液 0.1ml＋生理盐水至 1 ml(2 000 U/ml)→取上液 0.1 或0.25 ml＋生理盐水至1 ml(200 U/ml 或 500 U/ml)→取上液0.1 ml作皮试(即 20 U 或50 U)。

2. 青霉素 160 万 U/瓶 160 万青霉素加生理盐水溶解至 4 ml(40 万 U/ml)→取上液0.1 ml＋生理盐水至 1 ml(4 万 U/ml)→取上液 0.1 ml＋生理盐水至 1 ml(4 000 U/ml)→取上液 0.1 ml＋生理盐水至 1ml(400 U/ml)→取上液 0.5 ml＋生理盐水至 1 ml

(200 U/ml)→取上液 0.1 ml 作皮试(即 20 U)。

(二)皮试方法

抽取皮试液 0.1 ml(含青霉素 20 U 或 50 U),患者前臂掌侧下段皮内注射。

(三)结果观察

20 min 后,如局部出现红肿,直径＞1 cm 或局部红晕或伴有小水泡者为阳性。

(四)注意事项

1. 按药物过敏试验护理总则护理。

2. 口服青霉素类药物除非经批准方可免皮试。

3. 既往有青霉素过敏史者及皮试阳性反应者禁用青霉素。

4. 对可疑阳性者,在对侧前臂皮内注射 0.1 ml 生理盐水做对照试验,确定阴性,方可使用。

5. 首次注射观察 30 min,严密观察局部和全身反应,倾听患者主诉,做好急救准备。

二、头孢菌素类过敏试验

(一)皮试液配制(以先锋霉素Ⅵ 0.5 g/瓶为例)

先锋霉素Ⅵ 0.5 g 加生理盐水溶解至 2 ml(250 mg/ml)→取上液 0.2 ml＋生理盐水至 1 ml(50 mg/ml)→取上液 0.1 ml＋生理盐水至 1 ml(5 mg/ml)→取上液 0.1 ml＋生理盐水至 1 ml(500 μg/ml)→取上液 0.1 ml 作皮试(即先锋霉素 50 μg)。

(二)皮试方法

抽取皮试液 0.1 ml(含先锋霉素 50 μg),患者前臂掌侧下段皮内注射。

(三)结果观察

参见青霉素。

(四)注意事项

1. 按药物过敏试验护理总则护理。

2. 一般情况下,对头孢菌素过敏者不应再用青霉素或半合成青霉素;有青霉素过敏性休克或过敏反应者,不宜再选用头孢菌素类;

仅对青霉素过敏而无青霉素过敏性休克或其他严重过敏反应发生者,在必要时仍可使用头孢菌素,但一定要先做过敏试验。

3. 如药品说明书规定使用前需做过敏试验的,则必须做;如药品说明书上未明确规定,则需根据患者是否为过敏体质、既往药物过敏史、患者的病情等综合考虑是否进行过敏试验。

4. 必须使用原药配制皮试液。

三、链霉素过敏试验

(一)皮试液配制

链霉素 100 万 U+生理盐水至 3.5 ml(共 4 ml)(25 万 U/ml)→取上液 0.1 ml+生理盐水至 1 ml(2.5 万 U/ml)→取上液 0.1 ml+生理盐水至 1 ml(2 500 U/ml)→取上液 0.1 ml 作皮试(即 250 U)。

(二)皮试方法

抽取皮试液 0.1 ml(含链霉素 250 U),患者前臂掌侧下段皮内注射。

(三)结果观察

参见青霉素。

(四)注意事项

1. 按药物过敏试验护理总则护理。

2. 链霉素的毒性反应比过敏反应更常见、更严重,表现为:全身麻木、肌肉无力、抽搐、眩晕、耳鸣、耳聋等症状。因链霉素可与钙离子铬合,使链霉素的毒性症状减轻或消失,故急救药品还需备 5% 氯化钙或 10% 葡萄糖酸钙。

四、破伤风抗毒素过敏试验

(一)皮试液配制 (TAT 1 500 U/支)

取上液 0.1 ml+生理盐水至 1 ml(150 U/ml)→取上液 0.1 ml 作皮试(即 15 U)。

(二)皮试方法

抽取皮试液 0.1 ml(含 TAT 15 U),患者前臂掌侧下段皮内注射。

（三）结果观察

20 min 后观察结果,皮试结果判断标准:

1. 阴性　局部无红肿、全身无异常反应。

2. 阳性　皮丘红肿,硬结直径>1.5 cm,红晕范围直径<4 cm,有时出现伪足或有痒感,全身过敏性反应与青霉素过敏反应大致相同。

（四）注意事项

1. 按药物过敏试验护理总则护理。

2. 若皮试为阳性,也可用脱敏法进行注射。

表 3-1　破伤风抗毒素脱敏注射法

次数	TAT(ml)	等渗盐水(ml)	注射方法
1	0.1	0.9	肌内注射
2	0.2	0.8	肌内注射
3	0.3	0.7	肌内注射
4	余量	稀释至 1 ml	肌内注射

按上表,每针间隔 20 min,无反应可注射,注射前要做好过敏性休克的抢救准备,且密切观察患者反应。如出现气促、面色苍白、发绀、荨麻疹及头晕等不适,应立即停止注射,报告医生,协助处理。如过敏反应轻微,可等症状消失后,酌情减少剂量、增加注射次数,在密切观察患者情况下,完成脱敏注射。

3. 门诊患者注射后须观察 30 min 方可离开。

五、普鲁卡因过敏试验

（一）皮试液配制

普鲁卡因粉剂 0.1 g/支＋生理盐水至 10 ml(10 mg/ml)→取上液 0.25 ml＋生理盐水至 1 ml(2.5 mg/ml)→取上液 0.1 ml 作皮试(即 0.25%)。

普鲁卡因针剂 0.25% 10ml→取上液 0.1 ml 作皮试(即 0.25%)。

普鲁卡因针剂 0.5％ 10 ml→取上液 0.5 ml＋生理盐水至 1 ml（2.5 mg/ml）→取上液 0.1 ml 作皮试（即 0.25％）。

普鲁卡因针剂 2％ 2 ml→取上液 0.125 ml＋生理盐水至 1 ml（2.5 mg/ml）→取上液 0.1 ml 作皮试（即 0.25％）。

（二）皮试方法和结果观察

抽取皮试液 0.1 ml（0.25％的普鲁卡因），患者前臂掌侧下段皮内注射。

（三）结果观察

参见青霉素。

（四）注意事项

按药物过敏试验护理总则护理。

六、碘过敏试验

（一）皮试液配制

口服用 5％～10％碘化钾，静脉用碘造影剂。

（二）皮试方法

1. 口服法用 5％～10％碘化钾 5 ml，每日 3 次，共 3 天。

2. 皮内注射法 用 0.1 ml 碘造影剂在前臂皮内注射。

3. 静脉注射法 用碘造影剂 1 ml 静注。

（三）结果观察

1. 口服法 口服药期间如发生：口麻、头晕、恶心、呕吐、心慌、流泪、流涕、荨麻疹等症状，即为阳性。

2. 皮内注射法 20 min 后观察结果，局部红肿、硬块，直径超过 1 cm 为阳性。

3. 静脉注射法 5～10 min 后观察结果，有血压、脉搏、呼吸及面色等改变为阳性。

（四）注意事项

1. 按药物过敏试验护理总则护理。

2. 过敏试验阴性者，在碘造影过程中仍可出现过敏反应，故造影时仍需备好急救药品。

第三节　常用护理药学计算

一、输液速度和时间的计算

输液过程中的点滴系数是指每毫升溶液的滴数。临床上常用静脉输液器的点滴系数有 15(gtt/ml)、20(gtt/ml)两种型号。

（一）输液速度的计算

已知液体总量与计划需用的时间，计算每分钟滴数。

$$每分钟滴数(gtt/min)=\frac{点滴系数×液体总量(ml)}{输液时间(h)×60\ min} \qquad 公式(1)$$

（二）输液时间的计算

已知每分钟滴数与液体总量，计算输液所需用的时间。

$$输液时间(h)=\frac{点滴系数×液体总量(ml)}{每分钟滴数×60\ min} \qquad 公式(2)$$

（三）每小时输液量的计算

已知每分钟滴数或液体总量，求每小时输液量。

$$每小时输液量(ml/h)=\frac{每分钟滴数(gtt/min)×60\ min}{点滴系数}=\frac{液体总量(ml)}{输液时间(h)}$$

$$公式(3)$$

二、微量输液泵应用的计算

输液泵能够准确控制输液的滴数或输液流速，保证药液匀速、准确并安全地进入病人体内。那么在应用过程中会涉及到一些计算方法，现介绍如下：

（一）泵注浓度的计算

$$泵注浓度(mg/ml)=\frac{药量(mg)}{药液体积(ml)+稀释液体积(ml)} \qquad 公式(4)$$

注：如果浓度以 $\mu g/ml$ 计算，则必需再乘以 1 000。

（二）泵注速度的计算

$$泵注速度(ml/h)=\frac{每小时所需药量(mg)}{泵注浓度(mg/ml)/h} \qquad 公式(5)$$

（三）每小时所需药量的计算

$$每小时所需药量(mg)=泵注剂量(mg/min)×60\ min \qquad 公式(6)$$

（四）泵注速度和滴数之间的换算：

泵注速度的单位是"ml/h"，滴数的单位是"gtt/min"。

$$泵注速度(ml/h) = \frac{滴数(gtt/min) \times 60}{点滴系数(gtt/ml)} \qquad 公式(7)$$

$$滴数(gtt/min) = \frac{泵注速度(ml/h) \times 点滴系数(gtt/ml)}{60} \qquad 公式(8)$$

三、溶液浓度的计算和换算

溶液浓度的计算和换算是临床护理工作中经常会遇到的问题。因此，我们必须正确掌握溶液混稀与混合等方面的计算方法。

1. 百分浓度　按照每 100 份溶液或固体物质中所含该药物的份数来表示浓度，简写成"％"。

（1）重量比体积百分浓度（W/V）：单位是（g/ml），即每 100 ml 溶液中含药物的克数。

$$W/V = \frac{溶质重量(g)}{溶液体积(ml)} \times 100\% \qquad 公式(9)$$

（2）重量比重量百分浓度（W/W）：即每 100 g 制剂中含药物克数，适用于固体药物。

$$W/W = \frac{溶质重量(g)}{药物总重量(g)} \times 100\% \qquad 公式(10)$$

（3）体积比体积百分浓度（V/V）：即 100 ml 溶液中含药物的毫升数，适用于液体药物。

$$V/V = \frac{溶质体积(ml)}{溶液体积(ml)} \times 100\% \qquad 公式(11)$$

公式(9)～公式(11)中：W 表示溶质重量，以 g 为单位；V 表示溶液体积，以 ml 为单位。

2. 毫摩尔浓度　每升溶液中所含溶质的毫摩尔数，称为该溶液的毫摩尔浓度。以单位 mmol/L 表示。

$$毫摩尔浓度(mmol/L) = \frac{W(g) \times 1\,000}{V(ml) \times M} \qquad 公式(12)$$

$$毫摩尔数(mmol) = \frac{W(g) \times 1\,000}{M} \qquad 公式(13)$$

公式(12)、公式(13)mmol/L 为毫摩尔浓度；mmol 为毫摩尔数；W 表示溶质重量，以 g 为单位；V 表示溶液体积，以 L 为单位；M

表示摩尔质量(克分子量)。

3. 比例浓度 比例浓度以一份溶质重量(或体积)与溶液体积份数的比例表示溶液浓度,常以1∶X表示,用于表示稀释溶液的浓度。例如:1∶5 000高锰酸钾溶液表示5 000 ml溶液中含高锰酸钾1 g;1∶1 000肾上腺素表示1 000 ml溶液中含肾上腺素1 g,即质量浓度为0.1%的肾上腺素。

$$W(g) = V(ml) \times \frac{1}{X} \qquad 公式(14)$$

公式(14)中:W表示溶质重量,以 g 为单位;V表示溶液体积,以 ml 为单位;X表示比例浓度的溶液体积份数。

四、水和电解质补充量的计算

当人体患病,如呕吐、腹泻、外伤、手术或环境变化时,可引起水、电解质代谢的紊乱,使体液的含量、分布和组成发生变化,从而影响人体正常生理功能,甚至危及生命。因此护士必须掌握纠正水、电解质失衡用药量的计算。

(一)补液量的计算

1. 正常体液总量的计算

$$BF(足月新生儿) = W \times 0.75 \qquad 公式(15)$$
$$BF(周岁婴儿) = W \times 0.70 \qquad 公式(16)$$
$$BF(儿童) = W \times 0.65 \qquad 公式(17)$$
$$BF(男性) = W \times 0.60 \qquad 公式(18)$$
$$BF(女性) = W \times 0.55 \qquad 公式(19)$$

公式(15)~公式(19)中:BF表示正常体液总量,以 L 为单位;W表示体重,以 kg 为单位。

2. 单纯脱水病人补液量的计算

根据正常体液总量和血清钠浓度计算

每日补液量(L)

$$= BF \times \frac{测得血清 Na^+ (mmol/L) - 142}{142} \times K + 推测继续丢失量 + 1.5$$

$$公式(20)$$

公式(20):BF表示支持体液总量,142为正常血清钠浓度,以

mmol/L 为单位;K 为计算累积丢失量的安全系数,一般是 1/2 或 1/3;推测继续丢失量以 L 为单位;1.5 为每日生理代谢需水量,以 L 为单位。

【例】某男性病人,体重 75 kg,测得血清钠浓度为 150 mmol/L^{-1},推测继续丢失量为 1.2 L,K 取 1/2,求每日需要补水多少?

解:由公式(20)得:每日补液量(1)

$$=75 \times 0.60 \times \frac{150-142}{142} \times \frac{1}{2} + 1.2 + 1.5 \approx 3.968(1)$$

即:该病人的每日补液量为 3.968 L(即 3 968 ml)。

3. 儿童补液量的计算

(1)补充累积损失量:指补充发病后至补液时所损失的水和电解质量。

① 确定补液量:补液量根据脱水严重程度而定。原则上轻度脱水补 50 ml/kg,中度脱水补 50~100 ml/kg,重度脱水补 100~120 ml/kg。实际应用时一般先按上述量的 2/3 量给予,学龄前期及学龄期小儿体液组成接近成人,补液量应该酌减 1/4~1/3。

② 确定补液种类(补液成分):根据脱水性质定补液种类。原则上低渗性脱水补充高渗溶液,等渗性脱水补充等张溶液,高渗性脱水补充低渗溶液。若临床判断脱水性质有困难,可先按等渗性脱水处理。有条件者最好测血钠含量,以确定脱水性质。

③ 确定补液速度:补液速度取决于脱水程度,原则上先快后慢。累积损失量应在开始输液的 8~12 h 内补足,重度脱水或有循环衰竭者,应首先静脉推注或快速静脉滴入以扩充血容量,迅速改善血液循环及肾功能,一般用生理盐水或 2:1 等张含钠液(2 份生理盐水加 1 份 1.4% 碳酸氢钠)20 ml/kg,总量不超过 300 ml,于 30~60 min 内静脉输入。

④ 严重酸中毒需要补给碱性溶液,待循环改善、酸中毒纠正、见尿后应及时补钾。

(2)补充继续损失量:指补液开始后,因呕吐、腹泻、胃肠引流等继续损失的液体量。应按实际损失量用类似的溶液补充。

表 3-2　各种损失液成分表(mmol/L)

	Na$^+$	K$^+$	Cl$^-$	HCO$_3^-$	蛋白(g/dl)
胃液	20～80	5～20	100～150	0	—
胰液	120～140	5～15	90～120	100	—
小肠液	100～140	5～15	90～120	?	—
胆汁液	120～140	5～15	50～120	40	—
肠瘘口损失液	45～135	5～15	20～115	25～30	—
腹泻液	10～90	10～80	10～110	50	—
出汗(正常)	10～30	3～10	10～25	—	—
烫伤	140	5	110	—	3～5

　　胃肠引流液可用等渗或稍低于等渗液补充;胃液用含钾较高的溶液补充,肠液应给含钠、氯较高的溶液,并注意补钾。腹泻患儿的大便难以估计,一般根据大便次数以及脱水恢复情况进行评估,适当增减液量,一般按 10～40 ml/kg 计算,用 1/3 张～1/2 张含钠液,24 h 内匀速静脉滴入。轻症无呕吐者可口服补液。消化液含钾较高,丢失时应及时补充钾。具体损失液成分见表 3-2。

　　(3) 补充生理需要量:生理需要量包括由尿、大便等丢失的显性失水与通过肺和皮肤挥发的不显性失水组成。一般按每次代谢 100 kcal 热量需要 120～150 ml 水计算,也可以根据患儿体重计算(表3-3),年龄越小需水量越多。生理需水量应尽量口服补充,口服有困难者,可静脉滴注 1/4～1/5 张含钠液。发热、呼吸增快、惊厥患儿应适当增加进水量;体温超过 38℃,每增高 1℃,需要增加生理需要量 10%～15%;长期输液或营养不良患儿更应注意热量和蛋白质的补充,必要时可部分或全静脉营养。

表 3 - 3 按照体重计算生理需要量

体重(kg)	每日需要液体量
<10 kg	100 ml/kg
10 kg~20 kg	1 000 ml+(体重−10 kg)×50 ml/kg
>20 kg	1 500 ml+(体重−20 kg)×20 ml/kg

注:正常生理需要量每日不超过 2 400 ml。

(4) 腹泻患儿补液量的计算:对因腹泻丢失体液而引起脱水的补液量:一般轻度脱水补液量 90 ~ 120 ml/kg;中度脱水约120~150 ml/kg;重度脱水 150~180 ml/kg。

补液成分:等渗性脱水补 1/2 张含钠液;低渗性脱水补 2/3 张含钠液;高渗性脱水补 1/3 张含钠液,并补充钾,再根据治疗反应,随时进行适当调整。

4. 烧伤病人补液量的计算

表 3 - 4 Ⅱ°、Ⅲ°烧伤的补液量的计算

每1%面积、(Ⅱ°、Ⅲ°) 千克体重补液量		第一个 24 h 内			第二个 24 h 内
		成人 1.5 ml	儿童 1.8 ml	婴儿 2.0 ml	第一个 24 h 的 1/2
晶体液: 胶体液	中、重度	2:1	2:1	2:1	同左
	特重	1:1	1:1	1:1	同左
基础水分		2 000 ml	60~80 ml/kg	100 ml/kg	同左

补液总量(ml)=胶体溶液+晶体溶液(电解质溶液)+基础水分

公式(21)

公式(21)中① 胶体溶液指全血、血浆、白蛋白、右旋糖酐-40 或右旋糖酐-70、血浆代用品;晶体溶液指 0.9%的氯化钠注射液、葡萄糖氯化钠注射液、平衡溶液、碳酸氢钠溶液及乳酸钠溶液;基础水分指 5%或 10%的葡萄糖注射液。

② 第 1 个 24 h 用全量,其中胶体溶液与晶体溶液的半量最好在

烧伤后 8 h 以内输完,水分每 8 h 输入 1/3。

③ 第 2 个 24 h,胶体溶液和电解质溶液均为第 1 个 24 h 的半量,基本水分用量不变。

④ 第 3 个 24 h,补液量根据病情而定。

【例】一位 Ⅱ°烧伤面积达 90%、体重 50 kg 的病人,伤后第 1 个 24 h 的补液总量是多少毫升? 其中胶体溶液、晶体溶液和基础水分分别需要补充多少毫升? 伤后第 2 个 24 h 的补液总量是多少毫升?

解:第 1 个 24h 的补液总量(ml)=(90×50×1.5)+2 000=8 750(ml)

胶体溶液量(ml)=90×50×0.5=2 250(ml)

晶体溶液量(ml)=90×50×1.0=4 500(ml)

基础水分 2 000 ml

即:该病人伤后第 1 个 24 h 的补液总量为 8 750 ml,其中胶体溶液为 2 250 ml,晶体溶液为 4 500 ml,基础水分为 2 000 ml。伤后第 2 个 24 h,需补充胶体溶液 1 125 ml,晶体溶液 2 250 ml,基础水分为 2 000 ml。

5. 补液原则　补液应遵循先盐后糖、先晶后胶、先快后慢、见尿补钾的原则。

(二)酸碱及电解质补充量的计算

1. 代谢性酸中毒补碱量的估算　代谢性酸中毒是临床上比较常见的临床综合征,休克、酮症、尿毒症、严重腹泻、某些肾小管疾病、甲醇中毒、静脉高营养过量等因素均可诱发。代谢性酸中毒时,如 CO_2CP 在 34Vol% 或 15 mmol/L 以下,需要补碱。一般先补给总量的 1/3～1/2,再根据血气分析结果酌量补充,避免剂量过大造成碱血症。临床上常用碱性药物有 5% 的碳酸氢钠注射液,11.2% 的乳酸钠注射液。

(1)5% 的碳酸氢钠用量的估算

5% 的碳酸氢钠用量(ml)=[(正常 CO_2CP－实测 CO_2CP)(mmol/L)]

×0.42×体重(kg)

公式(22)

或 5% 的碳酸氢钠用量(ml)

$$= \frac{(正常 CO_2CP - 实测 CO_2CP)(Vol\%)}{2.24} \times 0.42 \times W(kg)$$ 公式(23)

注:正常 CO_2CP 以 22 mmol/L 或 50% $Vol\%$ 计算;CO_2CP 毫摩尔浓度与容积百分比浓度之间的换算为:

$$1 \text{ mmol/L} = \frac{1 \text{ Vol}\%}{2.24}$$

(2) 11.2% 的乳酸钠用量的估算

11.2% 的乳酸钠用量(ml) =

$[(正常 CO_2CP - 实测 CO_2CP)(mmol/L)] \times 0.25 \times 体重(kg)$

公式(24)

或 11.2% 的乳酸钠用量(ml)

$$= \frac{(正常 CO_2CP - 实测 CO_2CP)(Vol\%)}{2.24} \times 0.25 \times 体重(kg)$$ 公式(25)

【例 1】某病人酸中毒,测 CO_2CP 为 30% (Vol%),体重为 70 kg,需要补充 5% 的碳酸氢钠多少毫升?

解:由公式(23)得:5% 的碳酸氢钠用量(ml)

$= (50 - 30) \times 0.42 \times 70 \div 2.24 = 263(ml)$

即:需 5% 的碳酸氢钠注射液 263 ml。

【例 2】某病人酸中毒,测 CO_2CP 为 13 mmol/L,体重为 50 kg,如用 11.2% 的乳酸钠注射液,需要多少毫升?

解:由公式(24)得:11.2% 的乳酸钠用量(ml)

$= (22 - 13) \times 0.25 \times 70 = 157.5(ml)$

即:需 11.2% 的乳酸钠注射液 157.5 ml。

2. 代谢性碱中毒补酸量的估算

2% 的氯化铵用量(ml) = $[(实测 CO_2CP - 60)(Vol\%)] \times 体重(kg)$

公式(26)

或 2% 的氯化铵用量(ml) = $[(实测 CO_2CP - 26.8)(mmol/L)] \times 2.24 \times 体重(kg)$

公式(27)

注:① 用时需要用 5% 的葡萄糖注射液稀释成 0.9% 的等渗溶液;② 开始补给总量的 1/3~1/2,再根据血气分析结果及临床表现,

决定是否继续补给。

【例】某碱中毒病人,体重 50 kg,测血清 CO_2CP 为 90 $Vol\%$,求需要补充 2%的氯化铵注射液多少毫升?

解:由公式(26)得:

2%的氯化铵用量(ml)=(90-60)×50=1 500(ml)

即:需 2%的氯化铵 1 500 ml。

3. 缺钾时补钾的估算

补充氯化钾量(g)=(5-血清 K^+)(mmol/L)×体重(kg)×0.014 9

公式(28)

注:① 用时需要用 5%的葡萄糖注射液稀释成 0.2%或 0.3%的溶液静滴。② 补钾剂量、浓度和速度均应根据病人病情和血钾浓度及心电图缺钾图形改善等情况而定。③ 补钾应遵循:尽量口服,见尿补钾(>40 ml/h),浓度不宜过高(<40 mmol/L,即 1 000 ml 液体中,氯化钾含量不超过 3 g),速度不宜过快(<20 mmol/h)等原则进行。④ 绝对禁止以高浓度含钾液体直接静脉注射,以免导致心脏骤停;少数缺钾者需要大剂量钾静脉注射,需进行床边心电监护,如心电图出现高钾血症的变化,应立即采取相应措施。

【例】某男性病人,体重 70 kg,测血清 K^+ 3.0 mmol/L,求需要补充 10%的氯化钾注射液多少毫升?

解:由公式(28)得:

补充氯化钾量(g)=(5-3)×70×0.014 9=2.086(g)

合:10%的氯化钾(ml)=$\dfrac{2.086}{10\%}$=20.86(ml)

即:需要补充 10%的氯化钾注射液 20.86 ml。

4. 缺钠时补钠的估算

(1) 失钠性低钠血症

所需钠量(mmol/L)=(140-病人血清钠)(mmol/L)×0.7×体重(kg)

公式(29)

上式中:0.7×体重(kg)=液体总量

注:① 先给计算量的 1/2,根据治疗后的效果,决定是否继续补充剩余计量,一般在 24～48 h 补足;② 若脱水与异常损失(腹泻)同时存在,可分别计算所需溶液,共同给予;③ 中度脱水伴循环障碍及重度脱水者需首先扩容,最初 8～12 h 滴速稍快[8～10 ml/(kg · h)],使脱水基本纠正,血清钠恢复至 >125 mmol/L,再纠正酸中毒和补充钾剂;④ 对发生明显症状性低钠血症的紧急救治,应用 3% NaCl 静脉滴注,使血清钠较快恢复至 >125 mmol/L。

$$3\% \ NaCl(ml) = (125-病人血清钠)(mmol/L)\times0.7\times体重(kg)\div0.5$$

公式(30)

注:3% NaCl 1 ml=0.5 mmol/L

【例】某男性患儿,体重 3 kg,测血清钠 130 mmol/L,求该患儿需要补 10% NaCl 多少毫升?(已知 NaCl 相对分子质量=58.45;10% NaCl 1 ml=1.56 mmol/L)

解:由公式(29)得:所需钠量(mmol/L)

=(140-138)mmol/L×0.7×体重(kg)=4.2(mmol/L)

98(mmol/L)÷1.56 mmol/L=2.7 ml

即:该患儿需要补 10% NaCl 12.7 ml。

(2) 稀释性低钠血症

$$体内过剩水量(L)=\frac{(140-血清\ Na^+)(mmol/L)\times0.7\times体重(kg)}{140}$$

公式(31)

注:① 正常血清钠的平均浓度为 140 mmol/L。② 治疗时应限制摄入量,使之少于生理需要量,同时适当限制钠盐的摄入。③ 对有水钠潴留的低钠血症可用袢利尿剂(如呋塞米),以加速水、钠的排出。④ 对明显症状性低钠血症给予 3% NaCl 提高血清钠至 125 mmol/L,可同时用利尿剂;⑤ 对治疗效果不佳,尤其心、肾衰竭者,可给予腹膜透析治疗。

(3) 钠溶液的配置:生理盐水是进行小儿液体治疗的基本溶液,可以根据治疗需要用 10% 的 NaCl 加入 10%GS 中配置成各种不同浓度的静脉溶液(如表 3－5):

表 3-5　液体的配置

	NaCl(%)	每升 GS 加入 10% NaCl 的 ml 数	液体中含 NaCl mmol/L 数
N.S(等张)	0.85	85	154
N.S：GS=2：1(2/3 张)	0.6	60	102
N.S：GS=1：1(1/2 张)	0.45	45	77
N.S：GS=2：1(1/3 张)	0.3	30	51
N.S：GS=2：1(1/4 张)	0.225	22.5	38.5
N.S：GS=2：1(1/5 张)	0.18	18	31
3%NaCl(3 张)	3		508

五、老年人、小儿用药剂量的估算

（一）老年人用药剂量的估算

治疗量（或常用量）是针对 18～60 岁成人规定的药物剂量。老人和儿童对药物的反应与成人不同，用药剂量也应作相应调整。中国药典规定 60 岁以上老人用药剂量一般为成人的 3/4；中枢神经系统抑制药应以成人剂量的 1/2 或 1/3 作为起始剂量，剂量宜偏小；抗生素的剂量一般为正常治疗量的 1/2～2/3 为宜。

（二）小儿用药剂量的估算

小儿用药剂量较成人更需准确。可按年龄、体重、体表面积、成人剂量折算等方法计算：

1. 按小儿体重计算　这是最常用、最基本的计算方法。患儿体重应以实际测量的体重为准或按公式计算获得。年长儿按体重计算如超过成人剂量，则以成人剂量为限。

为便于日常应用，可以按照以下公式粗略估算小儿体重：

1～6 个月：体重(kg)=出生时体重(kg)+月龄×0.7　　公式(32)

7～12 个月：体重(kg)=6(kg)+月龄×0.25　　公式(33)

2～12 岁　体重(kg)=年龄×2+7　　公式(34)

每日剂量=患儿体重(kg)×每日每千克体重所需药量　　公式(35)

2. **按体表面积计算** 此法较按年龄、体重计算更为准确。近年来多主张按每平方米体表面积计算。小儿体表面积计算公式为：

体重＜30kg 小儿体表面积(m²)＝体重(kg)×0.035＋0.1 公式(36)

体重＞30kg 小儿体表面积(m²)＝[体重(kg)－30]×0.02＋1.05

公式(37)

小儿剂量＝小儿体表面积(m²)×剂量/(m²) 公式(38)

3. **按年龄估算** 适用于剂量幅度大,不需要十分精确的药物,如止咳药、营养类药物可按年龄计算,比较简单易行(表3－6)。

表3－6 按年龄折算剂量表

年　龄	剂　量 (占成人剂量的比例)	年　龄	剂　量 (占成人剂量的比例)
出生～1个月	1/18～1/14	6岁～9岁	2/5～1/2
1～6个月	1/14～1/7	9岁～14岁	1/2～2/3
6个月～1岁	1/7～1/5	14岁～18岁	2/3～全量
1岁～2岁	1/5～1/4	18岁～60岁	全量～3/4
2岁～4岁	1/4～1/3	60岁～80岁	3/4
4岁～6岁	1/3～2/5	80岁以上	1/2

4. **按成人剂量折算**

$$小儿剂量＝\frac{成人每日(或每次)剂量×小儿体重(kg)}{60\ kg(成人平均体重)} \qquad 公式(39)$$

$$小儿剂量＝\frac{成人每日(或每次)剂量×小儿体表面积(m²)}{1.7\ m²} \qquad 公式(40)$$

注:1.7 m²为成人平均体表面积;此法仅用于未提供小儿剂量的药物,所得剂量一般偏小,故不常用。体重与体表面积 略结算见表3－7。

表 3-7　体重与体表面积粗略估算表

体重(kg)	体表面积(m²)	体重(kg)	体表面积(m²)	体重(kg)	体表面积(m²)
3	0.21	8	0.42	16	0.7
4	0.25	9	0.46	18	0.75
5	0.29	10	0.49	20	0.8
6	0.33	12	0.56	25	0.9
7	0.39	14	0.62	30	1.1

第四章　药物不良反应的评估与护理

第一节　药物不良反应的发生原因和机制

一、药物不良反应的相关定义

1. 药物不良反应(adverse drug reaction, ADR)　WHO 将其定义为:人们为了预防、诊断、治疗疾病或调整人体的生理功能,在正常用法用量情况下,使用质量检验合格的药品所发生的与用药目的无关的、有害的或非预期的反应。

我国将药物不良反应定义为:质量合格药品在正常用法用量的情况下,所发生的与治疗目的无关的或意外的有害反应。如药物的副作用、毒性反应、过敏反应、特异质反应、后遗效应、继发反应,药物的二重感染(菌群失调)、药物依赖性,以及致癌、致畸、致突变作用等,均属于药物不良反应范畴。

2. 严重药品不良反应　是指因使用药品引起以下损害情形之一的反应:

(1) 导致死亡。

(2) 危及生命。

(3) 致癌、致畸、致出生缺陷。

(4) 导致显著的或者永久的人体伤残或者器官功能的损伤。

(5) 导致住院或者住院时间延长。

(6) 导致其他重要医学事件,如不进行治疗可能出现上述所列情况的。

2. 新的药品不良反应　是指药品说明书中未载明的不良反应。说明书中已有描述,但不良反应发生的性质、程度、后果或者频率与说明书描述不一致或者更严重的,按照新的药品不良反应处理。

二、药物不良反应发生的原因和机理

(一)药物不良反应发生的原因

药物种类繁多,用药途径不同,体质又因人而异,因此药物不良反应发生的原因也是复杂的。一般来说,有以下几个方面的原因:

1. 药物方面的原因

(1)药理作用:很多药物在应用一段时间后,由于其药理作用,可导致一些不良反应,例如,长期大量使用皮质激素能使毛细血管变性出血,以致皮肤、黏膜出现淤点、淤斑,同时出现类肾上腺皮质功能亢进症。

(2)药品的质量:药物生产有可能混入微量高分子杂质,或渗入赋形剂等。如胶囊的染料常会引起固定性药疹。青霉素过敏反应是因制品中含微量青霉烯酸、青霉噻唑酸及青霉素聚合物等物质而引起的。同一组成的药物,可因厂家不同、制剂技术差别、杂质的除去率不同,而影响其不良反应的发生率。

(3)药物的污染:由于生产或保管不当,使药物污染,常可引起严重反应。

(4)药物的剂量:用药量过大,可发生中毒反应,甚至致死。

(5)剂型的影响:同一药物剂型不同,由于制造工艺和用药方法的不同,往往影响药物的吸收与血中药物的浓度,亦即生物利用度有所不同,如不注意掌握,即会引起不良反应。

2. 机体方面的原因

(1)种族差异:在人类,白色与有色人种之间对药的感受性有相当的差别。

(2)性别:许多药物的不良反应在男女之间有明显差别。在药物性皮炎中,男性发病者多于女性,其比率约为3∶2,而氯霉素导致的粒细胞缺乏症,女性比男性高3倍,氯霉素引起的再生障碍性贫血则为2倍。

(3)年龄:老年人、少年、儿童对药物反应与成年人不同。例如青霉素,成年人的半衰期为0.55 h,而老年人则为1 h。小儿对中枢抑制药、影响水盐代谢及酸碱平衡的药物敏感度均高于成人。

(4)个体差异:不同个体对同一剂量的相同药物可有不同反应,

这是正常的"生物学差异"现象。如对水杨酸钠的不良反应就是个体差异,过敏反应和特异质亦是个体差异的表现。

(5)病理状态:病理状态能影响机体各种功能,因而也有影响药物作用。例如腹泻时,口服药的吸收差,作用弱。肝肾功能减退时,可以显著延长或强化许多药物的作用,甚至引起中毒。

(6)血型:如女性口服避孕药引起静脉血栓的病例中,A 型血女性则较 O 型者为多。

(7)营养状态:饮食的不平衡亦可影响药物的作用,如异烟肼引起的神经损伤,当处于维生素 B_6 缺乏状态时则较正常情况更严重;对缺乏烟酸饲养的动物,当用硫喷妥钠麻醉时,作用增强。

3. 给药方法的影响

(1)误用和滥用:医生、护士或药剂人员如在用药时配伍不当,或病人滥用药物等均可发生不良反应。

(2)用药途径:给药途径不同,直接关系到药物的吸收、分布,以及药物发挥作用的快慢、强弱及持续时间。例如静脉注射直接进入血液循环,立即发生效应,较易发生不良反应;口服刺激性药物可引起恶心、呕吐等。

(3)用药持续时间:长期用药易发生不良反应,甚至发生蓄积作用而中毒。

(4)药物相互作用:联合用药不当,由于药物的相互作用,不良反应的发生率亦随之增高。

(5)突然减药或停药:减药或停药也可引起不良反应。例如治疗严重皮疹,当停用皮质激素或减药过快时,会发生反跳现象。

4. 其他方面的原因

(1)饮食:如大量饮用浓茶、咖啡和可乐,可增加氨茶碱中毒的几率;服用异烟肼的病人不可进食含高组胺成分的海鱼或不新鲜的鱼类。

(2)嗜好:如吸烟可使口服避孕药的妇女心肌梗死的发生率和病死率增加 10 倍。

(3)环境:如接受氟哌啶醇和氯丙嗪治疗的病人,在日照环境下容易发生日光性皮炎。

（二）药物不良反应发病的机理

药物不良反应的发病机理比较复杂，归纳可分 A 型、B 型、C 型三大类。其机理分述如下：

1. A 型药物不良反应（量变型异常）的发病机理　此类药物不良反应通常是由于药物本身的药理作用增强以及药代动力学改变所致，往往与用药剂量和合并用药有关。例如：氯喹对黑色素有高度亲和力，长期用药可使药物高浓度蓄积在含黑色素的眼组织中，引起视网膜变性。巴比妥类与抗凝剂合用，可使抗凝作用减弱甚至消失。乙诺酮本身并不具有抗凝作用，但当与抗凝药华法林合用时，乙诺酮能增加华法林对肝脏受体部位的亲和力，加强后者的抗凝作用而出现不良反应。

这类药物不良反应多数能预测，虽然发生率较高，但死亡率较低。临床上常见的副作用、毒性反应、后遗效应、继发反应和药物依赖性就属于此类。

2. B 型药物不良反应（质变型异常）的发病机理　此类药物不良反应通常是与药物正常的药理作用完全无关的一种异常反应，仅与药物因素和机体因素有关。药物因素中，包括药物有效成分的分解产物，添加剂、增溶剂、稳定剂、着色剂、赋形剂、化学合成中产生的杂质等，均可引起药物不良反应，如四环素储存过程中的降解产物，可引起范可尼综合征。机体因素中，主要与病人的特异性遗传素质、新陈代谢或酶系缺陷有关。如红细胞葡萄糖-6-磷酸脱氢酶（G-6-PD）缺乏、遗传性高铁血红蛋白症、血卟啉症、氯霉素诱发的再生障碍性贫血、恶性高热、周期性瘫痪，以及口服避孕药引起的胆汁淤积性黄疸等。

这类药物不良反应难预测，虽然发生率较低，但死亡率较高。临床上常见的过敏反应和特异质反应就属于此类。

3. C 型药物不良反应的发病机理　有些药物不良反应难以简单地用 A 型、B 型来分类，例如由于药物的作用使人体免疫能力和综合抗病能力降低，使人类原有疾病的患病率增加或者药物引起癌症、畸胎、染色体畸变等。有些学者提出，把这些作为 C 型药物不良反应又称迟现型药物不良反应。这类不良反应一般在长期用药后出现，潜伏期长、没有明确的时间联系。

这类不良反应的发生，一般也难以预测，影响因素复杂，易受多种因素的干扰，混杂因素多，有些与癌症、畸胎的发病机理有关，有待我们进一步深入探讨。

第二节　药物不良反应的判断方法

在药物治疗过程中，病人可出现治疗效应和不良反应，亦可出现与药物治疗完全无关的一些反应。我们可以从以下两个方面着手，来正确判断哪些才是真正的药物不良反应。

一、从反应出现的时间来判断

1. 用药后数秒钟至数小时发生的药物不良反应　过敏性休克，常在接受药物后数秒钟或数分钟后突然发生；固定型药物疹、荨麻疹、血管神经性水肿等过敏性反应，多发生在用药后数分钟至 12 h 内；支气管哮喘也属于药物过敏反应的一种表现，多在用药后数秒至数分钟内发生。

2. 用药后 30 min 至 2 h 发生的药物不良反应　用药后如发生恶心、呕吐、胃部不适，则可能是药物引起的胃肠道反应。通常此类反应在用药 30 min 至 2 h 内发生。

3. 用药后 1～2 周发生的药物不良反应　用药后 10 天左右发生的有血清病样反应和剥脱性皮炎型药疹；用药后几小时至 28 天内发生的有大疱性表皮松解萎缩型药疹；用药后 1～2 周过程中发生的有洋地黄反应和利尿剂所致水肿。

4. 停药后短时间内发生的药物不良反应　长期使用普萘洛尔、可乐定治疗高血压的病人，停药后可出现反跳性高血压；连续使用抗凝剂的病人，突然停药后可出现反跳性高凝状态伴血栓形成等情况。

5. 停药较长时间后发生的药物不良反应　如使用保泰松、氯霉素的病人可能在停药后较长一段时间才发生再生障碍性贫血；使用白消安的病人在用药后 1 年以上才出现肺部病变，而且停药后仍可继续发生。

二、从反应出现的症状来判断

一般来说,药物所发生的不良反应,其临床症状不同于原有疾病的症状。如药物过敏性休克、药物性皮疹,其症状与原发疾病的症状可能完全不同。但也有一些药物不良反应的症状会和原发疾病的症状相同或类似。如普萘洛尔治疗高血压,在症状控制后停药而发生反跳性高血压;双氢克尿噻利尿过程中又出现水肿或使水肿加重;抗过敏药苯海拉明、氢化可的松对某些体质特异的人也可能引起过敏反应。此种矛盾现象务必引起高度重视和警惕,应从症状上仔细观察,加以鉴别,做出正确判断。

三、药物不良反应的判断标准

1. 开始用药时间与可疑的药物不良反应出现有无合理的先后关系。

2. 可疑的药物不良反应是否符合该药品已知的药物不良反应的类型。

3. 可疑的药物不良反应能否用合并用药作用、病人的临床状况或其他疗法的影响来解释。

4. 停药或减量后,可疑的药物不良反应是否消失或减轻。

5. 再次接触可疑药品后,是否重新出现同样的反应。

四、药物不良反应的应急和报告流程

1. 发现药物不良反应症状,立即停止用药,静脉用药者更换为生理盐水。

2. 汇报值班医生,配合医生进行及时处理或抢救;立即报告护士长,严重的应立即向相关部门汇报(如医务处、护理部、药剂科等)。

3. 保留所用药物,必要时当场封存并送检。

4. 落实各项护理措施(如严密观察患者生命体征及病情变化),实施各种对症护理,及时告知并安慰病人和家属,做好解释工作。

5. 认真记录处理或抢救护理过程,如实完整填写《药品不良反应/事件报告表》(表 4 - 1),24 h 内上报至药理实验中心。

6. 填写《护理不良事件报告单》,及时上报药物管理相关部门。

表 4 - 1 药品不良反应/事件报告表

首次报告□ 跟踪报告□ 编码:___

报告类型:新的□ 一般□ 报告单位类别:医疗机构□ 经营企业□ 生产企业□ 个人□ 其他□

患者姓名:	性别:男□ 女□	出生日期: 年 月 日 或年龄:	民族:	体重(kg):	联系方式:
原患疾病:		医院名称: 病历号/门诊号:	既往药品不良反应/事件:有□ 无□ 不洋□ 家族药品不良反应/事件:有□ 无□ 不洋□		

相关重要信息:吸烟史□ 饮酒史□ 妊娠期□ 肝病史□ 肾病史□ 过敏史□ 其他□___

药品	批准文号	商品名称	通用名称(含剂型)	生产厂家	生产批号	用法用量(次剂量,途径,日次数)	用药起止时间	用药原因
怀疑药品								
并用药品								

续表

不良反应/事件名称：		
不良反应/事件发生时间：		年　月　日
不良反应/事件过程描述（包括症状、体征、临床检验等）及处理情况（可附页）：		
不良反应/事件的结果：痊愈□　好转□　未好转□　不详□　有后遗症□　表现：____ 死亡□　直接死因：____　死亡时间：年　月　日		
停药或减量后，反应/事件是否消失或减轻？	是□　否□　不明□　未停药或未减量□	
再次使用可疑药品后是否再次出现同样反应/事件？	是□　否□　不明□　未再使用□	
对原患疾病的影响：不明显□　病程延长□　病情加重□　导致后遗症□　导致死亡□		
关联性评价：	报告人评价：肯定□　很可能□　可能□　可能无关□　待评价□　无法评价□　签名：	
	报告单位评价：肯定□　很可能□　可能□　可能无关□　待评价□　无法评价□　签名：	
报告人信息	联系电话：	职业：医生□　药师□　护士□　其他□
	电子邮箱：	签名：
报告单位信息	单位名称：	联系人：　　电话：　　报告日期：年　月　日
生产企业请填写信息来源：	医疗机构□　经营企业□　个人□　文献报道□　上市后研究□　其他□	
备　注		

五、药物不良反应的其他相关概念

报告时限:新的、严重的药品不良反应应于发现或者获知之日起15日内报告,其中死亡病例须立即报告,其他药品不良反应30日内报告。有随访信息的,应当及时报告。

第三节　药物不良反应的评估与护理

一、药物过敏反应的评估与护理

过敏反应亦称超敏反应,是指少数经过致敏的病人,对某种药物所发生的抗体抗原结合反应。药物过敏反应,其本质应视为免疫反应。药物或其他代谢产物是作为抗原或半抗原成分起作用的。通过这种抗原与特异抗体的反应,或者抗原特异性的激发致敏淋巴细胞,而引起一系列的组织损害。其突然发生,常常让人措手不及,甚至造成严重的后果。尤其是过敏性休克,更应该引起医护人员的高度警惕和重视,以确保病人用药安全。

(一)药物过敏反应的类型及其机制

过敏反应一般以 Combs 的分类,可分为Ⅰ～Ⅳ型,其中Ⅰ～Ⅲ型为速发型,Ⅳ型为迟发型。它们的发生机制具体如下:

1. Ⅰ型过敏反应　又称为变态反应。这是由于,机体受抗原物质(药物)刺激后,产生了抗体 IgE,机体对药物处于致敏状态。当药物再次进入机体时,即与 IgE 发生特异性结合,刺激机体产生生物活性物质(组胺、缓慢反应物、乙酰胆碱等),作用于皮肤、血管、呼吸道、消化道等靶器官,从而发生荨麻疹、湿疹、腹痛、血管神经性水肿、过敏性哮喘和过敏性休克等过敏反应症状。

2. Ⅱ型过敏反应　又称为溶血细胞性或细胞毒性反应。这是由于,本身不具抗原性的半抗原性药物进入机体后,与体内血细胞或蛋白相结合,形成完全抗原而获得抗原性。刺激机体产生了抗体 IgM 和 IgG,而处于致敏状态。当此类药物再次进入机体时,与 IgM 和 IgG 抗体结合,由于补体参与使血细胞溶解、受损或被吞噬,从而发生溶血性贫血、粒细胞减少、急性肾小球肾炎或血小板减少性紫癜。

3. Ⅲ型过敏反应　又称为免疫复合物变态反应。这是由于抗原和抗体 IgM 和 IgG 形成结合免疫复合物。当体内抗原多于抗体时,免疫复合物形成并沉着于毛细血管壁或基底膜及其周围,激活补体,发生以小血管壁为中心的变化,由此发生器官及组织的损伤,引起局部水肿或炎症。属于Ⅲ型变态反应的有:变应性血管炎、血清病、慢性肾小球肾炎、风湿性关节炎、系统性红斑狼疮等。

4. Ⅳ型过敏反应　又称为迟发型变态反应。这是由于机体受抗原刺激后,T 淋巴细胞转化为相应的致敏淋巴细胞,当这种细胞再次遇到相应的抗原时,常在 1～2 天后释放一系列淋巴因子,引起组织损伤或直接对靶细胞的破坏。属于Ⅳ型变态反应的有:过敏性皮疹、接触性皮炎、结核菌素型皮肤反应等。

(二)药物过敏反应的症状

1. 全身症状　主要有过敏性休克、血清病样症状、血细胞减少症等。

(1)过敏性休克:为强烈而严重的全身过敏反应,主要表现为胸闷、呼吸困难、面色苍白、血压下降、烦躁不安、昏迷、抽搐、喉头水肿以及荨麻疹、皮疹等症状。50%的过敏性休克是由药物引起的,最常见的是青霉素过敏,多发生在用药后 5 min 内。

(2)血清病样症状:为Ⅲ型过敏反应,主要表现为发热、各种形态的皮疹、全身瘙痒、面部及眼睑部水肿、淋巴结肿大、关节肿痛等;严重的可出现肝、肾等损害,喉头水肿,过敏性休克,甚至危及生命。典型的血清病样症状常在用药后 1～2 周发生;如果病人过去曾用过这类药物,则症状可在 1～2 天甚至数分钟内发生。

(3)血细胞减少症:为Ⅱ型过敏反应,主要有药物所致再生障碍性贫血、药物引起的粒细胞缺乏症(粒缺)或血小板减少性紫癜。

2. 皮肤症状　主要有固定性药疹、荨麻疹、剥脱性皮炎、红斑狼疮样反应等。

(1)固定性药疹:常见于躯干和四肢,是最常见且易于诊断的药疹。主要表现为局部皮肤出现圆形或椭圆形水肿性红斑、紫癜、水疱、表皮松解及瘙痒疼痛,有时还会伴随低热。皮疹消退后需数月或数年色素完全消退。

（2）荨麻疹：皮肤突然剧烈瘙痒或烧灼感，迅速出现大小不等的、局限性块状的浮肿性风团，小到米粒，大至手掌大小，常见为指甲至硬币大小，略高于周围皮肤。

（3）剥脱性皮炎：局部先发生红斑、水肿、痒痛感、或伴发热，如及时停药和治疗，大多数病人可在1～2天内消退。严重者以全身皮肤弥漫性潮红、浸润、肿胀、反复脱屑为特征，累及皮肤大部（>2/3）或全部。其预后取决于病因、病变程度及治疗是否正确、及时。病情重者可死于严重并发症和原发病恶化。

（4）红斑狼疮样反应：又称红斑狼疮综合征，典型的皮肤损伤为椭圆形的中央呈紫色凹陷，边缘红色隆起。

表4-2　药物过敏反应的症状与好发药物

	过敏症状	好发药物
全身症状	过敏性休克	青霉素类制剂、链霉素、四环素类抗生素、脏器制剂、抗血清、疫苗、过敏反应原提取物、安乃近、右旋糖酐、吡唑酮衍生物、普鲁卡因、利多卡因、碘制剂、碘溴酞钠（BSP）、加贝酯、组胺、天花粉蛋白
	血清病样症状	青霉素类制剂、链霉素、磺胺类、四环素类抗生素、抗毒血清、对氨基水杨酸、苯巴比妥、硫脲嘧啶、肼屈嗪、乙丙酰脲类药物
	过敏性哮喘	青霉素制剂、过敏反应原提取物、抗血清、脏器制剂、阿司匹林、ACTH
	血小板减少症	奎尼丁、司眠脲、乙丙酰脲类药物、安他唑啉、磺胺类、对氨基水杨酸、利福平、噻嗪类药物、金制剂、砷制剂、氯喹、α-甲基多巴
	白细胞减少症	吡唑酮类药物、氯丙嗪、乙丙酰脲类药物、磺胺类、硫脲嘧啶、甲巯咪唑、金制剂、砷制剂、氯喹、阿义马林、硫酰脲类抗糖尿病药（降糖药）、抗肿瘤药
	溶血	青霉素制剂、对氨基水杨酸、异烟肼、利福平、非那西汀、弟波芬、磺胺类、α-甲基多巴、L-多巴（左旋多巴）、甲芬那酸、奎尼丁

续表

过敏症状		好发药物
	嗜酸细胞增多症	青霉素制剂、链霉素、卡那霉素、对氨基水杨酸、异烟肼、呋喃旦啶、卷曲霉素、α-甲基多巴
	肝功能障碍	氯丙嗪、砷凡纳明、对氨基水杨酸、α-甲基多巴、噻嗪类药物、依托红霉素、三乙酰夹竹霉素、利福平、磺胺类巴比妥、甲睾酮、硫酰脲类、抗糖尿病药（降糖药）、甲巯咪唑、硫脲嘧啶
	肾功能障碍	青霉素制剂、链霉素、磺胺类、卡那霉素、重金属制剂、保泰松、乙丙酰脲类药物、非那西汀、肼屈嗪、普鲁卡因胺
	多发性动脉炎	磺胺类、乙丙酰脲类药物、硫脲嘧啶
	脊髓痨	氯霉素、磺胺类、保泰松、硫酰脲类、抗糖尿病药（降糖药）、乙丙酰脲类药物、噻嗪嘧啶
局部皮肤症状	固定性药疹	磺胺类、巴比妥类药、吡唑酮类、酚酞、颠茄生物碱类药、氯霉素、奎尼丁
	荨麻疹	水杨酸制剂、磺胺类、青霉素制剂、吡唑酮类药物、磺剂、脏器制剂、抗血清、过敏反应原提取物、普鲁卡因、异烟肼、普鲁卡因、苯海拉明
	红斑狼疮综合征	青霉素、链霉素、四环素、磺胺类、对氨基水杨酸、保泰松、α-甲基多巴、肼屈嗪、异烟肼、普鲁卡因胺、乙丙酰脲类药物、异烟肼、口服避孕药
	剥脱性皮炎	砷制剂、重金属制剂、巴比妥类药、磺胺类、对氨水杨酸、氨基比林、异烟肼、保泰松、奎尼丁、氯霉素
	湿疹	砷剂、重金属制剂、青霉素制剂、磺胺激肽、吩噻嗪类药
	光敏症	磺胺类、灰黄霉素、噻嗪类药、硫酰脲类糖尿病药、氯丙嗪
	泛发性红斑	磺胺类、青霉素制剂、吡唑酮类药物、巴比妥类药

过敏症状		好发药物
	多形红斑型皮疹	青霉素制剂、磺胺类、巴比妥类药、吡唑酮类药、乙丙酰脲类药
	水疱性皮疹	砷制剂、溴制剂、碘剂、巴比妥类
	表皮坏死溶解症	吡唑酮类、磺胺类、阿司匹林、非那西汀、保泰松

（三）过敏性休克的急救护理

1. 立即停止使用可疑导致过敏性休克的药物，就地抢救。

2. 立即给 0.1%盐酸肾上腺素（抢救过敏性休克的首选药物），先皮下或肌内注射 0.5～1 ml，如症状不缓解，可每隔半小时皮下或静脉注射 0.5 ml，直至脱离危险期；也可酌情选用一些药效较持久、副作用较小的抗休克药物，如去甲肾上腺素、阿拉明（间羟胺）等。同时给予血管活性药物，并及时补充血容量。

3. 平卧，给予氧气吸入，保持呼吸道畅通。当呼吸受抑制时，应立即进行口对口呼吸，并肌内注射尼可刹米或洛贝林等呼吸兴奋剂。喉头水肿影响呼吸时，应立即准备气管插管或配合施行气管切开术。

4. 立即给予地塞米松 5～10 mg 静脉注射，或用氢化可的松 200 mg 加 5%葡萄糖液或 10%葡萄糖液 500 ml 静脉滴注，并根据病情给予升压药物，如多巴胺、间羟胺等。如病人出现心搏骤停，须立即行胸外心脏按压。

5. 纠正酸中毒，选用与致敏药物不同类型的抗过敏药物抗过敏，以及对症处理。

6. 密切观察病人体温、脉搏、呼吸及其他变化，注意保暖，并做好护理记录。

（四）药物过敏反应的评估与护理

1. 严格掌握用药指征，仔细评估病史和过敏史　诊断明确后，应根据病情合理选择用药。对所用药物的药理特性、适应证、禁忌证、配伍禁忌以及不良反应等均应充分了解。尽可能减少联合用药、局部和注射给药。必须采取联合用药时，要注意药物相互作用所产生的后果。用药前,仔细评估病人有无过敏史和家族过敏史,尤其有无药物过敏史。对有药物过敏的可疑病人,更应详细询问以往过敏症状,当前及近期的用药情况,必要时对病人进行药物特异性试验。对于有药物过敏史的病人,更应全面评估具体情况,注意避免发生药物的交叉过敏反应。

2. 进行皮肤过敏试验,认真评估观察并记录　对必须进行皮肤过敏试验的药物,用药前应严格按操作规定进行皮试,包括皮试液的现用现配、皮试液的浓度、皮试方法及皮试结果的判断方法,皮试结果应双人判断、双人签名。皮试注射后的观察等候期间,病人不得离开观察等候区或注射室。皮试阴性的病人,用药后仍应注意观察用药后反应,及时评估病人有无异常感觉。皮试可疑阳性的病人,应做0.9%氯化钠溶液的对照试验。皮试阳性的病人,应在皮试单、门诊病历首页、护理记录单及体温单上用红笔写明(XX 药物皮试阳性)。必须进行皮肤过敏试验的药物见表 4-3。

表 4-3　必须进行皮肤过敏试验的药物

抗生素类	青霉素类(注射和口服剂型)、链霉素、头孢类、氨苄西林、羧苄西林、苯唑西林、哌拉西林、替卡西林等
局麻药	盐酸普鲁卡因、氯普鲁卡因
生物制品及生化制剂	结核菌素、破伤风抗毒素血清、糜蛋白酶、纤溶酶、胸腺素注射液、门冬酰胺酶、白喉抗毒素、抗狂犬病血清、肉毒抗毒素、降钙素、细胞色素 C 等
诊断用药	各种有机碘造影剂,如:复方泛影葡胺、泛影酸钠、甲泛葡胺、胆影葡胺、碘卡酸、碘海醇、碘普胺、碘帕醇、碘他拉葡胺等
其他	维生素 B_1 注射液、天花粉蛋白、粉尘螨注射液等

3. 配备抢救设备药品,积极有效应对过敏　门诊、注射室、治疗室、造影检查室、病房等均应按要求配备必要的抢救设备和药品,如氧气、盐酸肾上腺素注射液、地塞米松注射液、异丙肾上腺素气雾剂、针灸针、止血带、注射器、听诊器等,以积极有效地应对过敏反应的发生。

4. 规范实施脱敏疗法，加强用药观察　对于有些生物制剂（如破伤风抗毒素血清），虽然病人皮试阳性，但又必须使用时，可采取脱敏疗法。即从低浓度到高浓度，从小剂量到大剂量，逐次增加药物用量直至常规剂量的治疗方法，可有效减少过敏反应的发生。但必须注意的是，在脱敏治疗的过程中，仍有发生过敏反应，甚至过敏性休克的危险。因此，进行脱敏疗法前，应充分告知病人可能发生的反应，取得同意并做好急救准备。治疗过程中，病人不得离开观察等候区或注射室，及时评估和观察病人的情况，如有反应立即停药并处理。治疗结束后，应留病人在观察等候区或注射室继续观察 20～30 min，无不良反应时再离开。

5. 及时消除过敏源，原地抢救及支持　用药过程中，如出现过敏反应，应立即停药，及时消除过敏源，及时评估病人的过敏程度和生命体征，及时汇报医生并处理。应将引起过敏反应的药物名称告诉病人并记录。如发生过敏性休克，则立即停药，就地抢救与处理（详见过敏性休克的急救护理）。

6. 其他抗过敏药物　皮质激素具有抗炎、抗过敏、抗休克的作用，常用的有：地塞米松、氢化可的松、泼尼松、泼尼松龙等。抗组胺药能同组胺竞争组胺 H_1 受体，起到对抗组胺及其类似物质的作用，常用的有：异丙嗪、苯海拉明、氯苯那敏、赛庚啶、西替利嗪、阿司咪唑等。钙剂能增加毛细血管的致密度，降低血管通透性，减轻皮肤、黏膜的炎症和水肿。静脉使用钙剂时，速度不宜过快，剂量不宜过大，防止外漏，且忌与强心苷类药物同用。

二、药物中毒反应的评估与护理

药物是人类用以预防、治疗、诊断疾病的物质。超剂量服用正常药物造成药物中毒，或服用有毒药物后，引起对身体的不良反应叫药物中毒。急性中毒是指在短期内服用大量这类药物而造成的病症，慢性中毒是指病人因长期服用此类药物，使药物在人体内逐渐积蓄而产生的病症。

（一）药物中毒的原因

1. 误服或滥用　病人缺乏基本的用药知识，对药品说明书理解错误,或医务人员工作失误等均可导致病人误服而引起药物中毒。病人自行滥用亦可造成药物中毒的发生。

2. 药物管理 随着化学制药工业的发展,若管理跟不上,药物中毒的发生就会增多,如自杀、投毒等。

3. 性别和年龄的差异 男女对药物毒性的敏感性差别很大。氯霉素可引起再生障碍性贫血,女性发病率比男性高3倍。儿童用药更应注意,因为儿童药物代谢发育不完全,对药物的毒性敏感性高。老年人的心、肝和肾脏功能都在衰退,易发生过敏反应或中毒现象。且老年人用药种类多,用药时间长,药物的毒副反应发生率也较高。

4. 遗传因素 是某些药物产生毒性的重要原因。如葡萄糖-6-磷酸脱氢酶(G-6-PD)缺乏病人在应用奎宁类抗疟药时易发生溶血性贫血,乙醛脱氢酶缺乏者易产生酒精中毒。

5. 其他因素 地区性疾病也是一种重要因素,如中国血吸虫病流行区,应用六氯对二甲苯比较广泛,中毒性神经病和神经症发生率也较高。药物的相互作用,服用不合格药物或变质药物等导致的药物中毒。

(二) 药物中毒反应的评估

1. 评估病史 如现病史和既往史;病人的基本情况,如年龄、性别、体质、心理生理状况、营养状况和既往健康状况等。急性药物中毒的病人,详细询问病史对诊断和处理帮助很大。要了解病人的服药史、职业史、吸毒史和自杀史,要了解病人的生活情况、人际关系、活动范围、精神状态、药品来源以及有无异常表现,重点了解中毒的开始时间、药物种类和进入途径,中毒后出现哪些症状,注意有无呕吐、腹泻。

2. 评估用药史 如是否服用治疗性药物(抗生素、降糖药、镇静药、洋地黄类、激素等)或非治疗性药物(咖啡、滋补营养品、含乙醇类饮料等);是否对药物有依赖性或成瘾性;是否有药物或食物过敏史等。

3. 评估病人和家属对药物治疗的知识 如病人和家属是否熟

知所用药物的作用、临床应用的剂量、方法、时间、途径、注意事项、保管方法、不良反应及其防治的方法等。

4. 评估药物中毒的症状　首先要重点评估病人的生命体征,初步判断重要脏器的功能状况。同时要进行全面体格检查,包括病人意识、瞳孔大小,皮肤黏膜色泽、呕吐物和排泄物颜色、量,呼出气体的特殊味道,病理、生理反射,有无肌肉颤动和痉挛以及呼吸、循环状况等,为确定诊断、治疗和护理提供依据。要强调整体观念,特别要对药物中毒症状中对病人生命威胁性最大的重要脏器功能尽快地作出初步评估。

5. 评估实验室检查结果　实验室检查除三大常规外,要选择性进行心、肺、肝、肾功能检查,电解质测定和血气分析,还有一些特殊检查,如血液胆碱酯酶测定、血液药物浓度测定、碳氧血红蛋白含量测定等。

（三）药物中毒反应的治疗和护理措施

1. 阻止毒物吸收,促进毒物排出　常用的方法有催吐、洗胃、导泻、利尿、透析、改变血液及尿液的 pH 值等。及时收集病人的呕吐物、排泄物及血液等送检做毒物分析。

2. 及时应用拮抗剂或特效解毒药　如纳洛酮能迅速解除呼吸抑制,能解救酒精中毒;阿托品对抗有机磷农药中毒的毒蕈碱样作用;二硫基丙醇用于汞、金、砷中毒的解救;青霉胺用于铜、铝、锌中毒的解救;亚硝酸钠、硫代硫酸钠、亚甲蓝用于氰化物中毒的解救等。注意观察用药后反应。

3. 迅速建立静脉通道,保证热量及各种解毒药物的及时供给。

4. 保持呼吸道通畅,予鼻导管吸氧,保证氧气供给,氧流量 4～6 L/min。呼吸困难者按医嘱注射呼吸兴奋剂。气管内分泌物多时,给予吸痰,并备好气管切开物品。

5. 对症治疗　包括应用血管活性药、纠正酸中毒、调节水电解质平衡、补充血容量、抗休克、抗感染等治疗。

6. 严密观察神志、瞳孔、心率、血压、呼吸、尿量的变化,每15 min 观察一次;严密观察有无肺水肿和脑水肿体征。并记录在护理记录单上。

7. 做好心理护理　解除紧张、恐惧心理,树立面对生活的信心。

（四）药物中毒反应的预防

1. 了解药性和用法,严格管理,指导病人应按医嘱合理用药,遇有不良反应立即停药就医。

2. 加强药品管理,严格遵守药品的防护和管理制度,加强对药品的保管。

3. 加强药物宣传,普及有关药物中毒的预防和急救知识。

4. 防止误食药物、毒物或用药过量。存放药物和化学物品的容器要有明显标签。用药时要严格执行查对制度,以免误服或用药过量。

三、药物副作用的评估与护理

药物的副作用是指在使用治疗剂量的药物时,伴随出现的与治疗疾病目的无关而又必然发生的其他作用。因为一种药物往往具有多种作用,当人们利用其中某一作用时,其余的作用便成为副作用。药物的治疗作用与副作用都是药物本身所固有的药物特性,不能避免但一般可以预料。它们是相对而言的,往往随着治疗疾病的不同目的而发生改变。例如麻黄碱有兴奋中枢神经系统和收缩血管升血压的作用,当用其治疗低血压时,则兴奋中枢神经系统引起的失眠就是副作用;反之,当用于治疗精神抑郁性疾病时,则引起血压升高就成为了副作用。副作用是一过性的,随着药物治疗作用的消失,副作用也随之消退。但有时也可引起较为严重的后果。

（一）药物副作用的评估

1. 评估药物的药理作用　尤其是当所用药物具有多种作用时,更应慎重考虑。

2. 评估给药的目的　包括病人的诊断、当前的病情、药物的用途等。

3. 评估病人的基本状况　如应用阿托品治疗严重盗汗时,其解痉作用引起的便秘就成为了副作用,所以用药前应评估病人的排泄情况;应用麻黄碱治疗精神抑郁性疾病时,则血压升高就成为了副作用,用药前应评估病人的血压情况。

4. 评估药物的疗效和副作用　及时评估疗效,及时发现副作用的症状,及时处理。

(二)药物副作用的护理

1. 给药前做好评估工作　认真识别高危因素和高危病人。

2. 做好病人的用药指导　在用药前向病人详细讲解所用药物的名称、目的、剂量、方法、常见的副作用和预防方法,以及出现副作用时可采取的措施等,使病人能积极配合治疗并有充分的心理准备。

3. 有效预防和减轻药物的副作用　用药前充分考虑影响药效的因素,在保证药物疗效的同时,尽量减少药物的副作用。如为预防红霉素引起的恶心、呕吐,可同时使用维生素 B_6,并注意不要在空腹状态时用药;应用麻黄碱治疗支气管哮喘时,可同时给予镇静剂,以减轻其中枢兴奋作用引起的失眠。

4. 采取积极有效措施　用药后如有副作用产生,护士应积极采取有效措施,以减轻病人的不适。如减慢给药速度或停药,对山莨菪碱引起的口干可口含维生素 C 来缓解,山莨菪碱引起的尿潴留可予腹部热敷、按摩或肌注新斯的明以解除症状。

5. 耐心解释,做好心理护理　药物副作用的发生,会让病人产生不同程度的恐惧、焦虑、愤怒或悲哀等不良情绪,甚至质疑医护人员而拒绝治疗。护士应主动安慰病人,认同病人的感受并鼓励其表达自己的心情,以缓解其心理压力。对病人的质疑给予耐心的解释,不能回避或用不恰当的语言回敬病人,必要时可出示相关资料(如药品说明书)、医嘱、空药瓶等,以消除病人疑虑,使其放心接受治疗。

第四节　输液反应的评估与护理

　　静脉输液是利用大气压和液体静压原理,将一定量的无菌溶液或药物通过静脉血管输入人体内,使药物在人体内快速吸收利用,是治疗疾病中一种有效、常用的治疗手段和方法。然而,静脉输液也存在一定的医疗安全隐患,如不及时发现和处理,可导致不良后果。故不应随意滥用,要考虑并注意到在输液过程中可能发生的各种反应和并发症。几种常见输液反应的防治和护理要点分述如下。

一、发热反应

(一)发病特点

　　输液后数分钟至1 h,病人突然畏寒,不自主颤抖,迅速转为高热。轻者体温在38℃左右,停止输液后数小时内体温恢复正常;严重者初起寒战,继而体温可达40～41℃,伴恶心、呕吐、头痛、发绀、面色苍白、脉细速、虚脱等全身症状,多数经处理后迅速好转。发热反应是输液反应中最常见的一种,较常见的原因有致热源病菌(普通菌和毒菌等),或其他物质污染液体或输液用品,或未严格执行无菌技术操作,也可能因药物不纯或药物有配伍禁忌所致。

(二)评估和护理

1. 评估

　　(1)体温上升期,评估病人有无寒战、发热,及时准确判断并采取相应措施。

　　(2)高热期,评估病人的生命体征和意识状态等。

　　(3)体温下降期,评估病人有无脱水或休克的表现。

　　(4)评估病人的心理反应,如有无紧张、焦虑、恐惧等。

2. 护理措施

　　(1)预防:治疗室或配置中心必须保持环境清洁,每日常规紫外线消毒一次,每月空气细菌监测一次。输液前严格检查药液质量、输液用具的包装及灭菌有效期,严格执行无菌技术操作,防止致热源进入人体。液体现用现配,严格控制加药种类,对2种以上药物配伍时需注意配伍禁忌,并观察配制后药液是否变色、沉淀、混浊。加药时避免使用大针头抽吸,避免在瓶塞同一部位反复穿刺,以减少微粒污染。输液过程中勤巡视观察,可避免或及时发现发热反应。

(2)处理:在输液过程中,寒战反应一旦出现,应立即向医生汇报。轻者暂停或完全停止输液,重者立即停止输液,详细检查发生反应的原因。寒战发冷时增加盖被或用热水袋保暖,高热时给予物理或药物降温。遵医嘱给予抗过敏药物或激素治疗,立即注射异丙嗪(25~50 mg)或其他抗过敏药物,艾灸百会穴等。发生虚脱时可针刺人中,严重时可肌内注射肾上腺素(0.5~1 mg)。休克者可用升压药。留观病人待退热至38℃以下,观察病情变化,做好降温护理,待无其他不适方可离开。保留余液和输液器,必要时送检验科作细菌培养。

二、静脉炎

(一)发病特点

局部沿静脉走向有红肿、灼热、触痛等症状,一般无全身症状或仅有不适感,少数病人伴畏寒、发热等全身症状。主要由于长期输注高渗、高浓度、强刺激液体或静脉内长期放置刺激性大的塑料管,致血管内膜引起炎症改变。亦可因未严格执行无菌技术操作而引起局部静脉的感染。

(二)评估和护理

1. 评估

(1)评估药液的药理特性,如刺激性、pH 值、渗透压等。

(2)评估病人的静脉状况。

(3)评估操作的环境和人员,如环境的无菌要求、操作者的穿刺技术和无菌观念等。

(4)评估病情和治疗情况,正确选择穿刺工具和穿刺部位。

(5)长期输液病人,每日评估局部皮肤,注意有无红、肿、热、痛和全身症状。

2. 护理

(1)预防:静脉输液时,严格执行无菌操作,有计划更换注射部位,尽量从静脉血管远端开始。当治疗持续时间可能超过6天时,应使用中长导管或PICC。静脉推注或持续静脉滴注刺激性药物、发疱剂、肠外营养液、pH<5或>9的液体或药液,以及渗透压大于6 000 sm/L的液体或药物时不使用头皮钢针和外周静脉输注。建议选择穿刺工具时,应在满足治疗前提下选择管径最细、长度最短、管腔最少的导管。置管前应选择质量好质地优的导管,并认真评估穿刺静脉;要求操作者技术熟练,提高穿刺成功率,避免反复送管。静脉输液前,充分稀释高渗、高浓度、强刺激液体并在输注后用生理盐水冲管,以减少静脉炎的发生。输液过程中,勤巡视勤观察,防止药物外漏。长期置管输液的病人可酌情使用抗感染导管,应每日更换输液装置,每日评估局部皮肤。输液结束时,及时拔针正确按压,对长期输液病人应告知有效保护静脉的方法。

(2)处理:当发生静脉炎时应及时安慰病人消除紧张情绪,为病人更换注射部位,抬高患肢,制动,局部热敷,严重时局部用95%乙醇或50%硫酸镁行热湿敷。视情况给予超短波理疗或中医治疗,合并感染时遵医嘱给予抗感染治疗。

三、急性肺水肿

(一)发病特点

病人突感胸闷、呼吸急促、咳嗽、面色苍白、出冷汗、心前区有压迫感或疼痛、咯粉红色泡沫状痰,严重者可自口鼻涌出大量泡沫状血性液体,双肺闻及湿啰音。主要由于输液速度过快,在短时间内输入过多液体,使循环血容量急剧增加,致使心脏负担过重而引起心力衰竭、急性肺水肿。

(二)评估和护理

1. 评估

(1)评估突发症状:是否在输液过程中出现突发胸闷、呼吸急促、端坐呼吸、面色苍白、大汗淋漓;咳嗽、咳痰、咳泡沫样血痰;心前区压迫感或疼痛;肺部布满湿啰音、心率快、心律不齐等表现。

(2)评估病史:包括现病史和既往史,是否存在心、肺、肾等器官功能不全。

（3）评估生命体征：主要可通过心率、呼吸、血压、尿量、混合静脉血氧饱和度及乳酸等临床指标评估严重程度。

（4）评估病人的年龄和病情。

（5）评估药液的性质和量。

（6）评估病人的心理反应。

2. 护理

（1）预防：输液时应严格控制输液速度和输液量。输液速度应根据病人年龄、病情、输液总量、输液目的和药物性质等多方面情况来确定，不能随便调节。一般成年人输液速度在 40～60 滴/min，儿童、老年人不宜超过 20～40 滴/min。患有心脏（特别是心功能不全）或肺部疾病的病人，输液速度要更慢。另外，不同药物对输液速度也有不同的要求，比如抗菌药物中的万古霉素、克林霉素以及氧氟沙星、环丙沙星等喹诺酮类药物，输液速度都不能过快。含钾液体的给药速度也不能过快，否则很可能使心搏骤停，有生命危险。

（2）处理：一旦发现急性肺水肿症状，应立即停止输液，及时与医生联系。为病人安置端坐位，两腿下垂，以减少静脉回流，减轻心脏负担。高浓度给氧（最好用面罩），可使肺泡压力增高，减少肺泡内毛细血管渗出液的产生。同时给予 50％～70％乙醇湿化吸氧，因乙醇能降低肺泡内泡沫表面张力，使泡沫破裂消散，从而改善肺部气体交换，减轻缺氧状态。遵医嘱给予镇静药、扩血管药、强心药、利尿药、平喘药等。必要时进行四肢轮扎，用止血带或血压计袖带适当加压，以阻断静脉血流，但动脉血流仍通畅。每 5～10 min 换一肢体，待症状缓解后逐步解除止血带。严密监测病人的呼吸、心率和血压。心理护理，消除病人紧张情绪。健康宣教，输液时病人与家属切勿自行调节滴速。

四、空气栓塞

（一）发病特点

病人突感胸闷、胸骨后疼痛、眩晕、血压下降，随即呼吸困难、严重发绀，病人有濒死感。听诊心前区有响亮而持续的"水泡声"。心电图提示有心肌缺氧、急性肺心病的改变。主要由于输液管内空气未排尽,导管连接不紧、有缝隙,或加压输液、输血时无人看守,液体输完未及时拔针或更换药液等,使空气进入静脉所致。

(二)评估和护理

1. 评估

(1)评估突发症状,是否在输液过程中出现突发胸闷、胸骨后疼痛、呼吸困难、发绀及听诊心前区有响亮而持续的"水泡声"等表现。

(2)评估输液管路系统,是否存在气泡或连接不紧密等现象。

(3)评估病人的生命体征,如心率、呼吸、血压、氧饱和度等。

(4)评估病人的心理反应。

2. 护理

(1)预防:输液前排尽空气,紧密连接针头和输液器。输液时加强巡视,及时更换及时拔针,及时发现问题及时处理。有深静脉置管或浅静脉置管的病人,输液前应检查置管是否通畅、肝素帽或三通与管道连接是否紧密。使用输液泵或微量泵的病人,应准确计算和设置速度及用量,以免调节错误造成空气栓塞。加压输液、输血时,护士需严密监测,不得离开。

(2)处理:发现空气栓塞症状,应立即将病人置于左侧卧位,头低足高,使气体浮向右心室尖部,避免阻塞肺动脉口,使空气随着心脏不断跳动混成泡沫,分次小量进入肺动脉内,以免发生阻塞。高流量氧气吸入(可达 10 L/min)。升压药维持血压,应用激素减少脑水肿。发生心跳呼吸停止时按心肺复苏的原则抢救。严密观察病情变化,监测病人的呼气末二氧化碳分压。因为静脉空气栓塞一般首发症状为病人的呼气末二氧化碳分压骤降,多降至 20 mmHg 以下(正常值 40 mmHg),紧接着是 SpO_2 的降低,然后才出现血压、心率的下降。同时做好心理护理,消除病人紧张恐惧情绪。做好健康宣教,指导病人和家属正确配合输液工作。

五、输液反应的预防方法

1. 严格掌握输液的适应证和禁忌证

（1）适应证：补充水分及电解质，预防和纠正水、电解质和酸碱平衡紊乱。增加循环血量，改善微循环，维持血压和微循环灌注量，如各种原因引起的脱水、休克、出血等。供给营养物质，促进组织修复，增加体重，维持正氮平衡，如昏迷、禁食等。输入药物，治疗疾病，如抗生素、抗肿瘤药、升压药等。大、中手术的术前、术中及术后。

（2）禁忌证：穿刺部位有炎症、肿瘤、外伤、瘢痕者。有严重出血倾向，血小板明显减少或用肝素、双香豆素等进行抗凝治疗暂禁穿刺者。不能静脉输注的药物或液体。躁动不能合作的病人也相对禁忌，必要时可给予镇静剂后进行。新生儿、心功能不全者也相对禁忌，输液过程中应加强输液监护，防止输液过多、过快。

2. **严格检查药液和药品质量**　静脉输液前应做好输液前核对工作。认真核对药物（药名、浓度、剂量和有效期），检查药瓶有无松动、破裂，药液有无异物、混浊、沉淀或絮状物等，以确保输液用药安全。

3. **严格执行无菌操作规程**

严格执行无菌操作，坚持慎独的护理工作态度，不断加强相关知识学习与培训，提高安全输液意识。输液前佩戴好口罩帽子，做好手的一人一消毒。开瓶溶解药品应尽量一次用完，减少污染，超过 24 h 的不可再用。每日对治疗室或配置中心空气进行消毒并定期检测，不得在病房内配置药液。减少病区陪护人员及其他流动人员，保持院内卫生，减少污染源。药液坚持现配现用，确保配药过程安全规范。操作熟练，避免注射器和药液污染。注射器要求一人一用，避免同一注射器抽取不同的药物进行加药。输液器使用前必须检查有效期及质量。注射部位要严格消毒。输液过程中要密切观察病人的反应，随时检查输液情况。

4. **严格掌握输液速度**　应根据病人的病情、年龄、心肺功能、药物性质、输入途径等情况及时调整输液速度，不可过快或过慢。一般成人输液速度 40～60 滴/min，小儿 20～40 滴/min。婴幼儿、体弱、老年人、心肺疾病人及含钾输液均宜以缓慢的速度滴入。缓慢输液的速度一般要求在 2～4 ml/min 以下,有些甚至需要在 1 ml 以下。严重脱水病人,如心肺功能良好,一般应以 10 ml/min 左右的速度开始进行。血容量严重不足的休克病人,抢救开始 1～2 h 内的输液速度应在 15 ml/min 以上。还有须按实际需要随时调节滴速的,如脱水病人补液时应先快后慢。输入血管活性药的速度应以既能保持血压的一定水平(80～100/60～80 mmHg)又不致使血压过度升高为宜。

5. 注意配伍禁忌　几种药物配伍使用,其药理作用各不相同,因此特别要注意因配伍禁忌而引起的输液反应。

6. 注意个体差异　病人对热源的反应性存在着一定的差异性。通常高热病人、重症病人和机体衰弱的病人比较容易发生热源反应。因此,此类病人在输液早期应注意速度并加强观察。

7. 注意液体温度　液体温度与病人的体温相差不能太大。应根据病人的体质、病情、输液量、室温等适当加温,一般维持药液温度在 20～30℃为宜。

8. 注意储存方法　瓶装输液贮存时应直立,不可横卧或倒置。软袋输液贮存时,应避免重压、挤压和鼠咬。

六、输液反应的应急和报告流程

1. 病人发生输液反应时,护士应立即停止输注原有液体,保留静脉通路,重新更换液体(0.9%生理盐水)和输液器具。

2. 汇报值班医生和护士长,反应轻者可减慢输液速度,注意保暖;重者立即给予氧气吸入,遵医嘱用药(异丙嗪 25 mg 肌注或地塞米松 10 mg 静推),高热者可行物理降温;对发生休克的病人应立即进行抢救,密切观察病情变化。

3. 及时做好护理记录,详细记录病人的生命体征、一般情况、处理和抢救过程。

4. 保留其剩余液体及输液器具,必要时当面封存。若怀疑输液受到污染,应将剩余液体及输液器具一并送到药剂科做热原测定,若未能及时送检的,应放在 4℃的冰箱内保存。

5. 对病人及其家属做好必要的安慰和解释工作。

6. 详细填写《护理不良事件报告单》,及时上报护理部。

7. 发生发热反应时,应及时报告感控科和药剂科,并填写《护理不良事件报告单》和《药品不良反应/事件报告表》。

第五章　特殊病人的用药护理

第一节　老年人的用药护理

随着年龄的增长,老年人各器官功能逐渐衰退,对药物的吸收、分布、代谢、排泄及其作用与青壮年有很大差异。老年人是疾病的高发人群,而且同时患多种疾病,用药种类多,药物不良反应发生的几率会相应增高。因此,老年人的安全用药与护理就显得尤为重要,护理人员在用药时,必须了解注意事项,观察药物的作用与副作用,自觉运用护理学、药理学、生理学等专业知识,使老年人的用药达到最大治疗效果,解除老年病人的疾病痛苦。

一、老年人药动力学特点

一般来说,老年病人的血浆药物浓度高,半衰期长。药动力学的改变直接影响着组织,特别是靶器官中有效药物浓度维持的时间,从而影响药物的治疗效果。老年药动学改变的特点为:

（一）药物的吸收

1. 胃内 pH 值的影响　老年人由于年龄的增长胃酸分泌会减少,胃液 pH 值升高,可影响药物离子化程度,如弱酸性药物巴比妥类、水杨酸类等在正常胃酸情况下,会吸收良好,而当胃酸缺乏时,其离子化程度会加大,药物在胃中吸收减少,从而影响药效。

2. 胃肠活动的影响　老年人胃肠黏膜、胃肌萎缩,胃蠕动减慢,使胃排空速度减慢,延迟药物到达小肠的时间,药物吸收速率降低,达到有效血药浓度时间推迟。同时,肠肌张力增加和活动减少,肠蠕动减慢,肠内容物在肠道内移动时间延长,从而增加了小肠对药物转运的时间,导致药物吸收增加,不过由于老年人小肠绒膜变厚变钝,吸收面积减少,对药物的吸收亦有一定的影响。

3. 胃肠道和肝血流的影响　老年人的心输出量减少而使胃肠道和肝血流量减少,会影响药物吸收的速率,对奎尼丁、地高辛、氢氯噻嗪等药物的吸收速率和程度明显降低。肝血流量的减少会使药物的首过效应减弱,造成主要经肝脏氧化消除的药物如萘洛、利多卡因等药物消除减慢,使血药浓度升高。

（二）药物的分布

1. 机体组成成分的影响　老年人随着年龄增加体内水分减少,细胞内液减少,脂肪比例增加,这种变化使水溶性药物如乙醇、吗啡、地高辛等分布容积变小,血药浓度增加,而脂溶性药物如地西泮、利多卡因'、氯丙嗪等更易分布于脂肪组织,分布容积增大,半衰期延长,药理效应持久,但不良反应亦可能增加。

2. 药物与血浆蛋白结合能力的影响　老年人肝合成蛋白的功能下降而导致血浆蛋白含量减少,造成血浆白蛋白结合率高的药物如华法林、地西泮、洋地黄等游离型增加,分布容积增大,药理效应增强,易引起不良反应。因此,老年人应用成人剂量的华法林可引起出血等不良反应,老年人使用华法林应减少剂量。老年人往往患多种疾病,需同时服用 2 种及以上的药物,应用两种蛋白结合率均很高的药物时,要注意两种药物的给药时间必须相隔 2 h 以上,否则会使血药浓度突然增高,从而导致不良反应。

（三）药物的代谢

肝脏是药物代谢的主要器官。老年人的肝血流量和功能性肝细胞数减少,肝脏微粒体酶系统活性下降,肝脏的代谢解毒功能随年龄的增长而相应降低,药物代谢减慢,药物半衰期延长,易使某些主要经肝脏代谢的药物蓄积。而药物的代谢不好或不完全,药物的毒性就不能完全降解,从而使药物对人体的不良反应增加。

（四）药物的排泄

肾脏是药物排泄的主要器官。老年人肾功能减退,肾小球数目减少,包括肾小球滤过率降低,肾血流量减少,肾小管的主动分泌功能和重吸收降低,故当应用主要经肾排泄的药物如地高辛、卡托普利、氢氯噻嗪、西咪替丁等应注意减量,否则会因排泄减慢、血药浓度升高、半衰期延长而发生不良反应。所以老年人用药剂量应减少,给药间隔应适当延长,最好能监测血药浓度。

二、老年人药效学特点

老年药效学改变是指机体效应器官对药物的反应随年龄增长而发生的改变,特点是老年人对大多数药物敏感性增加、作用增强,而对少数药物的敏感性降低,药物耐受性下降,发生药物不良反应的几率增加,用药依从性降低。

1. 神经系统变化的影响　老年人脑细胞减少,脑血管阻力增加,脑血流量减少,脑耗氧量下降及代谢降低,神经、精神系统功能与耐受力降低,常感到头昏、情绪差,再加上学习和记忆力均减退,反应迟钝,用药依从性差,误服或忘服药物的情况经常发生,因此药物使用宜精简。

2. 心血管系统变化的影响　老年人心血管系统功能减退,每搏心输出量下降,总外周阻力上升,动脉压增高,交感神经控制的血管压力感受器敏感性降低,心脏本身和自主神经系统反应障碍,因此,当使用降压药时在正常血浓度下也可引起明显的直立性低血压。另外,使用升压药时也应考虑动脉硬化的潜在危险。又因老年人凝血功能减弱,对抗凝药物如华法林和肝素等非常敏感,故抗凝药物的用量应相应减少。

3. 对药物耐受性降低　老年人多种药物合用时耐受性会明显下降,如利尿药、镇静药各一种并分别服用能各自发挥疗效,但若合用,则病人不能耐受,易出现直立性低血压。老年人中枢神经系统有些受体处于高敏状态,小剂量就可起到治疗作用,通常剂量即可引起不良反应,出现耐受性降低的情况。

三、老年人用药常见不良反应

1. 精神错乱　是老年人药物中毒的早期表现,老年人中枢神经系统对某些药物的敏感性增高,可引起精神错乱、抑郁和痴呆等。例如,洋地黄、降压药和吲哚美辛可引起老年抑郁症;老年痴呆患者使用左旋多巴、中枢抗胆碱药,可加重痴呆症状。

2. 直立性低血压　因体位的突然改变给出现低血压症状,如头晕等,称为直气性低血压。老年人血压一般正常或偏高,如果服用降压药、利尿剂和血管扩张药后,尤其易发生直立性低血压,因此,在使用这些药物时应特别注意。

3. 过敏反应　老年人免疫系统及功能发生改变,在用药过程中易被某种药物或其代谢物致敏而发生过敏反应,而且老年人用药种类多,也增加了药物过敏反应的发生率。常见的过敏反应有发热、皮炎、荨麻疹、血管神经性水肿等,严重者还可能发生过敏性休克,若解救不及时可能造成死亡。

4. 体温过高或过低　老年人体温调节中枢反应性降低,如果体温较平时升高 2℃,应认为是"高热",抗生素、琥珀胆碱、阿托品等药物可引起药物热,导致体温过高。而体温低至 35℃ 以下也可能是因为解热镇痛药、镇静催眠药等引起的药物中毒表现。

5. 血糖调节失衡　老年人体内糖皮质激素细胞内受体减少,反应性降低,造成老年人的糖皮质激素对葡萄糖的转运和代谢的抑制降低,对胰岛素和葡萄糖的耐受力降低。应用胰岛素时可发生低血糖,而应用葡萄糖时易出现高血糖。

四、老年人的用药原则

老年人往往患有多种疾病,需同时服用多种药物,为了减少药物不良反应,提高临床治疗效果,因此老年人用药应遵循一定的原则。

1. 明确是否需要用药　原则是能不用药尽量避免用药。如失眠、便秘的老年人,可给予非药物治疗措施来加以改善。

2. 合理选择药物　根据老年人的生理特点、药物的不良反应及药物间的相互作用合理选择药物,应做到明确用药指征、减少药物种类、恰当选择药物及剂型、小剂量开始逐步增加至最佳剂量。老年人用药量在《中华人民共和国药典》规定为成人量的 3/4,一般开始用成人量的 1/4～1/3,然后根据临床反应调整剂量。

3. 选择适当的剂量和剂型　根据老年人的年龄、体重、健康状况、病情轻重和主要脏器的功能,综合考虑用量,做到剂量个体化。老年人吞咽片剂或胶囊困难,尤其用量较大时,可以研碎使用。并首先考虑老年病人宜选用颗粒剂型,口服液或喷雾剂,病情紧急者遵医嘱静脉用药。

4. 选择合适的用药时间　由于老年人特殊的生理功能,使药物在体内的吸收、分布、代谢、排泄的过程发生改变,使药物的敏感性、耐受性和致病性都有所改变,因此选择适宜的用药时间和用药间隔可以提高疗效和减少毒副作用。如格列本脲、格列喹酮在餐前半小时用药,二甲双胍在餐中或饭后用药,β-受体阻滞剂、钙拮抗剂应早晨服用等。

5. 恰当的联合用药　合并用药时应有针对性地用药,尽可能减少用药种类,用药种类最好少于5种,联合用药品种愈多,药物不良反应发生的可能性愈高。

五、老年人安全用药的护理

1. 全面评估老年人用药情况　了解老年人的用药史,是否有某些药物的禁忌证,尤其是药物过敏、中毒反应或引起副作用的药物,评估病人的生理情况及用药能力,如视力、记忆力、精神状况是否正常,对所用药物是否信赖,发生不良反应的能力和作息时间,吞咽能力、活动能力等。

2. 严密监测药物的不良反应　护理人员应密切观察老年人用药后可能出现的不良反应并及时处理。同时,详细介绍药物不良反应的表现,引起老年病人的注意,若用药后有任何不适及时告知医护人员。

3. 行为的管理措施

(1) 行为监测:要求老年人或家属记服药日记、病情自我观察记录等。

(2) 刺激与控制:将老年人的服药行为与日常生活习惯联系起来,如设置闹钟或手机设置闹铃提醒服药时间。

(3) 强化行为:当老年人服药依从性好时给予肯定和鼓励,依从性差时给予提醒和指导。

4. 提高服药依从性　在住院期间,护士应严格执行给药操作规程,将早晨空腹服、食前服、食时服、食后服、睡前服的药物分别按时送给病人服用,并亲自照顾服下。对于出院后需继续服用药物者,应向病人及其家属采取口述和书面形式,向病人及家属做好服药指导,对于"空巢"、独居的老年病人则需加强社区护理干预,对于精神异常或不配合治疗的老年病人,护理人员确定病人的服药情况,告知家属做到看服入口,并检查病人口腔。对于外用药,护理人员应详细说明,注明外用药不可口服,并做好特殊标记。对于不识字的老年病人,可由家属协助给药,也可将药物遵医嘱量根据不同服用时间放置在几只不同的小药杯中,在药杯底部注明服用时间,并将药品放置于醒目位置,养成按时服药的习惯。对认知功能障碍或记忆力下降明显的老年人,鼓励其使用每日服药盒、每周服药盒,于每日或每周的开始摆放好药物,并放在醒目的位置。

5. 加强用药指导　许多老年病人需长期用药,护士应耐心、细致地进行用药知识的宣教,特别是药物的正确用法与保存、不良反应的自我观察等。可根据病人的特点,采取形象的、多次的、反复的教育方法帮助病人记忆,尤其对有特殊形状或不同颜色大小的药物,让病人能够区分。护理人员应以老年人能够接受的方式,详细地向其解释药物的名称、剂量、作用、用药方式、不良反应、用药时间等,必要时以书面方式提醒。指导老年人如果能以其他方式缓解症状的,应先采用非药物性的措施解决问题。同时,还有加强对家属进行安全用药知识的教育,使他们学会协助和督促老年人用药。并特别指导老年人不随意购买及服用药物。

6. 做好老年病人药品使用档案　建立完整的用药记录,包括既往的和现在的用药记录,药物过敏史、引起不良反应的药物等。

第二节　孕妇、哺乳期妇女、新生儿和婴儿、儿童的用药护理

一、妊娠期用药

(一)妊娠期用药原则

妊娠 28 周以后几乎所有的药物都能通过胎盘达胎儿体内,孕 3~8 周,药物的危险为致畸或杀伤胚胎致流产。9 周后进入胎儿期,

药物的危险是毒性作用伤害器官的功能。一般认为用药剂量大、时间长及注射用药使对胎儿造成不良影响的机会增多,在孕期,应慎重衡量,正确选择,合理用药。

(二)妊娠期用药注意事项

1. 妊娠期的合并症、并发症不少见,疾病本身可对母婴发生不良影响,因此不能讳疾忌医而不治疗、不检查。怀孕就诊要注意月经期,应告诉医生自己已怀孕和妊娠时间;有受孕可能时,用药需注意月经是否过期。

2. 治疗用药应选用已研究证实的对胚胎儿危害小的药物,如有B、C类药可用,则应选用 B 类药。在无 A、B 类药可选时慎用 C 类药。D类药只有无其他药可选且母亲病重急需用药时才选用。但需与家属说明,权衡利弊。对于未经动物实验及临床资料报道证实有无危害的药物尽量不用。无资料证实不等于无危险。

3. 孕妇不要随便使用非处方药,服用药物应得到医生同意后方可使用。

4. 药物使用时应以最小有效量、最短有效疗程。避免盲目大剂量、长期使用。

5. 非病情需要,尽量避免孕早期用药。

6. 药物在母亲血清中浓度与经胎盘到达胎儿的量有关。如可局部用药时尽量避免全身用药,如滴虫性阴道炎,甲硝唑阴道用药比全身用药要安全。

7. 用药前注意说明书中有无对孕妇血清药浓度、对胚胎胎儿毒性说明。尽量不用孕妇慎用药,不用孕妇禁用药。

8. 如母亲疾病使胎儿染病时应选用安全且胎儿及羊水药物浓度与母亲接近的药物,以达到母子同治,如母亲感染时青霉素类、头孢类抗生素可达到以上要求。

二、哺乳期用药

(一)哺乳期用药原则

现在提倡母乳喂养,母乳是新生儿最理想的食物。但是乳母吃药后有些药物在乳汁中分布较多,药物可以通过乳汁进入新生儿体内,发挥作用甚至引起中毒。此外,新生儿的肝肾功能还不够健全,尤其是血中血浆蛋白的含量少,没有足够的蛋白与药结合,造成血液中游离型的药物浓度较高,从而影响到被哺乳的新生儿。因此,哺乳期用药应注意药物对新生儿可能产生的影响,避免滥用。

(二)哺乳期用药注意事项

1. 尽量减少药物对子代的影响。如乳母必须用药,应明确药物对婴儿有无危害性,如有,应暂停哺乳。

2. 由于人乳是持续地分泌并在体内不潴留,母亲如需服药,要在服药 6 h(药物的一个血浆半衰期)后再喂奶。

3. 如果药物对孩子影响太大则应该立即停止哺乳,暂时由人工喂养代替。患有恶性肿瘤的哺乳期妇女应停止哺乳,因抗癌药物会随乳汁进入宝宝体内,引起骨髓抑制,出现白细胞数量下降。

4. 哺乳期妇女原则上应禁用利尿剂和作用猛烈的泻药。

5. 口服避孕药对乳儿虽无直接毒性反应,但药物会使母乳分泌减少,并影响母乳成分,故哺乳期不宜服用避孕药。

6. 长期服用镇静催眠药,可引起小儿嗜睡和生长发育缓慢。

7. 服用治疗"甲亢"的硫氧嘧啶可以引起婴儿甲状腺功能减退。

8. 服用磺丁脲可使孩子的胰岛功能下降。

9. 服用四环素后可诱发小儿过敏反应和耐药菌株的产生,同时与儿童形成的骨骼和牙齿中的钙相结合,引起色素沉着,牙釉质发育不全,进而易发生龋齿。

10. 异烟肼的乙酰化代谢物对新生儿有肝毒性,磺胺药和呋喃坦啶可引起小儿溶血性贫血。如果小儿缺乏 6-磷酸葡萄糖脱氢酶,母亲不仅口服伯氨喹可引起小儿中毒,就是吃蚕豆也能引起急性溶血。

11. 在动物实验中发现,喹诺酮类药物能造成幼犬的承重关节损伤,所以儿童和乳母都不能服用诺氟沙星、环丙沙星、左氧氟沙星等。此外,母亲在哺乳期绝对不能应用抗精神病药、抗癌药、酗酒或吸毒。

三、新生儿用药

（一）新生儿用药原则

1. 需了解药物的作用　包括药物功能、毒性反应及药物动力学。

2. 给药途径　皮肤吸收、口服、皮下、肌内、静脉注射。因新生儿皮肤角化层尚未发育成熟，皮肤涂药可被吸收，但难以估计吸收量。口服药物如新生儿发生呕吐、腹泻，则影响吸收。

3. 母乳喂养的新生儿，母亲服用的药物几乎都可以有部分自乳汁排出，因此，母亲服药应注意对新生儿产生的可能影响，避免滥用。

4. 新生儿用药剂量较成人应更准确，最常用、最基本的计算方法是按体重计算。

（二）新生儿用药注意事项

1. 在必须用药时，一定要遵医嘱　家长不能随便加药或改变剂量。如果忽视这点，会引起严重的中毒反应。

2. 发热时不宜轻易使用退热药　新生儿体温调节功能不成熟，保暖散热功能不完善。在体温不超过 38℃ 时，可多喂温开水、松开包被即可，体温持续升高时可采用物理降温法（洗温水澡），如仍无效，遵医嘱使用退烧药。体温下降后，应立即停止降温措施。

3. 注意某些抗生素的使用　如四环素类药物，容易引起黄斑牙；氯霉素可抑制骨髓的造血功能，可使服药的新生儿发生再生障碍性贫血和粒细胞缺乏症；新霉素可引起新生儿高胆红素血症和耳聋。

4. 要注意观察病情，及时给药　新生儿抗病能力弱，临床表现常不典型，变化快。如常见的新生儿血源性感染，常表现出吃奶不香、神情木然，如不能及时用药，就会延误病情。

5. 新生儿皮肤、黏膜对药物的吸收量要比成人相对的多　如果涂擦的范围大，或皮肤本身有炎症或破损，药物的吸收量就有可能达到中毒剂量。如新生儿常用的扑粉、硼酸软膏和溶液，使用不当可导致吸收硼酸过量而中毒。

6. 要注意给药途径和次数　根据新生儿的特点，选择合适的给药途径和用药次数，如用滴管慢慢喂服、口腔黏膜给药或静脉滴注。

7. 尽量少用药　对于新生儿,应加强护理,避免患病,尽量少用药,在新生儿患病时,可选用一些中成药冲剂和糖浆制剂服用。

四、婴儿用药

(一) 婴儿用药原则

婴儿由于吞咽能力差,以及多数不愿服药,故对危重患儿采用注射法给药;肌内注射会因为局部血液循环不足,而影响药物吸收,因此常采用静脉滴注及静脉注射。

(二) 婴儿用药注意事项

1. 必须严格根据医嘱按时、按量服药;禁止给熟睡、哭闹的婴儿服药;避免捏鼻子服药;口服药以糖浆剂为宜;油类药口服时应避免引起油脂吸入性肺炎。

2. 吗啡、哌替啶等麻醉药品易引起婴幼儿呼吸抑制,不宜应用。

3. 服用肠溶片或缓释片时,不能压碎,否则引起疗效下降,增加副作用。

4. 婴幼儿神经系统发育不成熟,患病后易出现烦躁不安、高热、惊厥,可适当使用镇静剂。年龄越小,耐受力越大,剂量相对偏大。

5. 氨茶碱虽不是兴奋剂,但却有兴奋神经系统的作用,应谨慎使用。

6. 婴儿如将吃进去的药物吐掉,应估算吐出的量再给予补充。

五、儿童用药

(一) 儿童用药原则

1. 避免长期大量用药　因长期、大量使用某些药物可影响儿童听力、注意力、营养吸收和生长发育等。

2. 用药剂量　与年龄、体重相关,应准确计算小儿用药剂量,对处方有疑问的用药剂量,应核实后再进行调配。

3. 审查药物是否有相互作用及配伍禁忌　如红霉素与阿司匹林合用增加耳毒性,易致耳鸣、听觉减弱等。特别注意儿童禁用、慎用药的审查,如喹诺酮类抗生素,18 岁以下儿童禁用,可能发生骨关节生长抑制。氨基糖苷抗生素儿童慎用,可能引发耳聋等。

（二）儿童用药注意事项

1. 正确掌握给药时间和途径　儿童药物一般是水剂或粉剂,若是水剂可直接滴服,粉剂则用少量开水冲服,注意水不要太多,以免一次喝不完影响疗效。① 乳酸菌素等活菌类药物不应热水送服,应用温开水,在与抗生素配伍时不同服,以免抗生素等药物将活菌杀死或抑制而降低疗效;② 活性炭具有吸附肠道异物并排出体外的作用,与其他药物配伍需间隔服用,以免降低其他药物的作用;③ 助消化的药应饭前服用,抗生素和刺激性药物应饭后半小时服用,以减少胃肠道不良反应的发生;④ 健胃药物如保护胃肠黏膜的药物宜餐前服,对胃黏膜有刺激性的药物应餐后服;⑤ 止咳糖浆及润喉片等药物直接作用于病变局部,宜最后服用,服用后不宜饮水,以保持其在局部作用的时间与浓度。

2. 不能用牛奶、饮料、茶水送服药物,除非药品注明可与牛奶、果汁同服,如对乙酰氨基酚混悬剂(泰诺林)。

3. 对有果香味的药品要特别交代服用剂量,以免患儿贪喝果汁而导致服药过量。

4. 患儿由于喂养不当引起的腹泻,在服用止泻药的同时服用抗生素或口服补液盐以防止脱水。止泻药可选用洛哌丁胺或蒙脱石散,但蒙脱石散必须与其他药物合用时,先服用其他药物,1 h后再服用。

5. 注意药物副作用　儿童对水、电解质调节能力差,易受外界环境或自身疾病的影响而引起平衡失调,如利尿剂可能引起低钠、低钾现象。低氧血症、酸中毒时可以增加异丙基肾上腺素的毒性反应,发生室性心动过速。小儿的自身稳定性机制尚不完善,尤其对安全范围窄的药物,易带来不良后果。如小儿对氨茶碱极为敏感,氨茶碱治疗量与中毒量又极为接近,易造成中毒甚而危及生命。

第三节 肝肾功能不全病人的用药护理

一、肝功能不全病人用药的护理

肝脏是许多药物分解代谢的主要场所,当肝功能不全时,药物代谢必然受到影响,药物的生物转化减慢,血中游离型药物增多,从而影响药物的药理效应并增加毒性反应。因此临床必须减少用药剂量以及用药次数,特别是给予肝毒性药物时,更需慎重,应强调个体化给药。

(一)肝功能不全时药动学和药效学特点

1. 肝功能不全时的药动学改变 不同程度的肝功能损害时,药动学均有不同程度的改变。主要的改变包括药物的吸收、体内分布以及代谢清除。

(1)对药物吸收的影响:在肝脏发生疾病时,会出现肝脏药酶活力及有效肝细胞总数的改变、肝内血流阻力的增加、门静脉高压、肝内外的门体分流以及肝实质损害等,这些因素均可导致肝脏内在清除率下降。在慢性或严重肝病时,肝内血流量降低,内源性的缩血管活性物质在肝内灭活减少,影响高摄取药(流速限定药物)的摄取比率,药物不能有效的经过肝脏的首过效应,使得主要在肝脏内代谢清除的药物生物利用度提高,同时体内血药浓度明显增高而影响药物的作用,药物的不良反应发生率也将随之升高。

(2)对药物在体内分布的影响:药物在体内的分布主要通过与血浆蛋白结合而转运。药物的血浆蛋白结合率主要与血浆蛋白浓度减少的程度密切相关,血浆中与药物结合的蛋白质主要有白蛋白、脂蛋白和酸性 α-糖蛋白。酸性药物主要与白蛋白结合,碱性药物主要与脂蛋白和酸性 α-糖蛋白结合。肝脏疾病病人血中胆汁酸、胆红素含量升高时,药物竞争性与蛋白质结合。在肝脏发生疾病时肝脏的蛋白合成能力减弱,使血液中血浆蛋白的数量降低或结合部位的性质发生改变,使药物的血浆蛋白结合率下降,而游离型药物的浓度增加,虽然血药浓度测定可能在正常范围内,但具有活性的游离型药物浓度增加,使药物的作用增强,容易引起不良反应,甚至发生蓄积中毒。

(3) 对药物代谢清除的影响:肝脏是药物代谢最为重要的器官。肝脏疾病时,不论是肝血流量、血浆蛋白浓度、肝细胞对药物的摄取与排泄、肝脏药酶活力、有效肝细胞总数以及胆汁排泄等都会受影响,从而使药物经肝的清除也相应发生变化。特别是肝细胞内细胞色素 P450 酶系的活性和数量均有不同程度的减少,使主要通过肝脏代谢清除的药物代谢速度和程度均降低,而清除半衰期延长,血药浓度增高,因此长期用药可引起蓄积中毒。对于某些肝脏高摄取的药物,如阿司匹林、普萘洛尔等,在肝脏摄取后由于生物转化速率降低,口服药物后大量原型药通过肝脏进入血液循环,血药浓度上升,生物利用度增强。另一方面某些需要在体内代谢后才具有药理活性的前体药如可待因、环磷酰胺等由于肝脏的生物转化功能减弱,这些药物的活性代谢产物生成减少,使其药理效应也随之降低。

因此,对于肝功能损害的病人,在临床用药时应根据肝功能损害的程度及药动学的特点调整药物的剂量。一般来说,对于肝功能损害较轻者,静脉或短期口服给予安全范围较大的药物,可不调整剂量或将药物剂量下调 20%;对于肝功能损害较重者,给予主要在肝脏代谢且需长期用药而安全范围较大的药物,药物剂量应下调 30%,以保证临床用药的安全性。

2. 肝功能损害时的药效学改变 慢性肝功能损害的病人由于肝功能损害而影响药物的吸收、分布、血浆蛋白结合率、药酶的数量、活性以及排泄,结果导致药物作用和药理效应也相应发生改变。在慢性肝病时,血浆白蛋白合成减少而药物的蛋白结合率下降,在应用治疗范围的药物剂量时,游离血药浓度相对升高,这样不仅使其药理效应增强,也会导致不良反应的发生率相应增加。例如,临床上在慢性肝病病人中给予巴比妥类药物往往会诱发肝性脑病,即与肝功能损害时药效学的改变有关。

(二)肝功能不全病人的用药原则

1. 明确诊断、合理选药,熟知所选药物对病人肝脏的毒性反应,以免加重病人的肝脏负担。

2. 定期检查肝功能,决定用药时间的长短,以便及时调整治疗方案。

3. 注意药物之间的相互作用,特别应避免肝毒性药物的合用。

4. 肝功能不全而肾功能正常的病人应选用对肝脏毒性小而通过肾脏排泄的药物。

5. 初始给药宜小剂量进行,必要时须进行血药浓度的监测,以实施个体化给药方案。

（三）肝功能不全病人慎用的药物(见表 5-1)

表 5-1　肝功能不全病人慎用药物

损害类型	影 响 药 物
代谢性药肝	氯丙嗪、三环类抗抑郁药、抗癫痫药、抗菌药、抗风湿药、抗甲状腺药、免疫抑制剂、口服避孕药、甲睾酮和其他蛋白同化激素、巴比妥类、甲基多巴等
急性实质性药肝	
药物依赖性肝坏死	对乙酰氨基酚、非甾体类抗炎药
非剂量依赖性肝坏死	异烟肼、对氨水杨酸、氟烷、三环类抗抑郁药、单氨氧化酶抑制剂、抗癫痫药、肌松药、抗溃疡药、青霉素衍生物、抗真菌药、利尿药、美托洛尔、钙拮抗剂、奎尼丁、鹅去氧胆酸、可卡因、双硫仑
药物引起的脂肪肝	异烟肼、甲氨嘌呤、苯妥英、巴比妥、糖皮质激素、四环素、水杨酸类、丙戊酸等
以胆汁损害为主肝内肉芽肿浸润	异烟肼、呋喃类、青霉素衍生物、磺胺类、抗癫痫药、阿司匹林、金盐、别列醇、保太松、雷尼替丁、氯磺丙脲、氯丙嗪、奎尼丁、地尔硫草、丙吡胺、肼屈嗪等
慢性实质性药肝	
活动性慢性肝炎	甲基多巴、呋喃妥因、异烟肼、丹曲林、对乙酰氨基酚
慢性胆汁淤积	氯丙嗪、丙咪嗪、甲苯磺丁脲、红霉素、甲氨嘌呤、噻苯达唑、丙戊酸、非诺洛芬
肝纤维化和肝硬化	甲氨嘌呤、烟酸、维生素 A

损害类型	影 响 药 物
肝素蓄积和酒精样肝炎样	环乙哌啶、胺碘酮
药物引起的胆管病变——硬化性胆管炎	氟尿嘧啶
药物引起的肝管病变	
布卡综合征	口服避孕药达卡巴嗪
静脉栓塞性疾病	天荠菜、野百合和狗舌草生物碱、硫唑嘌呤、噻苯达唑、硫鸟嘌呤、环磷酰胺、环孢素、多柔比星、丝裂霉素、卡莫司汀、雌激素、半胱氨酸
肝窦状隙损害	硫唑嘌呤、口服避孕药、雄激素、同化激素、维生素 A、甲氨嘌呤、6-巯基嘌呤等

（四）肝功能不全病人用药注意事项

经研究发现，许多药物导致的肝功能损害都是由于不良的用药习惯所导致的，因此，为防范药物损害肝功能，应该采取以下六点措施：

1. 谨遵医嘱　为了避免或减少发生药物性肝肾损害，医患之间应当密切配合，病人应将自己的相关病史以及药物过敏史等详尽告知医生。

2. 定期检查肝肾功能　在用药过程中应当定期检查肝肾功能情况，同时做到细致观察，特别是对于药物性肝损害易发人群，如妊娠女性、肝病病人、长期酗酒者、老人、儿童或极少数特殊体质人群，使用药物时，最好每两周至一个月检查一次肝功能、尿常规，防患于未然。对于有药物过敏史或过敏体质的病人应避免再度给予相同的药物，用药时须注意观察病人肝功能的变化。

3. 合理用药　避免过量、过频等滥用药物的行为，不得随意增加药物剂量和延长药物使用疗程。

4. 忌用有肝毒性的药物　肝脏是药物在体内代谢的主要场所，

肝功能不全者应当谨慎用药,要了解哪些药物会引起肝损害,对已知有肝脏毒性的药物,应尽量避免使用,如遇病情需要必须使用时,应适当减少药物剂量,同时应当采取相应的保护措施。

5. 坚持少而精的用药原则　肝功能不全者,往往会出现多种并发症,临床表现呈多样化,病情错综复杂,在治疗上势必会有多种药物联合使用,致使肝脏负担加重。同时在体内代谢过程中,药物相互作用增多,形成新的肝毒性物质的机会也相应增多,这样不仅达不到预期的治疗目的,反而可能使病情加重,所以必须减少药量和疗程。一般来说,慢性肝功能不全时,易被肝脏摄取的药物清除率可降低50％,服药的剂量应当减少一半;而不易被肝脏摄取的药物剂量不变或稍减少。用药剂量偏大,疗程过长则产生肝损害的机会也会增多。即便使用保肝药物也要注意选择,切不可乱用,以免加重肝脏损害。

6. 避免药物间的相互作用　同时服用多种药物,要注意药物间的相互作用,警惕药物间的代谢产物形成新的肝毒性物质。作为医护人员应当熟知并掌握引起肝损害的一些常用药物以及主要临床表现和病理改变等知识,对于一些刚上市的新药应密切观察其不良反应,以预防和及早发现药源性的肝损害。

二、肾功能不全病人用药的护理

肾脏是许多药物及其代谢产物排泄的主要器官,当肾脏功能受损时,药物的吸收、分布、代谢、排泄以及机体对药物的敏感性均可能发生改变。

(一)肾功能不全时药动学和药效学特点

1. 吸收　肾功能不全病人肾单位数量减少、肾小管酸中毒。如维生素D羟化不足,可导致肠道钙吸收减少。慢性尿毒症病人常会伴有胃肠道功能的紊乱,如腹泻、呕吐,这些均会减少药物的吸收。

2. 分布　肾功能损害能改变药物与血浆蛋白的结合率。一般而言,酸性药物血浆蛋白结合率下降(苯妥英钠、呋塞米);而碱性药物血浆蛋白结合率不变(普萘洛尔)或降低(地西泮、吗啡)。其作用机制为:① 血浆蛋白含量下降;② 酸性代谢产物蓄积,竞争血浆蛋白,使药物蛋白结合率下降;③ 血浆蛋白结构或构型改变,导致药物与蛋白结合点减少或亲和力下降。

肾功能不全,血浆蛋白结合率改变,药物分布容积也可改变。大多数药物表现为分布容积增加,某些蛋白结合率低的药物,如庆大霉素、异烟肼等分布容积无改变。例外的是,地高辛分布容积减少。

3. 代谢　肾脏含有多种药物代谢酶,氧化、还原、水解以及结合反应在肾脏均可发生,所以肾脏疾病时,经肾脏代谢的药物生物转化发生障碍。如尿毒症病人维生素 D_3 的第二次羟化障碍。

由于肾功能受损,药物的代谢也可能发生改变。如药物的氧化反应加速,还原和水解反应减慢,对药物的结合反应影响不大。肾功能损害病人对苯妥英钠、苯巴比妥和普萘洛尔的排泄均较正常人快。

4. 排泄　肾功能损害时,主要经肾脏排泄的药物消除减慢,血浆半衰期延长。药物在体内蓄积作用增强,甚至产生毒性反应,其作用机制有:

(1) 肾小球滤过减少:如地高辛、氨基糖苷类抗生素都主要经过肾小球滤过而排出体外。

(2) 肾小管分泌减少:尿毒症病人体内蓄积的内源性有机酸可与弱酸性药物在转运上发生竞争,使药物经肾小管分泌减少。

(3) 肾小管重吸收增加:肾功能不全病人体内酸性产物增加,尿液 pH 值下降,弱酸性药物离子化减少,重吸收增加。

(4) 肾血流量减少:某些疾病,如休克、心力衰竭、严重烧伤均可导致肾血流量减少。由于肾血流量减少,肾小球滤过、肾小管分泌、重吸收功能均可发生障碍,从而导致药物经肾脏排泄减少。

5. 机体对药物的敏感性　肾功能损害时常会伴有电解质及酸碱平衡紊乱。如低血钾可降低心脏传导性,因而增加洋地黄类、奎尼丁、普鲁卡因胺等药物的传导抑制作用;酸血症和肾小管酸中毒可对抗儿茶酚胺的升压作用。这些现象是药物敏感性发生改变的典型例子。

无论是药物分布的改变,还是机体敏感性的改变,肾功能损害时机体对药物的反应性均可发生改变。因此,临床应用时应予以考虑。

（二）药物肾损害的主要机制

1. 细胞毒作用　肾毒性药物可通过不同的机制造成肾损害，如影响线粒体功能或影响溶酶体膜等，导致肾小管细胞膜的直接损伤而造成肾损害。这种损害通常与药物剂量有关。

2. 免疫损害　药物（半抗原）＋肾组织蛋白→全抗原→变态反应（Ⅱ型变态反应或Ⅲ型变态反应）→肾小球或肾小管的损害。

3. 降低肾血流量　非甾体类抗炎药物能抑制肾脏前列腺素合成，降低肾血流量从而影响肾功能，严重时导致不可逆的肾毒性，称为镇痛剂肾病。

4. 机械性损害　难溶解的药物结晶，沉着在肾小管可引起肾损害。如磺胺结晶引起的血尿。

（三）肾功能不全病人的用药原则

1. 明确诊断，合理选药。

2. 避免或减少使用肾脏毒性大的药物，尽量选用无肾毒性或肾毒性较小的药物。

3. 注意药物之间的相互作用，特别应避免与肾毒性的药物合用。

4. 肾功能不全而肝功能正常者可选用双通道（肝肾）排泄的药物。

5. 根据肾功能的情况酌情调整用药剂量和给药间隔时间，必要时进行血药浓度监测，设计个体化给药方案。

（四）常见引起肾脏毒性的药物

1. 氨基糖苷类　肾毒性发生率依次为新霉素、妥布霉素、庆大霉素、奈替米星、阿米卡星，而链霉素肾毒性较低。其肾毒性表现：初期表现为尿浓缩困难，随后出现蛋白尿、管型尿，严重者可发生氮质血症及无尿等。

2. 内酰胺类抗生素　如头孢菌素、头孢唑啉，大剂量时可出现肾小管坏死。青霉素和头孢菌素类本身无明显肾毒性，主要引起过敏性肾间质损害，与药物剂量无关。

3. 磺胺类药物　如磺胺嘧啶、磺胺二甲嘧啶、磺胺素嘧啶、甲氧苄啶等。

4. 非甾体类消炎药(NSAIDs) 如对乙酰氨基酚、布洛芬、吲哚美辛、阿司匹林等。肾毒性特征是近曲小管坏死多见。

5. 抗病毒药物 如阿昔洛韦。主要表现为血尿、白细胞尿、蛋白尿和结晶尿等。其发病机理可能和其在肾小管(主要在集合管)处形成结晶的刺激有关。

6. 环孢素 A (CsA)肾损伤 临床主要用于器官移植术防止免疫排斥反应以及类风湿性关节炎、系统性红斑狼疮。其肾毒性病理变化主要表现为弥漫性或条纹状间质纤维化、小动脉血栓、肾小管中毒性病变、肾小管萎缩等,呈剂量依赖性中毒。

7. 造影剂肾损伤 目前应用于 X 线的造影剂(如碘化钠、泛影酸钠等)多为高渗性液体。造影后 48 h 内可见血清肌酐升高,尿酶升高,尿常规显示蛋白尿、血尿,称之造影剂肾病。其肾毒性一旦出现,表现为肾功能低下通常要 1~3 周后恢复,重者可导致急性肾衰竭。

8. 其他 抗肿瘤药:顺铂、氨甲蝶呤、丝裂霉素、亚硝基脲类、5-氟尿嘧啶;利尿药:呋塞米、氨苯蝶啶;血管收缩药:去甲肾上腺素;抗癫痫药:三甲双酮、苯妥因钠等;麻醉剂:乙醚、甲氧氟烷等。

(五)肾功能不全病人的给药注意事项

护理工作者在对肾功能减退者进行药物治疗时,必须注意以下几点:

1. 明确疾病诊断和治疗目标 在治疗时首先应明确疾病诊断,对疾病的病理生理过程及现状作出准确的分析,合理选择药物,既要针对适应证,又要排除禁忌证;同时应明确治疗需要达到的目标,是治标或治本,还是标本同治。在治疗一段时间后,观察目标是否达到,以确定用药是否合理,是否需要调整,以避免盲目用药。

2. 忌用有肾毒性的药物 肾功能不全者用药更应谨慎,对可能导致肾损害的药物应尽量不用;凡必须使用者,应当尽量采用对肾损害较小的药物来替代治疗,可短期或者交替使用,切不可滥用。

3. 注意药物之间的相互作用,避免产生新的肾脏损害 凡同时服用多种药物者,要注意药物间的相互作用,警惕药物之间的代谢产物形成新的肾损害。许多情况下,要明确判断中药特别是复方类药物对肾损害的影响常很困难,这就需要护理人员熟知引起肾损害的临床常用药,以及其主要临床表现、病理改变,有利于更好的预防和发现药源性肾损害的发生。

4. 坚持少而精的用药原则 肾功能不全病人往往出现多种并发症或合并其他疾病,而出现各种各样的临床表现,因此治疗时应当祛邪扶正并举,这在肾衰竭治疗中尤为重要。治疗过程中一定要对病人的疾病状态作出一个全面的评估及分析,选用少数几种切实有效的药物进行综合治疗。

5. 定期检查,及时调整治疗方案 对肾功能不全的病人在治疗中必须严密观察病程发展、肾功能变化以及药物不良反应,以及时调整药物剂量或更换治疗药物。一般情况下,如按肾脏功能损害程度来递减药物剂量或延长给药间隔时间,可以避免一般肾毒性药物对肾脏的进一步损害。

第四节 肿瘤病人的用药护理

一、肿瘤病人用药原则

1. 以往做过多疗程化疗、有骨髓转移或骨髓功能低下者、肾上腺皮质功能不全、年老体弱、有严重并发症者慎用化疗。

2. 全身衰竭、严重贫血、高热、严重恶病质者、白细胞或血小板低于正常范围者、肝肾功能异常、严重的心肺功能障碍者一般不宜行全身化疗。

3. 大面积放射治疗或接受胸椎、腰椎、骨盆放疗者,需休息3~4周后再行化疗。

4. 严格遵医嘱给药。

5. 治疗中出现下列情况,应停药观察并采取必要措施:

(1)胃肠道反应严重:如呕吐频繁而影响进食或导致水、电解质紊乱。

（2）腹泻超过每日 5 次或血性腹泻。

（3）严重的口腔溃疡。

（4）WBC$<4\times10^9$/L 或血小板$<(80\sim100)\times10^9$/L。

（5）出现重要脏器的毒性,如心肌损害、肝功能损伤、肾功能损害,以及药物引起的肺炎或肺纤维化。

（6）发生并发症:如 T$>38.5℃$,或有出血倾向等。

6. 注意化疗副作用的观察与护理。

7. 针对病人不同的心理特点,进行心理护理。

8. 保护血管,宜中心静脉给药。

二、肿瘤病人安全用药护理

1. 加强护士的培训,提高护士对肿瘤药学知识的了解,从而有效避免用药差错的发生。了解病人一般情况、血常规、肝肾功能等;是否正在应用抗恶性肿瘤药或正在接受放疗等。

2. 帮助病人消除恐惧心理,鼓励其积极配合治疗。告知病人用药期间可能出现的不良反应,如脱发、胃肠道反应等,以缓解其紧张心理。

3. 注意饮食调整,增加营养,禁止吸烟、饮酒;忌食生冷辛辣等刺激性食物。

4. 避免外伤和感染,静脉给药时注意保护血管,局部刺激性大的药物给药时应密切观察有无发生血管外渗。

5. 静滴给药时根据要求调整给药速度,根据不同的化疗方案合理安排给药顺序。

6. 对肿瘤病人进行操作时,应严格执行无菌操作,每日监测体温变化,每周定时复查血常规,预防继发感染。

7. 化疗药物应现配现用。配制时根据不同的化疗药物选择合适的液体稀释,如:环磷酰胺静注时需用注射用水溶解,保持溶液澄清,并在制备后 $3\sim4$ h 内使用;奥沙利铂忌用生理盐水稀释;肠道外给药的甲氨蝶呤粉剂,只能用不加防腐剂的注射水配制;阿霉素不能与肝素混合,否则形成沉淀。

8. 体腔注射给药后,要协助病人更换体位,使药液扩散到病变部位。

9. 遵医嘱给药,预防化疗不良反应。遵医嘱定期检查血常规、生化等,及时发现并处理骨髓抑制和肝肾功能损害。

10. 不良反应严重时,应酌情减量或停药,并采取相应治疗措施。如胃肠反应严重者应注射补液或补充电解质,并进行对症治疗。

11. 观察用药后是否达到预期治疗效果,病情是否缓解,症状是否减轻,肿瘤是否缩小;有无不良反应发生,处理效果如何;病人能否适应和耐受化疗。

12. 使用透皮贴剂治疗癌性疼痛者,应注意以下问题:① 用药部位为前胸、后背、上臂、大腿内侧;② 贴药后应按压 30 秒;③ 贴药前用药部位用清水擦洗干净,不宜用可使膜变性的酒精;④ 贴剂用药后 6～12 h 起效,用药第一天应用速释剂。

第五节　移植病人的用药护理

一、移植病人用药原则

1. 禁用　对所用药物过敏者,未控制的感染病人,孕妇及哺乳期妇女,免疫缺陷、心肺严重病变、严重肝肾功能不全者。

2. 严格遵医嘱定时定点给药。

3. 注意副作用的观察与护理。

4. 维持有效的血药浓度。

5. 针对病人不同的心理特点,进行心理护理。

二、移植病人安全用药护理

1. 应根据病人体重、耐受性及辅助治疗情况决定用药剂量,用药后应根据疗效、病人耐受性辅助治疗情况,决定是否继续用药。

2. 用药期间观察生命体征的变化。

3. 静脉给药注意保护血管,局部刺激性大的药物给药时要注意,切勿漏出血管外。

4. 静脉给药时根据要求调整给药速度。

5. 药物应现配现用 配制时根据不同的药物选择合适的液体稀释,如抗人 T 淋巴细胞兔免疫球蛋白粉针剂用 5 ml 注射用水溶解后,再用 0.9%氯化钠注射液或 5%葡萄糖注射液稀释日用量至 500 ml 后静脉滴注。

6. 遵医嘱定期检查血常规、生化;监测药物浓度、尿液的色、量、性及 pH 值。

7. 观察用药的反应。不良反应严重时,应酌情减量或停药,并采取相应的治疗措施。

8. 部分食物和药物可影响药物浓度需慎用,如西柚汁、氟康唑等。

三、常见药物的不良反应及护理

1. 骨髓抑制 观察感染症状、体征及有无出血倾向。① 感染的护理:高热病人予物理降温及药物降温。出汗后及时更换床单、衣服,并注意保暖;注意保护性隔离,病室紫外线消毒,严格无菌操作;注意口腔、肛周、会阴部的卫生。② 出血的护理:注射后应充分按压。鼻咽部出血严重者,及时给予止血。避免用力咳嗽和便秘。

2. 肝肾毒性 定期检查肝肾功能:在用药过程中应当定期检查肝肾功能情况,同时做到细致观察;避免或减少使用肝肾毒性大的药物。注意药物之间的相互作用,特别应避免肝肾毒性药物的合用。

3. 胃肠道反应 观察有无恶心、呕吐、腹痛和腹泻的情况。遵医嘱给予止吐药。摄入易消化饮食如粥、面食,少食多餐。增加饮食品种,以增进食欲并注意饮食卫生,鼓励病人适当增加饮水量,保持口腔清洁。

四、排斥反应的观察和护理

1. 移植物抗宿主病(GVHD) 常见于造血干细胞移植,是异基因造血干细胞移植主要并发症和致死原因之一,主要是造血干细胞移植供者的 T 淋巴细胞攻击受者各器官引起的,主要累及的靶器官为皮肤、肠道和肝脏。根据发生时间分为急性(aGVHD)和慢性(cGVHD)两种,急性多发生在 100 天以内,3 个月后发生的为慢性,发生在 10 天内为超急性。

【临床表现】

(1) 皮疹：常最早出现与手掌、足底、头颈部，然后扩散，从细小皮疹、斑丘疹发展至全身性红斑。

(2) 胃肠道：水样泻、血便 500～1 000 ml/d，肠黏膜脱落，肠梗阻。

(3) 肝脏：肝内小胆管炎-黄疸、血清胆红素增高、伴碱性磷酸酶升高、AST 增高。

(4) 血象下降：严重感染。

(5) 发热：心动过速、体重下降、活动能力降低。

【观察要点】

(1) 观察病人的生命体征，神志、意识、瞳孔及四肢的变化。观察口腔、肛周、会阴、皮肤黏膜有无红肿、触痛等感染症状。

(2) 观察出血倾向：皮肤黏膜淤点淤斑、腹痛、呕血、便血、头痛、视力模糊，甚至抽搐、昏迷。

(3) 观察呕吐物及排泄物的量、性状及颜色。

(4) 观察血象及肝肾功能。

2. 宿主抗移植物病（HVGD） 常见于器官移植，受者对供者组织器官产生的排斥反应称为宿主抗移植物反应（HVGR），HVGR 所引起的疾病称为 HVGD。根据移植物与宿主的组织相容程度，以及受者的免疫状态，移植排斥反应主要表现为三种不同的类型：超急排斥、急性排斥、慢性排斥。超急排斥反应一般在移植后 24 h 发生；急性排斥反应一般于移植后数天到几个月内发生；慢性排斥反应一般在器官移植后数月至数年发生。

【临床表现】

(1) 肾移植：① 体温突然升高；② 移植肾区自觉胀痛；③ 尿量显著减少，体重增加；④ 血压升高；⑤ B 超发现移植肾明显肿大。

(2) 肝移植：① 早期表现为发热、乏力、嗜睡、食欲不振；② 肝区压痛、腹水增加；③ 胆汁引流可见胆汁变稀薄、色变浅、量减少；④ 血液生化见胆红素升高、转氨酶和碱性磷酸酶升高。

【观察要点】

（1）观察病人的生命体征，意识形态，腹部体征，肝、肾功能状况，尿量体重。

（2）实验室检测：血常规、血气分析、血药浓度、凝血功能等。

（3）引流管的观察　尤其通过"T"管观察胆汁分泌作为移植肝功能恢复的指标之一。

（4）观察营养状况。

第六章　常用药物基本知识与护理要点

第一节　抗感染药物

一、抗生素

抗生素是指由细菌、真菌或其他微生物在生活过程中所产生的具有抗病原体或其他活性的一类物质。本节主要论述具有抗微生物作用的抗生素的基本知识及其护理。

(一)青霉素类

青霉素类是重要的 β-内酰胺抗生素。本类药品临床应用时易出现过敏反应,包括皮疹、药物热、血管神经性水肿、血清病型反应、过敏性休克,其中以过敏性休克最为严重,此类药应用护理总则是:

1. 用药前须详细评估　评估内容:既往史,包括用药史、过敏反应史以及有无家族变态反应疾病史。

2. 用药前须做皮试　青霉素皮试对预测过敏性休克起着重要作用,但皮试阴性者不能排除出现过敏反应的可能。有青霉素过敏史者一般不宜进行皮试。治疗停药在 3 日以上或用不同厂出品或批号者,应另行皮试,阴性者方可再用。

3. 对青霉素药物过敏者禁用。

4. 过敏的预防与处理　皮试和注射给药前,备好过敏性休克的抢救药物与器材,如肾上腺素、氧气等。过敏反应多发生在注射后 20~30 min 内,肌内注射后需留病人观察 20~30 min。用药过程中,也有可能发生,因此护士应密切观察病人用药期间的反应,用药中一旦发生过敏反应,立即停止用药并肌注 0.1% 肾上腺素 0.5~1 ml,必要时静脉注射。

5. 现配现用　青霉素类在干燥状态下相对稳定,遇湿即加速分解。应贮存在干燥、凉暗处,勿置冰箱中,以免瓶装品吸潮,做到现配现用。

★青霉素　Benzylpenicillin

【其他名称】苄基青霉素钾、苄基青霉素钠盐、苄青霉素、苄青霉素 G、苄青霉素钠、苄西林、海巴青霉素 G、盘尼西林、配尼西林、青霉素、青霉素 G 钾、青霉素 G 钠、青霉素钾、青霉素钠。

【临床应用】

1. 为敏感菌或敏感病原体所致以下感染的首选药物:

(1)溶血性链球菌感染,如咽炎、扁桃体炎、猩红热、丹毒、蜂窝织炎、产褥热等。

(2)肺炎链球菌感染,如肺炎、中耳炎、脑膜炎、菌血症等。

(3)不产青霉素酶的葡萄球菌感染。

(4)梭状芽孢杆菌感染,如破伤风、气性坏疽等。

(5)炭疽、白喉、回归热、梅毒(包括先天性梅毒)、钩端螺旋体病。

(6)与氨基糖苷类药物联合用于治疗草绿包链球菌心内膜炎。

2. 用于治疗流行性脑脊髓膜炎、放线菌病、淋病、疱疹性咽峡炎、莱姆病、鼠咬热、李斯特菌感染和除脆弱拟杆菌外的许多厌氧菌感染。

3. 风湿性心脏病和先天性心脏病患者进行口腔、牙科、胃肠道或泌尿生殖道手术或操作前可用于预防感染性心内膜炎的发生。

【注意事项】

1. 交叉过敏　对一种青霉素类药过敏者,可能对其他青霉素类药过敏,也可能对青霉胺或头孢菌素类药过敏。

2. 禁用　对本药或其他青霉素类药过敏者。

3. 慎用　① 有哮喘、湿疹、花粉症、荨麻疹等过敏性疾病史者。② 肾功能严重损害者。

4. 药物对老人的影响　老年患者使用可能需调整剂量。

5. 药物对妊娠的影响　动物生殖试验未见导致胎仔损害,但孕妇用药应权衡利弊。

6. 药物对哺乳的影响　可分泌入乳汁中,哺乳妇女应用虽尚无发生严重问题的报道,但用药后可使婴儿致敏和引起腹泻、皮疹、念球菌属感染等,应用时须权衡利弊或暂停哺乳。

7. 药物对检验值或诊断的影响　以硫酸铜法进行尿糖测定时可呈假阳性,用葡萄糖酶法测定则不受影响。

8. 用药前后及用药时应当检查或监测　大剂量使用时应定期检测电解质。

【给药护理要点】

1. 按青霉素类药物护理总则护理。

2. 皮试液浓度 200～500 U/ml,皮内注射 0.05～0.1 ml,20 min 后观察皮试结果。

3. 药物配制与配伍禁忌

(1) 药物配制:静脉滴注时最好选用灭菌生理盐水(pH 为 4.5～7.0)稀释,避免以呈酸性的葡萄糖注射液作为配制溶液,降低活性。

(2) 配伍禁忌:与氨基糖苷类不能混合于同一容器中使用。与重金属(特别是铜、锌和汞)、头孢噻吩、林可霉素、四环素、万古霉素、琥乙红霉素、两性霉素 B、去甲肾上腺素、间羟胺、苯妥英钠、丙氯拉嗪、盐酸羟嗪、异丙嗪、维生素 B 族、维生素 C 等呈配伍禁忌。

4. 使用途径　口服给药、肌内注射、静脉推注或静脉滴注、气雾吸入。肌内注射时局部刺激性大,宜作臀部深肌肉缓慢注射,并经常更换注射部位,可局部热敷以加速吸收。静脉注射速度宜缓慢。当成人一日剂量超过 500 万 U 时宜静脉给药,给药时不能超过每分钟 50 万 U,分次快速滴入,一般每 6 h 一次。口服制剂应饭前 1 h 或饭后 2 h 空腹给药,以利吸收。不宜鞘内给药。

5. 过量处理　过量时主要是中枢神经系统不良反应,应立即停药并予对症、支持治疗,必要时可行血液透析。

6. 其他　观察患者有无反射亢进、知觉障碍、抽搐、昏睡或短暂精神失常,有无出血征象和肾功能的改变,如果出现舌苔呈棕色或黑色、会阴部瘙痒等,可能为重复感染,应及时处理。

青霉素 V　Phenoxymethylpenicillin

【其他名称】苯甲氧青霉素、苯氧甲基盘尼西林钾、苯氧甲基青霉素、苯氧甲基青霉素钾、苯氧甲基青霉素钾盐、海巴明青霉素 V、海巴青霉素 V、肼巴明青霉素 V、康口林、美格西、青霉素 V、青霉素-VK、青霉素 V 钾盐。

【临床应用】

1. 适用于治疗敏感菌所致的轻、中度感染,包括链球菌所致的扁桃体炎、咽喉炎、猩红热、丹毒;肺炎球菌所致的支气管炎、肺炎、中耳炎、鼻窦炎;敏感葡萄球菌所致的皮肤软组织感染等。

2. 适用于治疗螺旋体感染。

3. 作为风湿热复发和感染性心内膜炎的预防用药。

【注意事项】

1. 交叉过敏　对一种青霉素类药过敏者,可能对其他青霉素类药过敏,也可能对青霉胺或头孢菌素类药过敏。

2. 禁用　① 对本药或其他青霉素类药过敏者。② 传染性单核细胞增多症患者。

3. 慎用　① 对头孢菌素类药物过敏者。② 有哮喘、湿疹、花粉症、荨麻疹等过敏性疾病史者。③ 肾功能减退者。④ 老人。

4. 药物对妊娠的影响　可透过胎盘进入胎儿体内,故孕妇慎用。

5. 药物对哺乳的影响　可分泌入母乳中,可能使婴儿致敏并引起腹泻、皮疹、念球菌属感染等,哺乳妇女慎用或用药期间暂停哺乳。

6. 药物对检验值或诊断的影响　以硫酸铜法进行尿糖测定时可出现假阳性,用葡萄糖酶法测定则不受影响。

7. 用药前后及用药时应当检查或监测　长期或大剂量服用时,应定期检查肝、肾、造血系统功能和检测血清钾、钠浓度。

【给药护理要点】

1. 按青霉素类药物护理总则护理。

2. 使用途径　口服,可空腹或饭后服用。

3. 过量处理　对症治疗和支持疗法,必要时行血液透析疗法。

4. 其他 口服给药时会降低口服避孕药效果。不宜与双硫仑等乙醛脱氢酶抑制药及氯霉素、红霉素、四环素类等抗生素和磺胺药等抑菌药合用。

★阿莫西林 Amoxicillin

【其他名称】阿林新、阿莫灵、阿莫西林钠、阿莫西林三水合物、阿莫西林三水酸、阿莫西林三水物、阿莫仙、阿莫新、安福喜、奥纳欣、宝力可、酚塔西林、弗莱莫星、广林、海夫安、利莎林、摩林、奈他美、强必林、羟氨苄青霉素、羟氨苄青霉素钠、羟氨苄青霉素三水化合物、羟氨苄青霉素三水酸、羟氨苄青霉素三水物、三水羟氨苄、三水羟氨苄青霉素、特力士、天贝林、新达贝宁、益萨林、再林。

【临床应用】

1. 治疗敏感菌所致的下列感染。

（1）中耳炎、鼻窦炎、咽炎、扁桃体炎等上呼吸道感染。

（2）急性支气管炎、肺炎等下呼吸道感染。

（3）泌尿、生殖道感染。

（4）皮肤、软组织感染。

2. 治疗急性单纯性淋病。

3. 治疗伤寒、伤寒带菌者及钩端螺旋体病。

4. 与克拉霉素、奥美拉唑三联用药根除胃、十二指肠幽门螺杆菌,降低消化性溃疡复发率。

【注意事项】

1. 交叉过敏 对一种青霉素类药过敏者,可能对其他青霉素类药过敏,也可能对青霉胺或头孢菌素类药过敏。

2. 禁用 ① 对本药或其他青霉素类药过敏者。② 巨细胞病毒感染、淋巴细胞白血病、淋巴瘤等患者。③ 传染性单核细胞增多症患者(因易发生皮疹)。

【给药护理要点】

1. 按青霉素类药物护理总则护理。

2. 配伍禁忌 稀释液应尽少与碱性药物并用。与氨苄西林间有完全的交叉耐药性。与硫酸链霉素、多黏菌素 B、卡那霉素、庆大霉素、四环素、氯丙嗪、肾上腺素、去甲肾上腺素、硫酸阿托品、肝素、维生素 B、维生素 C 等均呈配伍禁忌。

3. 使用途径　口服、肌内注射、静脉滴注。

4. 其他　与丙磺舒合用可提高血药浓度。用药较久、用量较大时宜定期检查肝、肾功能。传染性单核细胞增多症时禁用。哺乳期女性慎用。部分女性患者用药期间偶因念珠菌感染引起外阴瘙痒症。与口服避孕药同服，影响吸收。

氟氯西林　Flucloxacillin

【其他名称】奥佛林、氟氯苯甲异噁唑青霉素、氟氯苯唑青霉素、氟氯苯唑青霉素钠、氟氯青霉素、氟氯青霉素钠、氟氯西林镁、氟氯西林钠、氟沙星、福氯平、世君宁。

【临床应用】主要用于葡萄球菌所致的周围感染及产青霉素酶葡萄球菌所致的各种感染,对耐甲氧西林金黄色葡萄球菌（MRSA）感染无效。

【注意事项】

1. 交叉过敏　对一种青霉素类药过敏者,可能对其他青霉素类药过敏,也可能对青霉胺或头孢菌素类药过敏。

2. 禁用　对本药或其他青霉素类药过敏者。

3. 慎用　① 新生儿。② 有哮喘、湿疹、花粉症、荨麻疹等过敏性疾病史者。③ 严重肝、肾功能损害者。

4. 药物对妊娠的影响　孕妇慎用。

5. 药物对哺乳的影响　青霉素类药物可经乳汁少量排出,哺乳期妇女须权衡利弊后用药。

6. 用药前后及用药时应当检查或监测　治疗期间或治疗后出现发热、皮疹、皮肤瘙痒症状的患者,应监测肝脏功能。

【给药护理要点】

1. 按青霉素类药物护理总则护理。

2. 配伍禁忌　与氨基糖苷类药、环丙沙星、培氟沙星、血液、血浆、水解蛋白、氨基酸以及脂肪乳等呈配伍禁忌。

3. 使用途径　口服、肌内注射、静脉推注与静脉滴注。口服制剂宜饭前 1 h 或饭后 2 h 服用,以利吸收。

★苯唑西林　Oxacillin

【其他名称】HELM 青霉素、安迪灵、苯甲异噁唑青霉素、苯甲异噁唑青霉素钠、苯唑青霉素、苯唑青霉素钠、苯唑西林钠、新青霉素Ⅱ号。

【临床应用】

1. 主要用于治疗耐青霉素葡萄球菌所致的各种感染,如血源性感染、心内膜炎、肺炎、脑膜炎、皮肤及软组织感染等。

2. 也用于治疗化脓性链球菌或肺炎球菌与耐青霉素葡萄球菌所致的混合感染。

【注意事项】

1. 交叉过敏　对一种青霉素类药过敏者,可能对其他青霉素类药过敏,也可能对青霉胺或头孢菌素类药过敏。

2. 禁用　对本药或其他青霉素类药过敏者。

3. 慎用　① 新生儿(尤其早产儿)。② 肝、肾功能严重损害者。③ 有哮喘、湿疹、花粉症、荨麻疹等过敏性疾病史者。

4. 药物对妊娠的影响　孕妇仅在确有必要时才能使用,目前尚缺乏对孕妇影响的研究。

5. 药物对哺乳的影响　可少量分泌入乳汁中,哺乳妇女用药时宜暂停哺乳。

【给药护理要点】

1. 按青霉素类药物护理总则护理。

2. 皮试液浓度为 500 μg/ml,皮内注射 0.05～0.1 ml,20 min 后观察结果。

3. 药物配制与配伍禁忌

(1) 药物配制:① 肌内注射液:每 500 mg 用灭菌注射用水2.8 ml 溶解。② 静脉滴注液:用适宜溶液配制成浓度为 20～

40 mg/ml 的静脉滴注液。③ 加入 5% 葡萄糖注射液或 0.9% 氯化钠注射液中,同时有磷酸盐缓冲液存在时,则在 $21\sim25℃$ 放置 24 h 效价无变化。在 5% 葡萄糖氯化钠注射液中放置 12 h 后,其效价减少 12%。

(2) 配伍禁忌:与庆大霉素、土霉素、四环素、新生霉素、多黏菌素 B、磺胺嘧啶、呋喃妥因、去甲肾上腺素、间羟胺、苯巴比妥、戊巴比妥、水解蛋白、维生素 B 族、维生素 C、琥珀胆碱等药呈配伍禁忌。

4. 使用途径　口服、肌内注射、静脉滴注。口服制剂应空腹服用(餐前 1 h 或餐后 2 h),以利吸收。小儿服药时,可将药片或胶囊配成水溶液,室温下可存放 3 天,冰箱冷藏可存放 7 天。

5. 过量处理　用药过量的主要表现为中枢神经系统不良反应,如发生,应及时停药并给予对症、支持治疗。

氯唑西林　Cloxacillin

【其他名称】奥格林、开力、邻氯苯甲异噁唑青霉素、邻氯青霉素、邻氯青霉素钠、邻氯西林、邻氯西林钠、氯苯西林、氯苯西林钠、氯苯唑青霉素、氯苯唑青霉素钠、氯唑青、氯唑青霉素、氯唑西林钠、米沙西林-S、欧苯宁、帕得灵、全霉林、瑞普林、棠诺、英威博、中诺舒罗克。

【临床应用】

1. 主要用于治疗耐青霉素葡萄球菌所致的感染,包括血源性感染、心内膜炎、呼吸道感染、皮肤及软组织感染等。

2. 用于治疗化脓性链球菌或肺炎球菌与耐青霉素葡萄球菌所致的混合感染。

【注意事项】

1. 交叉过敏　对一种青霉素类药过敏者,可能对其他青霉素类药过敏,也可能对青霉胺或头孢菌素类药过敏。

2. 禁用　对本药或其他青霉素类药过敏者。

3. 慎用　① 有哮喘、湿疹、花粉症、荨麻疹等过敏性疾病史者。② 肝、肾功能严重损害者。

4. 药物对儿童的影响 可降低胆红素与血清蛋白的结合力,新生儿(尤其是有黄疸者)及早产儿应慎用。

5. 药物对妊娠的影响 尚缺乏对孕妇影响的充分研究,但由于能透过胎盘,孕妇用药时应充分权衡利弊。

6. 药物对哺乳的影响 少量药物可分泌入乳汁中,哺乳妇女用药时宜暂停哺乳。

【给药护理要点】

1. 按青霉素类药物护理总则护理。

2. 皮试液浓度为 500 μg/ml,皮内注射 0.05~0.1 ml,20 min 后观察结果。

3. 药物配制与配伍禁忌

(1) 药物配制:① 肌内注射液:每 500 mg 加灭菌注射用水 2.8 ml。② 静脉注射液:每 1 g 加灭菌注射用水或氯化钠注射液 10 ml。③ 静脉滴注液:浓度一般为 20~40 mg/ml。

(2) 配伍禁忌:与氨基糖苷类、去甲肾上腺素、间羟胺、苯巴比妥、维生素 B 族、维生素 C、琥乙红霉素、盐酸土霉素、盐酸四环素、硫酸多黏菌素 B、多黏菌素 E 甲磺酸钠和盐酸氯丙嗪等药及重金属,特别是铜、锌和汞属配伍禁忌。

4. 使用途径 口服、肌内注射、静脉推注与静脉滴注。口服制剂应餐前 0.5~1 h 空腹服用,以利吸收;肌内注射可加 0.5% 利多卡因以减少疼痛;推注速度宜缓慢,一般为 5 min;静脉滴注时应快速滴注。

★氨苄西林 Ampicillin

【其他名称】HELM 氨苄青霉素、安比西林、安必林、安必仙、安必欣、安匹西林钠盐、安泰林、安西林、氨苄钠、氨苄青、氨苄青霉素、氨苄青霉素钠、氨苄青霉素三水合物、氨苄青霉素三水酸、氨苄西林钾,氨苄西林钠、氨苄西林三水物、胺苄青霉素、苄那消、恩必欣、欧倍林、赛米西林、三水氨苄西林、三水合 a-氨基苄青霉素、三水酸氨苄青霉素、沙维西林、伊西德。

【临床应用】用于治疗敏感菌所致的呼吸道感染、胃肠道感染、泌尿道感染、软组织感染、脑膜炎、血源性感染、心内膜炎等。

【注意事项】

1. 交叉过敏　对一种青霉素类药过敏者,可能对其他青霉素类药过敏,也可能对青霉胺或头孢菌素类药过敏。

2. 禁用　① 对本药或其他青霉素类药过敏者。② 传染性单核细胞增多症、巨细胞病毒感染、淋巴细胞白血病、淋巴瘤等患者(因易发生皮疹)。

3. 慎用　① 严重肾功能损害者。② 有哮喘、湿疹、花粉症、荨麻疹等过敏性疾病史者。③ 对头孢菌素类药物过敏者。④ 年老、体弱者。

4. 药物对妊娠的影响　① 晚期妊娠孕妇应用后可使血浆中结合的雌激素浓度减少,但对不结合的雌激素和孕激素无影响。② 可透过胎盘进入胎儿体内,但在人类尚缺乏孕妇应用的严格对照试验。孕妇仅在确有必要时使用。

5. 药物对哺乳的影响　可分泌入乳汁中,可能使婴儿致敏和引起腹泻、皮疹、念球菌属感染等,哺乳妇女应用时宜暂停哺乳。

6. 药物对检验值或诊断的影响　用药期间以硫酸铜法进行尿糖测定时可呈假阳性,用葡萄糖酶法测定则不受影响。

7. 用药前后及用药时应当检查或监测　① 长期或大剂量应用者,应定期检查肝、肾、造血系统功能和检测血清钾、钠。② 对怀疑为淋病伴梅毒损害者,在用药前应进行暗视野检查,并至少在 4 个月内,每月接受血清试验 1 次。

【给药护理要点】

1. 按青霉素类药物护理总则护理。

2. 皮试　皮试液浓度为 500 μg/ml,皮内注射 0.05～0.1 ml,20 min 后观察结果。

3. 药物配制与配伍禁忌

(1) 药物配制:① 肌内注射液:125 mg、500 mg 和 1 g 可分别溶解于 0.9～1 ml、1.2～1.8 ml 和 2.4～7.4 ml 灭菌注射用水中。

② 静脉滴注液:浓度不宜超过 30 mg/ml。溶液浓度愈高,稳定性愈差。

(2) 配伍禁忌:与硫酸阿米卡星、卡那霉素、庆大霉素、链霉素、克林霉素磷酸酯、盐酸林可霉素、琥珀氯霉素、多黏菌素 B、多黏菌素 E 甲磺酸钠、红霉素乙基琥珀酸盐和乳糖酸盐、四环素类、新生霉素、盐酸肼屈嗪、水解蛋白、氯化钙、葡萄糖酸钙、肾上腺素、间羟胺、多巴胺、阿托品、维生素 B 族、维生素 C、含有氨基酸的营养注射剂、多糖(如右旋糖酐 40)和氢化可的松琥珀酸钠等有配伍禁忌。不宜与双硫仑等乙醛脱氢酶抑制药合用。

4. 使用途径 口服、肌内注射、静脉推注与静脉滴注、腹腔注射、胸腔注射、关节腔注射、鞘内注射、直肠给药。口服时不能用果汁、蔬菜汁和苏打水送服。

5. 过量处理 无特殊拮抗剂,必要时可行血液透析。

6. 其他 老年患者应根据肾功能情况调整用药剂量或用药间期。用药期间,如出现严重的持续性腹泻,可能是假膜性肠炎,必须停药,待确诊后应采用相应的抗生素治疗。

阿洛西林 Azlocillin

【其他名称】阿乐欣、阿洛西林钠、苯咪唑青霉素、可乐欣、咪氨苄西林、咪氨苄西林钠、氧咪苄青霉素、唑酮氨苄青霉素。

【临床应用】主要用于敏感的革兰阳性及革兰阴性菌(包括铜绿假单胞菌)所致的以下感染:

1. 呼吸道感染。

2. 泌尿道、生殖器官感染(包括淋病)。

3. 胆管、胃肠道感染(包括急性细菌性痢疾)。

4. 血源性感染、脑膜炎、心内膜炎等严重感染。

5. 手术、烧伤后感染。

6. 骨、皮肤及软组织感染(包括蜂窝织炎)。

【注意事项】

1. 交叉过敏 对一种青霉素类药过敏者,可能对其他青霉素类药过敏,也可能对青霉胺或头孢菌素类药过敏。

2. 禁用　对青霉素类药过敏者。

3. 慎用　① 肝、肾功能不全者。② 有哮喘、湿疹、花粉症、荨麻疹等过敏性疾病史者。③ 年老、体弱者。④ 限制钠摄入的患者慎用钠盐制剂。

4. 药物对妊娠的影响　可透过胎盘进入胎儿血循环,孕妇用药须权衡利弊。

5. 药物对哺乳的影响　哺乳妇女用药须权衡利弊。可有少量随乳汁分泌,尚无哺乳妇女用药发生严重问题的报道。

6. 药物对检验值或诊断的影响　① 以硫酸铜法进行尿糖测定时可呈假阳性,但用葡萄糖酶法测定则不受影响。② 用磺基水杨酸沸腾试验、醋酸试验、双缩脲反应、硝酸试验等方法测尿蛋白时,尿蛋白反应可呈假阳性。

7. 用药前后及用药时应当检查或监测　大剂量使用钠盐制剂时,应定期检测血清钠。

【给药护理要点】

1. 按青霉素类药物护理总则护理。

2. 配伍禁忌　与丙磺舒、吲哚美辛、保泰松、磺胺药合用,可减少自肾脏排泄,升高其血药浓度。同时,也可能增加其毒性。与环丙沙星、头孢噻肟联用,可导致环丙沙星、头孢噻肟表观分布容积及清除率降低,从而升高其血药浓度。与抗凝血药(如华法林、肝素、香荚兰醛、茚满二酮等)、抗血小板聚集药、磺吡酮、非甾体类抗炎药(如阿司匹林、二氟尼柳)或其他水杨酸类药合用,可加强对血小板功能的抑制作用,增加出血的危险性。与栓溶剂合用,可能会导致严重出血。与氯霉素、红霉素、四环素类、磺胺类药等抑菌药合用,可干扰的杀菌活性。与伤寒活疫苗合用,可降低伤寒活疫苗的免疫效应。

★哌拉西林　Piperacillin

【其他名称】哔哌青霉素钠、哔哌西林、哌氨苄青霉素、哌拉西林纳、哌拉西林钠、氧哌嗪青霉素、氧哌嗪青霉素钠。

【临床应用】

1. 治疗铜绿假单胞菌和敏感革兰阴性杆菌所致的各种感染,如血源性感染、尿路感染、呼吸道感染、胆道感染、腹腔感染、盆腔感染以及皮肤、软组织感染等。

2. 与氨基糖苷类药联用治疗粒细胞减少症免疫缺陷患者的感染。

【注意事项】

1. 交叉过敏　对一种青霉素类药过敏者,可能对其他青霉素类药过敏,也可能对青霉胺或头孢菌素类药过敏。

2. 禁用　对本药或其他青霉素类药过敏者。

3. 慎用　① 肝、肾功能不全者。② 有哮喘、湿疹、花粉症、荨麻疹等过敏性疾病史者。③ 年老、体弱者。④ 限制钠摄入的患者慎用钠盐制剂。

4. 药物对妊娠的影响　可透过胎盘进入胎儿血循环,孕妇用药须权衡利弊。

5. 药物对哺乳的影响　可有少量随乳汁分泌,虽尚无哺乳妇女用药发生严重问题的报道,但哺乳妇女用药仍须权衡利弊。

6. 药物对检验值或诊断的影响　① 以硫酸铜法进行尿糖测定时可呈假阳性,但用葡萄糖酶法测定则不受影响。② 用磺基水杨酸沸腾试验、醋酸试验、双缩脲反应、硝酸试验等方法测定尿蛋白时,尿蛋白反应可呈假阳性。

7. 用药前后及用药时应当检查或监测　大剂量使用钠盐制剂时,应定期检测血清钠。

【给药护理要点】

1. 按青霉素类药物护理总则护理。

2. 皮试　皮试液浓度为 500 U/ml,皮内注射 0.05～0.1 ml,20 min 后观察皮试结果。

3. 药物配制与配伍禁忌

(1) 药物配制:① 肌内注射液:用灭菌注射用水配制成 1 g/2.5 ml 的浓度。② 静脉注射液:每 1 g 药物至少溶于 5 ml 灭菌注射用水或 0.9%氯化钠注射液中,缓慢注射。③ 静脉滴注液:将药物至少稀释至 50~100 ml。

(2) 配伍禁忌:与庆大霉素、卡那霉素、新生霉素、多黏菌素 B、磺胺嘧啶、呋喃妥因、去甲肾上腺素、间羟胺、苯巴比妥、戊巴比妥、水解蛋白、维生素 B 族、维生素 C、琥珀胆碱、碳酸氢钠等呈配伍禁忌。与氨基糖苷类合用可产生协同作用,但不能与氨基糖苷类在同一容器中混合配伍。

4. 使用途径　肌内注射时可加利多卡因以减少注射部位疼痛,且每个肌内注射部位一次肌内注射量不宜超过 2 g。静脉输注时,20~30 min 内滴注完成,过快可引起恶心、胸闷不适、咳嗽、发热、口内异味、眼结膜充血。

5. 过量处理　进行对症、支持治疗,必要时可行血液透析。

6. 其他　少数患者(尤其是肾功能不全者)可导致出血,发生后应及时停药并予适当治疗。避免与肝素、香豆素及阿司匹林等合用,以避免增加出血的危险。

替卡西林　Ticarcillin

【其他名称】羧基噻吩青霉素、的卡青霉素、的卡西林、羧噻吩青霉素、羧噻吩青霉素钠、替卡青霉素,替卡青霉素钠、替卡西林钠、铁卡霉素。

【临床应用】

1. 适用于治疗敏感菌所致的下呼吸道感染、骨和骨关节感染、皮肤及软组织感染、尿路感染及血源性感染等。

2. 与氨基糖苷类、喹诺酮类等抗菌药联用,可用于治疗铜绿假单胞菌所致感染。

【注意事项】

1. 交叉过敏　对一种青霉素类药过敏者,可能对其他青霉素类药过敏,也可能对青霉胺或头孢菌素过敏。

2. 禁用　对本药或其他青霉素类药过敏者。

3. 慎用　① 对头孢菌素类药有过敏史者。② 严重肝、肾功能不全者。③ 凝血功能异常者。④ 过敏性体质者。

4. 药物对妊娠的影响　孕妇慎用。

5. 药物对哺乳的影响　哺乳妇女慎用。

6. 药物对检验值或诊断的影响　尿液中高浓度替卡西林可致尿蛋白试验呈假阳性(假性蛋白尿)。

7. 用药前后及用药时应当检查或监测　① 肾功能减退者大剂量用药时,应随访出血时间、凝血时间、凝血酶原时间等。② 长期大剂量用药应常规检查肝,肾功能和血常规。

【给药护理要点】

1. 按青霉素类药物护理总则护理。

2. 药物配制与配伍禁忌

(1) 药物配制:① 肌内注射液:每 1 g 药物用 0.25%～0.5%利多卡因注射液 2～3 ml 溶解。② 静脉注射液:每 1 g 药物用 4 ml 溶剂溶解。③ 静脉滴注液:每 1 g 药物用 4 ml 溶剂溶解后加入适量溶液稀释。水溶液不稳定,药液应现配现用,不宜配制后久置。

(2) 配伍禁忌:与乳酸钠溶液及阿米卡星、氟康唑、庆大霉素、奈替米星、西素米星、妥布霉素等药物呈配伍禁忌。

(二)头孢菌素类

头孢菌素是一类广谱抗生素。其抗菌谱广,抗菌作用强,耐青霉素酶,临床疗效高,毒性低。根据抗菌谱及革兰阴性杆菌活性的不同,目前分为四代。本类药品临床应用时易出现过敏反应、胃肠道反应和菌群失调、肝毒性、造血系统毒性、肾损害、凝血功能障碍,与乙醇联合应用产生"双硫醒样反应"。此类药应用护理总则是:

1. 用药前须详细评估,评估内容:既往史,包括用药史、过敏反应史以及有无家族变态反应疾病史。

2. 用药前须做皮试,皮试对预测过敏性休克起着重要作用,但皮试阴性者不能排除出现过敏反应的可能。有头孢菌素类抗生素和青霉素类有过敏史者一般不宜进行皮试。治疗停药在 3 日以上或用不同厂出品或批号者,应另行皮试,阴性者方可再用。

3. 禁用于对任何一种头孢菌素类抗生素有过敏史及有青霉素

过敏性休克史的患者。

4. 过敏的预防与处理　皮试和注射给药前,备好过敏性休克的抢救药物与器材,如肾上腺素、氧气等。过敏反应多发生在注射后20～30 min 内,肌内注射后需留病人观察 20～30 min。也可能发生在用药过程中,因此护士应密切观察病人用药期间的反应,一旦发生过敏反应,立即停止用药并肌注 0.1％肾上腺素 0.5～1 ml ,必要时静脉注射。

5. 过敏处理　一旦发生过敏反应,应立即停药。

6. 本类药物多数主要经肾脏排泄,中度以上肾功能不全患者应根据肾功能适当调整剂量。中度以上肝功能减退时,头孢哌酮、头孢曲松可能需要调整剂量。

7. 氨基糖苷类和第一代头孢菌素注射剂合用可能加重前者的肾毒性,应注意监测肾功能。

8. 头孢哌酮可导致低凝血酶原血症或出血,合用维生素 K 可预防出血;本药亦可引起"戒酒硫样反应"。用药期间及治疗结束后72 h 内应避免摄入含酒精饮料。

★头孢氨苄　Cefalexin

第一代头孢菌素

【其他名称】苯甘孢霉素、苯甘头孢菌素、苯甘头孢霉素、苯昔孢霉素、苯苷头孢霉素、赐福力欣、福林、美丰、申嘉、水头孢氨苄、斯宝力克、头孢Ⅳ号、头孢氨苄一水化物、头孢菌素Ⅳ号、头孢力新、头孢立新、西保力、先锋 4 号一水化物、先锋霉素 4 号、先锋霉素Ⅳ、先锋四号水化物、盐酸头孢氨苄、一水头孢氨苄。

【临床应用】主要适用于敏感菌所致的下列感染:

1. 呼吸系统感染　如急性扁桃体炎、咽峡炎、中耳炎、鼻窦炎、支气管炎、肺炎等。

2. 泌尿系统感染。

3. 皮肤软组织感染。

【注意事项】

1. 交叉过敏　对一种头孢菌素类药过敏者对其他头孢菌素类

药也可能过敏;对青霉素类、青霉素衍生物或青霉胺过敏者也可能对头孢菌素类药过敏。

2. 禁用　① 对本药或其他头孢菌素类药过敏者。② 有青霉素过敏性休克或即刻反应史者。

3. 慎用　① 对青霉素类药过敏者。② 过敏性体质者。③ 肝、肾功能不全者。④ 有胃肠道疾病史者,特别是溃疡性结肠炎、克罗恩病或假膜性肠炎患者。

4. 药物对儿童的影响　有报道可暂时改变婴儿的肠道细菌平衡而导致腹泻。6 岁以下小儿慎用。

5. 药物对老人的影响　老年患者应根据肾功能情况调整用药剂量或用药间期。

6. 药物对妊娠的影响　可透过胎盘,孕妇须权衡利弊后应用。

7. 药物对哺乳的影响　可经乳汁排出,哺乳期妇女须权衡利弊后应用。

8. 药物对检验值或诊断的影响　① 直接抗球蛋白实验可呈阳性(孕妇产前应用,此阳性反应也可出现于新生儿)。② 以硫酸铜法测定尿糖可呈假阳性,但葡萄糖酶试验法不受影响。③ 采用 Jaffe 反应进行血清和尿肌酸酐测定,可出现测定值假性升高。

【给药护理要点】

1. 按头孢菌素类药物护理总则护理。

2. 使用途径　口服制剂,宜空腹服用,以利吸收。如一日口服剂量超过 4 g,应考虑改用注射用头孢菌素类药物。

头孢拉定　Cefradine

第一代头孢菌素

【其他名称】泛捷复、环己烯胺头孢菌素、环己烯头孢菌素、环烯头孢菌素、己环胺菌素、君必清、菌必清、克必力、赛福定、水环己烯胺头孢菌素、头孢环己烯、头孢菌素Ⅵ号、头孢拉啶、头孢雷定、头孢六号、头孢瑞丁、先锋定、先锋霉素Ⅵ号、先锋瑞丁、新达德雷、一水环己烯胺头孢菌素、佑益赐福瑞定。

【临床应用】适用于治疗敏感菌所致的急性咽炎、扁桃体炎、中耳炎、支气管炎、肺炎等呼吸道感染,以及泌尿生殖道感染、皮肤软组织感染等。

【注意事项】

1. 交叉过敏　对一种头孢菌素过敏者对其他头孢菌素类药也可能过敏。对青霉素类、青霉素衍生物过敏者也可能对头孢菌素过敏。

2. 禁用　① 对本药或其他头孢菌素类药过敏者。② 有青霉素过敏性休克或即刻反应史者。

3. 慎用　① 对青霉素过敏者。② 过敏性体质者。③ 肝、肾功能不全者。④ 胃肠道疾病,特别是抗生素相关性肠炎患者。

4. 药物对妊娠的影响　可透过胎盘屏障,孕妇慎用。

5. 药物对哺乳的影响　可经乳汁分泌,可暂时改变婴儿的肠道菌群平衡而导致腹泻,哺乳妇女应用时须权衡利弊。

6. 药物对检验值或诊断的影响　① 直接抗球蛋白实验可呈阳性反应。② 以硫酸铜法测定尿糖可呈假阳性。

7. 用药前后及用药时应当检查或监测　长期用药时应检查肝、肾功能和血常规。

【给药护理要点】

1. 按头孢菌素类药物护理总则护理。

2. 配伍禁忌　与硫酸阿米卡星、庆大霉素、卡那霉素、妥布霉素、新霉素、盐酸金霉素、盐酸四环素、盐酸土霉素、多黏菌素 E 甲磺酸钠、硫酸多黏菌素 B、葡萄糖酸红霉素、乳糖酸红霉素、林可霉素、氨茶碱、可溶性巴比妥类、氯化钙、葡萄糖酸钙、盐酸苯海拉明和其他抗组胺药、利多卡因、去甲肾上腺素、间羟胺、哌甲酯、琥珀胆碱等。偶亦可能与下列药物发生配伍禁忌:青霉素、甲氧西林、琥珀酸氢化可的松钠、苯妥英钠、丙氯拉嗪(Prochlorperazine)、维生素 B 族和维生素 C、水解蛋白。注射用头孢拉定中含有碳酸钠,与含钙溶液(林格液、葡萄糖和乳酸林格液)等药物呈配伍禁忌。

头孢羟氨苄　Cefadroxil

第一代头孢菌素

【其他名称】安泰、氨羟苄头孢菌素、奥特林、顶克、恒林、来斯、力欣奇、欧意、羟氨苄头孢菌素、赛锋、赛复喜、使力安、水头孢羟氨苄、仙逢久。

【临床应用】主要用于治疗敏感菌所致的下列感染:

1. 泌尿生殖系统感染　如尿道炎、膀胱炎、前列腺炎、肾盂肾炎、淋病等。

2. 呼吸系统感染　如咽喉炎、扁桃体炎、支气管炎、肺炎、中耳炎、鼻窦炎等。

3. 皮肤软组织感染　如蜂窝织炎、疖等。

【注意事项】

1. 交叉过敏　对一种头孢菌素类药过敏者对其他头孢菌素类药也可能过敏;对青霉素类、青霉素衍生物或青霉胺过敏者也可能对头孢菌素类药过敏。

2. 禁用　① 对本药或其他头孢菌素类药过敏者。② 有青霉素过敏性休克或即刻反应史者。

3. 慎用　① 对青霉素类药过敏者。② 过敏性体质者。③ 肝、肾功能不全者。④ 有胃肠道疾病史者,特别是溃疡性结肠炎、克罗恩病或假膜性肠炎患者。

4. 药物对老人的影响　老年患者肾功能减退,用药时须调整剂量。

5. 药物对妊娠的影响　可透过胎盘屏障,孕妇慎用。

6. 药物对哺乳的影响　可分泌入乳汁,虽尚无哺乳期妇女应用发生问题的报道,但仍须权衡利弊后应用。

7. 药物对检验值或诊断的影响　① 直接抗球蛋白实验可呈阳性。② 以硫酸铜法测定尿糖可呈假阳性。

【给药护理要点】

1. 按头孢菌素类药物护理总则护理。

2. 使用途径　口服,片剂可直接口服或溶于40℃以下温开水中口服,颗粒剂应溶于 40℃ 以下温开水中口服。如每日口服剂量需超过 4 g 时,应考虑改用注射用头孢菌素类药物。

3. 过量处理　没有特效的解毒剂,用药过量时主要为对症和支持疗法。对于摄入量超过 250 mg/kg 者,应进行催吐洗胃,必要时也可采用血液透析清除部分药物。

4. 不良反应　不宜长时间服用,以免引起假膜性肠炎。

★头孢唑林钠　Cefazolin Sodium

第一代头孢菌素

【其他名称】凯复卓、凯复唑、赛福宁、头孢 5 号、头孢菌素 5 号、头孢菌素 V、头孢霉素 V、头孢唑林、无菌头孢唑啉钠、西孢唑啉、西华乐林钠、先锋 5 号钠、先锋 V 号、先锋啉、先锋霉素 V 号、先锋唑林钠、先锋唑啉、唑啉头孢菌素、唑啉头孢菌素钠

【临床应用】

1. 适用于治疗敏感菌所致的支气管炎及肺炎等呼吸道感染、皮肤软组织感染、骨和关节感染、血源性感染、感染性心内膜炎、肝胆系统感染、尿路感染及眼、耳、鼻、喉科等感染。

2. 可作为外科手术(如骨科手术、心脏手术和胆囊切除术)前的预防用药。

【注意事项】

1. 交叉过敏　对一种头孢菌素类药过敏者对其他头孢菌素类药可能过敏;对青霉素类、青霉素衍生物或青霉胺类药过敏者也可能对头孢菌素类药过敏。

2. 禁用　① 对本药或其他头孢菌素类药过敏者。② 对青霉素类药有过敏性休克史者。

3. 慎用　① 对青霉素类抗生素过敏者。② 有胃肠道疾病病史者,特别是溃疡性结肠炎、克罗恩病或假膜性肠炎患者。③ 严重肝、肾功能障碍者。④ 高度过敏性体质者。⑤ 高龄、体弱者。

4. 药物对儿童的影响　不推荐用于早产儿及新生儿。

5. 药物对妊娠的影响　孕妇慎用。

6. 药物对哺乳的影响　在乳汁中含量低,但哺乳妇女用药时仍宜暂停哺乳。

7. 药物对检验值或诊断的影响　① 直接抗球蛋白实验呈阳性反应。② 以硫酸铜法测定尿糖可呈假阳性。③ 以磺基水杨酸进行尿蛋白测定可呈假阳性。④ 用 Jaffe 反应进行血清和尿肌酸酐值测定时可有假性增高。

【给药护理要点】

1. 按头孢菌素类药物护理总则护理。

2. 药物配制与配伍禁忌

(1) 药物配制:① 肌内注射液:每 0.5 g 或 1 g 药物分别加入 2 ml 和 2.5 ml 灭菌注射用水或氯化钠注射液中注射。② 静脉注射液:每 0.5 g 或 1 g 药物溶于 10 ml 灭菌注射用水中,3~5 min 内缓慢静脉注射。③ 静脉滴注液:每 0.5 g 或 1 g 药物溶于 10 ml 灭菌注射用水中,再用 100 ml 稀释液稀释后静滴。配制后应避光保存,室温保存不得超过 48 h。

(2) 配伍禁忌:硫酸阿米卡星、庆大霉素、卡那霉素、妥布霉素、新霉素、盐酸金霉素、盐酸土霉素、盐四环素、葡萄糖酸红霉素、硫酸多黏菌素 B、多粘菌素 E 甲磺酸钠、乳糖酸红霉素、林可霉素、磺胺异噁唑、氨茶碱、可溶性巴比妥类、氯化钙、葡萄糖酸钙、盐酸苯海拉明和其他抗组胺药、多卡因、去甲肾上腺素、间羟胺、哌甲酯、琥珀胆碱等。

3. 过量处理　无特效拮抗药,药物过量时主要给予对症治疗和大量饮水及补液等,血液透析也有助于清除部分药物。

4. 不良反应　有暂时性血清氨基转移酶升高,大剂量应用时应观察有无惊厥和其他中枢神经系统症状,肾功能减退患者尤易发生。恶心、呕吐等胃肠道反应较为少见。不宜用于中枢神经系统感染及治疗淋病、梅毒等。

头孢硫脒　Cefathiamidine

第一代头孢菌素

【其他名称】仙力素、硫脒孢霉素、硫脒头孢菌素、头孢菌素 18 号、先锋霉素 18 号。

【临床应用】临床上主要适用于治疗敏感菌所致的下列感染：

1. 呼吸系统感染　如咽峡炎、扁桃体炎、肺炎、肺脓肿等。

2. 腹内感染　如肝及胆道感染、腹膜炎等。

3. 泌尿、生殖系统感染。

4. 皮肤、软组织感染。

5. 心内膜炎、血源性感染等其他严重感染。

【注意事项】

1. 交叉过敏　对一种头孢菌素类药过敏者对其他头孢菌素类药也可能过敏；对青霉素类、青霉素衍生物或青霉胺过敏者也可能对头孢菌素类药过敏。

2. 禁用　① 对本药或其他头孢菌素类药过敏者。② 有青霉素过敏性休克或即刻反应史者。

3. 慎用　① 对青霉素过敏者。② 有胃肠道疾病史者，特别是溃疡性结肠炎、克罗恩病或假膜性结肠炎者。③ 严重肝、肾功能不全者。

4. 药物对老人的影响　老年患者肾功能减退，应用时须适当减量。

5. 药物对妊娠的影响　早期妊娠患者慎用。

6. 药物对哺乳的影响　头孢菌素类药可经乳汁排出，虽尚未见哺乳妇女用药后发生问题的报道，但哺乳妇女用药仍须权衡利弊。

7. 药物对检验值或诊断的影响　① 直接抗球蛋白实验可呈阳性。② 以磺基水杨酸进行尿蛋白测定时可呈假阳性。③ 以硫酸铜法测定尿糖，可呈假阳性。④ 采用 Jaffe 反应进行血清和尿肌酸酐值测定，可有测定值假性升高。

8. 用药前后及用药时应当检查或监测　长期用药时应常规监测肝、肾功能和血象。

【给药护理要点】

1. 按头孢菌素类药物护理总则护理。

2. 药物配制　药液宜现用现配,配制后不宜久置。

3. 过量处理　一般采用对症及支持治疗。长期用药时可致菌群失调,发生二重感染。

4. 使用途径　肌内注射或静脉给药,肌内注射可致注射部位局部红肿、疼痛、硬结,静脉给药时可发生血栓性静脉炎。

5. 不良反应　不良反应可见皮疹、发热等过敏反应,偶见过敏性休克。偶致肝、肾毒性。

头孢克洛　Cefaclor

第二代头孢菌素

【其他名称】赐福乐素、单水头孢氯氨苄、迪素、恒运、可福乐、克林社福、克赛福、立特罗、龙威欣、氯氨苄头孢菌素、氯头孢菌素、曼宁、胜寒、施华洛、帅先、头孢克罗、头孢克罗单水化物、头孢氯氨苄、希刻劳、希诺、希优洛、喜福来、欣可走、欣可诺、新达罗、再克。

【临床应用】适用于敏感菌所致下列部位的轻、中度感染:

1. 呼吸系统感染　如扁桃体炎、扁桃体周围炎、咽喉炎、支气管炎、肺炎、支气管肺炎、哮喘和支气管扩张伴感染、中耳炎、外耳炎、鼻窦炎及手术后感染。

2. 泌尿生殖系统感染　如急性或慢性肾盂肾炎、膀胱炎、前列腺炎、淋球菌性尿道炎等。

3. 皮肤软组织感染　如毛囊炎、疖、丹毒、蜂窝织炎、脓疱病、痈、痤疮感染、皮下脓肿、创伤感染、乳腺炎、淋巴管炎等。

4. 口腔科感染　如上颌骨周围炎、上颌骨骨膜炎、上颌骨髓炎、急性腭炎、牙槽脓肿、根尖性牙周炎、智齿周围炎、拔牙后感染等。

5. 眼科感染　如睑腺炎、睑炎、急性泪囊炎等。

【注意事项】

1. 交叉过敏　对一种头孢菌素类药过敏者,对其他头孢菌素类药也可能过敏;对青霉素类、青霉素衍生物或青霉胺过敏者,也可能对头孢菌素类药过敏。

2. 禁用　对本药或其他头孢菌素类药过敏者。

3. 慎用　① 对青霉素类、青霉素衍生物或青霉胺过敏者。② 既往有过敏史(尤其对药物)者。③ 本人或直系亲属有支气管哮喘、皮疹、荨麻疹等过敏性体质者。④ 严重肾功能不全者(用药中应监测血药浓度)。⑤ 有胃肠道疾病史,特别是溃疡性结肠炎、克罗恩病或假膜性肠炎患者。⑥ 口服吸收不良、静脉营养或全身状况不良的患者。

4. 药物对儿童的影响　新生儿用药的安全性尚未确定。

5. 药物对老人的影响　有报道,老年患者除虚弱、营养不良或严重肾功能损害外,一般不需调整剂量。

6. 药物对妊娠的影响　可透过胎盘屏障,妊娠及可能妊娠的妇女应慎用。

7. 药物对哺乳的影响　可经乳汁排出,故哺乳妇女应慎用或暂停哺乳。

8. 药物对检验值或诊断的影响　① 直接抗球蛋白实验可呈阳性。② 硫酸铜尿糖试验可呈假阳性,但葡萄糖氧化酶试验法不受影响。③ 采用 Jaffe 反应进行血清和尿肌酸酐值测定,可假性增高。

【给药护理要点】

1. 按头孢菌素类药物护理总则护理。

2. 过量处理　① 用药过量的症状可包括恶心、呕吐、上腹不适、腹泻等。对严重腹泻者需补充水分、电解质及蛋白质者不宜使用减少肠蠕动的止泻剂;但可以口服万古霉素、甲硝唑。② 服用活性炭可减少药物自消化道的吸收。③ 血液透析或腹膜透析有助于清除血清中药物。

3. 其他　治疗期间如发生轻度假膜性肠炎,通常只需停药即可;对中至重度假膜性肠炎或其他二重感染,则应采取适当的治疗措施。

头孢丙烯　Cefprozil

第二代头孢菌素

【其他名称】施复捷、头孢罗齐、头孢普罗、头孢齐尔。

【临床应用】用于敏感菌所致的下列轻、中度感染：

1. 上呼吸道感染　如化脓性链球菌性咽炎或扁桃体炎、肺炎链球菌、流感嗜血杆菌（包括产 β-内酰胺酶菌株）和卡他莫拉菌（包括产 β-内酰胺酶菌株）引起的中耳炎或急性鼻窦炎。

2. 下呼吸道感染　如肺炎链球菌、流感嗜血杆菌（包括产 β-内酰胺酶菌株）和卡他莫拉菌（包括产 β-内酰胺酶菌株）引起的急性支气管炎继发细菌感染和慢性支气管炎急性发作。

3. 皮肤和皮肤软组织感染　如金黄色葡萄球菌（包括产青霉素酶菌株）和化脓性链球菌引起的非复杂性皮肤和皮肤软组织感染。

【注意事项】

1. 交叉过敏　对一种头孢菌素类药过敏者对其他头孢菌素类药也可能过敏，对青霉素类、青霉素衍生物或青霉胺过敏者也可能对头孢菌素类药过敏。

2. 禁用　① 对本药或其他头孢菌素类药过敏者。② 有青霉素类药物过敏性休克或其他严重过敏反应史者不宜使用。

3. 慎用　① 对青霉素类、青霉素衍生物及青霉胺过敏者。② 肾功能不全者。③ 有胃肠道疾病史者，尤其是溃疡性结肠炎、克罗恩病或假膜性肠炎患者。④ 同时服用强利尿剂者。

4. 药物对儿童的影响　尚无 6 个月以下儿童使用的安全性及疗效资料，但已有其他头孢菌素类药物在新生儿体内蓄积（由于在此年龄段儿童药物半衰期延长）的报道。

5. 药物对老人的影响　65 岁以上老人使用，与健康成人志愿者对比，药物浓度-时间曲线下面积（AUC）增高 35%～60%。肌酐清除率下降 40%。

6. 药物对妊娠的影响　孕妇慎用。

7. 药物对哺乳的影响　哺乳妇女一次口服 1g，可在乳汁中测得少量药物，哺乳妇女应慎用或暂停哺乳。

8. 药物对检验值或诊断的影响　① 直接抗球蛋白实验可呈阳性。② 硫酸铜法测定血糖可呈假阴性，铜还原法测尿糖可呈假阳性。

9. 用药前后及用药时应当检查或监测　肾功能不全者在用药前和用药期间,需严密观察临床症状并监测肾功能。

【给药护理要点】

1. 按头孢菌素类药物护理总则护理。

2. 过量处理　对严重过量,尤其是肾功能不全患者,采用血液透析有助于清除。

3. 使用途径　口服。由于血液透析可清除体内部分头孢丙烯,故血透患者应在透析完毕后服用。

4. 不良反应　可发生恶心、呕吐、腹泻等胃肠道反应,治疗期间如发生二重感染,应采取适当的措施。对用药后所致的轻度假膜性肠炎,仅需停用药物;而中至重度病例,应根据临床症状调节水和电解质平衡、补充蛋白,并用对耐药菌有效的抗菌药物治疗。

5. 其他　因头孢丙烯口服混悬液含有苯丙氨酸,患有苯丙酮尿症的患者不宜服用混悬液制剂。

★头孢呋辛钠　Cefuroxime Sodium

第二代头孢菌素

【其他名称】安可欣、奥一先、巴欣、赐福乐信、达力欣、达力新、呋肟霉素、呋肟头孢菌素、呋肟头孢菌素钠、伏乐欣、伏乐新、嘉诺欣、金茂、凯帝辛、库欣、力复乐、立键新、立健新、丽扶欣、联邦赛福欣、明可欣、派威欣、瑞呋欣、舒贝洛、司佩定、特力欣、头孢氨呋肟、头孢氨呋肟钠、头孢氨呋肟乙酯、头孢氨呋肟、头孢呋肟、头孢呋肟氨甲酸酯钠、头孢呋肟钠、头孢蚨肟酯、头孢跌辛阿昔酯、头孢跌辛钠、头孢蚨辛乙酰氧乙酯、头孢呋辛酯、西力达、西力欣、西力新、希路信、协诺信、欣路信、新福欣、新菌灵、信立欣、亚星、逸可仙、优乐新、运泰。

【临床应用】适用于治疗敏感菌或敏感病原体所致的下列感染:

1. 呼吸系统感染　如急性咽炎、扁桃体炎、中耳炎、鼻窦炎、急性支气管炎、慢性支气管炎急性发作、支气管扩张合并感染、细菌性肺炎、肺脓肿和术后肺部感染等。

2. 泌尿生殖系统感染　如急慢性肾盂肾炎、膀胱炎、盆腔炎、无症状性菌尿症,以及耐青霉素菌株所致单纯性(无并发症)或有并发症的淋病。

3. 骨和关节感染 如骨髓炎及脓毒性关节炎等。

4. 皮肤软组织感染 如蜂窝织炎、腹膜炎、丹毒、脓疱病及创伤感染等。

5. 预防手术感染 如腹部骨盆及矫形外科手术,心脏、肺部、食管及血管手术,全关节置换手术中的预防感染。

6. 其他 如血源性感染、脑膜炎(尤适用于对磺胺类、青霉素或氨苄西林耐药的脑膜炎球菌、流感嗜血杆菌所致脑膜炎)等严重感染,也可用于不产青霉素酶的淋病奈瑟球菌引起的女性单纯性淋病性直肠炎和由博氏疏螺旋体引起的早期游走性红斑(Lyme病)等。

【注意事项】

1. 交叉过敏 对一种头孢菌素类药过敏者对其他头孢菌素类药也可能过敏;对青霉素类、青霉素衍生物或青霉胺过敏者也可能对头孢菌素类药过敏。

2. 禁用 ① 对本药或其他头孢菌素类药过敏者。② 有青霉素过敏性休克或即刻反应史者不宜使用。

3. 慎用 ① 对青霉素类药过敏者。② 高度过敏性体质者。③ 严重肝、肾功能不全者。④ 有胃肠道疾病史者,特别是溃疡性结肠炎、克罗恩病或假膜性肠炎者。

4. 药物对儿童的影响 3 个月以下儿童不推荐使用。有报道新生儿对头孢菌素有蓄积作用,且 3 个月以下儿童使用的安全性和有效性尚未确定。

5. 药物对老人的影响 有资料表明老年患者口服头孢呋辛酯,血清消除半衰期较健康成人延长,但老年患者口服,不必根据年龄调整剂量。目前缺乏老年患者使用注射剂的研究资料。

6. 药物对妊娠的影响 可透过胎盘,孕妇用药应权衡利弊。

7. 药物对哺乳的影响 可经乳汁排出,哺乳妇女用药应权衡利弊。如需使用,应暂停哺乳。

8. 药物对检验值或诊断的影响 ① 直接抗球蛋白实验可出现

阳性反应。② 硫酸铜尿糖试验可呈假阳性,但葡萄糖酶试验法则不受影响。

9. 用药前后及用药时应当检查或监测　用药时应监测肾功能,尤其对接受高剂量的重症患者。

【给药护理要点】

1. 按青霉素类药物护理总则护理。

2. 药物配制与配伍禁忌

(1) 药物配制:① 肌注用 0.5% 利多卡因溶解以减轻疼痛。② 须新鲜配制,若稀释后有白色结晶析出,可振摇或稍加温溶解后应用。不能用碳酸氢钠溶液溶解。不可与其他抗菌药物在同一注射容器内给药。不同浓度的溶液可呈微黄色至琥珀色,本品粉末混悬液和溶液在不同的存放条件下颜色可变深。

(2) 配伍禁忌:① 避免与肾毒性药物、强利尿剂合用,以免损伤肾脏。② 与四环素、多黏菌素 E、卡那霉素和葡萄糖酸钙混合易出现沉淀。③ 与氯化钙、氯丙嗪、乳糖酸红霉素、水解蛋白、氨茶碱、阿拉明去甲肾上腺素或维生素 B、维生素 C 混合输注,易使本品效价降低。

3. 使用途径　口服、肌内注射、静脉用药。肌内注射区轻度疼痛。

4. 不良反应　不良反应轻而短暂,以皮疹多见。约 5% 的患者发生血清氨基转移酶升高,尚有嗜酸性粒细胞增多、血红蛋白降低,偶见 Coombs 试验阳性。肾功能不全者应减量。

头孢呋辛酯　Cefuroxime Axetil

第二代抗生素

【其他名称】新菌灵

【临床应用】用于敏感菌所致的上、下呼吸道以及泌尿系统、皮肤和软组织等部位感染。

【给药护理要点】

1. 按青霉素类药物护理总则护理。

2. 使用途径　口服,一般疗程为 7 日。

3. 慎用　因不可压碎给药,应餐后整片吞服,故幼儿不宜用。

头孢美唑　**Cefmetazole**

第二代头孢菌素

【其他名称】先锋美他醇、头孢甲氧氰唑。

【临床应用】用于葡萄球菌、大肠杆菌、克雷伯杆菌、吲哚阴性和阳性杆菌、拟杆菌等微生物的敏感菌株所致的肺炎、支气管炎、胆道感染、腹膜炎、泌尿系统感染、子宫及附件感染等。

【注意事项】

1. 交叉过敏　对一种头孢菌素类药过敏者,对其他头孢菌素类药也可能过敏,对青霉素类、青霉素衍生物或青霉胺过敏者,也可能对头孢菌素类药过敏。

2. 禁用　对本药或其他头孢菌素类药过敏者。

3. 慎用　① 对其他头孢菌素类药物过敏者,以及过敏体质者应慎用。② 由于主要经肾排泄,肾功能受损者应慎用。

4. 药物对妊娠的影响　孕妇应慎用。

5. 药物对哺乳的影响　可少量分泌入乳汁中,哺乳妇女应慎用或暂停哺乳。

【给药护理要点】

1. 按青霉素类药物护理总则护理。

2. 配制方法　静脉注射或静脉滴注。溶剂可选用等渗氯化钠注射液或 5% 葡萄糖液,静注时还可用灭菌注射用水(但不适用于滴注,因渗透压过低)。

3. 不良反应　可致过敏,出现荨麻疹、皮疹、药热等,偶可致休克。偶可致 BUN 升高,停药后可恢复。嗜酸性粒细胞增多、白细胞减少以及红细胞减少。少数患者可有氨基转移酶和碱性磷酸酶升高。消化道不良反应有恶心、呕吐和腹泻等。极少数病例可致假膜性肠炎,也可致念珠菌二重感染。

头孢西丁钠　Cefoxitin Sodium

是由链霉菌产生的头霉素,经半合成制得的一类新型抗生素,其母核与头孢菌素相似,且抗菌性能也类似,习惯列入第二代头孢菌素类中。

【其他名称】噻吩头孢甲氧菌素、甲氧头霉噻吩、先锋美吩、美福仙。

【临床应用】应用于敏感的革兰阴性菌或厌氧菌所致的下呼吸道、泌尿生殖系、腹腔、骨和关节、皮肤和软组织等部位感染,也可用于血源性感染。

【注意事项】

1. 交叉过敏　对一种头孢菌素类药过敏者对其他头孢菌素类药也可能过敏;对青霉素类、青霉素衍生物或青霉胺过敏者也可能对头孢菌素类药过敏。

2. 禁用　① 对本药或其他头孢菌素类药过敏者。② 有青霉素过敏性休克或即刻反应史者。

3. 慎用　① 对青霉素类药过敏者。② 严重肝、肾功能不全者。

【给药护理要点】

1. 按青霉素类药物护理总则护理。

2. 配伍禁忌　本品与多数头孢菌素均有拮抗作用,配伍应用可致抗菌疗效减弱。

3. 使用途径　静脉用药、肌内注射。

4. 其他　参见头孢呋辛。长期用药可发生菌群失调和二重感染,可引起念珠菌病及维生素 K、维生素 B 缺乏。

头孢他啶　Ceftazidime

第三代头孢菌素

【其他名称】中诺奇奥、安赛定、得定、二叶定、复达欣、复达新、凯福定、凯复定、立键亭、塞诺啶、噻甲羧肟头孢菌素、善泰定、舒而欣、舒秦、泰得欣、头孢齐定、头孢噻甲羧肟、头孢噻甲羧肟五水化物、头孢羧甲噻肟、头孢他啶钠、头孢他啶五水化物、头孢塔齐定、西米特、新天欣、雪宁、中诺立维。

【临床应用】用于敏感菌所致的下列感染：

1. 下呼吸道感染　如肺炎、肺脓肿、支气管炎、支气管扩张伴感染、囊肿纤维化患者合并假单胞菌属肺部感染。

2. 腹内感染　如胆囊炎、胆管炎、腹膜炎等。

3. 泌尿、生殖系统感染　如急性或慢性肾盂肾炎、肾脓肿、前列腺炎、尿道炎、子宫附件炎、盆腔炎等。

4. 皮肤及皮肤软组织感染　如蜂窝织炎、严重烧伤或外伤感染。

5. 严重耳鼻喉感染　如中耳炎、恶性外耳炎、乳突炎、鼻窦炎等。

6. 骨、关节感染　如骨髓炎、脓毒性关节炎等。

7. 其他严重感染　如血源性感染、脑膜炎等。

8. 尤其适用于由多种耐药革兰阴性杆菌引起的免疫缺陷者感染、医院内感染以及革兰阴性杆菌或铜绿假单胞菌所致的中枢神经系统感染。

【注意事项】

1. 交叉过敏　对一种头孢菌素类药过敏者，对其他头孢菌素类药也可能过敏；对青霉素类、青霉素衍生物或青霉胺过敏者，也可能对头孢菌素类药过敏。

2. 禁用　① 对本药或其他头孢菌素类药过敏者。② 有黄疸或有严重黄疸倾向的新生儿。③ 有青霉素过敏性休克或即刻反应史者。

3. 慎用　① 对青霉素类药过敏者。② 过敏性体质者。③ 严重肝肾功能不全者。④ 有胃肠道疾病史者，特别是溃疡性结肠炎、克罗恩病或假膜性肠炎者。⑤ 高龄体弱者。

4. 药物对儿童的影响　早产儿及 2 个月以内新生儿慎用。

5. 药物对妊娠的影响　可透过胎盘，孕妇须权衡利弊后用药。

6. 药物对哺乳的影响　可经乳汁排出，哺乳妇女须权衡利弊后用药。

7. 药物对检验值或诊断的影响　① 用硫酸铜尿糖试验可能出

现假阳性。② 抗球蛋白实验(Coombs 实验)可出现阳性反应。

8. 用药前后及用药时应当检查或监测　① 长期用药时应常规检测肝功能和血常规。② 有肝肾功能损害和(或)胆道阻塞者使用时应进行血药浓度监测。

【给药护理要点】

1. 按青霉素类药物护理总则护理。

2. 药物配制与配伍禁忌

(1) 药物配制:① 肌内注射液:1.5 ml 注射用水或 0.5%～1% 盐酸利多卡因液加入 500 mg 装瓶中(或 3 ml 加入 1 g 装瓶中),完全溶解后,作深部肌内注射。② 静脉用溶液:5 ml 注射用水加入 0.5 g 装瓶中(或 10 ml 注射用水加入 1 g 或 2 g 装瓶中),完全溶解后,于 3～5 min 内缓慢静脉推注;或将上述溶解后的药液(含 1～2 g)用 5% 葡萄糖注射液或生理盐水 100 ml 稀释后静脉滴注 20～30 min。在碳酸氢钠溶液中的稳定性较在其他溶液中差;生理盐水、5% 葡萄糖注射液或乳酸钠稀释而成的静脉注射液(20 mg/ml),在室温下存放不宜超过 24 h。

(2) 配伍禁忌:与硫酸阿米卡星、庆大霉素、卡那霉素、妥布霉素、新霉素、盐酸金霉素、盐酸四环素、盐酸土霉素、万古霉素、多黏菌素 E 甲磺酸钠、硫酸多黏菌素 B、葡萄糖酸红霉素、乳糖酸红霉素、林可霉素、磺胺异噁唑、氨茶碱、可溶性巴比妥类、氯化钙、葡萄糖酸钙、盐酸苯海拉明和其他抗组胺药、利多卡因、去甲肾上腺素、间羟胺、哌甲酯、琥珀胆碱等呈配伍禁忌。可能与下列药物发生配伍禁忌:青霉素、甲氧西林、琥珀酸氢化可的松、苯妥英钠、丙氯拉嗪、维生素 B 族和维生素 C、水解蛋白。与氨基糖苷类抗生素不能在同一容器中混合静脉滴注。遇碳酸氢钠不稳定,不可配伍。

3. 使用途径　静脉滴注,不宜作快速静脉推注。6 岁以下幼儿及对利多卡因或酰胺类局部麻醉药过敏者,不宜肌内注射。

4. 过量处理　① 立即停药,保护患者气道通畅;② 监测和维护患者的生命体征、血气、电解质等;③ 对严重过量者,尤其是肾功能不全患者,可应用血液透析或腹膜透析清除部分药物。

5. 不良反应　有皮疹、药物热、腹泻等。

头孢克肟　Cefixime

第三代头孢菌素

【其他名称】氨噻肟烯头孢菌素、达力芬、立键克、琪安、勤克沃、世福素、速普乐、西复欣、新福素。

【临床应用】适用于治疗敏感菌所致的下列感染：

1. 呼吸系统感染　如慢性支气管炎急性发作、急性支气管炎并发细菌感染、支气管扩张合并感染、肺炎等。

2. 泌尿系统感染　如肾盂肾炎、膀胱炎、淋球菌性尿道炎等。

3. 胆道感染　如胆囊炎、胆管炎等。

4. 其他　如中耳炎、鼻窦炎、猩红热等。

【注意事项】

1. 交叉过敏　对一种头孢菌素类药过敏者对其他头孢菌素类药也可能过敏；对青霉素类、青霉素衍生物或青霉胺过敏者也可能对头孢菌素类药过敏。

2. 禁用　对本药或其他头孢菌素类药过敏者。

3. 慎用　① 对青霉素类抗生素过敏者。② 本人或直系亲属系过敏性体质者。③ 肾功能不全者。④ 经口给药困难或非经口摄取营养者及恶病质患者（可能出现维生素 K 缺乏）。⑤ 假膜性肠炎患者。

4. 药物对儿童的影响　6 个月以下儿童使用的安全性和有效性尚未确定。

5. 药物对老人的影响　有报道老人使用的血药浓度峰值可较年轻人高 26%。

6. 药物对妊娠的影响　妊娠期妇女使用的安全性和有效性尚未确立，孕妇或可能妊娠的妇女，须权衡利弊后用药。

7. 药物对哺乳的影响　尚不清楚是否经乳汁分泌，必须使用时应暂停哺乳。

8. 药物对检验值或诊断的影响　① 硫酸铜法测定尿糖可呈假

阳性。② 直接抗球蛋白实验可呈阳性。

9. 用药前后及用药时应当检查或监测　用药过程中应定期进行肾功能和血液检查。

【给药护理要点】

1. 按头孢菌素类药物护理总则护理。

2. 皮试液浓度为300 U/ml，皮内注射0.05～0.1 ml，20 min后观察皮试结果。

3. 药物配制与配伍禁忌

(1) 药物配制：可用注射用水、0.9%氯化钠注射液、5%葡萄糖注射液溶解后缓慢静脉注射，也可加在10%葡萄糖注射液、电解质注射液或氨基酸注射液中静脉滴注0.5～2 h。溶解后在室温下放置不宜超过7 h，冰箱中放置不宜超过48 h。

(2) 配伍禁忌：与氨基糖苷类药、异丙嗪、非格司亭等药物呈配伍禁忌，联用时不能混合置于同一容器中，以免产生沉淀。

4. 过量处理　药物过量时一般采用对症治疗和支持治疗：① 如有临床指征，可应用抗惊厥药。② 对严重过量患者可采用血液透析清除部分药物。

5. 其他　用药过程中如发生抗生素相关性肠炎，停药并采取相应措施。对假膜性结肠炎中至重度病例需要补充液体、电解质和蛋白，必要时口服甲硝唑或万古霉素。对于严重的水样腹泻，应慎用可抑制肠蠕动的止泻药。

头孢哌酮钠　Cefoperazone Sodium

第三代头孢菌素

【其他名称】达诺欣、二叶必、利君派舒、利君派同、立键桐、林美欣、麦道必、派同、派先、羟蹶唑头孢菌素、瑞特安、赛必欣、赛福必、泰福欣、头孢必、头孢菌素钠、头孢哌酮、头孢氧哌羟苯唑、头孢氧哌唑、头孢氧哌唑钠、先必先、先锋必、先锋必索、先锋哌酮、先锋哌酮钠、先锋哌唑酮、先锋培酮、先锋松、先抗、先舒、氧哌羟苯头孢菌素、氧哌羟苯唑、氧哌羟苯唑头孢菌素、氧哌羟苯唑头孢菌素钠、氧哌嗪头孢、依美欣、益君必。

【临床应用】

1. 用于治疗敏感菌所致的呼吸道感染、泌尿道感染、胆道感染、皮肤软组织感染、血源性感染、脑膜炎、创伤及手术后感染。

2. 与抗厌氧菌药联用，用于治疗敏感菌所致的腹膜炎、盆腔感染。

【注意事项】

1. 交叉过敏　对一种头孢菌素类药过敏者对其他头孢菌素类药也可能过敏；对青霉素类、青霉素衍生物或青霉胺过敏者也可能对头孢菌素类药过敏。

2. 禁用　① 对本药或其他头孢菌素类药过敏者。② 有青霉素过敏性休克和即刻反应史者。

3. 慎用　① 对青霉素类药过敏者。② 严重肝、肾功能不全者。③ 严重胆道梗阻者。④ 有胃肠道疾病史者，特别是溃疡性结肠炎、克罗恩病或假膜性结肠炎患者。⑤ 过敏性体质者。⑥ 高龄体弱者。

4. 药物对儿童的影响　用于婴儿感染的治疗，缺乏对早产儿和新生儿用药安全性和有效性的研究，新生儿和早产儿用药须权衡利弊。

5. 药物对妊娠的影响　可透过胎盘屏障，孕妇用药应权衡利弊。在剂量高达人用量 10 倍的动物试验中未见生育力受损和致畸效应，但尚缺乏孕妇使用的研究资料。

6. 药物对哺乳的影响　可少量分泌入乳汁中，哺乳期妇女用药期间宜暂停哺乳。

7. 药物对检验值或诊断的影响　① 用硫酸铜法进行尿糖测定时可呈假阳性。② 直接抗球蛋白实验可呈阳性。

【给药护理要点】

1. 按头孢菌素类药物护理总则护理。

2. 药物配制与配伍禁忌

(1) 药物配制：① 肌内注射液：每 1 g 药物加入灭菌注射用水

2.8 ml，浓度在 250 mg/ml 以上时，应同时加入 2%盐酸利多卡因注射液。注射时采用深部肌内注射，注射于臀大肌或前股肌肉。早产儿、新生儿、6 岁以下幼儿及对利多卡因或酰胺类局部麻醉药过敏者，不宜使用肌内注射。② 静脉注射液：每 1 g 药物以葡萄糖或氯化钠稀释液 40 ml 溶解至最终浓度 25 mg/ml，静脉注射液不能加入利多卡因，且注射时间不得少于 3～5 min。③ 静脉滴注液：每 1～2 g 药物溶解于 100～200 ml 5%葡萄糖注射液、0.9%氯化钠注射液或其他稀释液中，其浓度为 5～25 mg/ml，于 30～60 min 快速静脉滴注。室温(15～25℃)下保存的配制溶液应在 24 h 之内使用（超过此保存时间而未使用，应弃去）。

（2）配伍禁忌：与阿米卡星、庆大霉素、卡那霉素 B、多西环素、甲氯芬酯、阿义马林(缓脉灵)、苯海拉明钙和门冬氨酸钾镁、盐酸羟嗪(安太乐)、普鲁卡因胺、氨茶碱、丙氯拉嗪、细胞色素 C、喷他佐辛(镇痛新)、抑肽酶、胶体制剂及含胺、胺碱制剂等呈配伍禁忌。

3. 过量处理　无特效拮抗药，药物过量时主要采取对症和支持疗法：① 有临床指征时可使用抗惊厥药。② 必要时可采用血液透析清除血液中部分药物。

4. 其他　① 用药期间及停药后 5 日内应避免饮酒、口服或静脉输入含乙醇的药物、食物或饮料，以避免发生"双硫仑样反应"。② 含四氮唑硫甲基侧链，若长时间、大剂量用药时应适当加服维生素 K、维生素 B 等，以预防凝血功能障碍。③ 营养不良或吸收不良的患者(如囊性纤维变性)以及长期由静脉输注营养的患者用药后容易出现维生素 K 缺乏，应密切监测其凝血酶原时间，必要时应加用维生素 K。④ 抗生素相关性假膜性肠炎，中到重度患者可能需要补充液体、电解质和蛋白质，必要时可给予口服甲硝唑或万古霉素，但对严重的水样便腹泻不宜使用抗肠蠕动药和止泻药。

★头孢曲松钠　Ceftriaxone Sodium
第三代头孢菌素
【其他名称】罗氏芬、999 罗塞秦、安迪芬、安塞隆、氨噻三嗪头孢菌素,泛生舒复、果复每、菌必治、菌得治、凯塞欣、抗菌治、克天林、立键松、丽珠芬、罗塞秦、曲沙、噻肟三嗪、赛福松、三九罗噻嗪、泰普林、头孢氨噻三嗪、头孢曲松、头孢噻肟三唪、头三嗪、头孢三嗪钠、头孢三嗪噻肟、头孢三嗪噻肟钠、头孢泰克松、西华瑞隆、先嗪、消可治、新菌必治、亚松。

【临床应用】用于治疗敏感菌所致的下列感染:

1. 呼吸道感染　如肺炎、支气管炎等。

2. 腹腔感染　如腹膜炎、胆道及胃肠道感染。

3. 泌尿生殖系统感染(包括淋病)。

4. 皮肤软组织感染。

5. 骨和关节感染。

6. 耳鼻喉感染　如急性中耳炎。

7. 手术前预防感染。

8. 其他严重感染　如脑膜炎、血源性感染。

【注意事项】

1. 交叉过敏　对一种头孢菌素类药过敏者,对其他头孢菌素类药也可能过敏;对青霉素类、青霉素衍生物或青霉胺过敏者,也可能对头孢菌素类药过敏。

2. 禁用　① 对本药或其他头孢菌素类药过敏者。② 有青霉素过敏性休克或即刻反应史者不宜使用。

3. 慎用　① 对青霉素类药过敏者。② 过敏性体质者。③ 肝、肾功能不全者。④ 胆道阻塞者。⑤ 有胃肠道疾病史者,特别是溃疡性结肠炎、克罗恩病或假膜性结肠炎患者。

4. 药物对儿童的影响　出生体重低于 2 kg 的新生儿使用的安全性尚未确定,应慎用或避免使用。

5. 药物对妊娠的影响　可透过胎盘,孕妇须权衡利弊后用药。使用 20 倍人用剂量进行小鼠及大鼠生殖毒性试验,未见胚胎毒性和致畸作用,但尚未在孕妇中进行良好对照的临床试验。

6. 药物对哺乳的影响　可经乳汁排出,哺乳妇女须权衡利弊后应用。

7. 药物对检验值或诊断的影响 ① 以硫酸铜法测定尿糖时可呈假阳性,以葡萄糖酶法测定则不受影响。② 直接抗球蛋白实验可呈假阳性。③ 胆囊超声图可出现异常(由于钙盐沉积所致阴影)。

8. 用药前后及用药时应当检查或监测 ① 严重肝、肾功能不全者,应监测血药浓度。② 维生素 K 缺乏者,应监测凝血酶原时间。③ 长期使用时,应监测血象。

【给药护理要点】

1. 按头孢菌素类药物护理总则护理。

2. 药物配制与配伍禁忌

(1) 药物配制:① 肌内注射液:将 3.6 ml 灭菌注射用水、氯化钠注射液、5% 葡萄糖注射液或 1% 盐酸利多卡因加入 1g 装瓶中,使其浓度为 250 mg/ml,不宜在一处肌内注射 1 g 以上剂量。② 静脉注射液:将 9.6 ml 灭菌注射用水、氯化钠注射液、5% 葡萄糖注射液或 1% 盐酸利多卡因加入 1 g 装瓶中,使其浓度为 100 mg/ml,注射时间不少于 2~4 min。予 5~10 min 内缓慢注射。注射液应现配现用,若溶解后溶液呈微黄色,并不影响疗效。③ 静脉滴注液:1 g 溶于 4 ml 0.9% 氯化钠注射液或 5% 葡萄糖注射液中,再用同一溶剂稀释至 100~250 ml 静脉滴注。如使用剂量大于 50 mg/kg,输注时间至少应在 30 min 以上。

(2) 配伍禁忌:已明确与本药呈配伍禁忌的药物包括:氨基糖苷类药、红霉素、四环素、两性霉素 B、万古霉素、氨苯喋啶、血管活性药(间羟胺、去甲肾上腺素等)、苯妥英钠、氯丙嗪、异丙嗪、维生素 B 族、维生素 C 等。也不能加入哈特曼溶液及林格溶液等含钙的溶液中使用。

3. 使用途径 由于可能会产生药物间的不相溶现象,故不能与其他药物混合使用,需联合用药时应分开使用。6 岁以下婴幼儿不能肌内注射;对利多卡因或酰胺类局部麻醉药过敏者不宜肌内注射(因不用利多卡因会导致注射部位疼痛)。

4. 过量处理 无特殊解毒剂,用药过量时可采取对症和支持治疗。有临床指征时可给予抗惊厥药。

5. 其他　① 用药期间及停药后 1 周内应避免饮酒,也应避免服含乙醇的药物、饮料或静脉输入含乙醇的药物。② 用本药 48 h 后如发热消退或有证据显示细菌被清除,仍应继续用药至少 48～72 h。③ 注意观察患者有无出血情况,若发生牙龈出血、鼻出血或淤斑等应立即停药,并给予大剂量维生素 K。④ 对中至重度腹泻者,需补充液体、电解质及蛋白质等,不宜使用减少肠蠕动的止泻药,可以口服万古霉素、甲硝唑。

头孢噻肟钠　Cefotaxime Sodium
第三代头孢菌素

【其他名称】氨噻肟头孢、氨噻肟头孢菌素、氨噻肟头孢菌素钠、二叶赛、菌必灭、凯帝龙、凯福捷、凯福隆、凯复龙、克曼欣、立健帅、噻肟头孢菌素、噻肟酯头孢菌素、赛福隆、使特灵、泰可欣、头孢氨噻肟、头孢氨噻肟钠、头孢噻肟、西孢克拉瑞、喜福德、新亚雅太、雅太、治菌必妥。

【临床应用】适用于治疗敏感菌所致下列感染:

1. 下呼吸道感染　如肺炎等。

2. 泌尿、生殖系统感染　如尿路感染、子宫炎、前列腺炎、淋病等。

3. 腹腔感染　如腹膜炎、胆管炎等。

4. 骨、关节、皮肤及软组织感染。

5. 手术感染的预防。

6. 耳、鼻、喉感染。

7. 其他感染　如脑膜炎(包括婴幼儿脑膜炎)、血源性感染、细菌性心内膜炎等。

【注意事项】

1. 交叉过敏　对一种头孢菌素类药过敏者对其他头孢菌素类药也可能过敏;对青霉素类、青霉素衍生物或青霉胺过敏者也可能对头孢菌素类药过敏。

2. 禁用　① 对本药或其他头孢菌素类药过敏者。② 有青霉素过敏性休克或即刻反应史者。

3. 慎用 ① 对青霉素类药过敏者。② 严重肝、肾功能不全者。③ 有慢性胃肠道疾病史者,特别是溃疡性结肠炎、克罗恩病或假膜性肠炎者。④ 过敏体质者。

4. 药物对老人的影响 老年患者应根据肾功能适当减量。

5. 药物对妊娠的影响 可透过胎盘屏障进入胎儿血循环,孕妇应限用于有确切适应证的患者,权衡利弊后使用。

6. 药物对哺乳的影响 可经乳汁排出,虽尚无哺乳期妇女应用发生问题的报告,但哺乳期妇女用药时仍宜暂停哺乳。

7. 药物对检验值或诊断的影响 ① 直接抗球蛋白实验可呈阳性反应(孕妇产前应用,此反应也可出现于新生儿)。② 以硫酸铜法测定尿糖可呈假阳性。③ 当患者尿液中头孢噻肟钠含量超过10 mg/ml 时,以磺基水杨酸进行尿蛋白测定可呈假阳性。

8. 用药前后及用药时应当检查或监测 ① 长期用药时应定期检查肝、肾功能及血、尿常规。② 有显著肝、肾功能损害和(或)胆道梗阻患者用药时应进行血药浓度监测。

【给药护理要点】

1. 按青霉素类药物护理总则护理。

2. 药物配制与配伍禁忌

(1)溶液配制:① 肌内注射液:将 2 ml、3 ml 或 5 ml 灭菌注射用水分别加入 0.5 g、1 g 或 2 g 瓶装中,做深部肌内注射。② 静脉注射液:将至少 10~20 ml 灭菌注射用水与头孢噻肟粉剂混匀,于 5~10 min 内缓慢注射。注射液应现配现用。若溶解后溶液呈现深黄色或棕色,说明药物已发生变质,不能使用。③ 静脉滴注液:2 g 溶于 40 ml 注射用水或 40 ml 10%葡萄糖注射液中,于 20 min 内滴注完;也可溶于 100 ml 等渗液或 10%葡萄糖注射液中,于 40~60 min内滴注完。

(2)配伍禁忌:与氨基糖苷类药、碳酸氢钠、氨茶碱呈配伍禁忌。

3. 使用途径 静脉用药、肌内注射。静脉用药时应作快速静脉滴注或缓慢静脉推注,可用氯化钠注射液或葡萄糖液稀释,但不能与碳酸氢钠液混合。肌内注射如剂量超过 2 g 时,应分不同部位注射。婴幼儿不能肌内注射。

4. 过量处理　无特效拮抗药,药物过量时主要给予对症治疗和大量饮水及补液等,并注意药物对肝、肾功能造成的影响。有临床使用指征时,可应用抗惊厥药。必要时可采用血液透析清除血液中药物。

5. 其他　① 长期使用应警惕发生二重感染。② 嘱患者在用药期间和停药 5 日内不得饮酒和含酒精的饮料,以免引起反应。③ 用药期间,尤其是长期或大剂量应用,或与氨基糖苷类抗生素、高效利尿剂合用时,应密切监测肾功能,并记录每日出入量,定期检查肾功能。停药后仍需观察数月。④ 长期用药易致菌群失调,应特别注意念珠菌感染和假膜性肠炎的发生。嘱患者若腹泻超过5次/天,应给予相应处理。⑤ 每次给药时可让患者服用 120 ml 全脂牛奶或酸奶,以保护肠黏膜,预防感染。⑥ 对中至重度假膜性肠炎患者,补充液体、电解质和蛋白质;必要时口服甲硝唑、杆菌肽、考来烯胺或万古霉素;对于严重的水样腹泻,应慎用能抑制肠蠕动的止泻药。

头孢地嗪　Cefodizime

第三代头孢菌素

【其他名称】头孢地秦钠、莫敌。

【临床应用】临床用于敏感菌所致的下呼吸道、泌尿系统感染。

【注意事项】

1. 交叉过敏　对一种头孢菌素类药过敏者,对其他头孢菌素类药也可能过敏;对青霉素类、青霉素衍生物或青霉胺过敏者,也可能对头孢菌素类药过敏。

2. 禁用　对本药或其他头孢菌素类药过敏者。

3. 药物对妊娠的影响　孕妇应慎用。

4. 药物对哺乳的影响　可少量分泌入乳汁中,哺乳妇女应慎用或暂停哺乳。

5. 用药前后及用药时应当检查或监测 有引起凝血因子 Ⅱ 活性下降危险因素的患者(如肝、肾功能不全,营养不良及延长抗菌治疗的患者),应监测凝血酶原时间。

【给药护理要点】

1. 按头孢菌素类药物护理总则护理。

2. 不良反应 有 ALT、AST 和 APH 升高,血小板减少,嗜酸性粒细胞增多,白细胞减少,粒细胞缺乏以及消化道症状和二重感染等。

头孢泊肟酯 Cefpodoxime Proxetil

第三代头孢菌素

【其他名称】头孢泊肟匹酯、头孢泊肟普赛酯、头孢泊肟、博拿。

【临床应用】用于治疗敏感菌所致的支气管炎、肺炎、泌尿系统、皮肤组织、中耳、扁桃体等部位的感染。

【注意事项】

1. 交叉过敏 对一种头孢菌素类药过敏者,对其他头孢菌素类药也可能过敏;对青霉素类、青霉素衍生物或青霉胺过敏者,也可能对头孢菌素类药过敏。

2. 禁用 ① 对本药或其他头孢菌素类药过敏者。② 对精氨酸、青霉素类药或其他 β-内酰胺类抗生素有过敏反应史者。

3. 慎用 肾功能不全者。

4. 药物对妊娠的影响 孕妇应慎用。

5. 药物对哺乳的影响 可少量分泌入乳汁中,哺乳期妇女应慎用或暂停哺乳。

6. 药物对检验值或诊断的影响 ① 可见 AST、ALT、ALP、LDH 和胆红素一时性升高。② 抗球蛋白实验(Coombs 实验)可出现阳性反应。③ 各种形式的血象改变、血红蛋白减少和凝血酶原时间延长。

7. 用药前后及用药时应当检查或监测 有引起凝血因子 Ⅱ 活性下降危险因素的患者(如肝、肾功能不全,营养不良及延长抗菌治疗的患者),应监测凝血酶原时间以及肾功能监测。

【给药护理要点】

1. 按头孢菌素类药物护理总则护理。

2. 配伍禁忌 与丙磺舒合用,可抑制本品在肾脏的排泄,血药浓度升高;由于抗酸药或 H_2 受体拮抗剂使胃中 pH 升高,可降低本品的吸收和血药浓度,故不宜合用;与氨基苷类合用,可能增加肾毒性。

3. 不良反应 可致人体菌群失调,引起消化道症状、维生素缺乏和二重感染。尚有眩晕、头痛、晕厥、腹痛、焦虑等。

4. 其他 肾功能严重不全者给药间隔延长至 24 h,透析患者于透析后每周给药 3 次。

盐酸头孢吡肟 Cefepime hydrochloride

第四代头孢菌素

【其他名称】立键泰、马斯平、头孢吡肟、头孢泊姆、头孢匹美、头孢匹姆。

【临床应用】用于治疗敏感菌所致的下列中、重度感染:

1. 下呼吸道感染 如肺炎、支气管炎等。

2. 泌尿系统感染 如单纯性下尿路感染、复杂性尿路感染(包括肾盂肾炎)。

3. 非复杂性皮肤或皮肤软组织感染。

4. 复杂性腹腔内感染(包括腹膜炎及胆道感染等)。

5. 妇产科感染。

6. 其他 如血源性感染、儿童脑脊髓膜炎及中性粒细胞减少性发热患者的经验治疗。

【注意事项】

1. 交叉过敏 对一种头孢菌素类药过敏者,对其他头孢菌素类药也可能过敏,对青霉素类、青霉素衍生物或青霉胺过敏者,也可能对头孢菌素类药过敏。

2. 禁用 ① 对本药或其他头孢菌素类药过敏者。② 对精氨酸、青霉素类药或其他 β-内酰胺类抗生素有过敏反应史者。

3. 慎用 ① 肾功能不全者。② 有胃肠道疾病史者,特别是溃疡性结肠炎、克罗恩病或假膜性肠炎患者。

4. 药物对儿童的影响 对 13 岁以下儿童的疗效尚不明确,须慎用。

5. 药物对老人的影响 老年患者使用的半衰期延长,且 65 岁及以上老年患者的药物总清除率下降。

6. 药物对妊娠的影响 孕妇应慎用。

7. 药物对哺乳的影响 可少量分泌入乳汁中,哺乳妇女应慎用或暂停哺乳。

8. 药物对检验值或诊断的影响 ① 直接抗球蛋白实验呈阳性反应。② 用含硫酸铜的试剂进行尿糖测定,可呈假阳性。

9. 用药前后及用药时应当检查或监测 ① 有引起凝血因子Ⅱ活性下降危险因素的患者(如肝、肾功能不全,营养不良及延长抗菌治疗的患者),应监测凝血酶原时间。② 与氨基糖苷类药物或强利尿药合用时,应监测肾功能。

【给药护理要点】

1. 按头孢菌素类药物护理总则护理。

2. 配伍禁忌 与甲硝唑、万古霉素、庆大霉素、硫酸妥布霉素、硫酸奈替米星及氨茶碱呈配伍禁忌;当浓度超过 40 mg/ml 时,与氨苄青霉素呈配伍禁忌。

3. 过量处理 支持疗法,并采用血液透析促进药物的排除,血液透析开始后,3 h 内可排出体内 68% 的药物。不宜采用腹膜透析。

4. 不良反应 常见的不良反应为恶心、呕吐、腹泻、便秘、腹痛等胃肠道反应,皮疹和瘙痒等过敏反应及头痛。较少见的不良反应有发热、消化不良、口腔及阴道念珠菌感染、假膜性肠炎、局部疼痛或静脉炎等注射部位局部反应。

5. 其他 用药期间如出现腹痛、腹胀、腹泻,应考虑假膜性肠炎的可能性;对轻度假膜性肠炎应暂停用药,对中、重度假膜性肠炎需进行特殊治疗,包括口服甲硝唑、万古霉素等。

头孢地尼　Cefdinir

第三代抗生素

【其他名称】全泽复、世扶尼、世富盛、Cefdinirum、Cefzon、Cephdinir、Omnicef。

【临床应用】适用于敏感菌引起的下列轻、中度感染:

1. 成人和青少年　① 社区获得性肺炎。② 慢性支气管炎急性发作。③ 急性上颌鼻窦炎。④ 咽炎或扁桃体炎。⑤ 非复杂性皮肤和软组织感染。

2. 儿童　① 急性中耳炎。② 咽炎或扁桃体炎。③ 非复杂性皮肤和软组织感染。

【注意事项】

1. 交叉过敏　本药与其他 β-内酰胺类抗生素之间存在交叉过敏。

2. 禁用　对该药及其他头孢菌素类药过敏者。

3. 慎用　① 有青霉素类抗生素过敏史者。② 患者本人、父母或兄弟姊妹为支气管哮喘、荨麻疹等疾病的过敏体质者。③ 严重肾脏疾病患者。④ 口服吸收差、非口服营养和身体状况差者(容易出现维生素 K 缺乏症而必须进行观察)。⑤ 有结肠炎病史者。⑥ 出血性疾病(本药可能引起低凝血酶原血症)。

4. 药物对儿童的影响　本药对新生儿和小于 6 个月婴儿的安全性和疗效尚未确定。已对急性上颌鼻窦炎成人和青少年患者进行充分临床研究,鉴于儿童患者的病理和药动学参数与上述人群相似,故本药亦可用于儿童急性上颌鼻窦炎。

5. 药物对老人的影响　本药用于老年人和青年人的疗效相似,各年龄段的人群耐受度均良好。临床试验表明,老年人服用本药的不良反应(如肠炎)发生率更低。仅当肾功能变化较大(CCJ < 30 mUmin)时,才需调整剂量。

6. 药物对妊娠的影响　动物实验未见致畸作用,但尚缺乏孕妇用药的详细资料。

7. 药物对哺乳的影响 单次日服 600 mg，在母乳中未检出本药。尚缺乏本药对乳儿影响的详细研究资料。

8. 药物对检验值或诊断的影响 ① 用硝普盐检测尿酮时可能出现假阳性，但用亚硝基铁氯盐则无此现象。② 用 Clinitest 法检测尿糖时可能出现假阳性，但用葡萄糖氧化酶法则无此现象。③ 抗球蛋白实验（Coombs 实验）可能出现阳性反应。

9. 用药前后及用药时应当检查或监测 用药期间应定期检查肝、肾功能及凝血酶原时间和（或）出血时间。

【给药护理要点】

1. 按头孢菌素类护理总则护理。

2. 青霉素过敏患者服用本药时，须特别注意。如发生过敏反应，必须立即停药。严重的过敏反应可使用肾上腺素，并采取其他急救措施（包括吸氧、静脉补液、静脉给予抗组胺药和皮质类固醇等）。

3. 建议儿童患者服用本药混悬液。

（三）β-内酰胺酶抑制药复方制剂

β-内酰胺酶抑制剂是一类新的 β-内酰胺类药物抑制剂，主要有棒酸（克拉维酸）、他唑巴坦和舒巴坦三种。此类药应用护理总则是：

1. 用药前必须详细评估，评估内容：既往史，包括用药史、过敏反应史以及有无家族变态反应疾病史。

2. 用药前须做皮试，但皮试阴性者不能排除出现过敏反应的可能。有青霉素过敏史者一般不宜进行皮试。治疗停药在 3 日以上或用不同厂出品或批号者，应另行皮试，阴性者方可再用。

3. 对青霉素类药物过敏者或青霉素皮试阳性患者禁用。对合剂中任一成分有过敏史者禁用该合剂。有头孢菌素或舒巴坦过敏史者禁用头孢哌酮/舒巴坦。有青霉素类过敏史的患者确有应用头孢哌酮/舒巴坦的指征时，必须在严密观察下慎用，但有青霉素过敏性休克史的患者，不可选用头孢哌酮/舒巴坦。

4. 应用本类药物时如发生过敏反应，须立即停药；一旦发生过敏性休克，应就地抢救，并给予吸氧及注射肾上腺素、肾上腺皮质激素等抗休克治疗。

5. 中度以上肾功能不全患者使用本类药物时应根据肾功能减退程度调整剂量。

6. 本类药物不推荐用于新生儿和早产儿；哌拉西林/三唑巴坦也不推荐在儿童患者中应用。

哌拉西林钠/他唑巴坦钠　Piperacillin Sodium/Tazobactam Sodium

【其他名称】中诺派奇、安迪泰、邦达、锋泰灵、海他欣、凯伦、康得力、联邦他唑仙、哌拉西林/他佐巴坦钠、哌拉西林钠/三唑巴坦钠、素顺、他唑西林、特治星、先泰。

【临床应用】适用于治疗对哌拉西林耐药但对产 β-内酰胺酶敏感的细菌引起的感染：

1. 阑尾炎、腹膜炎。

2. 非复杂性和复杂性皮肤软组织感染（包括蜂窝织炎、皮肤脓肿、缺血性或糖尿病性足部感染）。

3. 产后子宫内膜炎或盆腔炎性疾病。

4. 呼吸系统感染　如中度社区获得性肺炎及中、重度医院获得性肺炎等。

【注意事项】

1. 交叉过敏　对其他青霉素类、头孢菌素类、头霉素类、灰黄霉素或青霉胺过敏者，对该药也可能过敏。

2. 禁用　① 对任一成分过敏者。② 对青霉素类、头孢类抗生素或 β-内酰胺酶抑制药过敏者。

3. 慎用　① 严重肝、肾功能障碍者。② 有过敏史或高度过敏性体质者。③ 有出血史者。④ 溃疡性结肠炎、克罗恩病或假膜性肠炎者。

4. 药物对儿童的影响　12 岁以下儿童的用药安全性及剂量尚未正式确定。

5. 药物对妊娠的影响　慎用。

6. 药物对哺乳的影响　尚不明确。

7. 药物对检验值或诊断的影响　①直接抗球蛋白实验可呈阳性。②硫酸铜法测定尿糖时可呈假阳性。③少数患者用药后可出现血尿素氮和血清肌酸酐升高、血清转氨酶和血清乳酸脱氢酶、血清胆红素升高。

8. 用药前后及用药时应当检查或监测　①疗程大于21日的患者应定期检查造血功能。②肝、肾功能不全者应监测哌拉西林钠血药浓度。③需要控制盐摄入量的患者在使用时,应定期检查血清电解质水平。

【给药护理要点】

1. 按β-内酰胺酶抑制剂类药物护理总则护理。

2. 皮试液浓度为500 U/ml,皮内注射0.05～0.1 ml,20 min后观察皮试结果。

3. 药物配制及配伍禁忌

(1) 药物配制:静脉滴注前,用20 ml稀释液(0.9%氯化钠注射液或灭菌注射用水)充分溶解后,立即加入250 ml溶剂(5%葡萄糖注射液或0.9%氯化钠注射液)中,再进行滴注。不能用乳酸林格液作注射溶剂。

(2) 配伍禁忌:与氨基糖苷类抗生素、两性霉素B、柔红霉素、达卡巴嗪(Dacarbazine)、法莫替丁、伊达比星、多柔比星、丝裂霉素、米托蒽醌、多西环素、氟哌啶醇、氯丙嗪、万古霉素、咪康唑配伍禁忌。与其他抗生素合用时,必须分开给药,此外不得在其中加入血液制品及水解蛋白液。

4. 使用途径　肌内注射或静脉滴注。静脉滴注时速度不宜过快,滴注时间应大于30 min,以免引起血栓性静脉炎。

5. 其他　应用治疗期间,观察患者是否腹泻。若患者出现腹泻症状,应考虑是否有假膜性肠炎发生,并采取相应治疗护理措施。

阿莫西林/舒巴坦　Amoxillin/Sulbactam

【其他名称】西迪林。

【临床应用】适用于产酶耐药菌引起的下列感染:

1. 呼吸系统感染　如急性支气管炎、慢性支气管炎急性发作、支气管扩张伴感染、肺炎、脓胸、肺脓肿等。

2. 泌尿生殖系统感染　如急性肾盂肾炎、慢性肾盂肾炎急性发作、急性下尿路感染、盆腔感染、膀胱炎、淋病等。

3. 皮肤软组织感染　如疖、脓肿、蜂窝织炎、脓性皮炎和脓疱病、伤口感染等。

4. 耳、鼻、喉感染　如鼻窦炎、扁桃体炎、中耳炎、喉炎、咽炎等。

5. 其他系统感染　如感染性腹泻、腹腔感染、血源性感染、细菌性心内膜炎、腹膜炎、骨髓炎等。

【注意事项】

1. 交叉过敏　与青霉素类药、头孢菌素类药有交叉过敏。

2. 禁用　① 对青霉素、头孢菌素或其他β-内酰胺类抗生素过敏者。② 对舒巴坦过敏者。

3. 慎用　① 单核细胞增多症患者。② 严重肾功能障碍者。③ 有哮喘、湿疹、花粉症、荨麻疹等过敏性疾病史者。④ 单核细胞增多症者。

4. 药物对儿童的影响　12 岁以下儿童应用的安全性尚未确立,应慎用。

5. 药物对老人的影响　老人用药须调整剂量。

6. 药物对妊娠的影响　孕妇应用的安全性尚未确立,因此,孕妇用药应权衡利弊。

7. 药物对哺乳的影响　少量阿莫西林可分泌入母乳中,可能导致婴儿过敏,故哺乳期妇女应慎用或用药期间暂停哺乳。

8. 药物对检验值或诊断的影响　① 以 Clinitest、Benedict 溶液或 Fehling 溶液进行尿糖测定时可出现假阳性,用葡萄糖酶法测定则不受影响。② 孕妇使用口服制剂时,血浆中的结合雌三醇、雌三醇、葡萄糖苷酸、结合雌酮、雌三醇会出现一过性升高。

9. 用药前后及用药时应当检查或监测　长期或大剂量用药者,应定期检查肝、肾功能和造血系统功能。淋病患者初诊及治疗三个月后应进行梅毒检查。

【给药护理要点】

1. 按 β-内酰胺酶抑制剂类药物护理总则护理。

2. 药物配制与配伍禁忌

(1) 药物配制：配制后需及时使用，不宜久置。

(2) 配伍禁忌：与重金属(特别是铜、锌和汞)呈配伍禁忌。氯霉素、红霉素、四环素、磺胺类抗生素可影响青霉素类药品的杀菌效果，不宜与本品合用。

3. 使用途径　口服、肌内注射或静脉滴注。

4. 过量处理　主要采取对症治疗措施，必要时血液透析。

5. 其他　不宜使用于接受别嘌醇或双硫仑(Disulfiram)治疗的患者。用药中如出现二重感染应及时停药，并予以相应处理。

头孢哌酮钠/舒巴坦钠　Cefoperazone Sodium/Sulbactam Sodium

【其他名称】中诺派舒、二叶仙、锋派新、海舒必、浩欣、康力舒、科瑞、可倍、拉非、立键舒、铃兰欣、哌舒平、瑞普欣、塞立奥、噻洛新、汕鸵宁、舒巴同、舒哌纳、舒派、舒普深、舒普源、帅迪、斯坦定、威哌、威特神、先捷、欣妥治、新瑞普欣、优普同、中诺克迪。

【临床应用】适用于治疗敏感细菌所致的下列感染：

1. 呼吸系统感染。

2. 腹腔内感染　如腹膜炎、胆囊炎、胆管炎。

3. 泌尿、生殖系统感染　如尿路感染、盆腔炎、子宫内膜炎、淋病等。

4. 皮肤、软组织感染。

5. 骨、关节感染。

6. 其他严重感染　如血源性感染、脑膜炎等。

【注意事项】

1. 交叉过敏　对一种头孢菌素类药物过敏者对其他头孢菌素类药物也可能过敏；对青霉素类、青霉素衍生物或青霉胺过敏者也可能对头孢菌素类药过敏。

2. 禁用 ① 对任一成分过敏者。② 对青霉素类药或其他头孢菌素类药过敏者。

3. 慎用 ① 严重胆道梗阻者。② 严重肝脏疾病者。③ 肾功能障碍同时存在肝功能不全者。④ 维生素 K 缺乏、营养不良、吸收障碍者。

4. 药物对儿童的影响 已被有效地用于婴儿感染的治疗,但尚缺乏对早产儿和新生儿用药安全性和有效性的研究,因此新生儿和早产儿用药须权衡利弊。

5. 药物对老人的影响 老人呈生理性的肝、肾功能减退,因此应慎用并需调整剂量。

6. 药物对妊娠的影响 孕妇仅在确有必要时才能使用。动物生殖实验虽未发现对胚胎有损害,但目前尚缺乏对孕妇影响的研究。

7. 药物对哺乳的影响 两种成分均能少量分泌到乳汁中,故哺乳期妇女应慎用。

8. 药物对检验值或诊断的影响 ① 直接抗球蛋白实验呈阳性反应。② 铜还原试验测定尿糖时可呈现假阳性。

9. 用药前后及用药时应当检查或监测 对使用时间较长者,应定期检查肝、肾功能及血常规、凝血酶原时间。

【给药护理要点】

1. 按 β-内酰胺酶抑制剂类药物护理总则护理。

2. 药物配制与配伍禁忌

(1) 药物配制:① 静脉滴注液:可用适量的 5％葡萄糖注射液、0.9％氯化钠注射液或灭菌注射用水溶解,然后再用同一溶媒稀释至 50～100 ml,滴注时间应至少为 30～60 min。② 静脉注射液:可用适量的 5％葡萄糖注射液、0.9％氯化钠注射液或灭菌注射用水溶解,然后再用同一溶媒稀释至 20 ml,注射时间至少应超过 3 min。③ 肌内注射液:与复方乳酸钠注射液或盐酸利多卡因注射液混合后出现配伍禁忌。因此应避免在初步溶解时使用该溶液,但可采用两步稀释法。即先用灭菌注射用水进行初步溶解,然后再用复方乳酸钠注射液或盐酸利多卡因注射液作进一步稀释,从而得到能够相互配伍的混合药液。

(2) 配伍禁忌：与氨基糖苷类药、多西环素、甲氯芬酯、阿义马林（缓脉灵）、盐酸羟嗪、普鲁卡因胺、氨茶碱、丙氯拉嗪、细胞色素 C、喷他佐辛（镇痛新）、抑肽酶、利多卡因等呈配伍禁忌。

3. 使用途径　肌内注射、静脉推注或静脉滴注。

4. 过量处理　过量时可应用血液透析。

5. 其他　用药期间及停药后 5 日内饮酒，可出现面部潮红、气促、心率加快等，因此在用药期间及停药 5 天内禁用含乙醇成分的药物或食物。

阿莫西林-克拉维酸钾　Amoxillin and Clavulanate Potassium
【其他名称】奥格门汀

【临床应用】用于敏感菌所致的下呼吸道、中耳、鼻窦、皮肤组织、尿路等部位感染。对肠杆菌属尿路感染也可有效。

【注意事项】

1. 交叉过敏　对一种头孢菌素类药物过敏者对其他头孢菌素类药物也可能过敏；对青霉素类、青霉素衍生物或青霉胺过敏者也可能对头孢菌素类药过敏。

2. 禁用　① 对任一成分过敏者。② 对青霉素类药或其他头孢菌素类药过敏者。

3. 药物对妊娠的影响　孕妇慎用。

4. 药物对哺乳的影响　两种成分均能少量分泌到乳汁中，故哺乳期妇女应慎用。

【给药护理要点】

1. 按 β-内酰胺酶抑制剂类药物护理总则护理。

2. 使用途径　口服，静脉推注或静脉滴注。

3. 过量处理　过量时可应用血液透析。

（四）碳青霉烯类和其他 β-内酰胺类

碳青霉烯类抗生素对各种革兰阳性球菌、革兰阴性杆菌（包括铜绿假单胞菌）和多数厌氧菌具强大抗菌活性，对多数 β-内酰胺酶高度

稳定,但对甲氧西林耐药葡萄球菌和嗜麦芽窄食单胞菌等抗菌作用差。此类药应用护理总则是:

1. 禁用于对本类药物及其配伍成分过敏的患者。

2. 本类药物不宜用于治疗轻症感染,更不可作为预防用药。

3. 本类药物所致的严重中枢神经系统反应多发生在原有癫痫史等中枢神经系统疾病患者及肾功能减退患者未减量用药者,因此原有癫痫等中枢神经系统疾病患者避免应用本类药物。中枢神经系统感染的患者有指征应用美罗培南或帕尼培南时,仍需严密观察抽搐等严重不良反应。

4. 肾功能不全者及老年患者应用本类药物时应根据肾功能减退程度减量用药。

美罗培南　Meropenem

【其他名称】倍能、海正美特、美平。

【临床应用】美罗培南适用于治疗敏感菌所致的下列感染:

1. 呼吸系统感染　如慢性支气管炎、肺炎、肺脓肿、脓胸等。

2. 腹内感染　如胆囊炎、胆管炎、肝脓肿、腹膜炎等。

3. 泌尿、生殖系统感染　如肾盂肾炎、复杂性尿路感染、子宫附件炎、子宫内感染、盆腔炎、子宫结缔组织炎等。

4. 骨、关节及皮肤、软组织感染　如肛门周围脓肿、骨髓炎、关节炎、外伤创口感染、烧伤创面感染、手术切口感染、颌骨及颌骨周围蜂窝织炎等。

5. 眼及耳鼻喉感染。

6. 严重感染　如脑膜炎、血源性感染等。

【注意事项】

1. 禁用　对本药或其他碳青霉烯类抗生素过敏者。

2. 慎用　① 对青霉素类或其他 β-内酰胺类抗生素过敏者。② 严重肝、肾功能不全者。③ 支气管哮喘、皮疹、荨麻疹等过敏体质者。④ 癫痫、潜在神经疾患者。⑤ 老人、孕妇、哺乳期妇女慎用。

3. 药物对儿童的影响　3 个月以下婴幼儿使用本药的有效性和安全性尚未确定,不推荐使用。

4. 药物对老人的影响　老年患者用药易出现因维生素 K 缺乏发生的出血倾向,应慎用。

5. 药物对妊娠的影响　妊娠妇女用药应权衡利弊。

6. 药物对哺乳的影响　尚不知可否进入乳汁,哺乳期妇女用药应权衡利弊。

7. 用药前后及用药时应当检查或监测　长期用药须定期检查肝、肾功能和血常规。

【给药护理要点】

1. 按碳青霉烯类药物护理总则护理。

2. 配伍禁忌　与齐多夫定、昂丹司琼、多种维生素、多西环素、地西泮、葡萄糖酸钙和阿昔洛韦等呈配伍禁忌。

3. 使用途径　可静脉滴注或静脉推注给药。1 g 静脉滴注15～30 min,或溶于 5～20 ml 液体缓慢静脉注射,静脉注射时间应超过 5 min。

4. 过量处理　用药过量时应采用对症、支持治疗,必要时可通过血液透析清除药物及其代谢物。

5. 不良反应　注射部位疼痛和静脉炎等局部反应;恶心、呕吐、腹泻、便秘等胃肠道反应;头痛、眩晕、失眠等神经系统症状。偶见嗜睡、意识障碍、癫痫等严重不良反应。

亚胺培南/西司他丁钠　Imipenem/Cilastatin Sodium

【其他名称】泰能、泰宁、亚胺硫霉素/西拉司丁钠、亚胺培/西司他丁钠。

【临床应用】适用于治疗敏感革兰阳性菌及革兰阴性菌所致的严重感染(如血源性感染、感染性心内膜炎、下呼吸道感染、腹腔感染、盆腔感染、皮肤软组织感染、骨和关节感染、尿路感染),以及多种细菌引起的混合感染。

【注意事项】

1. 交叉过敏　对青霉素类或头孢菌素类药过敏者可能与亚胺培南有交叉过敏。

2. 禁用　① 对本药任何成分过敏者;② 对青霉素类或头孢菌素类药有过敏性休克史者。

3. 慎用　① 肝肾功能严重不全者;② 中枢神经系统疾病患者;③ 过敏体质者;④ 年老体弱者。

4. 药物对儿童影响　婴儿及肾功能不全的儿童使用须权衡利弊。

5. 药物对妊娠的影响　孕妇使用须权衡利弊。

6. 药物对哺乳的影响　哺乳妇女使用时,应暂停哺乳。

7. 药物对检验值或诊断的影响　直接抗球蛋白试验可呈阳性。

【给药护理要点】

1. 按碳青霉烯类药物护理总则护理。

2. 药物配置与配伍禁忌

(1) 药物配制:注射溶液应在使用前配制,溶液配制后不宜久置。用生理盐水溶解的药液在室温下只能存放 10 h,含葡萄糖的药液只能存放 4 h。

(2) 配伍禁忌:与含乳酸钠的药液(或其他碱性药液)有配伍禁忌,静脉滴注时不宜与其他抗生素混合。

3. 使用途径　静脉给药速度不宜太快,250～500 mg 亚胺培南滴注时间不宜低于 20～30 min,剂量加大时时间相应延长;肌内注射给药时,注意更换注射部位,以免引起局部疼痛、红肿、硬结等,肌内注射时可用 1% 利多卡因注射液为溶剂,以减轻疼痛。

4. 不良反应　儿童用药时常出现非血尿性红色尿,这是药物着色所致,不应与血尿混淆。观察是否出现抽搐。

氨曲南　Aztreonam

【其他名称】W-兹曲南、氨胭安、氨噻酸单胺菌素、氨噻羧单胺菌素、单酰胺菌素、君刻单、噻肟单醚胺菌素。

【临床应用】适用于治疗敏感需氧革兰阴性菌所致的多种感染,如血源性感染、下呼吸道感染、尿路感染、腹腔感染、子宫内膜炎、盆腔炎、术后伤口,以及烧伤、溃疡等皮肤软组织感染等。

【注意事项】

1. 交叉过敏 与青霉素类、头孢菌素类等其他β-内酰胺类药交叉过敏反应的发生率较低。但国外有研究发现,头孢他啶具有与之相同的侧链,与之存在交叉过敏。

2. 禁用 ① 对该药过敏者。② 对头孢他啶过敏者。

3. 慎用 ① 过敏体质者。② 对其他β-内酰胺类抗生素(如青霉素、头孢菌素)有过敏反应者。③ 肾功能不全者。④ 肝功能不全者(有报道酒精性肝硬化患者对它的总清除率可降低20%～25%)。

4. 药物对儿童的影响 婴幼儿的用药安全性尚未确定,儿童慎用。

5. 药物对老人的影响 老人用药剂量应按其肾功能情况酌情。

6. 药物对妊娠的影响 能通过胎盘进入胎儿循环,虽然动物实验显示其对胎儿无毒性和致畸作用,但孕妇用药仍应权衡利弊。

7. 药物对哺乳的影响 可经乳汁分泌,哺乳妇女使用时应暂停哺乳。

8. 药物对检验值或诊断的影响 用药时直接抗球蛋白实验可呈阳性反应。

【给药护理要点】

1. 按碳青霉烯类药物护理总则护理。

2. 药物配制与配伍禁忌

(1) 药物配制:① 肌内注射液:每1 g药物至少加入3 ml注射用水或生理盐水作深部肌内注射。② 静脉注射液:每1 g药物,加溶液6～10 ml溶解,缓慢注射(至少5 min)。③ 静脉滴注液:每1 g药物,先加入至少3 ml灭菌注射用水,溶解后再加入至少100 ml生理盐水、葡萄糖注射液或葡萄糖氯化钠注射液中稀释(最高浓度不超过2%),滴注时间宜为30～60 min。一旦溶解后,应尽快使用,配制后药液在室温下保存不宜超过24 h,冷藏不超过72 h。④ 下列溶液可用作溶解稀释液:灭菌注射用水、等渗氯化钠注射液、林格液、乳酸钠林格液、5%～10%葡萄糖注射液、葡萄糖氯化钠注射液等;用于肌内注射时,还可用含苯甲醇的氯化钠注射液作溶剂。

(2) 配伍禁忌:与萘夫西林、头孢拉定、万古霉素及甲硝唑呈配伍禁忌。与丹参酮ⅡA磺酸钠注射液、夫西地酸钠、奥硝唑氯化钠注射液存在配伍禁忌。

(五)氨基苷类

氨基苷类是一类碱性抗生素,氨基糖苷类的抗菌谱主要含革兰阴性杆菌。有的品种对铜绿假单胞菌或金黄色葡萄球菌,以及结核杆菌等也有抗菌作用。毒副作用主要有耳毒性、肾毒性、神经肌肉阻滞。此类药应用护理总则是:

1. 对氨基糖苷类过敏的患者禁用。

2. 任何一种氨基糖苷类的任一品种均具肾毒性、耳毒性(耳蜗、前庭)和神经肌肉阻滞作用,因此用药期间应监测肾功能(尿常规、血尿素氮、血肌酐),严密观察患者听力及前庭功能,注意观察神经肌肉阻滞症状。一旦出现上述不良反应先兆时,须及时停药。局部用药时亦有可能发生上述不良反应。

3. 氨基糖苷类抗生素对社区获得性上、下呼吸道感染的主要病原菌肺炎链球菌、溶血性链球菌抗菌作用差,又有明显的耳、肾毒性,因此对门急诊中常见的上、下呼吸道细菌性感染不宜选用本类药物治疗。由于其毒性反应,本类药物也不宜用于单纯性上、下尿路感染初发病例的治疗。

4. 肾功能减退患者应用本类药物时,需根据其肾功能减退程度减量给药,并应进行血药浓度监测调整给药方案,实现个体化给药。

5. 新生儿、婴幼儿、老年患者应尽量避免使用本类药物。临床有明确指征需应用时,则应进行血药浓度监测,根据监测结果调整给药方案。

6. 妊娠期患者应避免使用。哺乳期患者应避免使用或用药期间停止哺乳。

7. 本类药物不宜与其他肾毒性药物、耳毒性药物、神经肌肉阻滞剂或强利尿剂同用。与注射用第一代头孢菌素类合用时可能增加肾毒性。

8. 本类药物不可用于眼内或结膜下给药,因可能引起黄斑坏死。

★链霉素 Streptomycin

【其他名称】硫酸链霉素、牛磺酸链霉素。

【临床应用】

1. 与其他抗结核药联合用于治疗结核分枝杆菌所致的各种结核病或其他分枝杆菌感染。

2. 用于治疗土拉菌病,或与其他抗菌药联合用于治疗鼠疫、腹股沟肉芽肿、布鲁杆菌病、鼠咬热。

3. 与青霉素联合用于预防或治疗草绿色链球菌或肠球菌所致的心内膜炎。

4. 与β-内酰胺类抗生素、大环内酯类抗生素合用,治疗革兰阴性杆菌引起的血源性感染、肺炎、尿路感染、肠道感染等。

【注意事项】

1. 交叉过敏　对一种氨基糖苷类药过敏者可能对其他氨基糖苷类药也过敏。

2. 禁忌　对本药或其他氨基糖苷类药过敏者。

3. 慎用　① 脱水患者(脱水患者血药浓度增高,可增加产生毒性反应的可能性)。② 第8对脑神经损害患者。③ 重症肌无力或帕金森病患者。④ 肾功能损害患者。⑤ 接受肌肉松弛药治疗患者。

【给药护理要点】

1. 按氨基糖苷类药物护理总则护理。

2. 过敏史及皮试　使用前须详细询问患者病史,包括用药史、过敏反应史,以及有无家族变态反应疾病史。用药前必须做过敏试验,皮试阳性者不能使用。

3. 配伍禁忌　与青霉素类药、头孢菌素类药呈配伍禁忌,联用时不宜置于同一容器中。

4. 使用途径　多采用肌内注射给药,药液浓度不宜超过 $500 \mu g/ml$,经常更换注射部位。不可直接静脉注射,以免导致呼吸抑制;也不宜作为鞘内注射用药,以避免引起椎管的粘连和堵塞;胃肠道给药吸收差。

5. 过量处理　主要采用对症疗法和支持疗法,同时补充大量水分,必要时采用腹膜透析或血液透析,新生儿也可考虑换血疗法。缺少特效拮抗药。

6. 过敏处理　常见皮疹、发烧,也可发生过敏性休克,一旦发生过敏性休克,抢救时静脉注射 10％葡萄糖酸钙和 0.1％肾上腺素治疗。

7. 不良反应　急性毒性反应在注射后 30～60 min 内发生,表现为口唇周围、面部和四肢麻木感,会自行缓解,严重者静注钙剂;出现眩晕、平衡失调、眼球震颤、恶心呕吐可能是前庭功能障碍;耳蜗功能受损常出现耳鸣、听力减退、耳聋。

8. 其他　多用于强化期的抗结核治疗,治疗时必须与其他抗结核药物联用,以延缓耐药性的发生。治疗结核病过程中,当患者用药数日或数周后感觉病情有所好转时,仍需继续完成规定的疗程。如出现或即将出现中毒症状或已产生耐药性时,应立即停药。

庆大霉素　Gentamicin

【其他名称】宝乐、迪康、利宝、硫酸正泰霉素、硫酸庆大霉素、瑞贝克、塞透派勒链、威得、小儿利宝、欣地、欣他、正泰霉素。

【临床应用】

1. 用于治疗敏感菌所致的呼吸道感染、胆道感染、肠道感染、腹腔感染、泌尿生殖系统感染(除外单纯性尿路感染初治)、皮肤及软组织感染、烧伤感染及新生儿脓毒血症、血源性感染。

2. 肌内注射并联用克林霉素或甲硝唑可用于减少结肠手术后感染发生率。

3. 鞘内注射可作为铜绿假单胞菌或葡萄球菌所致严重中枢神经系统感染(脑膜炎、脑室炎)的辅助治疗。

4. 口服给药可用于治疗细菌性痢疾或其他细菌性肠道感染,亦可用于结肠手术前准备。

5. 滴眼液用于凝固酶阴性和阳性葡萄球菌、铜绿假单胞菌及大肠杆菌、肺炎杆菌、流感杆菌及其他格兰阴性杆菌及淋球菌等所致结膜炎、角膜炎、泪囊炎、眼睑炎、睑板腺炎等。

【注意事项】

1. 交叉过敏　对一种氨基糖苷类药过敏者可能对其他氨基糖苷类药也过敏。

2. 禁用　对本药或其他氨基糖苷类药过敏者。

3. 慎用　① 脱水患者(脱水患者血药浓度增高,可增加产生毒性反应的可能性)。② 第8对脑神经损害患者。③ 重症肌无力或帕金森病患者。④ 肾功能损害患者。⑤ 接受肌肉松弛药治疗患者。

4. 用药前后及用药时应当检查或监测　① 听力测定或听电图测定(尤其对老年患者),检测高频听力损害。② 温度刺激试验,用以检测前庭毒性。③ 尿常规及肾功能测定。④ 血药浓度监测(每8 h一次给药者有效血药浓度应保持在 4～10 $\mu g/ml$,避免峰浓度超过 12 $\mu g/ml$,谷浓度保持在 1～2 $\mu g/ml$;24 h一次给药者有效血药浓度峰浓度应保持在 16～24 $\mu g/ml$,谷浓度应<1 $\mu g/ml$)。接受鞘内注射者应同时监测脑脊液内药物浓度。

【给药护理要点】

1. 按氨基糖苷类药物护理总则护理。

2. 配伍禁忌　与头孢菌素类或青霉素类呈配伍禁忌,联用时必须分瓶滴注。亦不宜与其他药物同瓶滴注。

3. 使用途径　肌内注射,不能静脉注射,也不宜用于皮下注射。耳内局部用药可引起前庭功能损害和听力减退,不宜作耳部滴用。滴眼液不得直接注入球结膜下或眼前房内。用药后给予充足的液体,以减少肾小管损害。

4. 过量处理　无特效拮抗药。过量或引起毒性反应时,主要是对症治疗和支持治疗。腹膜透析或血液透析有助于从血液中清除药物,新生儿也可考虑换血疗法。

5. 不良反应　① 耳毒性:表现为对耳前庭影响较大,对耳蜗的损害相对较少。应用后可发生头晕、眩晕、耳鸣、麻木、共济失调等。

患者原有肾功能损害是发生耳毒性的重要诱发因素。应用本品后少数患者的听力损害而发展至耳聋,听力损害初期为耳鸣及高频听力消退,如及早发现,及时停药,听力损害尚可减轻,但如继续用药,则可能导致损害的进行性加重。② 肾毒性:少数患者出现肾毒性。初期表现为尿液中出现管型、蛋白尿及红细胞等,尿量增多或减少。如及早停药,大多可逆,但如继续用药,则肾功能损害加重,可发展为肾衰竭。③ 神经肌肉阻滞作用:本品对神经肌肉接头有阻滞作用,偶可致呼吸抑制。④ 变态反应:少见,偶可出现皮肤瘙痒、荨麻疹等。

6. 其他　① 庆大霉素等氨基糖苷类应用疗程超过 14 日的安全性未确定,因此治疗疗程一般不宜大于 2 周,以减少耳、肾毒性的发生。② 使用过程中应定期检查尿常规、血尿素氮、血肌酐,注意患者听力变化或听力损害先兆,应进行血药浓度监测。

卡那霉素　Kanamycin

【其他名称】得静、康纳、硫酸卡那霉素、硫酸康丝菌素。

【临床应用】

1. 肌内或静脉给药　用于治疗敏感菌所致的全身感染,如肺炎、血源性感染、腹腔感染等,常需与其他抗菌药物联合应用。

2. 口服给药　可用于治疗敏感菌所致的肠道感染及用作肠道手术前准备。也可用于防止肝硬化消化道出血患者发生肝昏迷(有减轻肠道细菌产生氨的作用)。

3. 局部给药　用于治疗敏感菌所致结膜炎、角膜炎、泪囊炎、眼睑炎、睑板腺炎等。

【注意事项】

1. 交叉过敏　对一种氨基糖苷类药过敏者,可能对其他氨基糖苷类药也过敏。

2. 禁用　对本药或其他氨基糖苷类药过敏者。

3. 慎用　① 脱水患者(脱水患者血药浓度增高,可增加产生毒性反应的可能性)。② 第 8 对脑神经损害患者。③ 重症肌无力或帕金森病患者。④ 肾功能损害患者。⑤ 接受肌肉松弛药治疗患者。

⑥ 胃溃疡患者。

4. 用药前后及用药时应当检查或监测　① 听力测定或听电图测定(尤其对老年患者),检测高频听力损害。② 温度刺激试验,用以检测前庭毒性。③ 尿常规检查及肾功能测定。④ 血药浓度监测(尤其对新生儿、老人及肾功能不全的患者,应将其有效治疗浓度控制在 15～30 mg/L 避免峰浓度持续超过 30～35 mg/L 以上和谷浓度超过 5 mg/L),不能测定血药浓度时,应根据测得的肌酐清除率调整剂量。

【给药护理要点】

1. 按氨基糖苷类药物护理总则护理。

2. 配伍禁忌　与青霉素类、头孢菌素类药呈配伍禁忌,联用时不宜置于同一容器中。

3. 使用途径　多采用肌内或静脉给药,不宜用作皮下注射,也不宜直接静脉注射,不直接注入球结膜下或眼前房内,泪囊管闭塞的泪囊感染(泪囊炎)儿童,除用滴眼外,可同时辅以局部热敷;胃肠道吸收差。

4. 过量处理　缺少特效拮抗药,用药过量时,主要采用对症疗法和支持疗法,必要时可采用腹膜透析或血液透析清除药物,新生儿也可考虑换血疗法。

5. 其他　由于毒性较大,不宜用于长程治疗。用药时应补充足够的液体,以减少肾小管损害。

妥布霉素　Tobramycin

【其他名称】艾若、佳诺泰、抗普霉素、雷布霉素、硫酸托布霉素、硫酸妥布拉霉素、硫酸妥布霉素、乃柏欣、尼拉霉素、尼拉霉素因子、泰星、托百士、托霉素、托普霉素、妥布拉霉素。

【临床应用】

1. 适用于治疗革兰阴性杆菌所致的新生儿脓毒血症、血源性感染、中枢神经系统感染(包括脑膜炎)、泌尿生殖系统感染、肺部感染、胆道感染、腹腔感染及腹膜炎、骨骼感染、烧伤感染、皮肤软组织感染、急性及慢性中耳炎、鼻窦炎等。

2. 与其他抗菌药物联合用于治疗葡萄球菌所致感染（耐甲氧西林菌株感染除外）。

3. 滴眼液可用于治疗革兰阴性杆菌特别是铜绿假单胞菌所致的眼部感染。

【注意事项】

1. 交叉过敏　对一种氨基糖苷类药过敏者可能对其他氨基糖苷类药也过敏。

2. 禁用　① 对本药或其他氨基糖苷类药过敏者。② 肾衰竭者。③ 孕妇。

3. 慎用　① 脱水患者（脱水患者血药浓度增高，可增加产生毒性反应的可能性）。② 前庭功能或听力减退者。③ 重症肌无力或帕金森病患者。④ 肾功能损害患者。⑤ 肝功能异常患者。⑥ 接受肌肉松弛药治疗患者。

4. 用药前后及用药时应当检查或监测　① 听力测定或听电图测定（尤其对老年患者），检测高频听力损害。② 温度刺激试验，用以检测前庭毒性。③ 尿常规及肾功能测定。④ 血药浓度监测（一般于静脉滴注后 30～60 min 测血清峰浓度，于下次用药前测血清谷浓度，当峰浓度超过 12 μg/ml，谷浓度超过 2 μg/ml 时易出现毒性反应）。

【给药护理要点】

1. 按氨基糖苷类药物护理总则护理。

2. 药物配置与配伍禁忌

（1）药物配制：注射液必须经充分稀释后静脉滴注，将每次用量加入 50～200 ml 5％葡萄糖注射液或等渗氯化钠稀释成浓度为 1 mg/ml（0.1％）的溶液。

（2）配伍禁忌：与头孢菌素类药、青霉素类药呈配伍禁忌，联用时不能置于同一容器内。

3. 使用途径　不能静脉注射，静脉滴注速度必须缓慢，在 30～60 min 内滴完（滴注时间不可少于 20 min）。不能用于体腔注射，也不宜皮下注射。用于铜绿假单胞菌脑膜炎或脑室炎时可同时鞘内注射给药;用于支气管及肺部感染时可同时气雾吸入作为辅助治疗。不宜作耳部局部给药,以免导致前庭功能损害和听力减退;滴眼液不能注射使用,也不能将其进行结膜下注射或直接注入眼前房。

4. 过量处理　过量的严重程度与剂量大小、患者的肾功能、脱水状态、年龄以及是否同时使用有类似毒性作用的药物等有关。无特异性拮抗药。过量或引起毒性反应时,主要是对症治疗和支持治疗,必要时采用腹膜透析或血液透析,新生儿也可考虑换血疗法。

5. 其他　毒性作用主要表现为肾功能损害及前庭神经和听神经的损害,也可发生神经肌肉阻滞和呼吸麻痹,可发生在用药后 10日。用药时应补充充足的水分,以减少肾小管损害。

★阿米卡星　Amikacin

【其他名称】阿米卡霉素、硫酸阿米卡星、安卡星、氨羟丁酰卡那霉素、单硫酸丁胺卡那霉素、丁胺卡那霉素、丁胺卡那霉素二硫酸盐、硫酸丁胺卡那、硫酸丁胺卡那霉素、米丽先。

【临床应用】适用于敏感菌所致的下列感染:

1. 下呼吸道感染。

2. 中枢神经系统感染(包括脑膜炎)。

3. 腹腔感染(包括腹膜炎)。

4. 胆道感染。

5. 骨、关节、皮肤及软组织感染。

6. 烧伤、手术后感染(包括血管外科手术后感染)。

7. 泌尿系统感染(包括复杂性尿路感染)。

8. 其他严重感染　如细菌性心内膜炎、菌血症或血源性感染(包括新生儿脓毒血症)等。

【注意事项】

1. 交叉过敏　对一种氨基糖苷类药过敏者可能对其他氨基糖苷类药也过敏。

2. 禁用　本药或其他氨基糖苷类药过敏或有严重毒性反应者。

3. 慎用　① 脱水患者(脱水患者血药浓度增高,增加产生毒性反应的可能性)。② 第8对脑神经损害患者。③ 重症肌无力或帕金森病患者。④ 肾功能损害患者。⑤ 接受肌肉松弛药治疗患者。

4. 用药前后及用药时应当检查或监测　① 听力测定或听电图测定(尤其对老年患者),检测高频听力损害。② 温度刺激试验,用以检测前庭毒性。③ 尿常规和肾功能测定。④ 血药浓度监测(尤其新生儿、老年和肾功能减退患者。每12 h给药7.5 mg/kg者血药峰浓度应维持于$15\sim30$ $\mu g/ml$,谷浓度$5\sim10$ $\mu g/ml$;每日1次给药15 mg/kg者血药峰浓度应维持于$56\sim64$ $\mu g/ml$,谷浓度应小于1 $\mu g/ml$)。

【给药护理要点】

1. 按氨基糖苷类药物护理总则护理。

2. 药物配置与配伍禁忌

(1) 药物配制:每500 mg加入生理盐水注射液或5%葡萄糖注射液或其他灭菌稀释液$100\sim200$ ml。

(2) 配伍禁忌:与青霉素类、头孢菌素类、两性霉素 B、呋喃妥因钠、磺胺嘧啶钠和四环素等药物呈配伍禁忌,联用时不宜置于同一容器中。不宜与其他药物同瓶滴注。

3. 使用途径　胃肠道吸收差,多采用肌内或静脉给药,也可用于气溶吸入,但不能直接静脉注射,以免导致呼吸抑制。宜静脉滴注,成人应在$30\sim60$ min内将上述溶液缓慢滴入,婴儿患者稀释的液体量相应减少。

4. 过量处理　缺少特效拮抗药。药物过量或引起毒性反应时,主要采用对症疗法和支持疗法,同时补充大量水分。必要时进行腹膜透析或血液透析有助于从血中清除药物,新生儿也可考虑换血疗法。

5. 其他　用药时应补充足够的液体,以减少肾小管损害。不能测定血药浓度时,应根据测得的肌酐清除率调整剂量。

(六)四环素类

四环素类是一类碱性的广谱抗生素,曾广泛应用于临床,由于常

见病原菌对本类药物耐药性普遍升高及其不良反应多见,目前本类药物临床应用已受到很大限制。此类药应用护理总则是:

1. 禁用于对四环素类过敏的患者。

2. 牙齿发育期患者(胚胎期至 8 岁)接受四环素类可产生牙齿着色及牙釉质发育不良,故妊娠期和 8 岁以下患者不可使用该类药物。

3. 哺乳期患者应避免应用或用药期间暂停哺乳。

4. 老年患者常伴有肾功能减退,易引起肝毒性,故老年患者需慎用。

5. 四环素类可加重氮质血症,已有肾功能损害者应避免用四环素,但多西环素及米诺环素仍可谨慎应用。四环素类可致肝损害,原有肝病者不宜应用。

6. 药物对检验值或诊断的影响 ① 由于对荧光的干扰,可使尿邻苯二酚胺(Hingerty 法)浓度测定结果偏高。② 有报道本药可影响梅毒检测结果。

7. 用药前后及用药时应当检查或监测 ① 用药期间应定期检查肝、肾功能;长期治疗时应定期对器官系统进行实验室评价,包括造血系统、肾脏和肝脏。② 严重肾功能不全患者长期用药时应监测血药浓度。③ 怀疑患有梅毒时,应在开始治疗前进行暗视野检查,并每月进行血清学检查 1 次,至少持续 4 个月。

米诺环素 Minocycline

【其他名称】美克威、二甲氨基四环素、二甲胺四环素、康尼、美力舒、美满霉素、美侬、美诺星、美依、派丽奥、盐酸二甲胺四环素、盐酸米诺环素。

【临床应用】可用于治疗敏感菌和衣原体、支原体、立克次体、梅毒螺旋体等敏感病原体引起的下列感染:

1. 浅表性化脓性感染 毛囊炎、脓皮症、疖、痈、蜂窝织炎、汗腺炎、皮脂囊肿粉瘤、乳头状皮肤炎、甲沟炎、脓肿、鸡眼继发性感染、扁桃体炎、肩周炎、咽炎、泪囊炎、眼睑缘炎、麦粒肿、牙龈炎、牙冠周围炎、牙科性上颚窦炎、牙周炎、外耳炎、外阴炎、阴道炎、创伤感染、手术后感染等。因极易穿透皮肤，故尤其适用于痤疮。

2. 深部化脓性疾病 乳腺炎、淋巴管结炎、骨髓炎、骨炎等。

3. 呼吸系统感染 急慢性支气管炎、哮喘性支气管炎、支气管扩张、支气管肺炎、细菌性肺炎、支原体肺炎、肺部化脓症、中耳炎、副鼻窦炎等。

4. 消化系统感染 痢疾、肠炎、感染性食物中毒、胆管炎、胆囊炎等。

5. 泌尿生殖系统感染 肾盂肾炎、肾盂膀胱炎、尿道炎（包括男性非淋菌性尿道炎）、膀胱炎、前列腺炎、附睾炎、子宫内膜感染、宫颈沙眼衣原体感染等。

6. 其他 血源性感染、菌血症、腹膜炎、立克次体病、淋巴肉芽肿、鼠疫、霍乱、布氏杆菌病（与链霉素联合应用）等。

7. 当患者不耐青霉素时，可用于治疗淋病奈瑟菌、梅毒和雅司螺旋体、李斯特菌、梭状芽孢杆菌、炭疽杆菌、放线菌、梭杆菌所致感染。

8. 可用于阿米巴病的辅助治疗。

9. 局部给药可用于改善敏感菌所致牙周炎（慢性边缘性牙周炎）的各种症状。

【注意事项】

1. 交叉过敏 对一种四环素类药过敏者，可对其他四环素类药过敏。

2. 禁用 ① 对本药或其他四环素类药过敏者。② 8 岁以下儿童。

3. 慎用 ① 肝、肾功能不全者。② 口服吸收不良、不能进食或有食管通过障碍者。③ 全身状态差者。

【给药护理要点】

1. 按四环素类药物护理总则护理。

2. 使用途径 口服时，宜与食物同服，以避免胃肠道反应。且服药时，尤其是临睡前服用时，宜多饮水，以避免药物滞留于食管并崩解引起食管溃疡，减少胃肠道刺激症状。

3. 其他 ① 患者用药期间不宜直接暴露于阳光或紫外线下，以避免引起光敏性皮炎。一旦出现皮肤红斑迹象应停止治疗。② 用药时应避免从事驾驶、危险性较大的机器操作及高空作业。③ 用药后出现的儿童囟门凸起和成人假性脑瘤通常在停药后恢复正常，但存在永久性后遗症的可能。用药期间如出现颅内压升高，应停药；如发生二重感染，应停药并采取适当治疗措施。

多西环素 Doxycycline

【其他名称】艾获克净、多西环索钙、多西霉素、福多力、利尔诺、美尔力、强力霉素、强力霉素钙、去氧土霉素、去氧土霉素钙、脱氧土霉素、脱氧土霉素钙、伟霸霉素、盐酸多西环素、盐酸多西霉素、盐酸强力霉素、盐酸脱氧土霉素。

【临床应用】

1. 可用于治疗 ① 立克次体病，包括流行性斑疹伤寒、地方性斑疹伤寒、恙虫病、洛矶山热和 Q 热。② 支原体属感染。③ 衣原体属感染，包括鹦鹉热、性病淋巴肉芽肿、非特异性尿道炎、输卵管炎、宫颈炎及沙眼。④ 回归热。⑤ 布鲁菌病（与氨基糖苷类药联用）。⑥ 霍乱。⑦ 鼠疫（与氨基糖苷类联用）。⑧ 兔热病。⑨ 软下疳。

2. 可用于治疗对青霉素类抗生素过敏患者的破伤风、气性坏疽、雅司、梅毒、淋病和钩端螺旋体病。

3. 可用于治疗敏感菌所致的呼吸道、胆道、尿路和皮肤软组织感染，尤其适用于有四环素适应证但合并肾功能损害的感染患者。

4. 可用于治疗前列腺炎、成人牙周炎。

5. 可用于治疗和预防疟疾。

6. 还可用于中、重度痤疮患者的辅助治疗。

7. 短期服用可作为旅行者腹泻的预防用药。

【注意事项】

1. 交叉过敏 对一种四环素类药过敏者，可能对其他四环素类药过敏。

2. 禁用 ① 对本药或其他四环素类药过敏者。② 8 岁以下儿童。

3. 慎用　原有肝病患者。

【给药护理要点】

1. 使用途径　口服,饭后服用,可减轻胃肠道不良反应。

2. 过量处理　无特异性拮抗药,药物过量时应给予催吐、洗胃、补液等对症及支持治疗。

3. 其他　用药期间不要直接暴露于阳光或紫外线下,皮肤有红斑应停药。用药后发生二重感染,停药并予以相应治疗。

（七）大环内酯类

大环内酯类抗生素是由链霉素产生的一类弱碱性抗生素,所致的不良反应有肝毒性、耳鸣和听觉障碍、过敏、局部刺激。此类药应用护理总则是:

1. 过敏史及皮试　因菌株对本药的敏感性存在一定差异,必要时在用药前作药敏测定。

2. 禁用于对红霉素及其他大环内酯类过敏的患者。

3. 红霉素及克拉霉素禁止与特非那丁合用,以免引起心脏不良反应。

4. 肝功能损害患者如有指征应用时,需适当减量并定期复查肝功能。

5. 肝病患者和妊娠期患者不宜应用红霉素酯化物。

6. 妊娠期患者有明确指征应用克拉霉素时,应充分权衡利弊,决定是否采用。哺乳期患者用药期间应暂停哺乳。

7. 乳糖酸红霉素粉针剂使用时必须首先以注射用水完全溶解,加入生理盐水或 5% 葡萄糖溶液中,药物浓度不宜超过 0.1%～0.5%,缓慢静脉滴注。

★红霉素　Erythromycin

【其他名称】戈狄密新、福爱力、红霉素碱、新红康。

【临床应用】

1. 呼吸系统感染　① 溶血性链球菌、肺炎链球菌所致的急性扁桃体炎、猩红热、急性咽炎、鼻窦炎、肺炎。② 肺炎支原体肺炎、肺炎衣原体肺炎、沙眼衣原体引起的婴幼儿肺炎。③ 李斯特菌病。④ 军团菌病。⑤（预防或治疗）百日咳。⑥ 可预防和治疗白喉（辅助治疗）及白喉带菌者。

2. **皮肤及软组织感染** ① 溶血性链球菌所致蜂窝织炎。② 气性坏疽。③ 炭疽。④ 破伤风。⑤ 红癣病。

3. **泌尿生殖系统感染** ① 衣原体属、支原体属所致泌尿生殖系感染。② 淋球菌感染。③ 初期梅毒。

4. **眼科感染** 红霉素眼膏用于：① 沙眼、结膜炎、角膜炎。② 预防新生儿淋球菌及沙眼衣原体眼部感染。

5. **其他** ① 沙眼衣原体结膜炎、直肠感染。② 空肠弯曲菌肠炎。③ 厌氧菌所致口腔感染。④ 放线菌病。⑤ 肠阿米巴病。⑥ 预防细菌性心内膜炎。

【注意事项】

1. **交叉过敏** 患者对一种大环内酯类药过敏时，对其他大环内酯类药也可过敏。患者对一种红霉素制剂过敏或不能耐受时，对其他红霉素制剂也可能过敏或不能耐受。

2. **禁用** ① 对本药及其他大环内酯类药物过敏者。② 禁与抗组胺药特非那定、阿司咪唑及促胃肠动力药西沙比利合用。

3. **慎用** 肝、肾功能不全者，长期用药时应常规监测肝功能。

4. **药物对妊娠的影响** 孕妇应用时宜权衡利弊。动物实验未证实有致畸性，但可通过胎盘而进入胎儿循环，浓度不高，文献中未见对胎儿影响方面的报道。

5. **药物对哺乳的影响** 有相当量进入母乳中，哺乳妇女应慎用。

6. **药物对检验值或诊断的影响** 可干扰 Higerty 法的荧光测定，使尿儿茶酚胺的测定值出现假性升高。

7. **用药前后及用药时应当检查或监测** 长期用药时应常规监测肝功能。

【给药护理要点】

1. 按大环内酯类药物护理总则护理。

2. 药物配置与配伍禁忌

(1) 药物配制：在5％～10％葡萄糖注射液500 ml中,添加维生素C注射液(抗坏血酸钠1 g)或5％碳酸氢钠注射液0.5 ml使pH值升高到6左右,再加红霉素乳糖酸盐,则有助稳定。

(2) 配伍禁忌：与氨苄西林、头孢菌素等有配伍禁忌。

3. 使用途径　为获得较高血药浓度,宜空腹(餐前1 h或餐后3～4 h)服用。口服时应整片吞服,以免使药物受胃酸破坏而降效。为抑菌性药物,给药应按一定时间间隔进行,以保持体内药物浓度,以利于作用发挥。

4. 过量处理　用药过量可能引起腹部痛性痉挛、恶心、呕吐、腹泻、可逆性听力受损等。过量时应：① 排空胃以清除未吸收的药物。② 必要时采用支持疗法。

5. 不良反应　偶有心律不齐,口腔或阴道念珠菌感染。有溶血性贫血、间质性肾炎和急性肾衰竭、可逆性X因子缺乏和急性肝衰竭的个例报道。与抗组胺药特非那定、阿司嘧啶及促胃肠动力药西沙比利合用,可出现Q-T间期延长及严重心律失常。

6. 其他　在治疗初期梅毒前,必须进行脑脊液的检查,并在治疗期间仍必须进行脑脊液的检查。

★阿奇霉素　Azithromycin

【其他名称】利可思、阿红霉素、阿齐红霉素、阿奇霉素二水合物、阿泽红霉素、埃齐林、爱米琦、安美钦、澳立平、博抗、氮红霉素、叠氮红霉素、费舒美、锋达奇、孚新、英琦星、君迪、君沽、抗力健、快迪、力禾、丽珠奇乐、利普欣、硫酸阿奇霉素、罗欣快宇、洛贝尔、美尔舒、门冬氨酸阿奇霉素、明齐欣、派芬、派奇、浦乐齐、齐宏、齐隆迈、齐迈宁、齐迈星、齐诺、其仙、奇利、奇隆迈、顾匹特、绮红、乳糖酸阿奇霉素、瑞齐、瑞琦霖、赛金沙、赛乐欣、赛奇、圣诺灵、抒罗康、舒尔欣、舒美特、顺峰康奇、泰力特、通达霉素、维宏、维路得、希舒美、欣匹特、欣普瑞、信达康、雅瑞、亚思达、岩沙、园培康、尤尼克、泽奇。

【临床应用】

1. 用于化脓性链球菌引起的急性咽炎、急性扁桃体炎以及敏感细菌引起的鼻窦炎、急性中耳炎、急性支气管炎、慢性支气管炎急性发作。

2. 用于肺炎链球菌、流感杆菌以及肺炎支原体所致的肺炎。

3. 用于衣原体及非多种耐药淋病奈瑟菌所致的尿道炎,宫颈炎及盆腔炎。

4. 用于敏感菌所致的皮肤软组织感染。

【注意事项】

1. 交叉过敏　对一种大环内酯类药过敏者,对其他大环内酯类药也可能过敏。

2. 禁用　对本药或其他大环内酯类药过敏者。

3. 慎用　① 严重肝功能不全者。② 严重肾功能不全者。③ 肺囊性纤维化患者对本药过敏者。④ 年老、体弱患者对本药过敏者。

4. 药物对儿童的影响　6 个月以下幼儿的剂量及方案尚未确定。

5. 药物对妊娠的影响　动物实验显示对胎儿无影响,但在人类孕妇中应用尚缺乏研究,故孕妇须充分权衡利弊后用药。

6. 药物对哺乳的影响　尚无资料显示是否可分泌至母乳中,哺乳妇女须充分权衡利弊后用药。

7. 用药前后及用药时应当检查或监测　用药期间应定期随访肝功能。

【给药护理要点】

1. 按大环内酯类药物护理总则护理。

2. 药物配置　用适量注射用水充分溶解,配制成 100 mg/ml,再加入 250 ml 或 500 ml 的 0.9%氯化钠注射液或 5%葡萄糖注射液中,最终配制成 1～2 mg/ml 的静脉滴注液。

3. 使用途径　饭前 1 h 或饭后 2 h 空腹口服。单次静脉滴注时间不宜少于 60 min,滴注液浓度不得高于 2 mg/ml。不宜肌内注射给药。

4. 过量处理 用药中发生药物过量反应,可进行洗胃或采用一般支持疗法。

5. 不良反应 多数患者耐受性良好,不良反应发生率较低。主要有:① 胃肠道反应,表现为腹泻、恶心、腹痛、稀便、呕吐、厌食。如出现腹泻症状,应考虑是否有假膜性肠炎发生,如诊断确立应立即停药,采取相应治疗措施,包括维持水、电解质平衡,补充蛋白质等。② 变态反应,偶有发热、皮疹、关节痛及头痛、头昏等症状,过敏性休克和血管神经性水肿极为少见。③ 少数患者可出现一过性中性粒细胞减少、血清转氨酶升高。④ 少见眩晕、耳鸣、听力减退或丧失等耳毒性反应。

罗红霉素 Roxithromycin

【其他名称】倍沙、蓓克、芙欣、侯舒、朗索、乐尔泰、乐喜清、罗福新、罗力得、罗利宁、罗迈新、沼司美、迈克罗德、仁苏、赛乐林、泰罗、维曼、西适宁、欣美罗、严迪、优普沙。

【临床应用】

1. 呼吸道感染 化脓性链球菌引起的咽炎及扁桃体炎;敏感菌所致的鼻窦炎、中耳炎、急性支气管炎、慢性支气管炎急性发作、肺炎支原体或肺炎衣原体所致的肺炎。

2. 泌尿生殖系统感染 沙眼衣原体引起的尿道炎和宫颈炎。

3. 皮肤软组织感染。

4. 儿科感染。

5. 军团菌引起的感染。

【注意事项】

1. 交叉过敏 对一种大环内酯类药过敏者,对其他大环内酯类药也可能过敏。

2. 禁用 对本药或其他大环内酯类药过敏者。

3. 慎用 肝、肾功能不全者。

4. 药物对妊娠的影响 孕妇慎用。

5. 药物对哺乳的影响　哺乳妇女慎用。单剂口服 300 mg,2～10 h 后在乳汁中检出药物量占给药量的 0.05％以下。

6. 用药前后及用药时应当检查或监测　长期用药时应注意监测肝功能。

【给药护理要点】

1. 按大环内酯类药物护理总则护理。

2. 使用途径　宜在饭前空腹服用,以利吸收。

3. 过敏处理　偶有皮疹、头痛头晕等过敏反应,相应处理。

4. 过量处理　未见药物过量报道,一旦发生,应对症及支持治疗。

5. 不良反应　主要是胃肠道反应,表现为腹痛、腹泻、恶心、呕吐,但发生率明显低于红霉素。

6. 其他　服用后可影响驾驶及机械操作能力。与牛奶同服,因罗红霉素的脂溶性强而吸收好。

克拉霉素　Clarithromycin

【其他名称】6-0-甲基红霉素 A、6-氧甲基红霉素、阿瑞、安吉尔宁、安吉尔舒、安瑞、昂克、百红优、长迪、佳诺奇、甲红霉素、甲基红霉素、甲吉宁、甲力、甲氧基红霉素、卡碧士、卡迈、卡瑞斯、卡斯迈欣、卡太卡、凯力克、康卡、柯力仙、科曼欣、可牧辛、克红霉素、克拉红霉素、克拉仙、莱欣、兼欣、利迈先、罗顿、美博、诺邦、诺沙、桑美、圣诺得、泰菲、天方甲欣、沃卡、宜仁、怡川、盈博顿、珍可。

【临床应用】适用于敏感菌或敏感病原体所致的下列感染:

1. 耳鼻咽喉部感染,如急性中耳炎、扁桃体炎、咽炎、鼻窦炎。

2. 下呼吸道感染,如急性支气管炎、慢性支气管炎急性发作肺炎(包括肺炎衣原体肺炎)。

3. 皮肤软组织感染,如脓疱病、丹毒、蜂窝织炎、疖及伤口感染。

4. 沙眼衣原体感染的尿道炎及宫颈炎。

5. 牙源性感染。

6. 军团菌感染。

7. 分枝杆菌属引起的局部或弥漫性感染。

8. 与其他药物联用,可根除幽门螺杆菌,从而减低十二指肠溃疡复发率。

【注意事项】

1. 交叉过敏　患者对一种大环内酯类药过敏时,对其他大环内酯类药也可能过敏。

2. 禁用　① 对其他大环内酯类药过敏者。② 心脏病(如心律失常、心动过缓、Q-T 间期延长、缺血性心脏病、充血性心力衰竭等)患者。③ 水电解质紊乱者。④ 孕妇、哺乳期妇女须充分权衡后决定是否应用,用药期间应停止哺乳。

3. 慎用　① 肝功能不全者。② 中度至重度肾功能不全者。

4. 药物对儿童的影响　在 6 个月至 12 岁小儿中应用,耐受性良好;但在小于 6 个月小儿中的疗效和安全性尚未确定。

5. 药物对妊娠的影响　孕妇禁用。动物实验中对胚胎及胎仔有毒性作用(在动物胚胎中浓度为人血清的 2～17 倍)。

6. 药物对哺乳的影响　可分泌入乳汁,哺乳妇女使用应暂停哺乳。

【给药护理要点】

1. 按大环内酯类药物护理总则护理。

2. 使用途径　可空腹口服,也可与食物或牛奶同服,与食物同服不影响吸收。

3. 过量处理　用药过量时可出现胃肠道症状(如食欲减退、恶心、呕吐等)、精神症状、低血钾、低血氧等。如出现上述症状,应立即停药,采取相应对症治疗措施,同时给予支持治疗,血液透析或腹膜透析不能有效清除。

4. 不良反应　① 常见有口腔异味、头痛以及腹痛、腹泻、恶心、呕吐等胃肠道反应。② 偶见皮疹、皮痒等过敏反应,以及肝脏毒性和假膜性肠炎。

(八) 糖肽类

糖肽类由链霉菌或放射线所产生。主要用于治疗耐甲氧西林金黄色葡萄球菌(MRSA)和耐甲氧西林表皮葡萄球菌(MRSE)所致的感染,难辨梭状芽孢杆菌所致的肠道感染,耐氨苄西林的肠球菌感染。对糖肽类抗生素高度耐药的 MRSA、MRSE 及肠球菌感染,目前可选用利奈唑胺。此类药应用护理总则是:

1. 禁用于对万古霉素或去甲万古霉素过敏的患者。

2. 不宜用于　①预防用药;②MRSA 带菌者;③粒细胞缺乏伴发热患者的常规经验用药;④局部用药。

3. 本类药物具一定肾、耳毒性,用药期间应定期复查尿常规与肾功能,监测血药浓度,注意听力改变,必要时监测听力。

4. 有用药指征的肾功能不全、老年人、新生儿、早产儿或原有肾、耳疾病患者应根据肾功能减退程度调整剂量,同时监测血药浓度,疗程一般不超过 14 天。

5. 应避免将本类药物与各种肾毒性药物合用。与麻醉药合用时,可能引起血压下降。必须合用时,两药应分瓶滴注,并减缓万古霉素滴注速度,注意观察血压。

万古霉素　Vancomycin

【其他名称】凡可霉素、来可信、盐酸万古霉素、稳可信。

【临床应用】

1. 用于革兰阳性菌严重感染,尤其是对其他抗菌药耐药或疗效差的耐甲氧西林金黄色葡萄球菌、表皮葡萄球菌、肠球菌所致严重感染(如心内膜炎、脑膜炎、骨髓炎、肺炎、血源性感染或软组织感染等);亦用于对 β-内酰胺类抗生素过敏者的上述严重感染。

2. 用于血液透析患者发生葡萄球菌属所致的动静脉分流感染。

3. 口服适用于对甲硝唑无效的假膜性结肠炎或多重耐药葡萄球菌小肠结肠炎。

【注意事项】

1. 禁用　对本药或其他万古霉素类抗生素过敏者。

2. 慎用　①严重肾功能不全者。②听力减退或有耳聋病史者。

3. 药物对老人的影响　用于老年患者有引起耳毒性(听力丧

失)与肾毒性的高度危险。由于老年患者随年龄增长肾功能减退,因此确有指征使用时必须调整剂量或调整用药间隔。

4. 药物对妊娠的影响 孕妇在确有指征使用时,应充分权衡利弊。可透过胎盘,导致胎儿第 8 对脑神经损害。

5. 药物对哺乳的影响 可分泌入乳汁中,哺乳期妇女用药应充分权衡利弊。

6. 药物对检验值或诊断的影响 少数患者用药后可出现尿素氮升高。

7. 用药前后及用药时应当检查或监测 ① 长期用药时应定期检查听力。② 长期用药时应定期监测肾功能、尿比重及尿液中蛋白、管型、细胞数。③ 用药中应注意监测血药浓度,尤其是对需延长疗程或有肾功能减退、听力减退、耳聋病史的患者。血药浓度峰值不应超过 25～40 mg/L,谷值不应超过 5～10 mg/L。峰值高于 50 mg/L,谷值高于 10 mg/L 者为中毒范围。

【给药护理要点】

1. 按糖肽类药物护理总则护理。

2. 药物配制与配伍禁忌

(1) 药物配制:① 口服液:每瓶含 500 mg 的万古霉素用蒸馏水稀释,制成 500 mg/6 ml 的溶液供口服,该口服液在 4℃冰箱中可保存 14 个月。② 静脉滴注液:a. 间歇性输液时,溶液以 500 mg 药物、10 ml 水配制,然后加至 5%葡萄糖注射液或 0.9%氯化钠注射液中,使其稀释至 5 mg/ml 以下,再进行输液。500 mg 剂量滴注时间至少 60 min 或 1 000 mg 滴注时间至少 100 min。b. 对需要限制液体量的患者,其最高浓度可达 10 mg/ml。持续静脉滴注时,1～2 g 剂量需加至足量的 5%葡萄糖注射液或 0.9%氯化钠注射液中。

(2) 配伍禁忌:与氯霉素、肝素、氨茶碱、碳酸氢钠、甾体激素、甲氧西林、含重金属类药、碱性溶液等呈配伍禁忌。

3. 使用途径 静脉滴注。避免药液外漏。为减少不良反应(如"红颈综合征"、血栓性静脉炎)发生率,静脉滴注速度不宜过快,每次滴注时间至少在 1 h 以上。对组织有强烈刺激性,不宜肌注或静脉注射。

4. 其他　治疗葡萄球菌心内膜炎时,疗程不少于 4 周。

去甲万古霉素　Norvancomycin

【其他名称】万迅、盐酸去甲万古霉素。

【临床应用】

1. 可用于对青霉素过敏的肠球菌心内膜炎、棒状杆菌属(类白喉杆菌属)心内膜炎患者的治疗。

2. 可用于对青霉素类或头孢菌素类药过敏,或经上述抗生素治疗无效的严重葡萄球菌(包括甲氧西林耐药菌株和多重耐药菌株)所致心内膜炎、骨髓炎、肺炎、血源性感染或软组织感染患者的治疗。

3. 可用于治疗血液透析患者发生葡萄球菌属所致动、静脉瘘感染。

【注意事项】

1. 禁用　对本药或万古霉素类抗生素过敏者。

2. 慎用　① 肾功能不全者。② 听力减退或有耳聋病史者。

3. 药物对儿童的影响　新生儿、婴幼儿用药必须充分权衡利弊。

4. 药物对老人的影响　用于年老患者有引起耳毒性与肾毒性的高度危险(听力丧失)。由于老年患者随年龄增长肾功能减退,确有指征使用时必须调整剂量。

5. 药物对妊娠的影响　孕妇在危及生命的情况下或在严重疾患且其他药物无效或不能应用时,应充分权衡利弊后用药。可透过胎盘,导致胎儿第 8 对脑神经损害。

6. 药物对哺乳的影响　可分泌入乳汁中,哺乳期妇女用药应充分权衡利弊。

7. 用药前后及用药时应当检查或监测　① 长期用药时应定期检查听力。② 长期用药时应定期监测肾功能及尿液中蛋白、管型、尿比重。③ 用药中应注意监测血药浓度,尤其是对需延长疗程或有肾功能减退、听力减退、耳聋病史的患者。血药峰浓度不应超过 25～40 mg/L,谷浓度不应超过 5～10 mg/L。血药峰浓度高于 50 mg/L,谷浓度高于 10 mg/L 者为中毒范围。

【给药护理要点】

1. 按糖肽类药物护理总则护理。

2. 配伍禁忌　与氯霉素、肝素、氨茶碱、碳酸氢钠、皮质激素、甲氧西林、含重金属的药物、碱性溶液等呈配伍禁忌。

3. 使用途径　静脉滴注时,要避免药液外漏,静脉滴注时速度不宜过快,应至少用 5％葡萄糖注射液或 0.9％氯化钠注射液 200 ml 溶解后缓慢静脉滴注,每次滴注时间不少于 1 h。对组织有强烈刺激性,不宜肌内注射、静脉推注。

4. 其他　治疗葡萄球菌心内膜炎时,疗程不少于 4 周。

替考拉宁　Teicoplanin

【其他名称】壁霉素、加立信、他格适、肽可霉素。

【临床应用】适用于治疗严重的革兰阳性菌感染,尤其是不能用青霉素类及头孢菌素类抗生素治疗或用上述抗生素治疗失败的严重葡萄球菌感染,或对其他抗生素耐药的葡萄球菌感染。

【注意事项】

1. 交叉过敏　与万古霉素可能存在交叉过敏。

2. 禁用　对本药过敏者。

3. 慎用　① 对万古霉素过敏者。② 肾功能受损者。

4. 药物对妊娠的影响　一般不应用于已确诊妊娠或可能妊娠的妇女,除非权衡利弊后必须使用。

5. 用药前后及用药时应当检查或监测　① 长期或大剂量用药时应进行血常规检查,并进行肝、肾功能检测。② 肾功能不全者长期用药,或用药期间合用可能有听神经毒性和(或)肾毒性药物者应监测听力。③ 用药期间应进行血药浓度监测。

【给药护理要点】

1. 按糖肽类药物护理总则护理。

2. 药物配制与配伍禁忌

（1）药物配制：① 配制注射液时缓慢将全部注射用水注入小瓶中，用双手轻轻滚动小瓶直至药粉完全溶解。注意避免产生泡沫，如果出现泡沫，可将溶液静置 15 min，待其消泡。配制好的溶液为 pH 值 7.5 的等渗液。② 配制好的溶液可直接注射，也可用下述溶剂稀释：0.9%氯化钠注射液、复方乳酸钠溶液（林格-乳酸溶液、哈特曼溶液）和 5%葡萄糖注射液。③ 配制好的药液应立即使用，不宜久置。必要时溶液可在 4℃条件下保存 24 h。

（2）配伍禁忌：与氨基糖苷类药呈配伍禁忌。

3. 使用途径　可以肌内注射、静脉注射或缓慢静脉推注。静脉推注时间不少于 1 min，静脉滴注时间不少于 30 min。

4. 过量处理　主要采取对症治疗。

5. 其他　治疗严重感染时，血药浓度不应低于 10 mg/L。

6. 不良反应　注射部位的疼痛和皮疹等。

（九）其他抗菌抗生素

林可霉素　Lincomycin

【其他名称】济民力克、浩霉素、丽可胜、林肯霉素、洛霉素、盐酸洁霉素、盐酸林可霉素、盐酸林肯霉素。

【临床应用】

1. 口服制剂适用于治疗敏感葡萄球菌属、链球菌属、肺炎球菌及厌氧菌所致的呼吸道感染、腹腔感染、女性生殖道感染、盆腔感染、皮肤软组织感染等。

2. 注射制剂除适用于上述感染外，尚可用于治疗链球菌、肺炎球菌和葡萄球菌所致的严重感染，如血源性感染、骨和关节感染、慢性骨和关节感染的外科辅助治疗、葡萄球菌所致的急性血源性骨髓炎等。也可用于对青霉素过敏的或不适于用青霉素类药物的感染性疾病的治疗。

【注意事项】

1. 交叉过敏　对一种林可胺类药过敏者，可能对其他林可胺类药也过敏。

2. 禁用　① 对本药或其他林可胺类药过敏者。② 新生儿。③ 深部真菌感染者。

3. 慎用　① 胃肠疾病患者,特别是溃疡性结肠炎、克罗恩病或假膜性肠炎患者。② 哮喘或其他严重过敏者。③ 肝功能不全者。④ 严重肾功能不全者。⑤ 未完全控制的糖尿病患者。⑥ 免疫功能低下和恶性肿瘤患者。⑦ 白色念珠菌阴道炎和鹅口疮患者。

4. 药物对儿童的影响　尚缺乏新生儿使用的安全性和有效性的临床经验。

5. 药物对老人的影响　老年患者使用须谨慎确定剂量,尤其是有严重肾功能不全的患者。患有严重基础疾病的老人用药后易发生腹泻或假膜性肠炎等不良反应,用药时需密切观察。

6. 药物对妊娠的影响　孕妇应用时需权衡利弊。透过胎盘屏障后可在胎儿肝脏中浓缩,目前尚无在人类中应用时发生问题的报道,有资料建议孕妇勿用。

7. 药物对哺乳的影响　由于可能引起哺乳婴儿的严重不良反应,故哺乳妇女如必须使用,应暂停哺乳。

8. 用药前后及用药时应当检查或监测　① 长期用药时应常规监测肝、肾功能、血常规。② 大剂量用药时应做血药浓度监测,尤其对于肝、肾功能减退的患者。

【给药护理要点】

1. 按林可霉素类药物护理总则护理。

2. 配伍禁忌　与新生霉素、卡那霉素药呈配伍禁忌。

3. 使用途径　静脉滴注时,每 0.6～1 g 药物需用 100 ml 以上溶液稀释,滴注时间不少于 1 h。口服给药时宜空腹服用,以利吸收。

4. 过量处理　主要是对症及支持治疗,如洗胃、催吐及补液等。

5. 过敏处理　用药后如出现过敏反应,须停药。严重者可能需给予肾上腺素、抗组胺药、皮质激素、多巴胺等药物,并采取给氧、保持气道通畅、静脉补液等急救措施。

★克林霉素　Clindamycin

【其他名称】莱美特宁、敬枉、特丽仙、傲地、奥丽先、博乐、博士多他、达芬蓉、达林、德宝生、福德、健奇、金格多那、凯甫菲、可尔生、可欣林、克林霉素磷酸酯、克林美、力邦特、力弘、力派、林大霉素、磷酸克林霉素、磷酸氯吉霉素、磷酸氯洁霉素、磷酸氯林可霉素、氯吉霉素、氯洁霉素、氯洁霉素磷酸酯、氯林可霉素、氯林可霉素磷酸酯、氯林肯霉素、氯林霉素、氯林霉素磷酸酯、普生克林、妥林、盐酸克林霉素、盐酸克林霉素棕榈酸酯、盐酸氯吉霉素、盐酸氯洁霉素、盐酸氯林可霉素、盐酸氯林霉素、益君定、尤尼灵、札威。

【临床应用】用于革兰阳性菌和厌氧菌引起的下列感染：

1. 呼吸系统感染　如急性支气管炎、慢性支气管炎急性发作、肺炎、肺脓肿、脓胸、厌氧菌性肺病、支气管扩张合并感染、化脓性中耳炎、鼻窦炎等。

2. 泌尿系统感染　如急性尿道炎、急性肾盂肾炎、前列腺炎。

3. 女性盆腔及生殖器感染　如子宫内膜炎、非淋球菌性输卵管及卵巢脓肿、盆腔蜂窝织炎及妇科手术后感染等，常需与氨基糖苷类药联用。

4. 皮肤软组织感染　如寻常性痤疮、疖、痈、脓肿、蜂窝织炎、创伤和手术后感染等。

5. 骨、关节感染　如骨髓炎(是金黄色葡萄球菌性骨髓炎的首选治疗药物)、化脓性关节炎(对金黄色葡萄球菌性化脓性关节炎非常有效)。

6. 腹腔内感染　如腹膜炎、腹腔内脓肿、胆道感染等。

7. 其他　如心内膜炎、血源性感染、扁桃体炎和口腔感染等。

【注意事项】

1. 交叉过敏　对一种林可霉素类药过敏者，可能对其他林可霉素类药也过敏。

2. 禁用　① 对本药或其他林可霉素类药物过敏者。② 新生儿。

3. 慎用　① 有胃肠疾病或病史者，特别是溃疡性结肠炎、克罗恩病或假膜性肠炎患者。② 肝功能不全者。③ 严重肾功能障碍者。④ 有哮喘或其他过敏史者。

4. 药物对儿童的影响　新生儿禁用,4 岁以内儿童慎用,16 岁以内儿童应用时应注意重要器官功能监测。

5. 药物对老人的影响　临床经验提示,60 岁以上老人易发生假膜性肠炎和艰难梭状芽孢杆菌引起的腹泻,而且症状较重,尤其是患有严重基础疾病的老年患者,故用药时需密切观察。

6. 药物对妊娠的影响　孕妇应用须充分权衡利弊。动物实验显示对胎仔无影响,可透过胎盘。

7. 药物对哺乳的影响　可分泌至乳汁中,可能使新生儿发生不良反应,哺乳妇女慎用,必须用药时宜暂停哺乳。

8. 用药前后及用药时应当检查或监测　① 疗程长者,需定期检测肝、肾功能和血常规。② 严重肾功能减退和(或)严重肝功能减退伴严重代谢异常者,大剂量用药时需进行血药浓度监测。

【给药护理要点】

1. 按林可霉素类药物护理总则护理。

2. 药物配制与配伍禁忌

(1)药物配制:① 肌内注射液:用生理盐水配成 50 mg/ml 的澄明液体并即时使用。② 静脉滴注液:600 mg 用 100～200 ml 生理盐水或 5% 葡萄糖注射液稀释成浓度不超过 6 mg/ml 的药液,滴注时间不少于 30 min,即 1 h 内用药量不超过 1 200 mg。

(2)配伍禁忌:与氨苄青霉素、新生霉素、卡那霉素、苯妥英钠、巴比妥盐酸盐、氨茶碱、葡萄糖酸钙及硫酸镁可呈配伍禁忌。

3. 使用途径　口服给药时宜与食物或牛奶同服,以减少对食管或胃的刺激。盐酸克林霉素棕榈酸酯分散片宜用温开水送服,或用温开水溶解后服用。外用制剂应避免触及眼、口。若误入眼内,应以清水彻底冲洗。

4. 过量处理　用药过量时可引起全身症状,应采用对症治疗和支持治疗。严重腹泻需补充液体、电解质和蛋白质,必要时应口服万古霉素、甲硝唑、杆菌肽或考来烯胺。

5. 过敏处理　过敏反应症状,可给予肾上腺素类药并吸氧和保持气道通畅。

黏菌素　Colistin

【其他名称】多黏菌素 E、哥利迈仙、磺黏菌素、抗敌素、可立斯丁、可利迈仙、硫酸多黏菌素 E、硫酸抗敌素、硫酸黏菌素、黏杆菌素。

【临床应用】

1. 适用于治疗对其他抗生素耐药的铜绿假单胞菌和其他革兰阴性杆菌(变形杆菌除外)引起的严重感染。如铜绿假单胞菌血源性感染、铜绿假单胞菌脑膜炎、大肠杆菌性肠炎、泌尿道感染等。

2. 口服用于白血病伴中性粒细胞缺乏者细菌感染的预防。

3. 口服还可用于肠道手术前准备,以抑制肠道菌群。

4. 外用于烧伤和外伤引起的铜绿假单胞菌局部感染和耳、眼等部位敏感菌所致感染。

【注意事项】

1. 禁用　对本药过敏者。

2. 慎用　肾功能不全者。

3. 药物对妊娠的影响　妊娠期妇女用药应权衡利弊。

4. 药物对哺乳的影响　尚不明确。

5. 用药前后及用药时应当检查或监测　长期用药时应监测尿常规及肾功能。

【给药护理要点】

1. 使用途径　黏菌素口服制剂宜空腹给药。黏菌素治疗脑膜炎时,须鞘内给药。肌内注射时,为减轻疼痛,可用 1‰盐酸普鲁卡因的氯化钠注射液为溶剂。现已少用注射给药。

2. 过量处理　用药过量时,应催吐及给予对症治疗,并大量饮水和补液。腹膜透析、血液透析不能有效清除药物。

3. 其他　黏菌素不可一次性迅速推注,以避免发生广泛性神经肌肉阻滞。引起的神经肌肉阻滞为非竞争性阻滞,新斯的明治疗无效,只能以人工呼吸处理。

★磷霉素　Fosfomycin

【其他名称】福赐美仙、复美欣、覆安欣、磷霉素氨丁三醇、磷霉素钙、磷霉素钠、美乐力。

【临床应用】

1. 磷霉素　口服制剂适用于治疗敏感菌所致的单纯性下尿路感染、肠道感染(包括细菌性痢疾)、呼吸道感染、皮肤软组织感染、眼科感染及妇科感染等。

2. 磷霉素钠注射制剂　适用于治疗敏感菌所致的呼吸道感染、尿路感染、皮肤软组织感染等。治疗敏感菌所致的严重感染(如血源性感染、腹膜炎、骨髓炎等)时需加大剂量,并常须与其他抗菌药物联合应用。

【注意事项】

1. 禁用　对本药过敏者。

2. 慎用　肝、肾功能不全者。

3. 药物对儿童的影响　儿童应用的安全性尚不明确,5 岁以下小儿不宜使用,5 岁以上儿童应慎用并减量用药。

4. 药物对老人的影响　主要自肾排泄,老人肝、肾功能常呈生理性减退,因此老人应慎用并减量用药。

5. 药物对妊娠的影响　可透过胎盘屏障,迅速进入胎儿循环。但对胎儿的影响尚无足够和严密的对照观察。

6. 药物对哺乳的影响　可通过乳汁排泄。哺乳期妇女应避免使用,必须用药时应暂停哺乳。

7. 用药前后及用药时应当检查或监测　使用较大剂量时应监测肝、肾功能。

【给药护理要点】

1. 药物配制与配伍禁忌

(1) 药物配制:先用灭菌注射用水适量溶解,再加至 $250\sim$ 500 ml 的 5％葡萄糖注射液或生理盐水中稀释后静脉滴注。

(2) 配伍禁忌:磷霉素与钙、镁等金属盐以及抗酸药呈配伍禁忌。

2. 使用途径 ① 静脉滴注速度宜缓慢,每次静脉滴注时间应在 1～2 h 以上。② 滴注速度不宜过快,以减少静脉炎的发生。

3. 不良反应 ① 口服给药可引起轻度胃肠道反应,如恶心、纳差、中上腹不适、便秘或轻度腹泻。② 肌内注射局部疼痛显著,常需加用局麻药。静脉给药过快,可引起血栓性静脉炎、心悸等。③ 偶可引起皮疹、嗜酸性粒细胞增多、血氨基转移酶升高等反应。

4. 其他 磷霉素钠注射制剂禁用于 5 岁以下小儿。注射剂中含钠量较高(每克磷霉素中含 0.32 g 钠),对心肾功能不全、高血压及需要控制钠盐摄入量的患者,应注意观察有无水钠潴留现象,一旦发生,应调整剂量,必要时应停药。

夫西地酸钠 Fusidate Sodium

【其他名称】褐霉素钠、梭链孢酸钠、甾酸霉素。

【临床应用】主治由各种敏感细菌,尤其是葡萄球菌引起的各种感染,如骨髓炎、血源性感染、心内膜炎、反复感染的囊性纤维化、肺炎、皮肤及软组织感染、外科及创伤性感染等。

【注意事项】

1. 交叉过敏 患者对一种大环内酯类药过敏时,对其他大环内酯类药也可能过敏。

2. 禁用 对其他大环内酯类药过敏者。

3. 慎用 ① 肝功能不全者。② 中度至重度肾功能不全者。

4. 药物对儿童的影响 新生儿慎用。

5. 药物对妊娠的影响 孕妇慎用。

6. 药物对哺乳的影响 可分泌入乳汁,哺乳妇女使用应暂停哺乳。

【给药护理要点】

1. 过敏史及皮试 和其他大环内酯类药物、林可霉素和克林霉素存在交叉耐药性。

2. 药物配制与配伍禁忌

(1) 药物配制:将本品 500 mg 溶于 10 ml 所附的无菌缓冲溶液

中,然后用 0.9%氯化钠注射液或 5%葡萄糖注射液稀释至 250～500 ml 静脉滴注。若葡萄糖注射液过酸,溶液会呈乳状,如出现此情况即不能使用。滴注时间不应少于 2～4 h。

(2) 配伍禁忌:① 本品可增加香豆素类药物的抗凝作用。② 静脉滴注时与喹诺酮类、免疫球蛋白、门冬氨酸钾镁、维生素 B_6 和维生素 C 注射液等多种药物有配伍禁忌。③ 与阿托伐他汀同用,可使两者血药浓度明显升高,引起肌酸激酶浓度上升,出现肌无力、疼痛。

3. 不良反应 可见皮疹、黄疸、肝功能改变等不良反应。停药后肝功能可恢复。静脉注射可致脉管痉挛、静脉炎、溶血。使用磷酸盐-枸橼酸盐缓冲液溶解药物,注射后可致低钙血症。局部用药可致过敏症状。

二、合成抗菌药

(一)磺胺类及磺胺增效药

磺胺类药物具有抗菌谱广、可以口服、吸收较迅速的特点。一般的不良反应有恶心、呕吐、眩晕等,多可自行消失。严重的不良反应表现在血液系统有粒细胞减少或缺乏、贫血、血小板减少,对体内葡萄糖-6-磷酸脱氢酶缺乏者可致正铁血红蛋白血症和溶血性贫血。此类药应用护理总则是:

1. 禁用于对任何一种磺胺类药物过敏以及对呋塞米、矾类、噻嗪类利尿药、磺脲类、碳酸酐酶抑制剂过敏的患者。

2. 本类药物引起的过敏反应多见,并可表现为严重的渗出性多形红斑、中毒性表皮坏死松解型药疹等,因此过敏体质及对其他药物有过敏史的患者应尽量避免使用本类药物。

3. 本类药物可致粒细胞减少、血小板减少及再生障碍性贫血,用药期间应定期检查周围血象变化。

4. 本类药物可致肝脏损害,可引起黄疸、肝功能减退,严重者可发生肝坏死,用药期间需定期测定肝功能。肝病患者应避免使用本类药物。

5. 本类药物可致肾损害,用药期间应监测肾功能。肾功能减退、失水、休克及老年患者应用本类药物易出现或加重肾损害,应避免使用。

6. 用药期间应多饮水,保持充分尿量,以防结晶尿的发生;必要时可服用碱化尿液的药物。

磺胺异噁唑　Sulfamethoxazole

【其他名称】磺胺二甲基异噁唑、磺胺二甲异噁唑、净尿磺、菌得清。

【临床应用】

1. 适用于治疗敏感菌所致的泌尿道感染、肠道感染等。

2. 可用于治疗流行性脑膜炎。

【注意事项】

1. 交叉过敏　① 对其他磺胺药过敏者对本药也可能过敏。② 对呋塞米、砜类、噻嗪类利尿药、磺脲类、碳酸酐酶抑制药过敏者,对本药也可能过敏。

2. 禁用　① 对本药或其他磺胺类药过敏者。② 小于 2 个月月龄的婴儿。③ 孕妇。④ 哺乳妇女。⑤ 严重肝、肾功能不全者。

3. 慎用　① 葡萄糖-6-磷酸脱氢酶缺乏者。② 轻、中度肝肾功能损害者。③ 血卟啉病患者。④ 失水患者。⑤ 艾滋病患者。⑥ 休克患者。

4. 药物对儿童的影响　由于可与胆红素竞争在血浆蛋白上的结合部位,新生儿的乙酰转移酶系统未发育完善,磺胺游离血药浓度增高,增加了发生胆红素脑病的危险性,在 2 个月以下婴儿中禁用。

5. 药物对老人的影响　老年患者应用磺胺药发生严重皮疹、骨髓抑制和血小板减少等严重不良反应的机会增加。老年患者使用需权衡利弊。

6. 药物对妊娠的影响　可透过胎盘屏障至胎儿体内,动物实验发现有致畸作用。人类研究尚缺乏充足资料,孕妇宜避免应用。

7. 药物对哺乳的影响　可自乳汁中分泌,乳汁中浓度约可达母体血药浓度的 50%～100%。药物可能导致葡萄糖-6-磷酸脱氢酶缺乏的新生儿发生溶血性贫血,因此,哺乳妇女不宜应用。

8. 用药前后及用药时应当检查或监测　① 全血象检查,对接受较长疗程的患者尤为重要。② 长疗程或高剂量治疗时,应定期检查尿液(每 2～3 日查尿常规 1 次)以发现可能发生的结晶尿。③ 肝、肾功能检查。④ 严重感染者应测定血药浓度。

【给药护理要点】

1. 按磺胺类药护理总则护理。

2. 过敏处理　可引起光敏反应,使用后应避免长时间暴露在阳光下。治疗时应严密观察,当出现严重皮疹、骨髓抑制、血小板减少、中枢神经系统毒性等严重不良反应的早期征兆时应立即停药。

3. 其他　乙酰化率高,尿中不易出现结晶,一般不需同服碳酸氢钠。由于能抑制大肠杆菌的生长,阻碍维生素 B 族在肠内的合成,故用药超过 1 周以上者,应同时给予维生素 B 族以预防其缺乏,接受治疗的患者对维生素 K 的需要量也增加。

(二)甲氧苄啶类

甲氧苄啶　Trimethoprim

【其他名称】甲氧苄氨嘧啶。

【临床应用】

1. 常与磺胺药合用(多应用复方制剂)于治疗肺部感染、急慢性支气管炎、菌痢、尿路感染、肾盂肾炎、肠炎、伤寒、疟疾等,也与多种抗生素合用。

2. 单独使用于大肠杆菌、奇异变形杆菌、肺炎克雷伯杆菌、肠杆菌属、凝固酶阴性的金黄色葡萄球菌所致单纯性尿路感染。

【注意事项】

1. 交叉过敏　对其他磺胺类药过敏者对本药也可能过敏。

2. 禁用　① 对本药或其他磺胺类药过敏者。② 孕妇。③ 严重肝、肾疾病、血液病禁用。

3. 药物对儿童的影响　早产儿、新生儿禁用。

4. 药物对妊娠的影响　孕妇宜避免应用。可透过胎盘屏障至胎儿体内,动物实验发现有致畸作用。

5. 用药前后及用药时应当检查或监测　长疗程用药者应作全血象检查。

【给药护理要点】

1. 使用途径　本品单用易引起细菌耐药,故不宜单独用。

2. 不良反应　本品有肝药酶抑制作用,可使苯妥英钠的消除率降低,半衰期延长。和环孢素合用,可增加肾毒性。

（三）喹诺酮类

喹诺酮类是一种合成抗菌药,按发明先后及抗菌性能的不同,分为四代。本类药物的不良反应主要有胃肠道反应、中枢反应、光敏反应、关节损害与跟腱炎、结晶尿、肝损害、心脏毒性、干扰糖代谢。此类药应用护理总则是:

1. 对喹诺酮类药物过敏的患者禁用。

2. 制酸剂和含钙、铝、镁等金属离子的药物可减少本类药物的吸收,应避免同用。

3. 本类药物偶可引起抽搐、癫痫、神志改变、视力损害等严重中枢神经系统不良反应,在肾功能减退或有中枢神经系统基础疾病的患者中易发生,因此本类药物不宜用于有癫痫或其他中枢神经系统基础疾病的患者。肾功能减退患者应用本类药物时,需根据肾功能减退程度减量用药,以防发生由于药物在体内蓄积而引起的抽搐等中枢神经系统严重不良反应。

4. 本类药物可能引起皮肤光敏反应(应避免长时间暴露在阳光下)、关节病变、肌腱断裂等,并偶可引起心电图 QT 间期延长等,用药期间应注意观察。一旦发生严重过敏反应,根据临床需要可采用氧疗、输液、抗组胺药、皮质激素等治疗。

5. 尿中浓度高。当尿液呈碱性,易出现结晶,为避免结晶尿发生,宜多饮水以保持 24 h 排尿量在 1 200 ml 以上。

★**环丙沙星　Ciprofloxacin**

第二代喹诺酮类抗菌药。

【其他名称】巴美洛、奔克、雨氟哌酸、达维邦、华昱、环丙氟哌酸、环福星、健宝灵、奎诺仙、蓝剑、立至欣、林青、曼舒林、乳酸环丙沙星、瑞康、赛克星、世普欢、适普灵、思普乐、特美力、西普乐、希普欣、悉保康、悉复欢、悉复明、悉复欣、悉普欣、旭普星、盐酸环丙氟氯辛、盐酸环丙沙星。

【临床应用】可用于敏感菌所致的下列感染：

1. 泌尿生殖系统感染　包括单纯性或复杂性尿路感染、细菌性前列腺炎、淋球菌尿道炎、肾盂肾炎、宫颈炎（包括产酶株所致者）等。

2. 呼吸系统感染　包括扁桃体炎、咽炎、急性支气管炎及肺部感染等。

3. 消化系统感染　包括胃肠道感染、胆囊炎、肛周脓肿等。

4. 五官科感染　包括结膜炎、鼻窦炎、中耳炎等。

5. 其他　可用于骨关节感染、皮肤软组织感染及血源性感染等。

【注意事项】

1. 交叉过敏　与其他喹诺酮类药物之间可能存在交叉过敏。

2. 禁用　① 对氟喹诺酮类药物过敏者。② 孕妇。③ 18 岁以下患者。

3. 慎用　① 患中枢神经系统疾病者（如癫痫、脑动脉硬化）。② 肝、肾功能不全者。③ 葡萄糖-6-磷酸脱氢酶缺乏症患者。

4. 药物对儿童的影响　18 岁以下患者用药的安全性尚未确立，应禁用。用于数种幼龄动物时，可致关节病变。

5. 药物对老人的影响　老年患者多有肾功能减退，应减量给药。

6. 药物对妊娠的影响　可通过胎盘屏障。动物实验未证实喹诺酮类药物有致畸作用，但孕妇用药的安全性尚未确定。鉴于可引起幼龄动物关节病变，孕妇禁用。

7. 药物对哺乳的影响　可分泌入乳汁，哺乳期妇女全身用药时，应暂停哺乳。

8. 用药前后及用药时应当检查或监测　大肠埃希菌对氟喹诺酮类药物耐药者多见，应在用药前留取尿培养标本，参考细菌药敏试验结果调整用药。

【给药护理要点】

1. 按喹诺酮类护理总则护理。

2. 使用途径　与食物同服可减少胃肠道反应。注射剂仅用于缓慢静脉滴注,每 200 ml 静滴时间不得小于 30 min。

3. 过量处理　急性药物过量以对症及支持治疗为主,应保持足够的水分。血液透析或腹膜透析仅能使少量药物排出体外。

4. 使用方法　药物宜空腹服用,食物可延迟其吸收,但总吸收量未见减少,故也可用于餐后服用,以减少胃肠道反应,服用时宜同时饮水 250 ml。

5. 不良反应　注射剂静脉给药时可致静脉炎。

氧氟沙星　Ofloxacin

第二代喹诺酮类抗菌药。

【其他名称】安福乐、安刹、昂迪尔、奥复欣、奥复星、奥卫特、迪可罗、恶嗪氟哌酸、氟嗪酸、复尔必妥、盖洛佃、捷孚、康太必妥、泰福康、泰利必妥、泰利得、信利妥、氧氟星、氧洛沙星、氧威、优利克、赞诺欣、正康、中中、竹安新。

【临床应用】可用于敏感菌所致的下列感染:

1. 泌尿生殖系统感染　如单纯性及复杂性尿路感染、细菌性前列腺炎、淋球菌尿道炎、宫颈炎(包括产酶株所致者)等。

2. 呼吸系统感染　如急性支气管炎、慢性支气管炎急性发作、肺炎及其他肺部感染等。

3. 消化系统感染　如胃肠道、胆道、腹腔的沙门菌属感染等。

4. 骨、关节、皮肤软组织感染及血源性感染。

5. 结核病　作为抗结核病的二线药物,多与异烟肼、利福平等合用。

6. 五官科感染　如结膜炎、中耳炎、鼻窦炎、牙周炎、冠周炎等。

【注意事项】

1. 交叉过敏　与其他喹诺酮类药之间可能存在交叉过敏。

2. 禁用　① 对氟喹诺酮类药过敏者。② 孕妇。

3. 慎用　① 患中枢神经系统疾病者(如癫痫、脑动脉硬化者)。② 严重肾功能不全者。③ 严重肝功能减退者。

4. 药物对儿童的影响　用于数种幼龄动物时,可致关节病变。18 岁以下患者用药的安全性尚未确立,不宜使用。如细菌仅对氟喹诺酮类敏感,应在权衡利弊后慎用。

5. 药物对老人的影响　老年患者多有肾功能减退,应减量给药。

6. 药物对妊娠的影响　可通过胎盘屏障。动物实验未证实喹诺酮类药物有致畸作用,但孕妇用药的安全性尚未确定。鉴于可引起幼龄动物关节病变,孕妇禁用。

7. 药物对哺乳的影响　可分泌入乳汁,哺乳期妇女全身用药时,应暂停哺乳。

8. 用药前后及用药时应当检查或监测　大肠杆菌对氟喹诺酮类药物耐药者多见,应在用药前留取尿培养标本,参考细菌药敏试验结果调整用药。

【给药护理要点】

1. 按喹诺酮类护理总则护理。

2. 使用途径　餐后服用可减少胃肠道反应。注射剂仅用于缓慢静脉滴注,每 200 mg 静滴时间不得小于 30 min。滴眼液适用于治疗细菌性结膜炎、角膜炎、角膜溃疡、泪囊炎、术后感染等外眼感染,只限于滴眼用,不能用于结膜下注射,也不可直接滴入前房内。细菌性结膜炎、角膜炎患者用药期间不宜戴角膜接触镜。

3. 其他　滴耳液如药温过低,可致眩晕,故应使其温度接近体温。且滴耳液适用外耳道炎、中耳炎、鼓膜炎,若炎症已漫及鼓室周围时,除局部治疗外,应同时全身用药。长期局部应用时,可能导致非感染微生物的过度生长(如真菌),不宜长期使用。

★**左氧氟沙星**　**Levofloxacin**

第二代喹诺酮类抗菌药。

【其他名称】莱美兴、安理莱、奥维丽、奥维先、彼来信、达芬泰星、恒奥、甲磺酸左氟沙星、甲磺酸左氧氟沙星、金诺尔曼、金裕星、京必妥新、可乐必妥、刻定、来立信、来喜力、莱沃幸、乐朗、乐林必妥、立凡迪、丽珠强派、利复星、联邦左福康、洛普星、诺普伦、泉盈、乳酸左氟沙星、乳酸左氧氟沙星、瑞科沙、帅威、特夫比克、天福欣、天力达、田沙威、妥佳、维沙欣、盐酸左氟沙星、盐酸左氧氟沙星、一品、怡平青、易路美、优素劲、裕力兴、壮源、左氟沙星、左福欣、左复可、左克、左旋氧氟沙星、佐康。

【临床应用】可用于敏感菌所致的下列感染：

1. 泌尿生殖系统感染　如尿路感染、细菌性前列腺炎、急性附睾炎、宫腔感染、子宫附件炎、盆腔炎、肾盂肾炎、淋菌性尿道炎、宫颈炎（包括产酶株所致者）等。

2. 呼吸系统感染　如急性咽喉炎、扁桃腺炎（扁桃体周脓肿）、急性支气管炎、慢性支气管炎急性发作、弥漫性细支气管炎、支气管扩张合并感染、肺炎等。

3. 消化系统感染　如细菌性痢疾、感染性肠炎、沙门菌属肠炎、胆囊炎、胆管炎、伤寒及副伤寒。

4. 骨、关节及皮肤软组织感染　骨和关节感染、传染性脓疱病、蜂窝织炎、淋巴管（节）炎、皮下脓肿、肛周脓肿等。软膏用于治疗脓疱疮、疖疮、毛囊炎等化脓性皮肤病。

5. 其他　乳腺炎、外伤、烧伤及手术后伤口感染、腹腔感染以及五官科感染、牙周炎以及血源性感染等。其中滴眼液用于治疗细菌性结膜炎、角膜炎、角膜溃疡、泪囊炎等外眼感染。

【注意事项】

1. 交叉过敏　与其他喹诺酮类药物间存在交叉过敏。

2. 禁用　① 对喹诺酮类药物过敏者。② 有癫痫史者。③ 孕妇。④ 哺乳妇女。⑤ 18 岁以下患者。⑥ 对喹诺酮类药物有过敏史或皮肤有药物过敏史者。

3. 慎用　① 肝、肾功能受损者。② 有中枢神经系统疾病史者。③ 高龄患者。

4. 药物对儿童的影响　在未成年动物中应用可致关节软骨病变发生，故 18 岁以下者应避免使用。局部制剂进入体内的药量要远小于全身用药时摄入量，尚无证据表明会对儿童骨关节发育产生任何影响。

5. 药物对老人的影响　高龄患者大多肾功能低下,可能会出现持续高血药浓度,应慎重给药。尚未观察到老人患者和其他成年患者使用滴眼液的疗效和安全性有差异。

6. 药物对妊娠的影响　动物实验未证实喹诺酮类药物有致畸作用,但鉴于可引起未成年动物关节病变,故孕妇禁用,但局部制剂进入体内的药量要远小于全身用药时摄入量,尚无证据表明孕妇使用局部制剂会引起全身毒性反应,应权衡利弊用药。

7. 药物对哺乳的影响　动物实验未证实喹诺酮类药物有致畸作用,但鉴于可引起未成年动物关节病变,故哺乳妇女应用时应暂停哺乳。局部制剂进入体内的药量要远小于全身用药时摄入量,尚无证据表明哺乳妇女使用局部制剂会引起全身毒性反应,应权衡利弊用药。

【给药护理要点】

1. 按喹诺酮类护理总则护理。

2. 药物配制　注射用粉针剂在临用前用适量灭菌注射用水溶解,再分 2 次用 5% 葡萄糖注射液或氯化钠注射液 100 ml 稀释后静脉滴注。

3. 使用途径　注射液每 100 ml 滴注时间不得少于 60 min,滴速过快易引起静脉刺激症状或中枢系统反应。不宜与其他药物同瓶混合静滴,也不宜与其他药物使用同一根静脉输液管进行静滴。滴眼液不宜长期使用,以免诱发耐药菌或真菌感染。

4. 过量处理　① 洗胃。② 吸附药:活性炭(40～60 g 加水 1 200 ml 口服)。③ 泻药:硫酸镁(30 g 加水 200 ml),或其他缓泻药。④ 输液(加保肝药物),代谢性酸中毒给予碳酸氢钠注射液。尿碱化给予碳酸氢钠注射液,以增加由肾脏的排泄。⑤ 利尿。⑥ 对症疗法:抽搐时应反复以地西泮静脉注射。

5. 不良反应　常见有恶心、腹泻、腹痛、腹胀等胃肠道反应;失眠、头晕、头痛等中枢神经系统反应;皮肤瘙痒、皮疹等过敏反应。静脉注射给药时少数患者有局部反应,包括注射部位疼痛、炎症等。

6. 其他　如发生跟腱炎或跟腱断裂,须立即停药,严禁运动。性病患者治疗时,应进行梅毒血清学检查。

★诺氟沙星　Norfloxacin

第二代喹诺酮类抗菌药。

【其他名称】艾立克、氟哌酸、谷氨酸诺氟沙星、金娅捷、力醇罗、淋克星、淋沙星、诺氟氯辛、诺氧沙星、哌克利、乳酸诺氟沙星、斯林齐。

【临床应用】主要用于敏感菌所致的下列感染:

1. 泌尿生殖道感染　如尿路感染、前列腺炎、急慢性肾盂肾炎、膀胱炎、淋病等。其中栓剂及药膜用于敏感菌所致细菌性阴道炎,小儿药粉用于有多重耐药且仅对敏感的细菌引起的儿童上、下泌尿道感染。

2. 消化系统感染　伤寒及其他沙门菌属所致胃肠道感染及胆囊炎等。

3. 呼吸道感染　如急性支气管炎、慢性支气管炎急性发作、肺炎。

4. 可用于五官科、皮肤科、产科及外科的感染性疾病。其中滴眼液或眼膏用于敏感菌所致的外眼感染(如结膜炎、角膜炎)、沙眼、新生儿急性滤泡性结膜炎,注射剂结膜下注射或口服制剂也可用于治疗眼内感染。软膏用于脓疱疮、湿疹感染、足癣感染、毛囊炎、疖肿等,还可控制烧伤肉芽创面感染,为植皮创造条件。

5. 可作为腹腔手术的预防用药。

【注意事项】

1. 交叉过敏　与其他喹诺酮类药之间存在交叉过敏。

2. 禁用　① 对喹诺酮类药过敏者。② 孕妇。③ 糖尿病患者。

3. 慎用　① 肝、肾功能减退者。② 有癫痫病史者。③ 有胃溃疡史者。④ 重症肌无力患者。

4. 药物对儿童的影响　在未成年动物中应用可致承重关节软骨永久性损害,因此不宜用于18岁以下患者。如感染由多重耐药菌引起者,细菌仅对喹诺酮类药敏感时,可在充分权衡利弊后应用。

5. 药物对妊娠的影响　可透过胎盘屏障,孕妇应避免使用。

6. 药物对哺乳的影响　可分泌至乳汁,其浓度可接近血药浓度,哺乳妇女应用时应停止哺乳。

【给药护理要点】

1. 按喹诺酮类护理总则护理。

2. 使用途径　口服后迅速吸收,半衰期 $3.5\sim5$ h,由于食物影响其吸收宜空腹服用,并同时饮水 250 ml。静脉注射速度不宜过快。

3. 过量处理　急性药物过量时,予以对症处理及支持疗法,并须维持适当的补液量。

4. 其他　服用前 2 h 内不应服用含铁或锌的制剂及去羟肌苷。极个别缺乏葡萄糖-6-磷酸脱氢酶(G-6-PD)的患者可能发生溶血反应。

莫西沙星　Moxifloxacin

第四代喹诺酮类抗菌药。

【其他名称】拜复乐、盐酸莫西沙星。

【临床应用】用于敏感菌所致的呼吸道感染,如慢性支气管炎急性发作、社区获得性肺炎(包括青霉素耐药的社区获得性肺炎)、急性鼻窦炎等。也可用于皮肤及软组织感染。

【注意事项】

1. 禁用　① 有喹诺酮类药物过敏史者。② 孕妇。③ 哺乳妇女。④ 儿童。⑤ 避免用于 QT 间期延长的病人、患有低钾血症病人及接受Ⅰa 类(如奎尼丁、普鲁卡因胺)或Ⅲ类(如胺碘酮、索托洛尔)抗心律失常药物治疗的病人。

2. 慎用　① 在致心律失常的条件(如严重的心动过缓或急性心肌缺血)存在时应慎用。② 有或怀疑有可导致癫痫发作或降低癫痫发作阈值的中枢神经系统疾病的患者。③ 严重肝功能不全患者。

3. 药物对妊娠的影响　孕妇禁用。

4. 药物对哺乳的影响　临床前试验证实,可少量分泌到乳汁中,故哺乳妇女禁用。

【给药护理要点】

1. 按喹诺酮类护理总则护理。

2. 使用途径　应避免输液过快或弹丸注射。每 400 mg 药液静脉滴注时间不少于 60 min。静脉注射时不可与其他药物自同一静脉给药。静脉滴注液不可作肌内注射、鞘内注射、腹腔内注射和皮下注射。

3. 过敏处理　用药过程中患者出现局部疼痛、炎症表现或肌腱断裂等征象时应立即停药。

4. 不良反应　全身反应有头痛、腹痛,消化系统反应有腹痛、食欲减退、便秘、肝功能异常、胆汁淤积性黄疸,中枢神经系统反应有高血压、心悸、四肢水肿、QT 间期延长,骨骼肌系统反应有关节痛、肌痛,皮肤及附件反应有皮肤干燥、瘙痒、皮疹、出汗,阴道念珠菌病、阴道炎,呼吸困难,味觉异常。

（四）硝基咪唑类

硝基咪唑类药物通过干扰细菌体内的氧化还原酶系统,阻断细菌的代谢,从而产生抑制细菌的作用,且不易出现耐药性。口服吸收后在体内很快被代谢灭活,因而用于全身抗感染药物。此类药应用护理总则是:

1. 禁用于对硝基咪唑类药物过敏的患者。

2. 使用途径　① 不宜与含铝的针头和套管接触,静脉滴注速度宜慢,一次滴注的时间应超过 1 h,并避免与其他药物一起滴注。缓释片空腹服用时缓释特性保持较佳,宜在饭前 1 h 或饭后 2 h 整药吞服。② 含漱液不宜口服,须稀释后使用。口含片口腔内可含化 1.5 h 以上,在含化时勿搅动,含化后 30 min 内勿漱口。

3. 本类药物可能引起粒细胞减少及周围神经炎等,神经系统基础疾患及血液病患者慎用。

4. 用药期间禁止饮酒及含酒精饮料。

5. 肝功能减退可使本类药物在肝脏代谢减慢而导致药物在体内蓄积,因此肝病患者应减量应用。

6. 其他　① 月经期间应暂停经阴道给药。② 滴虫感染需同时治疗其性伴侣。③ 念珠菌感染者应用,其症状会加重,需同时给予抗真菌治疗。④ 可被胃液持续清除,某些放置胃管作胃肠减压者,可引起血药浓度下降。⑤ 代谢产物可使尿液呈红色,应与血尿相鉴别。

★甲硝唑　Metronidazole

【其他名称】苯酰甲硝唑、夫纳捷、弗来格、佳乐宁、甲硝哒唑、甲硝基羟乙唑、甲硝基乙唑、甲硝羟乙唑、麦莢欣、麦斯特、咪唑尼达、迷尔脱、灭滴灵、灭滴唑、耐瑞、平洁、舒瑞特、天力宁、硝基羟乙唑、盐酸甲硝唑。

【临床应用】

1. 用于治疗阴道滴虫病。

2. 用于治疗肠道及组织内阿米巴病。

3. 用于治疗小袋虫病和皮肤利什曼病、麦地那龙线虫感染、贾第虫病等。

4. 用于治疗各种厌氧菌感染,如血源性感染、心内膜炎、脓胸、肺脓肿、腹腔感染、盆腔感染、妇科感染、骨和关节感染、脑膜炎、脑脓肿、皮肤软组织感染、假膜性肠炎、幽门螺杆菌相关性胃炎或消化性溃疡等。

5. 口颊片、含片、粘贴片等制剂可用于治疗厌氧菌所致的牙周感染。

6. 凝胶、乳膏等外用制剂,可用于炎症性丘疹、脓疱、酒糟鼻红斑、毛囊虫皮炎、疥疮、痤疮等的局部治疗及细菌性阴道病的治疗。

7. 一些制剂如洗液等尚可作为某些手术的预防用药,如阑尾炎手术、结肠或直肠择期手术、牙科手术等。

【注意事项】

1. 交叉过敏　与其他咪唑类药物可能存在交叉过敏。

2. 禁用　① 对本药或其他咪唑类药物有过敏史者。② 活动性中枢神经疾患者。③ 血液病患者。④ 妊娠早期。⑤ 哺乳妇女。

3. 慎用 肝功能不全者。

4. 药物对儿童的影响 儿童使用应谨慎,宜减量使用。

5. 药物对老年人的影响 肝功能下降的老年患者血浆清除率降低,应注意监测血药浓度并调整剂量。

6. 药物对妊娠的影响 可通过胎盘、进入胎儿血循环。对胎儿的影响研究尚不充分,因此孕妇具有明确指征时才选用,妊娠早期禁用。

7. 药物对哺乳的影响 哺乳妇女不宜使用。若必须用药,应暂停哺乳,并在疗程结束后 24～48 h 方可重新哺乳。

8. 药物对检验值或诊断的影响 可干扰天门冬氨酸氨基转移酶、谷丙转氨酶、乳酸脱氢酶(LDH),三酰甘油、己糖激酶等的检验结果,使其值降至零。

9. 用药前后及用药时应当检查或监测 ① 肝功能减退者代谢减慢,药物及其代谢物易在体内蓄积,长期用药时应监测血药浓度。② 重复一个疗程之前,应检查白细胞计数及分类。

【给药护理要点】

1. 按硝基咪唑类药物护理总则护理。

2. 配伍禁忌 与庆大霉素、氨苄西林属配伍禁忌。

3. 过量处理 药物过量时可有恶心、呕吐、共济失调、外周神经炎、惊厥发作等症状。过量时无特效解毒药,以对症及支持治疗为主。局部用药可自黏膜吸收,长期大量使用后,可能产生与全身用药相同的不良反应及药物相互作用。

4. 过敏处理 用药中如出现运动失调或其他中枢神经系统症状时应停药。

替硝唑 Tinidazole

【其他名称】比适、迪克新、第孚、砜硝唑、服净、济得、捷力、捷洛林、净怡、康多利、可立泰、乐净、乐净怡、普洛施、替尼达唑,替你净、替诺康、替消唑、鸳马厌克、裕宁。

【临床应用】

1. 用于治疗多种厌氧菌感染 如血源性感染、骨髓炎、腹腔感染、盆腔感染、鼻窦炎、支气管感染、肺炎、皮肤蜂窝织炎、口腔感染及术后伤口感染。

2. 用于结肠或直肠手术、妇产科手术及口腔手术的术前预防用药。

3. 用于肠道及肠道外阿米巴病、阴道滴虫病、贾第鞭毛虫病、加得纳菌阴道炎的治疗。可作为甲硝唑的替代药,用于治疗幽门螺杆菌所致的胃窦炎及消化性溃疡。

【注意事项】

1. 交叉过敏 与其他咪唑类药物可能存在交叉过敏。

2. 禁用 ① 对本药或其他咪唑类药物过敏者。② 活动性中枢神经系统疾患者。③ 血液病患者或有此病史者。④ 妊娠早期。⑤ 哺乳妇女。⑥ 12 岁以下者。

3. 慎用 肝功能不全者。

4. 药物对儿童的影响 12 岁以下患者禁止全身用药。

5. 药物对老人影响 肝功能减退的老年患者,用药时应注意监测血药浓度并调整剂量。

6. 药物对妊娠的影响 对胎儿的影响研究尚不充分,故妊娠早期禁用,妊娠中、晚期应充分权衡利弊后谨慎使用。

7. 药物对哺乳的影响 哺乳妇女不宜使用。若必须用药,应暂停哺乳,并在治疗结束 3 日后方可重新哺乳。

8. 药物对检验值或诊断的影响 可干扰丙氨酸氨基转移酶、乳酸脱氢酶、三酰甘油、己糖激酶等的检验结果,使其值降至零。

9. 用药前后及用药时应当检查或监测 ① 肝功能减退者代谢减慢,药物及其代谢物易在体内蓄积,用药时应注意监测血药浓度。② 重复一个疗程之前,应检查白细胞计数及分类。

【给药护理要点】

1. 按硝基咪唑类药物护理总则护理。

2. 过敏处理 用药中如出现运动失调或其他中枢神经系统症

状时,应及时停药。

奥硝唑　Ornidazole

【其他名称】奥博林、博威、滴比露、衡博来、甲硝咪氯丙醇、今达、氯丙硝唑、氯醇硝唑、普司立、齐克、圣诺安、泰方、硝氯丙唑、潇然。

【临床应用】

1. 用于由厌氧菌感染引起的多种疾病。

2. 用于男女泌尿生殖道毛滴虫、贾第鞭毛虫感染引起的疾病,如阴道滴虫病。

3. 用于肠、肝阿米巴病,如阿米巴痢疾、阿米巴肝脓肿。

4. 用于手术前预防感染及手术后厌氧菌感染的治疗。

【注意事项】

1. 禁用　① 对本药或对硝基咪唑类药物过敏者。② 各种器官硬化症、造血功能低下、慢性酒精中毒患者。③ 有脑和脊髓病变的患者。

2. 慎用　① 有中枢神经系统疾病的患者,慎用分散片。② 有肝脏疾病的患者。③ 酗酒者。

3. 药物对儿童的影响　儿童慎用,3 岁以下儿童不建议使用注射制剂。

4. 药物对妊娠的影响　建议孕妇(特别是妊娠早期)慎用。

5. 药物对哺乳的影响　哺乳期妇女慎用。

6. 用药前后及用药时应当检查或监测　在治疗前后,应进行全血细胞计数。

【给药护理要点】

1. 按硝基咪唑类药物护理总则护理。

2. 药物配制　使用注射液前应适当稀释。使用粉针剂时,应先将其溶解于 50～100 ml 的 0.9% 氯化钠注射液或 5% 葡萄糖注射液中,终浓度为 2.5～5 mg/ml,滴注时间不应少于 30 min。

3. 使用途径　口服,静脉滴注。

4. 过量处理　若用药过量，可导致不良反应加重，此时应停药。目前尚无特异性解毒药。若发生疼痛性痉挛，建议给予地西泮。

5. 过敏处理　如有异常神经症状反应时，应立即停药，并进一步观察治疗。

（五）硝基呋喃类

硝基呋喃类是一类合成的抗菌药物，目前临床上应用较广的有呋喃西林、呋喃妥因和呋喃唑酮。呋喃西林只供局部应用，后者则可供系统治疗应用。此类药应用护理总则是：

1. 禁用于对呋喃类药物过敏的患者。

2. 在新生儿红细胞中缺乏葡萄糖-6-磷酸脱氢酶时应用呋喃妥因可发生溶血性贫血，故新生儿不宜应用。缺乏此酶的成年人也不宜应用。

3. 大剂量、长疗程应用及肾功能损害患者可能发生头痛、肌痛、眼球震颤、周围神经炎等不良反应。

4. 呋喃妥因服用 6 个月以上的长程治疗者偶可发生弥漫性间质性肺炎或肺纤维化，应严密观察以便及早发现，及时停药。

5. 服用呋喃唑酮期间，禁止饮酒及含酒精饮料。

★呋喃妥因　Nitrofurantoin

【其他名称】呋喃坦丁钠、呋喃坦啶、呋喃坦啶钠、呋哺妥因钠、硝呋妥因、硝基呋喃妥英。

【临床应用】

1. 用于治疗敏感菌所致的急性单纯性下尿路感染。

2. 用于尿路感染的预防。

【注意事项】

1. 交叉过敏　与其他硝基呋喃类药可能存在交叉过敏。

2. 禁用　① 硝基呋喃类药物过敏者。② 肾功能减退者（肌酐清除率小于 60ml/min）。③ 肾周脓肿或肾盂肾炎患者。④ 新生儿。⑤ 妊娠晚期。

3. 慎用　① 葡萄糖-6-磷酸脱氢酶缺乏症患者。② 周围神经病变者。③ 肺部疾病患者。

4. 药物对儿童的影响　新生儿禁用。

5. 药物对老人的影响　老年患者应慎用,必须使用时宜根据肾功能调整给药剂量。老年患者的前列腺感染不宜使用。

6. 药物对妊娠的影响　妊娠晚期禁用。国内有资料认为可透过胎盘屏障,而胎儿酶系尚未发育完全,以避免胎儿发生溶血性贫血。

7. 药物对哺乳的影响　少量可随乳汁分泌,诱发乳儿(尤其是葡萄糖-6-磷酸脱氢酶缺乏者)发生溶血性贫血,服用期间应暂停哺乳。

8. 药物对检验值或诊断的影响　尿液中的代谢产物可使硫酸铜试剂发生假阳性反应,干扰尿糖测定。

9. 用药前后及用药时应当检查或监测　应定期检测肝功能,发生肝炎时应立即停药并采取相应措施。

【给药护理要点】

1. 按硝基呋喃类药物护理总则护理。

2. 配伍禁忌　宜与食物同时服用,以利吸收并减少胃肠道刺激。

3. 其他　应用本品的患者如发生腹泻应考虑假膜性肠炎的可能,须立即停用本品,并予以甲硝唑口服,治疗无效者予以万古霉素口服。疗程至少 7 日,或继续用药至尿中细菌清除 3 日以上。

呋喃唑酮　Furazolidone

【其他名称】痢特灵。

【临床应用】

1. 用于治疗细菌性痢疾、肠炎、霍乱。

2. 用于治疗伤寒、副伤寒、梨形鞭毛虫病和阴道滴虫病。

3. 可与制酸剂等药物合用于治疗幽门螺杆菌所致的胃窦炎。

【注意事项】

1. 交叉过敏　对一种硝基呋喃类药过敏者对其他硝基呋喃类药也可能过敏。

2. 禁用 ① 对本药或其他硝基呋喃类药过敏者。② 新生儿。③ 孕妇。④ 哺乳妇女。

3. 慎用 ① 葡萄糖-6-磷酸脱氢酶缺乏者。② 肾功能不全者。③ 溃疡病患者。④ 支气管哮喘患者。

4. 药物对儿童的影响 新生儿应用可致溶血性贫血,应禁用。

5. 药物对妊娠的影响 孕妇禁用。

6. 药物对哺乳的影响 哺乳妇女禁用。

【给药护理要点】

1. 按硝基呋喃类药物护理总则护理。

2. 过量处理 无特异拮抗药,用药过量时应给予对症处理及支持治疗,包括催吐、洗胃、大量饮水及补液等。药物过量时(一日超过400 mg 或总量超过3000 mg)可发生多发性神经炎,症状可迁延数月至一年以上。

（六）噁唑酮类

利奈唑胺 Linezolid

【其他名称】利奈唑德。

【临床应用】主要用于控制耐万古霉素屎肠球菌所致的系统感染,包括血源性感染、肺炎以及复杂性皮肤和皮肤组织感染等。

【注意事项】

1. 禁用 对本药或其他成分过敏者。

2. 慎用 妊娠期妇女与哺乳期妇女。

【给药护理要点】

1. 本品应严格控制使用指征,避免滥用。

2. 空腹或饭后服用,须避开高脂性饮食及含酪胺食物和含醇饮料。

3. 有高血压病史者使用本品应注意观察。

4. 不良反应 消化道不良反应有失眠、头晕、药热、皮疹等。可见血小板减少、舌变色、口腔白色念珠菌病,罕见乳酸性酸中毒。

三、抗真菌药

本节主要介绍治疗系统性真菌感染的药物,有多烯类(两性霉素

B及其衍生物)、嘧啶类(如氟胞嘧啶)、三唑类(如氟康唑、伊曲康唑、伏立康唑等)、棘白菌素类(如卡泊芬净、米卡芬净)等。此类药应用护理总则是：

1. 对本类药物过敏的患者禁用。

2. 本类药物所致肾功能损害常见,少数患者可发生肝毒性、低钾血症、血液系统毒性,因此用药期间应定期测定肾、肝功能、血电解质、周围血象、心电图等,以尽早发现异常,及时处理。

3. 出现肾功能损害时,应根据其损害程度减量给药或暂停治疗。原有严重肝病者不宜选用本类药物。

两性霉素 B　Amphotericin B

【其他名称】二性霉素、二性霉素 B、两性霉素乙、庐山霉素

【临床应用】

1. 用于治疗隐球菌病、北美芽生菌病、播散性念珠菌病、球孢子菌病、组织胞浆菌病。

2. 用于治疗由毛霉菌、根霉属、犁头霉菌属、内胞霉属和蛙粪霉属等所致的毛霉病。

3. 用于治疗由申克孢子丝菌引起的孢子丝菌病。

4. 用于治疗由烟曲菌所致的曲菌病。

5. 用于着色真菌病、烧伤后皮肤真菌感染、呼吸道念珠菌、曲菌或隐球菌感染、真菌性角膜溃疡。

【注意事项】

1. 禁用　① 对本药过敏者。② 严重肝病患者。

2. 慎用　肝、肾功能不全者慎用。

3. 药物对妊娠的影响　孕妇如确有应用指征时方可使用。

4. 药物对哺乳的影响　哺乳期妇女应避免应用或用药时暂停哺乳。

5. 用药前后及用药时应当检查或监测

(1)肾功能,定期检查尿常规、血尿素氮及血肌酸酐,疗程开始剂量递增时隔日测定上述各项。疗程中测定粪常规、血尿素氮及血肌酸酐至少每周 2 次,如测定结果血尿素氮或血肌酸酐值的升高具

临床意义时,则需减量或停药,直至肾功能改善。

(2)周围血象,治疗过程中每周测定1次。

(3)肝功能检查,如发现肝功能损害(血胆红素、碱性磷酸酶、血清氨基转移酶升高等)时应停药。

(4)血钾测定,治疗过程中每周至少测定2次。

【给药护理要点】

1. 按两性霉素类药物护理总则护理。

2. 药物配制与配伍禁忌

(1)药物配制:① 药物溶解:使用前,每50 mg本药用灭菌注射用水10 ml(或每25 mg用水5 ml)溶解药物。② 静脉滴注:加适量灭菌注射用水溶解(不可用氯化钠注射液溶解与稀释),再加入5%葡萄糖注射液(pH值大于4.2)中,浓度不超过1 mg/ml(儿童滴注液浓度不超过10 mg/100 ml)。③ 鞘内注射:将上述溶液1 ml(5 mg/ml),加入5%葡萄糖注射液19 ml稀释,使最终浓度为25 mg/100 ml。注射时取所需药量以脑脊液5~30 ml反复稀释,并缓慢注入。

(2)配伍禁忌:与氯化钠、氯化钾、氯化钙、葡萄糖酸钙、依地酸钙钠、青霉素、羧苄西林、硫酸阿米卡星、硫酸庆大霉素、硫酸卡那霉素、硫酸链霉素、盐酸金霉素、硫酸土霉素、盐酸四环素、硫酸多黏菌素、盐酸氯丙嗪、盐酸苯海拉明、盐酸多巴胺、酸利多卡因、盐酸普鲁卡因、重酒石酸间羟胺、盐酸甲基多巴、呋喃妥因和维生素类等存在配伍禁忌。

3. 过量处理　过量可引起呼吸循环衰竭,应立即中止给药,并进行临床及实验室监测,同时予以支持、对症处理。

4. 其他　① 注射部位可发生血栓性静脉炎。② 用药期间,应让患者多饮水,并做好出入量记录。若尿量低于30 ml/h,应报告医师。若发现尿中出现沉淀、粉红、浑浊等现象,应及时停药。③ 用药期间,应注意观察患者,若出现嗜睡、肌无力、多尿、眩晕等低血钾症状,应及时报告医师予补钾。

★氟康唑 Fluconazole

【其他名称】大扶康、博泰、即清、静达、康锐、罗兰丝、麦道氟康、麦尼芬、酱芬、乾意、汝宁、三维康、帅克风、天方力星、维可衡、文清、依利康、珍方。

【临床应用】

1. 念珠菌病 ① 全身性念珠菌病：如念珠菌血源性感染、播散性念珠菌病及其他非浅表性念珠菌感染等，包括腹膜、心内膜、肺部、尿路等感染。② 黏膜念珠菌病：包括口咽部及食管感染、非侵入性肺及支气管感染、念珠菌尿症等。③ 阴道念珠菌病。

2. 隐球菌病 用于治疗念珠菌病、脑膜以外的新型隐球菌病；也用于两性霉素 B 与氟胞嘧啶联用初治后的维持治疗。

3. 皮肤真菌病 如体癣、手癣、足癣、头癣、指（趾）甲癣、花斑癣等，还可用于皮肤着色真菌病。

4. 用于真菌感染所引起的睑缘炎、结膜炎、角膜炎等。

5. 用于预防真菌感染，常见于恶性肿瘤、免疫抑制、骨髓移植、接受细胞毒类药化疗或放疗等患者。

6. 用于球孢子菌病、芽生菌病、组织胞浆菌病等。

【注意事项】

1. 交叉过敏 对其他吡咯类药过敏者，也可能对本药过敏。

2. 禁用 对本药或其他吡咯类药过敏者。

3. 慎用 肝、肾功能损害者。

4. 药物对妊娠的影响 孕妇用药须权衡利弊。

5. 用药前后及用药时应当检查或监测 ① 用药前及用药期间应定期检查肝功能。② 用药期间需定期检查肾功能。

【给药护理要点】

1. 按抗真菌类药物护理总则护理。

2. 使用途径 既可口服，也可静脉滴注。采用何种给药途径，应根据患者的临床症状而定。口服本药吸收完全，每日口服剂量与静脉给药剂量相同。由口服改为静脉滴注，无需改变剂量，反之亦然。使用规格为 5 ml 的静脉制剂时应先用生理盐水或 5％葡萄糖注射液 100 ml 稀释。

3. 过敏处理 ① 如出现大疱损害或多形性红斑、憋气、难以缓解的胸闷,须停药。② 如出现皮疹,应密切观察,必要时应停药。③ 如出现肝功能持续异常或加剧,或出现肝毒性临床症状时,均需中止治疗。④ 若出现头痛、全身关节酸痛、恶心、呕吐等一系列因滴速过快引起的症状,应减慢滴速或给予地塞米松,若症状不能缓解或加重,应停药。

4. 过量处理 可采用对症和支持疗法,利尿可能增加其清除率,经血液透析可降低血药浓度。

5. 其他 ① 在治疗芽生菌病、组织胞浆菌病时,可作为伊曲康唑的替代药物。重度真菌性角膜炎应以全身抗真菌药治疗为主,局部治疗为辅。② 免疫缺陷者的长疗程预防用药,可导致念珠菌属对吡咯类抗真菌药耐药性增加,需掌握指征后再用药,避免无指征预防用药。③ 使用疗程应根据感染部位及个体治疗反应而定。一般治疗应持续至真菌感染的临床表现及实验室指标显示感染消失为止。隐球菌脑膜炎或反复发作的口咽部念珠菌病的艾滋病患者需长期维持治疗以防止复发。④ 接收骨髓移植者,如先已发生严重粒细胞减少,则应使用,直至中性粒细胞计数上升至 $1 \times 10^9/L$ 以上后 7 日。

伊曲康唑 Itraconazole

【其他名称】美扶、斯皮仁诺、西特那唑、亚特那唑、伊康唑、伊他康唑、依曲康唑、依他康唑、易启康。

【临床应用】

1. 用于全身性真菌感染 如曲霉病、念珠菌病、隐球菌病(包括隐球菌性脑膜炎)、组织胞浆菌病、孢子丝菌病、巴西副球孢子菌病、芽生菌病和其他多种少见的全身性或热带真菌病。

2. 用于口腔、咽部、食管、阴道念珠菌感染,以及真菌性结膜炎、真菌性角膜炎。

3. 用于浅部真菌感染 如手足癣、体癣、股癣、花斑癣等。

4. 用于皮肤癣菌和(或)酵母菌所致甲真菌病。

【注意事项】

1. 交叉过敏 对其他唑类抗真菌药过敏者使用应谨慎。

2. 禁用 ① 对本药过敏者。② 室性心功能不全(充血性心力衰竭及有充血性心力衰竭病史)患者。③ 注射剂中的赋形剂主要经肾排泄,注射剂禁用于肾功能减退的患者。

3. 慎用 ① 心脏局部缺血或者瓣膜疾病患者。② 明显的肺部疾病患者。③ 水肿性疾病患者。④ 肝、肾功能不全者。⑤ 肝酶升高、有活动性肝病或其他药物所致肝毒性损伤史者。⑥ 老年患者。

4. 药物对妊娠的影响 动物(鼠)实验表明,大剂量用药可增加胚胎畸形发生率,并对胚胎产生不良影响。孕妇用药应权衡利弊。

5. 药物对哺乳的影响 可经乳汁分泌,哺乳妇女用药应权衡利弊。

6. 用药前后及用药时应当检查或监测 对肝功能不全、艾滋病患者,用药期间应定期检查肝功能。

【给药护理要点】

1. 按抗真菌类药物护理总则护理。

2. 过敏史及皮试 脱敏治疗:每隔 30 min 逐渐增加剂量使其脱敏。初次剂量 1 mg,30 min 后 2 mg,继而依次为 6 mg、8 mg、16 mg、32 mg、64 mg、128 mg,最后为 200 mg。

3. 配伍禁忌 ① 用药期间不宜使用以下药物:咪唑斯汀、沙奎那韦、长春生物碱、他克莫司、西罗莫司、丁螺环酮、泼尼龙、依巴斯汀、瑞波西汀。② 禁止阿司咪唑、特非那定、西沙比利等与本药合用,以免发生严重的心律失常。③ 胃酸会降低本品的吸收。对接受酸中和药(如氢氧化铝)治疗者,宜在服用至少 2 h 后再服用这类药物。对胃酸缺乏者,如某些艾滋病患者、服用胃酸分泌抑制药(如 H_2 受体阻断药、质子泵抑制药)者,服用时宜同时饮用可乐等酸性饮料。

4. 使用途径 采用静脉滴注给药,不宜使用静脉推注。先用 0.9% 氯化钠注射液稀释粉针剂,严禁使用 5% 葡萄糖注射液或乳酸林格液稀释。滴注时间应超过 60 min。如连续 14 日以上静脉滴注给药,应尽快将静脉给药调整为口服给药。

5. 过量处理 无特效的解毒药,也不能经血液透析清除。如用药过量,应采取支持疗法。服药后 1 h 内可洗胃,若有必要,可给予活性炭吸附。

6. 其他 ① 对 AIDS 合并组织胞浆菌病者,需使用维持量以防止复发。② 全身性真菌感染宜先静脉给药治疗 2 周,其后再根据病情采用口服给药。

氟胞嘧啶 Flucytosine

【其他名称】5-氟胞嘧啶、安确治。

【临床应用】

1. 用于治疗念珠菌、隐球菌及其他敏感菌所致全身性真菌感染。

2. 用于念珠菌所致心内膜炎、皮肤黏膜感染,隐球菌所致脑膜炎等。

【注意事项】

1. 禁用 ① 对本药过敏者。② 严重肾功能不全者。③ 严重肝脏疾病患者。

2. 慎用 ① 骨髓抑制、血液系统疾病或同时应用骨髓抑制药治疗的患者。② 肝功能损害者。③ 肾功能损害者,尤其是同时应用两性霉素 B 或其他肾毒性药物治疗时。

3. 药物对儿童的影响 不宜使用。

4. 药物对老人的影响 老年患者因肾功能减退,应减少用药剂量。

5. 药物对妊娠的影响 在体内可转变为氟尿嘧啶,孕妇用药应权衡利弊。

6. 药物对哺乳的影响 对新生儿及婴幼儿有潜在的严重不良反应,哺乳期妇女用药应暂停哺乳。

7. 用药前后及用药时应当检查或监测 用药期间应进行如下

检查:① 需定期检查周围血象、血清氨基转移酶、碱性磷酸酶,测定尿常规、血尿素氮和血清肌酸酐。② 根据病情需要(如肾功能减退者)监测血药浓度,血药浓度以 $40\sim60$ $\mu g/ml$ 为宜,最高不宜超过 80 $\mu g/ml$,否则易出现血液及肝脏的相关不良反应。

【给药护理要点】

1. 按抗真菌类药物护理总则护理。

2. 使用途径　口服、静脉给药。因脑脊液中药物浓度较高,无需鞘内注射给药。

3. 过量处理　洗胃、催吐,并补充液体以加速药物的排泄。必要时应采用血液透析治疗。

4. 其他　如单次服药量较大,宜间隔一定时间(如 15 min)分次服用,以减少恶心和呕吐等不良反应。

伏立康唑　Voriconazole

【其他名称】活力康唑、威凡。

【临床应用】用于治疗侵入性曲霉病,以及对氟康唑耐药的严重进入性念珠菌病感染及由足放线病菌属和镰刀菌属引起的严重真菌感染。主要用于进行性、致命危险的免疫系统受损的 2 岁以上患者。

【注意事项】

1. 禁用　① 已知对伏立康唑或任何一种赋形剂有过敏史者。② 妊娠、哺乳期妇女。

2. 慎用　① 肝功能不全者和肾功能不全者。② 12 岁以下儿童不推荐使用。

【给药护理要点】

1. 按抗真菌类药物护理总则护理。

2. 药物配制与配伍禁忌

(1) 药物配制:本品使用时先用 19 ml 注射用水溶解,溶解后的浓度为 10 mg/ml。本品仅供单次使用,未用完的溶液应当弃去。只有清澈的、没有颗粒的溶液才能使用。稀释后的溶液 $2\sim8$℃保存,不超过 24 h。

（2）配伍禁忌：① 西罗莫司与伏立康唑合用时,前者的血浓度可能显著增高。② 利福平、卡马西平、苯巴比妥等酶促药,可降低本品的血药浓度。③ 本品可使特非那定、阿司咪唑、奎尼丁、麦角碱类、环孢素、他克莫司、华法林、他汀类降血脂药等血药浓度升高,从而导致 Q-T 间期延长,并且偶见尖端扭转性室性心动过速,应禁止合用。

3. 使用途径　伏立康唑片剂应在餐后或餐前至少 1 h 服用。

4. 不良反应　最为常见的不良反应为视觉障碍、发热、皮疹、恶心、呕吐、腹泻、血源性感染、周围性水肿、腹痛以及呼吸功能紊乱。

5. 对驾驶和操作机器者,本品可能会引起一过性的、可逆性的视觉改变,包括视力模糊、视觉改变、视觉增强和（或）畏光。

特比萘芬　Terbinafine

【其他名称】兰美舒、疗霉舒、丁克。

【临床应用】用于浅表真菌引起的皮肤、指甲感染,如毛癣菌、狗小孢子菌、絮状表皮癣菌等引起的体癣、股癣、足癣、甲癣以及皮肤白色念珠菌感染。

【注意事项】

1. 禁用　对本药过敏者、严重肾功能不全者。

2. 慎用　肝、肾功能不全者。

3. 药物对儿童的影响　婴儿排泄功能较低,2 岁以下应慎用。

4. 药物对妊娠的影响　孕妇用药应权衡利弊。

【给药护理要点】

1. 按抗真菌类药物护理总则护理。

2. 配伍禁忌　① 本品可导致如三环类抗抑郁药、β-受体拮抗剂等主要通过该酶代谢的药物的血药浓度改变。② 利福平加速本品代谢。西咪替丁抑制本品代谢。

3. 不良反应　常见消化道反应有腹胀、食欲不振、恶心、轻度腹痛、腹泻等,皮肤反应有皮疹,偶有味觉改变。如出现皮肤过敏反应、味觉改变,应停止用药。

4. 进食高脂食物可使本药的生物利用度增加约 40%。

醋酸卡泊芬净　Caspofungin

【其他名称】科赛斯。

【临床应用】用于治疗对其他治疗无效或不能耐受的侵袭性曲霉菌病;对疑似真菌感染的粒缺伴发热病人的经验治疗;口咽及食管念珠菌病;侵袭性念珠菌病,包括中性粒细胞减少及非中性粒细胞减少症患者的念珠菌血症。

【注意事项】

1. 禁用　对本品中任何成分过敏的病人。

2. 慎用　① 肝、肾功能不全者。② 骨髓移植患者。

3. 药物对儿童的影响　不推荐 18 岁以下的病人使用。

4. 药物对妊娠的影响　孕妇用药应权衡利弊。

5. 药物对哺乳的影响　哺乳妇女用药应权衡利弊。

【给药护理要点】

1. 按抗真菌类药物护理总则护理。

2. 配伍禁忌　与右旋葡萄糖溶液存在配伍禁忌。除生理盐水和林格溶液外,不得将本品与任何其他药物混合或同时输注。

3. 不良反应　常见有皮疹、面部肿胀、瘙痒、温暖感或支气管痉挛、外周水肿;高钙血症、低白蛋白、低钾、低镁血症、白细胞减少、嗜酸性粒细胞增多、血小板减少、中性粒细胞减少、尿中红细胞增多、部分凝血激酶时间延长、低钠、尿中白细胞增多以及低钙。罕见肝功能失调。

米卡芬净　Micafungin

【其他名称】米卡芬净钠、米开民。

【临床应用】用于治疗食管念珠菌感染,预防造血干细胞移植患者的念珠菌感染。

【注意事项】

1. 禁用　对本药过敏或有过敏史者。

2. 慎用　① 肝肾功能不全者。② 血液疾病(如贫血、骨髓功能降低等)者。

3. 药物对妊娠的影响 孕妇用药应权衡利弊。

4. 药物对哺乳的影响 哺乳妇女用药应权衡利弊。

【给药护理要点】

1. 按抗真菌类药物护理总则护理。

2. 药物配制与配伍禁忌

(1) 药物配制：只能用生理盐水(可用5‰葡萄糖注射液替代)配制和稀释。每50 mg米卡芬净钠先加入5 ml生理盐水溶解。为减少泡沫的产生，须轻轻转动玻璃瓶，不可用力振摇。随后将已溶解好的米卡芬净钠溶液加入到100 ml生理盐水中滴注给药，给药时间至少1 h。

(2) 配伍禁忌：静脉滴注时，给药前输液管路应先用生理盐水冲洗，加药输液应注重避光保存。与硝苯地平或西罗莫司合用，可使后两者的血药浓度升高，合用应谨慎。

3. 不良反应 可能出现肝功能异常。部分同时给予米卡芬净钠和其他药物的患者曾经出现过肝功能失调、肝炎，甚至恶化为肝衰竭。还有可能引起与组胺有关的不良反应，如皮疹、瘙痒、面部肿胀和血管舒张。当给药剂量在50～150 mg/d时，米卡芬净钠可能引起注射部位反应，如静脉炎和血栓性静脉炎。

四、抗病毒药

目前抗病毒药研究的重点主要是针对人免疫缺陷病毒、疱疹病毒、流感病毒、乙肝病毒、丙肝病毒、呼吸道病毒和胃肠道病毒的抑制作用，增强机体抵御病毒的免疫调节剂和预防疫苗等。此类药应用护理总则是：

1. 避免滥用。

2. 注意患者病史，需注意年龄、性别和个性的差异性。

3. 选择最适宜的给药方法。在用药过程中要注意药物间的相互作用。

4. 对一些排泄较慢而毒性较大的药物容易引起蓄积中毒，故尽量避免用于肝、肾功能不全的病人，并定期检查各种实验室检查。

★阿昔洛韦　Aciclovir

【其他名称】阿特米安、阿昔洛韦钠、艾韦达、爱尔新、邦纳、葆珍康、甘泰、建适辽、开糖环鸟苷、克毒星、克疱、丽珠克毒星、羟乙氧甲鸟嘌呤、沙威洛、适患疗、舒维疗、水信克疱、天默、无环鸟、无环鸟苷、无环鸟苷钠、无环鸟嘌呤、辛龙威、永信克疱、正大捷普。

【临床应用】

1. 单纯疱疹病毒(HSV)感染。

2. 带状疱疹病毒(HZV)感染。

3. 免疫缺陷者水痘。

4. 眼部疾病　① 结膜下注射或全身用药(口服或静脉滴注)：用于急性视网膜坏死综合征(ARN)、视网膜脉络膜炎、HSV 性葡萄膜炎。② 局部用药：滴眼液或眼膏，用于 HZV 性角膜炎、结膜炎、眼睑皮炎及 HSV 性角膜炎。

【注意事项】

1. 交叉过敏　对其他鸟嘌呤类抗病毒药(如更昔洛韦、伐昔洛韦、泛昔洛韦等)过敏者，也可能对本药过敏。

2. 禁用　对本药过敏或有过敏史者。

3. 慎用　① 对本药不能耐受者。② 精神异常或对细胞毒性药出现精神反应史者(因静脉应用易产生精神症状)。③ 脱水者。④ 坏疽型、大疱型、严重出血型带状疱疹及皮肤有严重继发感染者禁用凝胶。⑤ 肝、肾功能不全者。

4. 药物对儿童的影响　婴儿排泄功能较低，2 岁以下应慎用。

5. 药物对老人的影响　老人因生理性肾功能减退，用药时需调整剂量和给药间期。

6. 药物对妊娠的影响　孕妇用药应权衡利弊。

7. 药物对哺乳的影响　在乳汁中的浓度为血药浓度的 0.6～4.1 倍，哺乳妇女用药应权衡利弊。

8. 用药前后及用药时应当检查或监测　用药前及用药期间应检查肾功能。

【给药护理要点】

1. 按抗病毒药物护理总则护理。

2. 药物配制 粉针剂 500 mg,加入 10 ml 注射用水中,充分摇匀后,再用生理盐水或 5% 葡萄糖注射液稀释,使药液浓度不超过 7 g/L,若浓度太高(10 g/L)可引起静脉炎。配好的药液宜于 12 h 内使用,不宜冷藏。静脉制剂呈碱性,不宜与其他药物配伍。

3. 使用途径

(1) 外用:仅用于皮肤及黏膜,不能用于眼。涂药时需戴指套或手套。

(2) 口服给药:① 生殖器复发性疱疹感染以口服间歇短程疗法给药有效。② 口服剂量与疗程不宜超过推荐标准,生殖器复发性疱疹感染的长程疗法不宜超过 6 个月。③ 口服给药时应让患者补充足量的水,以防药物在肾小管内沉积。

(3) 静脉给药:① 静脉制剂专供静脉滴注,不宜肌内或皮下注射。滴注宜缓慢,以免引起肾小管内药物结晶沉积,引起肾功能损害。滴注时勿将药液漏至血管外,以免引起局部皮肤疼痛及静脉炎。② 肾功能不全者不宜用静脉滴注,因滴速过快可引起肾衰竭。③ 静脉滴注后 2 h,尿中药物浓度最高,此时应让患者补充足量的水,以防止药物在肾小管内沉积。④ 新生儿用药时,不宜以含苯甲醇的稀释液配制静脉滴注液,否则易引起致命性的综合征(包括酸中毒、中枢抑制、呼吸困难、肾衰竭、低血压、癫痫和颅内出血等)。⑤ 肥胖患者的剂量应按标准体重计算。⑥ 如发现析出结晶,使用时可采用水浴加热,完全溶解后仍可使用。

4. 过量处理 无特殊解毒药,主要采用对症治疗和支持疗法。① 补充足量的水以防止药物沉积于肾小管。② 血液透析有助于药物排泄。

5. 不良反应 ① 如出现神经系统、肾脏不良反应,应减量或终止给药,并给予适当处理。② 如出现心悸、呼吸困难、胸闷、血清蛋白减少、胆固醇及三酰甘油升高、肝功能异常,应终止给药,并进行对症治疗。③ 外用时,如涂药部位出现灼热感、瘙痒、红肿等,应停止用药,并将涂药部位洗净。④ 静脉给药可引起肾小管阻塞,使血肌酸酐和尿素氮升高,但如给予适当的剂量、补充足量的水则可避免。

6. 其他 ① 宜于急性发作 24 h 内进行治疗。② 一旦出现疱疹的症状与体征,应及早治疗。③ 如单纯疱疹患者使用后未见皮肤损害改善,则应测试 HSV 敏感性。④ 生殖器疱疹为性传播疾病,能在无症状时传染,通过无症状的病毒排出。患者应避免接触患处,并避免性交,以免感染配偶。一旦出现症状或体征,应立即治疗。感染妇女易患宫颈癌,患者至少应 1 年检查 1 次,以及早发现。

更昔洛韦 Ganciclovir

【其他名称】丙氧鸟苷、甘昔洛韦、更昔洛韦钠、荷普欣、丽科乐、丽科伟、羟甲基无环鸟苷、赛美维。

【临床应用】

1. 用于免疫缺陷患者(包括艾滋病患者)并发巨细胞病毒(CMV)视网膜炎的诱导期和维持期治疗。

2. 用于接受器官移植的患者预防巨细胞病毒感染。

【注意事项】

1. 交叉过敏 对其他鸟嘌呤类抗病毒药(如阿昔洛韦、伐昔洛韦、泛昔洛韦)过敏者也可对本药过敏。

2. 禁用 ① 对本药或阿昔洛韦过敏者。② 严重中性粒细胞减少($<0.5×10^9/L$)或严重血小板减少($<25×10^9/L$)的患者。

3. 药物对儿童的影响 由于有致癌和影响生殖能力的远期毒性,在儿童中静脉或口服使用应充分权衡利弊后再决定是否用药。

4. 药物对妊娠的影响 动物实验中有致畸、致癌、胚胎毒性、免疫抑制作用和生殖系统毒性,对孕妇应充分权衡利弊后再决定是否用药。

5. 药物对哺乳的影响 哺乳妇女在用药期间应停止哺乳。

6. 用药前后及用药时应当检查或监测 ① 对骨功能减退的患者,建议用药期间监测血药浓度。② 用药期间应定期进行全血细胞计数和血小板计数。③ 用药期间应每 2 周进行血清肌酸酐或肌酐清除率的测定。

【给药护理要点】

1. 按抗病毒药物护理总则护理。

2. 药物配制　将 500 mg 本药（钠盐），加 10 ml 注射用水，振摇使其溶解，液体应澄明无色，在室温时稳定 12 小时，切勿冷藏。可用 0.9% 氯化钠、5% 葡萄糖、林格或乳酸钠林格等注射液稀释。

3. 使用途径　① 玻璃体内注射治疗巨细胞病毒视网膜炎，比低浓度局部给药或静脉给药的疗效更好。② 口服制剂应于进餐后服用以增加吸收。③ 口服给药适用于有免疫缺陷（包括艾滋病）且并发巨细胞病毒视网膜炎的患者经注射剂治疗病情已稳定后的维持治疗，但口服制剂治疗后距离本病进展的间隔期较短。④ 在对患者进行预防用药时，可口服，但不能治愈巨细胞病毒感染，因此用于艾滋病患者合并巨细胞病毒感染时需长期维持用药，防止复发。⑤ 不可肌内注射，静脉滴注一次最大剂量为 6 mg/kg，充分溶解后，缓慢静滴，每次至少 1 h 以上。⑥ 溶液呈强碱性，避免与皮肤、黏膜接触，避免液体渗漏到血管外组织。需给予充足水分以减少药物毒性。

4. 过量处理　静脉注射过量可致包括不可逆转的各类血小板减少症、持续性骨髓抑制、可逆性中性粒细胞减少或粒细胞减少、肝、肾功能损害和癫痫。对于用药过量患者，透析能降低药物血浆浓度。酌情使用造血生长因子。

5. 不良反应　常见为骨髓抑制作用、中性粒细胞减少、血小板减少、贫血。此外还可出现皮疹、药物热、恶心、呕吐、腹痛、食欲减退、肝功能异常等，静脉给药可发生静脉炎。

6. 其他　① 使用同时进行放射治疗，可增强对骨髓的抑制作用。② 免疫损伤（HIV 阳性）的患者在治疗中和治疗后，可能持续经历视网膜炎的发展过程，不是 CMV 视网膜炎的治疗药物接受治疗期间最少 4～6 周进行一次眼科随访检查。③ 接受治疗的男女患者均应避孕（至停药后至少 3 个月）。④ 可引起中性粒细胞减少和血小板减少，并易引起出血和感染，用药期间应注意口腔卫生。用药期间若出现上述情况,应考虑调整用量。若中性粒细胞计数在 $0.5 \times 10^9/L$ 以下或血小板计数低于 $25 \times 10^9/L$ 应暂时停药,直至中性粒细胞数增加至 $0.75 \times 10^9/L$ 以上方可重新给药。少数患者同时采用粒细胞,单核巨噬细胞集落刺激因子(GM-CSF)治疗粒细胞减少有效。

泛昔洛韦　Famciclovir

【其他名称】彼欣、法昔洛韦、凡乐、泛维尔、泛昔洛伟、海正韦克、丽珠风、明立欣、诺克、万棋、仙林纳。

【临床应用】用于治疗带状疱疹和原发性生殖器疱疹。

【注意事项】

1. 交叉过敏　对其他鸟嘌呤类抗病毒药(如阿昔洛韦、更昔洛韦、伐昔洛韦)过敏者也可对本药过敏。

2. 禁用　对本药或同类药物过敏者。

3. 慎用　肾功能不全者。

4. 药物对老人的影响　老年患者各组织器官功能下降,常存在不同程度的肾功能减退,应用需注意调整剂量。

5. 药物对妊娠的影响　不建议使用。

【给药护理要点】

1. 按抗病毒药物护理总则护理。

2. 过量处理　如果发生,应给予相应的对症及支持治疗。可采用血液透析法清除血浆中的泛昔洛韦。进行 4 h 血透后,泛昔洛韦血浆浓度可下降 75%。

阿糖腺苷　Vidarabine

【其他名称】阿糖腺苷磷酸钠、单磷酸阿糖腺苷、腺嘌呤阿糖苷。

【临床应用】

1. 用于单纯疱疹性脑炎,新生儿单纯疱疹病毒感染(如皮肤黏膜感染、局限性中枢神经系统感染和播散性单纯疱疹感染)和带状疱疹。

2. 用于免疫功能缺陷者的疱疹病毒感染、婴儿先天性巨细胞病毒免疫缺陷者巨细胞病毒感染。

3. 慢性乙型肝炎。

4. 眼膏用于单纯疱疹病毒性角结膜炎；也可用于经碘苷治疗无效或对碘苷过敏的浅表性疱疹病毒性角膜炎。

【注意事项】

1. 禁用　① 对本药过敏者。② 孕妇。③ 哺乳妇女。

2. 慎用　肝肾功能不全者。

3. 药物对妊娠的影响　孕妇禁用。

4. 药物对哺乳的影响　哺乳妇女禁用。

5. 用药前后及用药时应当检查或监测　用药期间须定期监测血常规及肝、肾功能。

【给药护理要点】

1. 按抗病毒护理总则护理。

2. 药物配制　不能以生物制品或胶体溶剂溶解。用药前应充分振摇，使其呈均匀的混悬液。25℃时1 000 ml滴注液中最多溶解450 mg药物。预温至35～40℃可促进药物溶解。配制的液体不可冷藏以免析出结晶。

3. 使用途径　因溶解度低，吸收差，不宜口服、肌内注射或皮下给药。不可静脉推注或快速滴注，仅可缓慢静脉滴注，用药的浓度应小于700 mg/L，静脉滴注时间不少于12 h。静脉滴注时，大量液体进入体内，应注意水、电解质平衡。美国已禁用本药的注射制剂。

4. 其他　① 眼膏可与其他抗生素（如庆大霉素、红霉素、氯霉素）的眼用制剂合用，也可与皮质激素类眼制剂合用治疗单纯性疱疹性角膜炎，但必须在停用激素后继续应用数日，方可停药。② 局部眼用时疗程一般不超过21日，给药7日无明显好转或用药21日仍无上皮重新形成，应考虑其他治疗方法；或角膜炎治疗后3～5日，对某些慢性病例或病情较重者其疗程可适当延长。应注意用药次数过多可能导致角膜小点状损害。

拉米夫定　Lamivudine

【其他名称】贺普丁、雷米夫定、益平维。

【临床应用】

1. 用于乙型肝炎病毒(HBV)感染　① 治疗伴有 HBV 复制的慢性乙型肝炎。② 用于慢性肝硬化活动期。

2. 与其他抗逆转录病毒药联用于治疗人类免疫缺陷病毒(HIV)感染。

【注意事项】

1. 禁用　对本药过敏者。

2. 慎用　① 乳酸性酸中毒者。② 严重肝肿大和肝脏脂肪变性者。③ 未确诊或未经治疗的 HIV 感染者(因剂量不足有导致对 HIV 耐药的危险)。

3. 药物对妊娠的影响　妊娠早中晚期用药应权衡利弊。

4. 药物对哺乳的影响　经乳汁排泄(在母乳中的浓度与血浆中接近),哺乳妇女用药期间应暂停哺乳。

5. 用药前后及用药时应当检查或监测

(1) 用药期间:① 应定期做肝、肾功能检查及全血细胞计数。② 对 HIV 感染者,应定期检测(如每 4 周 1 次)血常规、β-2 微球蛋白等。③ 对慢性乙型肝炎患者,应定期检测血清 ALT、HBV-DNA、五项血清 HBV 标志物。④ 治疗中应观察患者病情,进行全面的体格检查及胸部 X 光片。⑤ 毒性监测:注意观察中毒症状或体征的出现(如顽固性腹泻、肌肉疼痛、失眠等)。对儿童,应特别注意与胰腺炎有关的中毒症状或体征(如顽固性腹痛、发热、恶心、呕吐或腹泻)。

(2) 治疗 HBV 感染停药后易致反跳,应每月复查血清 ALT。如 ALT 正常,则每 3 个月检测 1 次 HBeAg 或 HBV-DNA,如果由阴性转为阳性。则必须重新开始新一轮治疗。

【给药护理要点】

1. 按抗病毒药物护理总则护理。

2. 过量处理　如出现药物过量,应对患者进行监护,并给予常规的支持治疗,必要时可采用血液透析治疗。

3. 其他

(1) 治疗乙肝期间并不能防止 HBV 病毒通过性接触或血源性传播方式感染他人,应采取适当防护措施,并且应对新生儿进行常规的乙型肝炎疫苗免疫接种。

(2) 治疗乙肝过程中如出现病情进展合并肝功能失代偿或肝硬化的患者,不宜轻易停药,应加强对症保肝治疗。少数患者停药后可能出现"复发"或发生 HBV 的变异,从而致肝炎加重。如停止使用,应进行严密观察,若肝炎恶化,应考虑重新使用。

(3) 用于治疗 HIV 感染时,不宜单独用药,以避免产生 HIV 耐药。

(4) 使用中,一旦有提示乳酸性酸中毒的临床表现和实验室检查结果应中止治疗。

(5) 用于治疗乙肝的停药标准:① 治疗 1 年无效者。② 用药期间发生严重不良反应者。③ 用药期间怀孕妇女。④ 出现病毒变异和耐药性,伴有临床症状恶化者。⑤ 不能坚持服药者。⑥ 血清 ALT 大于正常上限 5 倍且出现下列情况之一者:血清总胆红素＞85.5 μmmol/l(50 mg/L);血清白蛋白＜35 g/L;凝血因子Ⅱ活动度小于 60%(或较正常对照延长 4 s);出现明显代偿的临床表现:明显畏食、乏力、恶心、呕吐、腹水、自发性腹膜炎、黄疸(进行性加深)、皮肤黏膜出血倾向、肝脏进行性缩小、肝性脑病、上消化道出血等;测定血清 HBV-DNA 水平高于治疗前水平。

★利巴韦林　Ribavirin

【其他名称】奥得清、奥佳、病毒唑、华乐沙、康立多、柯萨、利力宁、利迈欣、利美普辛、利赛洛、落液林、南元、奇力青、锐迪、三氮唑核苷、三唑核苷、同欣、威乐星、威利宁、维拉克、酰胺三唑核营、新博林。

【临床应用】

1. 用于腺病毒性肺炎的早期治疗及呼吸道合胞病毒(RSV)引起的病毒性肺炎与支气管炎。

2. 用于流行性出血热和拉沙热(Lassa Fever)的预防和治疗。

3. 用于流感病毒感染。

4. 用于皮肤疱疹病毒感染。

5. 用于单纯疱疹病毒性角膜炎。

【注意事项】

1. 禁用 ① 对本药过敏者。② 有心脏病史或心脏病患者。③ 肌酐清除率低于 50 ml/min 的患者不推荐使用。④ 孕妇。⑤ 自身免疫性肝炎患者。⑥ 活动性结核患者不宜使用。⑦ 地中海贫血和镰状细胞贫血患者不推荐使用。⑧ 胰腺炎患者。

2. 慎用 ① 严重贫血患者。② 肝功能异常者。

3. 药物对妊娠的影响 孕妇禁止使用。

4. 药物对哺乳的影响 少量药物经乳汁排泄,不推荐哺乳期妇女使用。

5. 用药前后及用药时应当检查或监测 ① 血常规:血红蛋白水平(用药前、治疗第 2 周、第 4 周应分别检查)、白细胞计数、血小板计数。② 血液生化检查。③ 促甲状腺素检查。④ 对可能怀孕妇女进行妊娠试验。

【给药护理要点】

1. 按抗病毒药物护理总则护理。

2. 药物配制

(1) 气雾吸入液溶液:① 用无菌操作技术将药物在小瓶中用无菌水溶解,然后将溶液转移至 500 ml 无菌干净广口瓶(SPAG 的蓄药池)中,再加入 300 ml 溶液,将药物稀释至 20 mg/ml,供吸入用。② 在给药前需检查溶液有无颗粒析出,有无变色。SPAG 蓄药池中的药液至少需 24 h 更换一次,当蓄药池中溶液变少需添加新鲜溶液时,应将旧溶液丢弃。

(2) 静脉滴注液:用 5% 葡萄糖注射液或生理盐水稀释成每 1 ml 含 1 mg 的溶液。

3. 使用途径 口服、静脉滴注、滴鼻和喷雾吸入。不同途径给药,吸收分布和药代动力学有很大不同。口服后迅速吸收,1～2 h

血药浓度达峰值。

4. 不良反应 溶血性贫血、白细胞下降、肝功异常、血压下降、心跳停止、胃肠道不良反应等。如出现任何心脏病恶化症状,应立即停药并给予相应治疗。

5. 其他 滴眼液不宜用于除单纯疱疹病毒性角膜炎外的病毒性眼病。呼吸道合胞病毒性肺炎病初 3 日内给药一般有效,应尽早用药。

阿德福韦 Adefovir

【其他名称】阿德福韦酯、阿地福韦、双特戊酰氧基甲酯。

【临床应用】

1. 乙型肝炎病毒感染。

2. 人类免疫缺陷病毒(HIV)感染。

【注意事项】

1. 禁用 对本药过敏者。

2. 慎用 肾功能不全者。

3. 用药前后及用药时应当检查或监测 ① 对于 HBV 感染患者,应测定血清中相应的抗原和抗体。② 用药中应常规监测:全血细胞计数、肝肾功能、血清淀粉酶等。③ 停药后应继续监测肝功能。

【给药护理要点】

1. 按抗病毒药物护理总则护理。

2. 片剂不宜与食物同时服用。

3. 停药后如肝功能发生恶化,应再次进行抗乙型肝炎治疗。

磷酸奥司他韦 Oseltamivir Phosphate

【其他名称】奥塞他米韦、奥司他韦、奥他米韦、达菲、磷酸奥他米韦。

【临床应用】预防和治疗流行性感冒。

【注意事项】

1. 禁用 对本药过敏者。

2. 慎用　对扎那米韦(Zanamivir)等以唾液酸为基质的神经氨酸酶抑制药过敏者。

【给药护理要点】

1. 按抗病毒药物护理总则护理。

2. 用于预防流感时,应在接触危险因素(与已感冒患者密切接触后或处于一个流行性感冒暴发的群体中)2 日内开始用药。用于治疗流感时,应在出现流感症状 2 日(最好在 24 h)内开始用药。

3. 早期服用疗效更好。用于治疗流感时,症状首发 12 h 内服药与症状首发 48 h 才服药相比,病程明显缩短。

恩替卡韦　**Entecavir**

【其他名称】博路定。

【临床应用】用于病毒复制活跃、血清转氨酶 ALT 持续升高或肝脏组织学显示有活动性病变的慢性成人乙型肝炎的治疗。

【注意事项】

1. 交叉过敏　与其他利福霉素类药物可能存在交叉过敏反应。

2. 禁用　对本药过敏者。

3. 慎用　① 接受肝移植者、脂肪性肝肿大者、肾功能损害者及乳酸性酸中毒者。② 肾功能不全、老年患者,应根据肌酐清除率调整用药剂量。③ 血液透析或腹膜透析的患者,应调整剂量。

4. 药物对检验值或诊断的影响　① 可引起直接抗球蛋白实验阳性。② 干扰淀粉酶、肌酐、空腹血糖、血小板及酯酶等实验室指标。

【给药护理要点】

1. 按抗病毒药物护理总则护理。

2. 配伍禁忌　与其他经肾清除或对肾功能有影响的药物合用,可能影响后两者的血药浓度,应密切监测不良反应。

3. 使用途径　空腹服用。

4. 不良反应　常见的不良反应有头痛、疲劳、眩晕、恶心、呕吐、腹痛、腹泻、嗜睡、失眠、风疹及 ALT 升高。

5. 用药期间及停止治疗后的几个月内,应严密监测肝功能。

替比夫定　Telbivudine

【其他名称】汰比夫定、素比伏。

【临床应用】用于有病毒复制证据以及有血清转氨酶持续升高或肝组织活动性病变证据的慢性乙型肝炎成人患者。

【注意事项】

1. 禁用　对替比夫定及本品的其他任何成分过敏的病人。

2. 慎用　有肌病倾向者。

3. 药物对妊娠的影响　妊娠早期妇女应禁用,妊娠中、晚期妇女应慎用。

4. 药物对哺乳的影响　可由乳汁排泄,哺乳期妇女慎用。

5. 用药前后及用药时应当检查或监测　用药期间应检查肝功能。

【给药护理要点】

1. 按抗病毒药物护理总则护理。

2. 配伍禁忌　① 与可能改变肾功能的药物合用,可能影响本品的血浆浓度。② 与聚乙二醇干扰素 α-2a 合用会增加发生周围神经病变的风险。③ 肾功能不全、老年患者,应根据肌酐清除率调整用药剂量。

3. 使用途径　口服,餐前或餐后均可,不受进食影响。

4. 不良反应　常见不良反应为虚弱、头痛、腹痛、恶心、气胀、腹泻和消化不良。

膦甲酸钠　Foscarnet sodium

【其他名称】膦甲酸、可耐。

【临床应用】主要用于免疫缺陷者发生的巨细胞病毒性视网膜炎的治疗。也可用于对阿昔洛韦耐药的免疫缺陷者的皮肤黏膜单纯疱疹病毒感染或带状疱疹病毒感染。

【注意事项】

妊娠期妇女、哺乳期妇女及儿童均应慎用。

【给药护理要点】

1. 按抗病毒药物护理总则护理。

2. 肾功能不全者,按肌酐清除率减量。

3. 不良反应 较常见的有发热、乏力、寒战、衰弱、不适、疼痛、感染、毒血症;头痛、感觉异常、头昏、肌不随意收缩、感觉减退、神经病、癫痫发作;厌食、恶心、腹泻、呕吐;贫血、粒细胞减少、白细胞减少;盐电解质失衡;抑郁、精神错乱;咳嗽、呼吸困难;肾功能改变等。

金刚烷胺 Amantadine

【其他名称】三环癸胺、盐酸金刚烷胺。

【临床应用】用于亚洲 A-Ⅱ型流感感染发热患者。尚用于震颤麻痹。

【注意事项】

1. 禁用 对本品过敏者禁用,妊娠期妇女和哺乳期妇女禁用。

2. 慎用 肾功能不全,肝病,癫痫以及精神病人慎用。

【给药护理要点】

1. 按抗病毒药物护理总则护理。

2. 药物相互作用 ① 中枢神经兴奋药与本品同用时,可加强中枢神经的兴奋,严重者可引起惊厥或心律失常等不良反应。② 本品不宜与乙醇同用,后者会加强中枢神经系统的不良作用,如头昏、头重脚轻、昏厥、神经错乱及循环障碍。③ 其他抗震颤麻痹药、抗胆碱药、抗组胺药、吩噻嗪类或三环类抗抑郁药与本品合用,可加强阿托品样副作用,特别在有精神错乱、幻觉及噩梦的患者,需调整这些药物或本品的用量。

3. 不良反应 用于预防流感时剂量较小,不良反应少见。当用于震颤麻痹时,如剂量较大,能引起眩晕、易激动、失眠、共济失调等不良反应。

4. 其他 用量过大可致中枢症状。服药期间避免驾车和操纵机器。

五、抗结核药

抗结核药根据其作用特点可分为两类:对结核杆菌有杀灭作用的药物和对结核杆菌有抑制作用的药物。结核病化学治疗的原则为:早期用药、联合用药、规律用药、用药疗程足够、注意用法、用药期间定期检查肝肾功能,及时调整药物或剂量。此类药物应用护理总则是:

1. 对本药过敏患者禁用。

2. 与其他抗结核病药物合用时,可增加本药的肝毒性,用药期间应密切观察有无肝炎的前驱症状,并定期监测肝功能。肝病患者、有黄疸史和酒精中毒者慎用。

3. 服药期间不宜饮酒。避免饮含酒精饮料。

4. 本药可引起周围神经炎,服药期间患者出现轻度手脚发麻、头晕者可服用维生素 B_1 或维生素 B_6,严重者应立即停药。

★异烟肼 Isoniazid

【其他名称】雷米封、异烟脲、异烟酰肼。

【临床应用】

1. 与其他抗结核药联合用于治疗重症或不能口服给药的各型结核病,包括结核性脑膜炎以及其他非结核分枝杆菌感染。

2. 单用或与其他抗结核药联合用于预防以下各型结核病:① 新近确诊为结核病患者的家庭成员或密切接触者。② 正在接受免疫抑制剂或长期激素治疗的结核菌素试验阳性者。③ 某些血液病或单核吞噬细胞系统疾病(如白血病、霍奇金病)、糖尿病、矽肺或胃切除术等伴结核菌素试验阳性者。④ 35 岁以下结核菌素试验阳性者。⑤ 已知或怀疑为 HIV 感染,其结核菌素试验(PPD)阳性者。

3. 对痢疾、百日咳、麦粒肿等也有一定疗效。

【给药护理要点】

1. 按抗结核药物护理总则护理。

2. 配伍禁忌　与戊四氮属呈配伍禁忌。

3. 使用途径　治疗结核必须持续 6～24 个月,甚至需数年或不定期用药。成人大剂量用药时,可考虑每日同时口服维生素 B_6 50～100 mg 以助于防止或减轻周围神经炎及(或)维生素 B_6 缺乏症状。

4. 过量处理　① 保持呼吸道通畅。② 洗胃,抽血测定血气分析、电解质、尿素氮、血糖等。③ 采用短效巴比妥制剂和维生素 B_6 静脉内给药,维生素 B_6 剂量为每 1 mg 异烟肼用 1 mg 维生素 B_6。④ 静脉给予碳酸氢钠纠正代谢性酸中毒,必要时可重复给予。⑤ 采用渗透性利尿药,并在临床症状已改善后继续应用,促进异烟肼排泄,预防复发。⑥ 严重中毒患者可采用血液透析,不能进行血液透析时,可进行腹膜透析,同时合用利尿剂。⑦ 采取有效措施,防止出现缺氧、低血压及吸入性肺炎。⑧ 用药时如出现胃肠道刺激症状,可与食物同服;亦可服用制酸剂,但应在口服制酸剂前至少 1 h 服用。

5. 不良反应　抽搐、意识模糊、昏迷等神经系统毒性反应,处理不及时可发生急性重型肝炎的肝脏毒性反应。可出现发热、多形性皮疹、脉管炎等变态反应;粒细胞减少、溶血性贫血、食欲不振等。

★利福平　Rifampicin

【其他名称】HELM 利福平、甲哌利福霉素、利米定、威福仙、仙道伦。

【临床应用】

1. 与其他抗结核药联用于结核病初治与复治,包括结核性脑膜炎的治疗。

2. 与其他药物联合用于麻风、非结核分枝杆菌感染的治疗。

3. 用于耐甲氧西林金黄色葡萄球菌(MRSA)所致的感染。

4. 与红霉素合用治疗军团菌感染。

5. 用于细菌性外眼感染、沙眼、结核性眼病以及某些病毒性眼病。

【注意事项】

1. 交叉过敏 与其他利福霉素类药物可能存在交叉过敏反应。

2. 禁用 ① 对本药及其他利福霉素类药物过敏者。② 严重肝功能不全者。③ 胆管阻塞者。④ 妊娠早期妇女。

3. 慎用 ① 酒精中毒者。② 肝功能不全者。③ 婴儿。

4. 药物对妊娠的影响 妊娠早期妇女应禁用,妊娠中、晚期妇女应慎用。

5. 药物对哺乳的影响 可由乳汁排泄,哺乳期妇女慎用。

6. 药物对检验值或诊断的影响 ① 可引起直接抗球蛋白实验阳性。② 干扰血清叶酸浓度测定和血清维生素 B_{12} 浓度测定结果。③ 可使磺溴酞钠试验潴留出现假阳性,因此磺溴酞钠试验应在每日服药之前进行,以免出现假阳性结果。④ 因服药后可使尿液呈橘红色或红棕色,会干扰利用分光光度计或颜色改变进行的各项尿液分析试验的结果。

7. 用药前后及用药时应当检查或监测 用药期间应检查肝功能。

【给药护理要点】

1. 按抗结核药物护理总则护理。

2. 配伍禁忌 应避免与奎尼丁、酮康唑、雌激素、肾上腺皮质激素、口服抗凝药、口服降糖药、茶碱类、抗肿瘤药物等同用,必须同用时,应调整或增加剂量。

3. 使用途径 宜餐前 1 h 或餐后 2 h 空腹用水送服,以利吸收。如出现胃肠道刺激症状则可在睡前或进食时服用。

4. 过量处理 ① 洗胃,因患者易出现恶心、呕吐,不宜再催吐;洗胃后给予活性炭以吸收胃肠道内残余的利福平;有严重恶心呕吐者给予止吐药。② 给予利尿药促进药物排泄。③ 采用支持疗法。④ 出现严重肝功能损害达 24～48 h 以上者可考虑进行胆汁引流。过量的症状:精神迟钝、眼周或面部水肿、全身瘙痒、红人综合征(皮肤黏膜及巩膜呈红色或橙色)。有原发肝病、嗜酒者或同服其他肝毒性药物者可能引起死亡。

5. 其他 ① 间歇使用治疗时宜每周 3 次以上,以免发生免疫反应。② 不宜用于脑膜炎球菌感染的治疗。③ 单独用于治疗结核病时可能迅速产生细菌耐药性,因此必须与其他抗结核药合用。治疗至少 6 个月,甚至持续 1～2 年、数年或长期服药。④ 服药后,尿、唾液、汗液等排泄物可呈橘红色,尤以尿液更加明显,使用滴眼液或眼膏后,泪液、唾液或鼻腔分泌物可染成橘红色。⑤ 可能引起白细胞和血小板减少,并导致齿龈出血和感染,愈合延迟等。应避免拔牙等手术,并注意口腔卫生,刷牙及剔牙均需谨慎,直至血象恢复正常。

利福定 Rifandin

【其他名称】异丁哌利福霉素。

【临床应用】用于各种肺结核和其他肺结核,包括对多种抗结核药物已产生耐药性患者。也用于麻风病及敏感菌感染性皮肤病等。

【注意事项】

1. 禁用 对本品过敏者禁用。

2. 慎用 肝、肾功能不全者。

3. 药物对妊娠的影响 妊娠早期妇女应禁用,妊娠中、晚期妇女应慎用。

4. 用药前后及用药时应当检查或监测 用药期间应定期作血、尿常规和肝、肾功能检查。

【给药护理要点】

1. 按抗结核药物护理总则护理。

2. 不良反应 对消化道有刺激,可引起恶心、呕吐、腹泻等不良反应。

3. 其他 治疗肺结核时,应与其他抗结核药物合并使用,以防止耐药菌的产生,并增加疗效。

利福喷丁 Rifapentine

【其他名称】环戊基哌嗪利福霉素、环戊哌利福雷素、环戊哌利福霉素、环戊哌利福喷丁、环戊去甲利福平、利福喷丁、明佳欣。

【临床应用】

1. 与其他抗结核药联合用于治疗各类型、各系统初治与复治的结核病;对骨关节结核疗效较好。

2. 用于治疗非结核性分枝杆菌感染。

3. 与其他抗麻风药联合治疗麻风病。

4. 用于对其他抗金黄色葡萄球菌抗生素耐药的重症金黄色葡萄球菌感染。

【注意事项】

1. 交叉过敏　与其他利福霉素类药物存在交叉过敏反应。

2. 禁用　① 对本药或其他利福霉素类抗菌药过敏者。② 胆道阻塞者。③ 肝病及肝功能异常者(尤其黄疸患者)。④ 血细胞显著减少者。⑤ 孕妇。

3. 慎用　嗜酒者及酒精中毒者。

4. 药物对妊娠的影响　孕妇禁用。

5. 药物对哺乳的影响　可由乳汁排泄,哺乳妇女用药时应权衡利弊,如需要使用时应暂停哺乳。

【给药护理要点】

1. 按抗结核药物护理总则护理。

2. 过敏史及皮试　间歇服用利福平后发生过变态反应(如血压下降或休克、急性溶血性贫血、血小板减少或急性间质性肾炎)者,均不宜再用。

3. 使用途径　口服,空腹服用。

4. 过量处理　① 洗胃:洗胃后给予活性炭糊,有严重恶心、呕吐者,给予止吐剂。② 输液,给予利尿剂以促进药物排泄。③ 出现严重肝功能损害达 24～48 h 以上者,可考虑进行胆汁引流。

5. 其他　① 单独用于治疗结核病可能迅速产生细菌耐药性,必须联合其他抗结核药治疗。用药期间不宜饮酒或含酒精的饮料。② 肝功能减退的患者,必须密切观察肝功能的变化。③ 如服用利福平出现胃肠道刺激症状者,可改服本药。④ 用药后大小便、唾液、痰液、泪液、汗液等可呈橙红色。

★吡嗪酰胺 Pyrazinamide

【其他名称】异烟酰胺。

【临床应用】

1. 与其他结核药(如链霉素、异烟肼、利福平及乙胺丁醇)联合用于治疗结核病。

2. 用于结核性脑膜炎。

【注意事项】

1. 交叉过敏 对乙硫异烟胺、异烟肼、烟酸药物过敏者,也可对本药过敏。

2. 禁用 ① 对本药及乙硫异烟胺、异烟肼、烟酸药物过敏者不宜使用。② 急性痛风患者。③ 高尿酸症患者。

3. 慎用 ① 糖尿病患者。② 痛风患者。③ 血卟啉病患者。④ 慢性肝病及严重肝功能减退者。⑤ 肾功能不全患者。

4. 药物对妊娠的影响。

5. 药物对检验值或诊断的影响 可与硝基氰化钠作用变为红棕色,影响尿酮测定结果。

6. 用药前后及用药时应当检查或监测 ① 用药期间常出现血尿酸浓度升高,可引起急性痛风发作,须定期进行血清尿酸测定。② 可造成肝功能损害,应定期检查肝功能。③ 定期检查肾功能。

【给药护理要点】

1. 按抗结核药物护理总则护理。

2. 使用途径 毒性作用与药物剂量有关,成人一日剂量以不超过 1.5 g 为宜。

3. 不良反应 ① 高尿酸血症:可引起痛风发作。② 对光敏感,皮肤暴露部位呈红棕色。

4. 其他 ① 单用治疗结核病时,结核菌易产生耐药性,因此常与其他抗结核病药联合应用。② 孕妇结核病患者可先用异烟肼、利福平和乙胺丁醇治疗 9 个月,如对上述药物中任一种耐药而对本药可能敏感者可考虑采用。

★乙胺丁醇　Ethambutol

【其他名称】枯酸乙胺丁醇、乙二胺丁醇。

【临床应用】

1. 与其他抗结核药联合治疗结核分枝杆菌所致的肺结核和肺外结核,尤其适用于不能耐受链霉素注射的患者。

2. 用于治疗结核性脑膜炎及非典型结核分枝杆菌感染。

【注意事项】

1. 禁用　① 对本药过敏者。② 酒精中毒者。③ 13 岁以下儿童。

2. 慎用　① 肝、肾功能减退患者。② 痛风患者。③ 视神经炎患者。④ 糖尿病已发生眼底病变者。

3. 药物对老人的影响　老年患者生理性肾功能减退,应按肾功能调整用量。

4. 用药前后及用药时应当检查或监测　① 视野、视力、红绿鉴别等,在用药前、疗程中定期检查,尤其是疗程长,每日剂量超过 15 mg/kg 的患者。② 由于可使血清尿酸浓度增高,引起痛风发作,因此在疗程中应定期测定血清尿酸。

【给药护理要点】

1. 按抗结核药物护理总则护理。

2. 使用途径　口服。每日剂量分次服用可能达不到有效血药浓度,因此每日剂量宜一次顿服。可与食物同服,以减少胃肠道刺激。

3. 过量处理

(1) 停药。

(2) 对症处理:① 球后视神经炎者可用维生素 B_6、复合维生素及锌铜制剂等。② 恢复视力,可选用地塞米松 5 mg,每日静滴或球后注射;妥拉唑林 2.5 mg,每日球后注射;氢化可的松 200 mg,每日静滴。也可口服泼尼松 20 mg,一日 2～3 次。同时给予维生素等。

③ 必要时进行血液透析和腹膜透析清除体内过量药物。

4. 不良反应　最严重的为球后视神经炎，主要见于长期、大剂量用药者，表现为视力模糊、视野缩小或红绿色盲等。

5. 其他　① 为二线抗结核药，可用于经其他抗结核药治疗无效的病例。因单用时可迅速产生耐药性，常与其他抗结核药联合应用，以增强疗效并延缓细菌耐药性的产生。② 治疗中一旦出现视觉障碍应视情况减量或停药，发生视神经炎时需立即停药，并予大剂量维生素 B 族治疗。

★对氨基水杨酸钠　Sodium Aminosalicylate

【其他名称】对氨基柳酸钠、对氨基水杨酸、对氨基水杨酸钠、对氨柳酸、对氨柳酸钠、对氨水杨酸、派斯、派斯钠。

【临床应用】

1. 用于结核分枝杆菌所致的肺及肺外结核病。静脉滴注可用于治疗结核性脑膜炎及急性血行播散型结核病。

2. 用于甲状腺功能亢进症。

【注意事项】

1. 交叉过敏　对其他水杨酸类（包括水杨酸甲酯）或其他对氨基苯基团（如某些磺胺药和染料）过敏的患者对本药亦可过敏。

2. 禁用　对本药及其他水杨酸类药过敏者。

3. 慎用　① 充血性心力衰竭患者。② 消化性溃疡患者。③ 葡萄糖-6-磷酸脱氢酶（G-6-PD）缺乏者。④ 严重肝、肾功能损害者。

4. 药物对妊娠的影响。

5. 药物对哺乳的影响　可经乳汁分泌，哺乳期妇女用药时须权衡利弊。

6. 药物对检验值或诊断的影响　① 硫酸铜法测定尿糖出现假阳性。② 尿液中尿胆原测定呈假阳性反应（氨基水杨酸类与 Ehrlich 试剂发生反应，产生橘红色混浊或黄色，根据上述原理做成的试验纸条的结果也可受影响）。

【给药护理要点】

1. 按抗结核药物护理总则护理。

2. 药物配制　① 静脉滴注的溶液需现配现用,滴注时应避光,不得使用变色后的溶液。② 单独应用时,结核杆菌能很快产生耐药性,因此必须与其他抗结核药合用。

3. 不良反应　最常见为胃肠道反应,如烧心、恶心、腹痛等。饭后服用或同时服用叶酸、抗酸剂可减轻胃肠道反应。

4. 其他　① 刺激,暂时减量或暂时停服 2 周可缓解症状,然后再开始,逐渐递增至足量。限制钠盐摄入的患者可改用对氨基水杨酸钙。② 发生结晶尿,应使尿液保持中性或稍偏碱性。用药期间出现肾功能损害的患者须减量或停用。③ 治疗常需持续 1～2 年或更长,患者常因胃部刺激症状或过敏反应而难以坚持。儿童的耐受性比成人好。④ 禁用于正在咯血的患者,消化道溃疡、肝、肾功能不全者慎用,大剂量使用本药(12 g)静脉滴注 2～4 h 可能引发血栓性静脉炎,应予注意。

第二节　抗肿瘤药物

本节主要阐述各类抗肿瘤化学药物的基本知识及其护理。烷化剂、抗代谢药、抗肿瘤抗生素、抗肿瘤植物药及杂类抗肿瘤药物具有细胞毒性,应按高危药品进行管理,孕妇、哺乳期妇女禁用,配制及使用时加强个人防护。

一、烷化剂

本类药物抗瘤谱广,与其他抗肿瘤药物相比,很少产生耐药性。骨髓抑制和胃肠道反应为本类药物常见的不良反应。

氮芥

【其他名称】甲基氮芥、恩比兴、甲氯乙胺、甲氯乙胺盐酸盐、盐酸氮芥、双氯乙基甲胺、盐酸盐、HN_2、HM。

【临床应用】用于恶性淋巴瘤、霍奇金病、肺癌、卵巢癌、前列腺癌、精原细胞瘤、鼻咽癌、乳腺癌、胸、腹及心包腔内恶性积液、恶性肿瘤所致的上腔静脉压迫综合征等。

【注意事项】

1. 禁用 对本品过敏者。

2. 慎用 感染、骨髓抑制、曾经接受过放疗或化疗者。

3. 胸、腹腔和心包腔内给药,应确认在腔内方可注入,不得注入组织间,以免引起局部组织坏死。

4. 本品毒性强,严禁口服、皮下注射、肌内注射。

【给药护理要点】

1. 外周静脉给药时,应防止外渗。宜中心静脉给药。

2. 渗漏护理 立即皮下注射 5%～10%硫代硫酸钠溶液,或用生理盐水皮下注射,处理及时可减轻皮下组织损伤。

3. 本品溶解后极不稳定,应现配现用,药物溶解后在 10 min 内注入体内。

4. 用药期间多饮水,不少于 2 000 ml/d,防止产生高尿酸血症。密切观察血象变化,每周查血常规 1～2 次。

环磷酰胺

【其他名称】癌得星、癌得散、安道生、环磷氮芥、简称 CTX、CYT、CAP。

【临床应用】

1. 用于恶性淋巴瘤、白血病、多发性骨髓瘤、乳腺癌、睾丸肿瘤、卵巢癌、肺癌、鼻咽癌、骨肉瘤、神经母细胞瘤、横纹肌肉瘤、卵巢上皮癌。

2. 作为免疫抑制剂,用于各种自身免疫性疾病。

3. 用于器官移植时抗排斥反应,通常与泼尼松、抗淋巴细胞球蛋白合用。

【注意事项】

1. 禁用 孕妇及哺乳期妇女、对本品过敏者。

2. 慎用 肝、肾功能损害、严重感染、骨髓抑制以及曾接受过放疗或化疗者,有泌尿系统结石者。

3. 本品可抑制淋巴细胞生成、影响创面正常愈合。

4. 本品应在透析后给药。逾量中毒时可用透析法解毒。

5. 避光,32℃下储藏。

【给药护理要点】

1. 配制

(1) 遵医嘱无菌操作。

(2) 本品常温下不易溶解,可采用加热法,加热应<60℃。或每支安瓿中注入 8 ml 生理盐水溶解后放置在 60 ℃ 的恒温箱内助溶 6 min,或采用振荡溶解法,振荡至少 8 min 促溶。

(3) 本品水溶液仅能稳定 2~3 h,最好现配现用。

2. 给药 在微量泵控制下,经中心静脉置管静脉给药。片剂宜空腹服用,如发生胃部不适,可分次服用或进餐时服用。

3. 不良反应的预防及护理

(1) 骨髓抑制:观察血常规变化,预防全身及局部感染和出血。

(2) 消化道反应:恶心、呕吐最为常见。用药前 30 min 给予止吐剂,嘱病人进易消化、高蛋白、高热量的流质或半流质饮食,并少食多餐,必要时给予静脉高营养,同时做好口腔护理。

(3) 泌尿道反应:当本品大剂量使用时,可致出血性膀胱炎,表现为膀胱刺激症状、少尿、血尿及蛋白尿,系其代谢产物丙烯醛刺激膀胱所致,大剂量应用时应水化、利尿,同时给予尿路保护剂美司钠,鼓励病人多饮水,全天饮水量 2 000 ml 左右,每日称体重,保证出入量平衡。

异环磷酰胺

【其他名称】匹服平、和乐生、IFO、ISP。

【临床应用】用于肉瘤、睾丸肿瘤、卵巢癌、恶性淋巴瘤、乳腺癌、宫颈癌、肺癌等。

【注意事项】

1. 本品对膀胱的毒性比环磷酰胺强。

2. 禁用 对本品过敏、严重骨髓抑制者,以及妊娠及哺乳期妇女禁用。

3. 慎用　肝、肾功能不全者、低蛋白血症者。

【给药护理要点】

1. 水化并使用尿路保护剂(美司钠),美司钠 3 次/日静脉注射或静脉滴注(IFO 用药当时、4 h 后、8 h 后),以防止或减轻泌尿系统毒性反应,预防出血性膀胱炎。

2. 避免与镇痛药、镇静药、麻醉药、抗组胺药同时使用,以减轻中枢神经系统毒性。

3. 观察血常规变化,及时处理骨髓抑制。

4. 观察有无胃肠道反应,如食欲减退、恶心、呕吐等。

卡莫司汀

【其他名称】卡氮芥、双氯乙基亚硝脲、氯乙亚硝脲、双氯乙亚硝脲、亚硝脲氮芥。

【临床应用】颅脑恶性肿瘤、胃癌、直肠癌、小细胞肺癌、恶性黑色素瘤及霍奇金病等。

【注意事项】

1. 禁用　对本品过敏、严重骨髓抑制。

2. 慎用　骨髓抑制、感染、肝肾功能损害接受过放化疗者。

3. 本品可抑制机体免疫机制,接种疫苗后不能激发身体产生抗体。因此化疗结束后 3 个月内不宜接种活疫苗。

【给药护理要点】

1. 本品加入 5% 葡萄糖液或生理盐水 250～500 ml 中,1～2 h 滴完。滴速太慢则影响疗效,滴速过快可使皮肤呈红色。勿与皮肤接触以免引起皮炎和色素沉着。

2. 如病人出现低热、咳嗽、嗜酸性粒细胞增多、呼吸困难等症状,应行胸部 X 线摄片,及时发现间质性肺炎、肺纤维化。

3. 用药期间监测血常规、肝肾功能。

达卡巴嗪

【其他名称】达卡比嗪、氯烯咪胺、氯烯唑胺、甲嗪咪唑胺、甲氮咪胺、抗黑瘤、三嗪咪唑胺、三氯烯咪唑胺、DTIC、DIC。

【临床应用】用于黑色素瘤、恶性淋巴瘤、软组织肉瘤、神经母细胞瘤、肺鳞癌。

【注意事项】

1. 禁用　患水痘或带状疱疹时、有严重过敏史者,以及孕妇和哺乳期妇女。

2. 慎用　肝肾功能损害及有感染者。

3. 用药期间禁止接种活病毒疫苗,避免口服脊髓灰质炎疫苗。

4. 本品水溶液对光、热不稳定,应现配现用。配制时注意避光,静滴时使用避光输液器。

【给药护理要点】

1. 本品局部刺激性大,使用时避免漏出血管外。

2. 稀释后立即避光,在 30～60 min 内输完。

3. 与氢化可的松、琥珀酸钠有配伍禁忌。

4. 加重多柔比星的心脏毒性,避免合用。

二、抗代谢药

抗代谢类药物通过干扰细胞正常代谢过程,抑制细胞增殖导致细胞死亡,从而达到抗癌目的。因其抑制酶系不同,与其他抗肿瘤药物之间无交叉耐药。

氟尿嘧啶

【其他名称】氟优、中人氟安、5-氟尿嘧啶、5-FU。

【临床应用】用于消化道肿瘤、乳腺癌、卵巢癌、宫颈癌、绒毛膜上皮癌、恶性葡萄胎、肝癌、膀胱癌、头颈部肿瘤、皮肤癌(局部涂抹)。

【注意事项】

1. 禁用　营养不良伴有水痘或带状疱疹者,以及孕妇和哺乳期妇女。

2. 慎用　骨髓抑制、骨髓有癌性转移、感染、出血、发热(超过

38℃)、肝肾功能损害者。

3. 除做放射增敏剂外,一般不宜和放射治疗同用。

【给药护理要点】

1. 观察有无口腔黏膜反应,保持口腔清洁,协助做好口腔护理。

2. 与亚叶酸钙合用,先用亚叶酸钙再给本药,可增加其疗效。

3. 与甲氨蝶呤合用,先用甲氨蝶呤,4～6 h后再给本药,以免药效降低。

4. 观察有无腹泻,腹泻次数大于5次或出现出血性腹泻汇报医生,必要时遵医嘱停药。

5. 使用别嘌呤醇可减轻本品的骨髓抑制作用。

6. 防止日晒,色素沉着停药后多可恢复。

7. 静脉滴注速度应慢,速度愈慢、疗效愈好,毒性反应也相应减轻。

8. 使用本品时不宜饮酒及同时用阿司匹林类药物,以减少消化道反应的危险。

氟尿苷

【其他名称】氟苷、5-氟脱氧尿苷、5-氟去氧尿苷、5-氟尿嘧啶脱氧核苷、氟尿嘧啶脱氧核苷、氟尿脱氧核苷、氟尿嘧啶脱氧核糖核酸、FUDR。

【临床应用】用于肝癌、食管癌、胃癌、直肠癌、结肠癌、乳腺癌、肺癌等。

【注意事项】

1. 禁用　骨髓抑制者、严重感染、营养状况差者,以及孕妇及哺乳期妇女。

2. 慎用　肝肾功能不全者、曾使用烷化剂类抗肿瘤药物者及曾接受大剂量盆腔放射治疗者。

3. 应定期检查血常规及肝肾功能。

【给药护理要点】

1. 骨髓抑制的观察与处理。

2. 注意观察有无感染及出血倾向。

培美曲塞

【其他名称】力比泰、MTA、阿灵达、普来乐、赛珍。

【临床应用】用于不宜手术的恶性胸膜间皮瘤,对乳腺癌、非小细胞肺癌、结直肠癌、胰腺癌等也有一定疗效,与顺铂等合用疗效更好。

【注意事项】

1. 禁用　孕妇及哺乳期妇女。

2. 本品主要经尿排出,应用前必须检查肾功能。

3. 骨髓抑制、肝肾功能不全者慎用。

【给药护理要点】

1. 本品只能用生理盐水溶解和稀释,溶解后应于 24 h 内使用。

2. 本品与顺铂联用,培美曲塞静滴时间大于 10 min,结束 30 min 后静滴顺铂,静脉滴注 2 h 以上,21 天为 1 周期,两药均于第一天给药。

3. 用药前 5 日至治疗结束后 20 天内,口服叶酸至少 400 μg/d 以及给培美曲塞当日肌注维生素 B_{12} 1 000 μg,以减轻骨髓抑制和胃肠道反应。

4. 应用本品前一天开始口服地塞米松 4 mg,每日 2 次,连服 3 天,可减轻皮肤反应。

卡培他滨

【其他名称】希罗达、Xeloda。

【临床应用】用于晚期结直肠癌、晚期乳腺癌。

【注意事项】

1. 禁用　对氟尿嘧啶过敏者、重度肾功能不全者,以及孕妇及哺乳期妇女。

2. 慎用　骨髓抑制者、水痘病人及老年病人。

3. 不良反应 约半数病人发生,表现为手足麻木、感觉迟钝、感觉异常、麻刺感、无痛感或疼痛感、水疱、脱皮,即手足综合征。

【给药护理要点】

1. 早晚两次于饭后半小时服用。口服吸收迅速。

2. 观察有无手足综合征和黏膜反应,同时服用维生素 B_6 可预防。

3. 腹泻大于 4～6 次/日时,应停用本药,予以对症处理,待好转后继续使用本药。

吉西他滨

【其他名称】健择、择菲、GEM。

【临床应用】用于非小细胞肺癌、胰腺癌、乳腺癌、膀胱癌、卵巢癌、头颈部鳞癌等。

【注意事项】

1. 禁用 孕妇及哺乳期妇女。

2. 慎用 肝肾功能不全者。

3. 本药是一种辐射增敏剂,与放疗同步可产生严重毒性。

【给药护理要点】

1. 静脉滴注 30～60 min(滴注时间延长可增加药物的毒性)。

2. 配制本药时,粉剂只能用生理盐水溶解。配制好溶液室温储存,不得冷藏,24 h 内使用。

3. 治疗中定期检查血常规、尿常规及肝肾功能。

4. 观察有无一过性发热、皮疹、瘙痒等过敏反应和恶心、呕吐、腹泻、溃疡等胃肠道反应。

阿糖胞苷

【其他名称】阿糖胞嘧啶、盐酸阿糖胞苷、赛德萨、爱立生、ARA-C。

【临床应用】用于急性粒细胞白血病、急性单核细胞白血病、急性淋巴细胞白血病、恶性淋巴瘤等,也是治疗急性髓性白血病最有效的药物之一。

【注意事项】

1. 禁用　对本品过敏者。本品使用苯甲醇作为溶媒时,禁止用于儿童肌内注射和鞘内应用。

2. 慎用　孕妇及哺乳期妇女,骨髓抑制、肝肾功能不全、有尿酸盐肾结石病史、痛风病史、近期放射治疗者。

3. 肝功能不良的病人用药时需小心并减少剂量,应用本品的病人应定期测定骨髓、肝和肾功能。

4. 本品物理性质上与肝素、胰岛素、甲氨蝶呤、5-FU、乙氧奈胺青霉素、苯甲异噁唑青霉素、青霉素 G 和甲基强的松龙琥珀酸钠有配伍禁忌。

【给药护理要点】

1. 储藏　未配制的药品置于室温(15～25℃);用含防腐剂的稀释液配制后,可在室温下储藏 48 h;用不含防腐剂的稀释液配制后,应尽快使用。

2. 配制　在无菌的情况下配制;本品为无菌粉末,能溶于注射用水、0.9%氯化钠或 5%葡萄糖溶液;鞘内注射及大剂量使用时,需用不含防腐剂的 0.9%氯化钠配制。

3. 给药　根据医嘱静脉或皮下给药。当静脉给药时,应选择中心静脉置管,并予输液泵或微量泵控制给药速度。

4. 行鞘内注射后应平卧 6 h。

5. 不良反应的预防及护理

(1)骨髓抑制:预防全身及局部感染和出血。

(2)大剂量阿糖胞苷会引起结膜炎,可使用皮质类固醇眼药水预防和治疗。

(3)消化道反应:恶心、呕吐最为常见。用药前 30 min 给予止吐剂,嘱病人进易消化、高蛋白、高热量的流质或半流质饮食,并少食多餐,必要时给予静脉高营养。

(4)口腔、肛门炎症或溃疡:加强口腔护理,饭前、饭后用银耳通及 5%碳酸氢钠交替漱口,嘱病人忌食酸、辣等对口腔黏膜有刺激性的食物。便后及时 1:1 000 洗必泰坐浴。

（5）尿酸性肾病：水化疗法，口服别嘌醇、碳酸氢钠碱化尿液，输液量在 2 500～3 000 ml，鼓励病人多饮水，使每日尿量维持在 2 500 ml 以上，每日监测尿 pH 值，注意观察尿量、颜色的变化，准确记录出入量，定期监测肾功能。

甲氨蝶呤

【其他名称】氨甲喋呤、安克生、氨克生、密都、美素生、MTX、氨甲基叶酸。

【临床应用】

1. 用于急性白血病、恶性淋巴瘤、恶性葡萄胎、绒毛膜上皮癌、乳腺癌、头颈部癌、卵巢癌、宫颈癌、睾丸癌、骨肉瘤、CNS 白血病鞘内注射、小细胞肺癌、消化道癌。

2. 自身免疫性疾病。

3. 预防骨髓移植排斥反应。

【注意事项】

1. 禁用　全身极度衰弱、恶液质或并发感染、肝肾功能损害者、对本品过敏者，以及孕妇和哺乳期妇女。

2. 慎用　伴有感染、十二指肠溃疡、心功能不全者慎用。

3. 含防腐剂的剂型和稀释液禁止鞘内注射或大剂量使用。

【给药护理要点】

1. 采用大剂量时配合亚叶酸钙（CF）解毒。一般本品溶于 5％ GS 500 ml 中静滴 4 h。滴完 2～6 h 后开始应用 CF 6～12 mg 肌注或口服、静推，每 6 h 1 次，共 3 日。前 1 日及用药第 1、2 日补充电解质、水分，使尿量大于 3 000 ml，予以碳酸氢钠，碱化尿液。

2. 由于大剂量应用时，本品及其代谢产物沉积在肾小管而致高尿酸血症肾病，故应注意观察尿液的色、性、量，观察有无血尿、尿少、蛋白尿等。

3. 口服吸收好，本品口服时，应空腹给药，以减轻胃肠道反应。

4. 鞘内注射时，注入溶液量不得超过抽出的脑脊液量，缓慢注射。

5. 观察和处理骨髓抑制和黏膜反应。口腔黏膜、骨髓抑制是最常见的不良反应,其他有脱发,色素沉着,月经延缓。

6. 监测心、肝、肾功能。

羟基脲

【其他名称】氨基甲酰基羟胺、氨甲酰基脲、羟脲、HU。

【临床应用】用于慢性粒细胞白血病、黑色素瘤、多发性骨髓瘤、肾癌、胃癌等。

【注意事项】

1. 妊娠、患有水痘、带状疱疹或严重感染时禁用。

2. 严重贫血、骨髓抑制、肾功能减退、痛风、尿酸盐性肾结石者,以及哺乳期妇女慎用。

3. 本品与活疫苗合用,会增强病毒的增殖能力与毒性。

4. 与放疗同步时,应在放疗前 7 天开始给药,严密监测血象,如出现严重的放疗不良反应,应考虑减量或暂停服用本品。

5. 避免与氟尿嘧啶联合,会减少氟尿嘧啶转变为活性代谢物(Fl-ump)。

【给药护理要点】

1. 给药期间定期检查血常规、肾功能。

2. 注意观察用药后不良反应。病人出现皮肤过敏反应及消化道反应,及时对症处理。

3. 嘱病人服用本品时适当增加液体的摄入量,以增加尿量,利于尿酸的排出。

4. 用药期间避免使用戊巴比妥类、安定、麻醉药,可加强 CNS 的抑制作用。

巯嘌呤

【其他名称】6-巯基嘌呤、乐疾宁、6-MP。

【临床应用】用于绒毛膜上皮癌、恶性葡萄胎、儿童急性淋巴性白血病、急性非淋巴性白血病。

【注意事项】

1. 对本品高度过敏者、孕妇禁用。

2. 哺乳期妇女、肝功能不全、胆管疾病病人慎用。

3. 与别嘌呤醇、甲氨蝶呤合用可显著增加本品毒性。

【给药护理要点】

1. 本药作用有延迟性，应严密观察骨髓抑制、肝功能和黏膜反应，及时予以处理。

2. 增加病人的液体摄入量、碱化尿液，合用别嘌呤醇可防止血尿酸增高及尿酸性肾病的发生。如与别嘌呤醇合用，将本药减至常规剂量的 1/4～1/3。

3. 观察胃肠道反应，如恶心、呕吐、腹泻、胆汁淤积、口腔炎等。

三、抗肿瘤抗生素

抗肿瘤抗生素是指由微生物产生的具有抗肿瘤活性的化学物质，为细胞周期非特异性药物。这类药物多有一定毒性，使用时应常规检查血常规、肝肾功能及心、肺功能，以适当调整剂量，减轻毒副作用。

丝裂霉素

【其他名称】丝裂霉素 C、MMC。

【临床应用】用于胃癌、肺癌、乳腺癌、肝癌、胰腺癌、食管癌、肠癌等。

【注意事项】

1. 禁用　水痘或带状疱疹者及有出血倾向者，以及孕妇和哺乳期妇女。

2. 慎用　老年人、肾功能损害及骨髓抑制者。

3. 用药期间禁止接种活病毒疫苗，避免口服脊髓灰质炎疫苗。

4. 两个疗程的间隔应大于 6 周，延迟性及积累性骨髓抑制。

5. 与多柔比星合用可增加心脏毒性。

6. 与维生素 C、B_1、B_6 等配伍静脉应用时，可使本品疗效显著下降。

7. 不宜口服。

【给药护理要点】

1. 局部刺激性较大,避免漏出血管外。

2. 本品溶解后应在 $4\sim6$ h 内使用。

3. 观察有无骨髓抑制,及时予以处理。

4. 与长春碱、长春瑞滨合用,观察病人有无支气管痉挛现象,及时发现突发性肺毒性。

多柔比星

【其他名称】阿霉素、ADM。

【临床应用】用于恶性淋巴瘤、急性白血病、肺癌、乳腺癌、骨肉瘤、泌尿生殖系统肿瘤及消化道肿瘤、卵巢癌、甲状腺癌、头颈部鳞癌。

【注意事项】

1. 白细胞计数$<3.5\times10^9$/L 或血小板$<50\times10^9$/L、明显感染或发热、恶液质、胃肠道梗阻、肝功能损害、心肺功能失代偿者、纵隔或胸腔放疗期间、水痘或带状疱疹病人,以及孕妇和哺乳期妇女禁用。痛风病人宜加大别嘌呤醇的用量,补充液体量。

2. 用药期间慎用活病毒疫苗接种。

【给药护理要点】

1. 监测心功能、心电图,密切观察有无心脏毒性的发生。

2. 局部刺激性较大,注射时避免漏出血管外。

3. 用药后 $1\sim2$ 天尿液可呈红色,嘱病人多饮水。

4. 行纵隔和胸腔放疗期间不宜使用本品或减量。

5. 观察有无骨髓抑制,遵医嘱予以处理。

6. 辅酶 Q10、维生素 C、维生素 E 可降低心脏毒性。与肝素、头孢菌素等有配伍禁忌。

7. 配制好的液体 24 h 内使用。

8. 100% 的病人有不同程度的毛发脱落,做好脱发的护理。

表柔比星

【其他名称】表阿霉素、砒码新、EPI、EPB、E-ADM、法玛新、艾达生。

【临床应用】用于恶性淋巴瘤、急性白血病、乳腺癌、支气管肺癌、卵巢癌、肾母细胞瘤、软组织肉瘤、膀胱癌、睾丸癌、前列腺癌、胃癌、肝癌、食管癌、黑色素瘤、肠癌。

【注意事项】

1. 妊娠 3 个月内及哺乳期妇女、患带状疱疹等病毒性疾病者禁用。

2. 白细胞计数$<3.5\times10^9$/L 或血小板低于 50×10^9/L,发热或严重感染,恶液质、失水、电解质或酸碱平衡失调、胃肠道梗阻、心肺或肝肾功能失代偿者慎用。

3. 老年病人或肾功能显著减退时宜酌减剂量。

【给药护理要点】

1. 监测心功能、心电图,密切观察有无心脏毒性的发生。

2. 局部刺激性较大,使用时避免漏出血管外。

3. 用药后 1~2 天可出现红色尿,嘱病人多饮水。

4. 行纵隔和胸腔放疗期间不宜使用本品或减量。

5. 观察有无骨髓抑制,遵医嘱予以处理。

6. 辅酶 Q_{10}、维生素 C、维生素 E 可降低心脏毒性。本品与肝素、头孢菌素有配伍禁忌。

7. 使用时应避光。

8. 与氨茶碱接触可使溶液变成紫蓝色。避免与碱性药物、地塞米松、琥珀酸氢化可的松同时滴注。

米托蒽醌

【其他名称】米西宁、恒恩、二羟蒽二酮、诺消灵、诺消林、MIT、MX、NT、能灭瘤。

【临床应用】用于恶性淋巴瘤、急性白血病、乳腺癌,对软组织肉瘤、多发性骨髓瘤、黑色素瘤、卵巢癌、前列腺癌、子宫内膜癌、睾丸肿瘤、肝癌、消化道肿瘤、肺癌、肾癌、膀胱癌、头颈部癌等也有一定疗效。

【注意事项】

1. 禁止鞘内注射。

2. 禁用　妊娠及哺乳期妇女禁用。

3. 慎用　心功能不全、骨髓抑制者。

4. 使用本品后,病人的尿液可呈蓝色,不需处理。

【给药护理要点】

1. 使用过蒽环类药物、曾行纵隔放疗、原有心脏疾病病人,应密切观察有无心脏毒性的发生。

2. 静脉滴注时间大于 30 min。

3. 嘱病人多饮水,碱化尿液,以防高尿酸血症及尿酸盐沉淀。

4. 低温下本品可能析出晶体,予以温热待晶体溶解后方可使用。

5. 给药时避免溶液与皮肤黏膜或眼接触,避免漏出血管外。

博来霉素

【其他名称】争光霉素、BLM。

【临床应用】用于头颈部、食管、皮肤、肺部、宫颈的鳞状上皮癌,恶性淋巴瘤、睾丸癌及癌性胸腔积液等。

【注意事项】

1. 禁用　胸部及其周围接受过放疗的病人,以及孕妇及哺乳期妇女。

2. 慎用　肺功能不全、肝肾功能损害者。

3. 与其他抗肿瘤药合用有诱发间质性肺炎、肺纤维化可能。

4. 口服无效。

【给药护理要点】

1. 给药前后遵医嘱给予抗过敏药或解热药可减轻发热反应。

2. 病人出现肺毒性症状(咳嗽、咳痰、呼吸困难等)时停止给药,遵医嘱予以右旋糖酐静滴或激素治疗。

3. 淋巴瘤病人使用本品易引起高热、过敏、休克,用药前应做好充分准备。

4. 缓慢静脉注射,每次不少于 10 min,用药后避免日晒。

四、抗肿瘤植物药

抗肿瘤植物药抗癌成分复杂,作用机制各不相同。目前疗效可靠且临床使用较多的为生物碱类(如长春新碱)、木脂体类(依托泊苷、替尼泊苷)和紫杉醇。

【长春新碱】长春新碱

【其他名称】VCR、硫酸长春新碱、醛基长春碱。

【临床应用】用于急、慢性白血病、恶性淋巴瘤、乳腺癌、支气管肺癌、软组织肉瘤、神经母细胞瘤、多发性骨髓瘤、肾母细胞瘤。

【注意事项】

1. 禁用 孕妇及胆管阻塞者。

2. 慎用 2 岁以下的儿童周围神经的髓鞘形成尚不健全,应慎用。有痛风病史、肝功能损害、感染、白细胞减少、神经肌肉疾病、有尿酸盐性肾结石病史、近期行放疗者慎用。

【给药护理要点】

1. 局部刺激性较大,使用时避免漏出血管外。

2. 防止药液溅入眼内,一旦发生应立即用生理盐水冲洗,再用地塞米松眼膏保护。

3. 给药时避免阳光直接照射。

4. 用药期间注意观察不良反应,如出现严重四肢麻木、膝反射消失、麻痹性肠梗阻、腹部绞痛、心动过速、感觉异常等汇报医生,遵医嘱处理。

5. 用药期间监测血常规、肝肾功能。

长春瑞滨

【其他名称】诺维本、盖诺、去甲长春花碱、NVB、去碳长春花碱。

【临床应用】用于乳腺癌、非小细胞肺癌、卵巢癌、恶性淋巴瘤、头颈部肿瘤、食管癌、霍奇金淋巴瘤等。

【注意事项】

1. 禁用　严重骨髓抑制、正在接受放疗、严重肝功能不全,以及孕妇和哺乳期妇女。

2. 慎用　有痛风病史、胆道阻塞、感染、白细胞减少、尿酸盐性肾结石病史者。

3. 避免任何意外的皮肤污染、眼球污染。

4. 只能静脉给药。

【给药护理要点】

1. 局部刺激性较大,使用时避免漏出血管外,应中心静脉给药。外周静脉给药后5～7天可出现延迟性静脉炎,及时予以处理。

2. 本品只能使用5%葡萄糖液、0.9%生理盐水稀释。快速静脉输入(10 min),给药后输入生理盐水冲洗静脉,加入地塞米松可减少静脉炎的发生。

3. 避免溅入眼内,一旦被污染立即用大量清水或等渗溶液冲洗。

4. 肝脏放疗时避免同时应用。

5. 观察有无骨髓抑制,嘱医嘱予以处理。

6. 胶囊餐时服用,禁止咀嚼。

7. 3天无大便者予以对症处理。

依托泊苷

【其他名称】足叶乙甙、VP-16。

【临床应用】用于支气管肺癌、睾丸癌、恶性淋巴瘤、白血病、绒毛上皮癌、恶性葡萄胎。

【注意事项】

1. 禁用　孕妇。

2. 慎用　哺乳期妇女及过敏体质者。

3. 用药期间应定期检查血常规及肝肾功能。

【给药护理要点】

1. 本品不得加入5%葡萄糖液中使用(易形成微细沉淀),药液若产生沉淀,禁止使用。应使用 0.9% NS 溶解本品。

2. 局部刺激性大,使用时避免漏出血管外。

3. 静脉输注时间大于 30 min。输入速度过快可引起低血压。

4. 观察有无骨髓抑制,遵医嘱予以处理。

5. 观察有无过敏反应,表现为心慌、气短、呼吸困难给予对症处理。

6. 观察有无恶心、腹痛等胃肠道反应,脱发常见。

替尼泊苷

【其他名称】威猛、卫萌、EPT、VM-26。

【临床应用】用于恶性淋巴瘤、急慢性淋巴细胞性白血病和儿童的其他实体瘤。

【注意事项】

1. 对本品过敏、严重骨髓抑制者禁用。

2. 肝肾功能损害、低血压者慎用。

3. 与减毒活疫苗合用,有出现全身性甚至致死性疾病的危险。

【给药护理要点】

1. 同依托泊苷(1～4)。

2. 本药与肝素有配伍禁忌。

3. 出现过敏反应时立即停药,遵医嘱对症处理。

依立替康

【其他名称】开普拓、艾力、伊立替康、CPT-11。

【临床应用】用于晚期大肠癌、肺癌、宫颈癌、卵巢癌。

【注意事项】

1. 禁用　慢性肠炎和(或)肠梗阻、肝肾功能不全或胆红素超过正常值 1.5 倍者,以及孕妇和哺乳期妇女。

2. 慎用　老年人用药。

【给药护理要点】

1. 病人用药期间避免食用通便的食物和饮料,禁用促进肠蠕动的药物。

2. 观察大便次数、性状。遵医嘱给予盐酸洛派丁胺(易蒙停)止泻、静脉输液,补充电解质。

3. 注意观察迟发型腹泻。既往接受过腹、盆腔放疗病人,基础白细胞升高病人,一般情况较差者和女性病人易发生。

4. 观察有无骨髓抑制,遵医嘱对症处理。

5. 本品稀释后立即使用,静脉滴注时间为 30～90 min。

紫杉醇

【其他名称】泰素、紫素、特素、PTX、TAX、安素泰。

【临床应用】用于卵巢癌一线治疗、乳腺癌、肺癌、头颈部癌、食管癌、胃癌、膀胱癌、精原细胞瘤、恶性黑色素瘤等。

【注意事项】

1. 禁用 对本品过敏、严重骨髓抑制如粒细胞总数 $<1.0\times10^9$/L、白细胞计数 $<1.5\times10^9$/L 者,以及孕妇和哺乳期妇女。

2. 慎用 有心脏传导障碍、低血压、周围神经系统障碍者。

【给药护理要点】

1. 治疗前遵医嘱应用地塞米松、麦滋林、西咪替丁进行预处理,以预防过敏反应。

2. 给药期间尤其输液开始 15 min 内密切观察有无过敏反应(用药数分钟后出现荨麻疹、呼吸窘迫、支气管痉挛、低血压、心动过速)。

3. 与顺铂联用时,应先用紫杉醇后用顺铂(顺铂可使紫杉醇清除率下降 1/3)。

4. 观察有无骨髓抑制,遵医嘱对症处理。

5. 输注本品应使用非聚氯乙烯材质的输液瓶和输液器,过滤器的微孔孔径应 $<0.22\ \mu m$。

6. 观察有无指尖、手足麻木、疼痛等感觉异常的周围神经病变,胃肠道反应,脱发。

多西他赛

【其他名称】艾素、泰索蒂、多西紫杉醇、多帕菲、TXT、希存。

【临床应用】用于乳腺癌、卵巢癌、非小细胞肺癌、头颈部癌、胃癌、胰腺癌、黑色素瘤、前列腺癌等。

【注意事项】

1. 禁用　对本品过敏,严重骨髓抑制,如粒细胞总数$<1.0×10^9/L$,白细胞计数$<1.5×10^9/L$,严重肝功能不良,以及孕妇和哺乳期妇女。

2. 慎用　有心脏传导障碍、低血压、周围神经系统障碍者。

【给药护理要点】

1. 配制本品时应使用专用溶媒溶解,然后再用生理盐水或5% GS 稀释。

2. 本品用药前需要预处理。遵医嘱于用药前1天开始口服地塞米松,连用3天。

3. 与顺铂联用时应先用紫杉醇,后用顺铂,以免降低本品的清除率。

4. 与蒽环类药物联合使用时,应先用蒽环类药物后用本品。

5. 加强骨髓抑制的观察,遵医嘱对症处理。

五、杂类

第一代铂类化合物以顺铂为代表,高效广谱,是目前最为有效的一线化疗药物之一;对骨髓的抑制作用轻,有强致吐性及肾毒性,使用时需水化。卡铂为第二代铂类化合物,肾毒性远低于顺铂,不需水化,胃肠道反应也轻,但骨髓抑制作用较顺铂强。奥沙利铂为第三代铂类化合物,无顺铂的肾脏毒性,也无卡铂的骨髓毒性。铂类抗肿瘤药物不能接触含铝器具(与铝会发生反应,产生黑色沉淀及气体)。

顺铂

【其他名称】DDP、CDDP、诺欣、二氯二氨顺铂、顺氯氨铂、氯胺铂。

【临床应用】为广谱抗肿瘤药,对多种实体肿瘤均有效,如睾丸癌、乳腺癌、肺癌、卵巢癌、头颈部癌、骨肉瘤等;本品与放射治疗同时应用时,有增敏作用。

【注意事项】

1. 禁用 对铂及其制品过敏、骨髓抑制、听力损害、严重肾功能减退、有痛风史,以及孕妇和哺乳期妇女。

2. 用药前应测定血清肌酐和尿素氮。

3. 用药期间应同时给予水化利尿、补充液体。

4. 口服无效。

【给药护理要点】

1. 予以 5-羟色胺受体拮抗剂可改善本品恶心、呕吐的副作用。

2. 用药前后大量补液,注意出入量平衡,可加用甘露醇加速肾脏的排泄,以减轻肾脏损害。

3. 询问病人有无耳鸣,及时发现耳毒性,停药观察。

4. 本品应以生理盐水稀释,配制好的液体置于室温中,不可冷藏,以免产生沉淀,配制后 20 h 内用完。

5. 定期检查血常规,观察血常规变化。

卡铂

【其他名称】CBP、铂尔定、加铂、碳铂。

【临床应用】用于非小细胞肺癌、卵巢癌、睾丸癌、头颈部鳞癌、膀胱癌、宫颈癌、胸膜间皮瘤等。

【注意事项】

1. 禁用 严重骨髓抑制、出血、对铂剂过敏,以及孕妇及哺乳期妇女。

2. 慎用 有带状疱疹、感染、肾功能减退者。

【给药护理要点】

1. 注意监测血常规,用药后白细胞、血小板在用药后 21 天达最低点。

2. 本品使用 5％葡萄糖注射液稀释后加入 5％葡萄糖液 250～500 ml 中静滴。

3. 配制好的液体应在 8 h 内使用。

4. 给药 15 min 内密切观察(过敏反应一般出现在给药后数分钟内),一旦出现过敏反应,立即处理。

5. 对甘露醇过敏者禁用(其配方中含有甘露醇)。

6. 鼓励病人多饮水,保证每日尿量在 2 000 ml 以上。定期查血常规、电解质、肝肾功能、听力。

奥沙利铂

【其他名称】草酸铂、艾恒、乐沙定、艾克博康、奥乐铂、奥铂、OXA、L-OHP。

【临床应用】用于结直肠癌、卵巢癌、胃癌、乳腺癌、胰腺癌、非小细胞肺癌、黑色素瘤、睾丸肿瘤等实体肿瘤。

【注意事项】

1. 对铂类衍生物过敏者禁用。

2. 本品的神经毒性和寒冷有关,应注意保暖。

3. 本品禁止和碱性液体或药物配伍滴注。

4. 口服无效。

【给药护理要点】

1. 本品不能用生理盐水溶解。

2. 与 5-FU 联合应用时,在应用奥沙利铂前后用 5％葡萄糖液冲管,最好间隔 1 h。

3. 用药期间避免接触或进食冷的物品。

4. 宜中心静脉给药,避免药物外渗,以免造成末梢神经损伤。

奈达铂

【其他名称】NDP、捷佰舒、奥先达、鲁贝。

【临床应用】用于食管癌、头颈部癌、卵巢癌、宫颈癌、膀胱癌、睾丸癌等。

【注意事项】

1. 肾功能损害者慎用,对铂类、右旋糖酐过敏者,妊娠妇女者禁用。

2. 药液外渗后可引起局部组织硬结、坏死。

【给药护理要点】

1. 本品用生理盐水稀释,滴注时需避光,时间大于 1 h。

2. 观察有无骨髓抑制,遵医嘱对症处理。

3. 用药时鼓励多饮水,确保足量尿液。

4. 注意观察病人有无听力低下,遵医嘱对症处理。

门冬酰胺酶

【其他名称】ASP、爱施巴、左旋门冬酰胺酶、L-门冬酰胺酶、L-天门冬酰胺酶。

【临床应用】用于急性淋巴细胞性白血病、急性粒细胞性白血病、急性单核细胞性白血病、慢性淋巴细胞性白血病、恶性淋巴瘤。

【注意事项】

1. 禁用　妊娠 3 个月内、胰腺炎、肝肾功能严重损害、严重感染者。

2. 痛风病人应用本品应注意调节抗痛风药物的剂量,控制高尿酸血症。

3. 糖尿病病人应用本品时,应调整胰岛素或口服降糖药的剂量。

4. 本品可增加硫唑嘌呤等其他抗肿瘤药物、免疫抑制剂或放疗的疗效,应适当减少抗肿瘤药物、免疫抑制剂或放疗的剂量。

5. 不能口服。

【给药护理要点】

1. 本品用药前必须先做皮试,一般用 10～50 U/0.1 ml 皮内注射,观察 3 h,局部出现红肿或斑块者为阳性。阳性者不能使用或先做脱敏处理。

2. 与泼尼松或促皮质素或长春新碱同用时,会增强本品的致高血糖作用。先用上述各药后再用本品,可减低毒性。

3. 本品与甲氨蝶呤同用时,可通过抑制细胞复制的作用而阻断甲氨蝶呤的抗肿瘤作用。

4. 治疗前和用药期间定期检查血常规、肝肾功能、血糖和尿酸等。

5. 本品溶解后应在 8 h 内用完。

6. 凝血功能异常:出血或血栓。

六、分子靶向治疗药物

分子靶向药物是在分子生物学、分子遗传学理论基础上出现的新药,是以一些在肿瘤细胞膜上或细胞内特异性表达的分子为作用靶点,可更加特异性地作用于肿瘤细胞,阻断其生长、转移或诱导其凋亡,降低了对正常细胞的杀伤作用。

曲妥珠单抗

【其他名称】赫赛汀、何塞停。

【临床应用】用于 Her-2 过度表达(＋＋、＋＋＋)的乳腺癌单药治疗,或与紫杉醇、蒽环类药物联合化疗。

【注意事项】

1. 本品不可与其他药物混合输注。

2. 本品不宜和有心脏毒性的药物并用。

3. 慎用 高血压、冠心病、既往接受过蒽环类药物、胸部照射及有肺部疾病的病人。

【给药护理要点】

1. 本品只能加入生理盐水中稀释使用,不可与其他药物混合。

2. 使用前 30～60 min 给予抗组胺药物。

3. 用药过程中予以心电监护,严密观察生命体征变化,出现左心功能不全时,应停药。

4. 如发生严重过敏反应,应停药,遵医嘱予以肾上腺素、皮质激素、苯海拉明、支气管扩张剂、吸氧等,同时监测生命体征变化。

5. 给药方案、输注速度等遵医嘱。

利妥昔单抗

【其他名称】美罗华。

【临床应用】用于 CD20 阳性的非霍奇金淋巴瘤。

【注意事项】

1. 慎用　心绞痛、心力衰竭、支气管哮喘、低血压、肿瘤肺侵犯者。

2. 本品不可长期应用，以免过度抑制 B 淋巴细胞的功能导致体液免疫失调。

3. 本品与顺铂联用可能导致严重的肾毒性，不宜联用。

【给药护理要点】

1. 本品加入 5% 葡萄糖或生理盐水中稀释后使用，不得与其他药物混合。

2. 滴注前 30～60 min 应用抗组胺药物，预防过敏反应。

3. 服用抗高血压药物的病人，用药前 12 h 遵医嘱停用抗高血压药物，以防止发生低血压。

4. 用药过程中心电监护，严密观察生命体征变化。

5. 输注速度：首次滴注速度为 50 mg/h，如无反应可加快，最高 400 mg/h。

西妥昔单抗

【其他名称】爱必妥、IMC-C225、C225。

【临床应用】用于 EGFR 阳性的结直肠癌，单药治疗或与依立替康联合化疗；复发或转移性头颈部肿瘤、非小细胞肺癌。

【注意事项】

1. 高血压、冠心病病人，既往接受过蒽环类药物、胸部照射和有肺部疾病的病人谨慎使用。不能振荡、稀释。必须用时，用药前后生理盐水冲洗。

2. 肝肾功能不全、老年病人应用时需调整剂量，密切观察有无反应。

3. 用前勿振荡、稀释，用精密过滤器，用药前后生理盐水冲管。

【给药护理要点】

1. 给药方法　最大滴速不得超过 5 ml/min。本药滴注结束 1 h 后使用其他化疗药物。

2. 使用本品前,遵医嘱予以抗组胺类药物。

3. 本品常可引起不同程度的皮肤毒性反应,可口服或局部应用抗生素,不主张外用皮质激素,加强皮肤护理。

4. 初次使用时,首先给试验剂量,如无反应,次日再给首次剂量。

5. 用药期间避免日晒。

6. 用药时至用药结束后 1 h 予以心电监护。

吉非替尼

【其他名称】易瑞沙、ZD1839。

【临床应用】用于晚期或转移性非小细胞肺癌。

【注意事项】

1. 对本品有严重超敏反应者禁用。

2. 服药期间出现不可解释的气短、咳嗽,应及时进行影像学检查以排除急性间质性肺炎。

3. 本品与其他化疗药物并用不能增加疗效。

【给药护理要点】

1. 空腹或与食物同服,250 mg 口服,每日 1 次。

2. 定期胸部 X 线检查,观察呼吸,监测血氧饱和度的变化。

3. 病人出现不能耐受的腹泻或皮肤不良反应时,暂停用药(最多 14 天),随后恢复用药。

4. 定期检查肝功能。

5. 用清水洗脸,不用碱性肥皂等避免刺激皮肤,避免出现皮疹。

6. 服用华法林病人,定期查凝血功能。

索拉非尼

【其他名称】多吉美、索雷弗尼、拜复平、BAY43-9006。

【临床应用】用于晚期肾细胞癌、肝癌、胃癌、黑色素瘤。

【注意事项】

皮肤毒性是索拉非尼最常见的不良反应,包括皮疹、手足皮肤反应、瘙痒、红斑、皮肤干燥、剥脱性皮炎等。

【给药护理要点】

1. 饭前1 h或餐后2 h口服。

2. 索拉非尼治疗前6周每周测血压一次。

3. 服用索拉非尼期间,不宜肌内注射,避免碰撞。

4. 加强皮肤护理　注意皮肤保湿,避免手足摩擦、受压,避免暴晒。有皮肤损害者可用硫酸镁溶于温水中,浸泡患处。

厄洛替尼

【其他名称】特罗凯、它赛瓦、埃罗替尼、OSI-774。

【临床应用】晚期或转移的非小细胞肺癌。

【注意事项】

当出现急性进展且无法解释的一些症状时,如呼吸困难、咳嗽和发热时,应暂停治疗以待诊断性评价。

【给药护理要点】

1. 饭前1 h或饭后2 h口服。

2. 观察大便的次数、性状。

3. 加强皮疹和角膜炎的护理。

4. 忌用碱性肥皂液。

血管内皮抑素

【其他名称】恩度、YH-16。

【临床应用】配合化疗治疗不能手术的非小细胞肺癌。

【注意事项】

1. 过敏体质或对蛋白类生物制品有过敏史者慎用。

2. 严重心脏病以及顽固性高血压者慎用。

【给药护理要点】

1. 使用过程中应加强心脏反应的观察。

2. 临用时将本品加入 250～500 ml 生理盐水中,滴注 3～4 h。

3. 勿与影响本品酸碱度的药物、溶液混合使用。

伊马替尼

【其他名称】格列卫、甲磺酸伊马替尼、STI-571。

【临床应用】用于慢性非淋巴细胞性白血病、转移性恶性胃肠道间质瘤。

【注意事项】严重肝功能不良、孕妇和哺乳期妇女禁用。

【给药护理要点】

1. 餐时服用,鼓励多饮水。观察有无液体潴留,表现为周围性下肢水肿。

2. 定期监测体重,严重心衰者尤其要谨慎。

3. 注意观察有无骨髓抑制,遵医嘱对症处理。

4. 为减少胃肠道反应与早餐同服,并饮水一大杯。

七、内分泌治疗药物

激素与许多肿瘤的发生和生长有密切关系,改变激素平衡可抑制肿瘤生长。故一些激素和抗激素制剂可用于某些肿瘤的治疗。

戈舍瑞林

【其他名称】诺雷德、高瑞林。

【临床应用】用于激素治疗的前列腺癌、绝经前期及绝经期内分泌敏感的乳腺癌。

【注意事项】有尿道阻塞、脊髓压迫倾向和骨代谢异常者慎用。

【给药护理要点】

1. 腹壁皮下注射。

2. 严格按照本品附的操作流程执行。

3. 治疗期间应采用非激素性方法避孕。

阿那曲唑

【其他名称】瑞宁得、阿娜托唑、瑞佳、瑞斯意、瑞婷、艾达。

【临床应用】用于绝经后的乳腺癌。作为二线或三线激素治疗。

【注意事项】绝经前、妊娠及哺乳期妇女,严重肝肾损害者禁用。

【给药护理要点】

1. 口服,可在餐前、餐后或餐时服用。

2. 用药中避免驾车或操作机器。

3. 不宜与雌激素同用,以免降低本药疗效。

来曲唑

【其他名称】弗隆、芙瑞、莱曲唑。

【临床应用】用于绝经后晚期乳腺癌。

【注意事项】严重肝肾功能不全者慎用;孕妇、哺乳期妇女禁用。

【给药护理要点】

1. 口服。

2. 本品对病人驾驶和机械操作能力无明显影响,但若服药过程中出现疲乏和头晕时应注意。

他莫昔芬

【其他名称】三苯氧胺、诺瓦得士、特茉芬、昔芬、抑乳癌、它莫酚、TAM。

【临床应用】用于乳腺癌、化疗无效的卵巢癌、子宫内膜癌。

【注意事项】肝功能异常者慎用;眼底疾病者禁用;有深静脉血栓史及正在抗凝治疗者禁用。

【给药护理要点】

1. 口服。

2. 有骨转移者,治疗初期需定期查血钙。

3. 抗酸药、西咪替丁等可改变胃内 pH 值,使本品肠衣提前分解,对胃有刺激作用,不宜同服。

氟他胺

【其他名称】氟甲酰亚胺、氟硝丁酰胺、氟利坦、氟他米特、福至尔、缓退瘤、FTA。

【临床应用】用于晚期前列腺癌。

【注意事项】

1. 儿童及肝功能损害者禁用。

2. 有心血管疾病者慎用。

3. 与放疗联用者,放疗前 8 周开始使用本品,放疗期间持续使用。

【给药护理要点】

1. 口服,饭后服用。

2. 注意监测肝肾功能,出现异常及时停药。

八、抗肿瘤辅助药

化疗是治疗恶性肿瘤的主要手段之一,同时可造成正常细胞及组织的损伤,影响病人的生活质量。抗肿瘤辅助药的作用在于减轻化疗产生的相关毒性。

美司钠

【其他名称】美安、美钠、巯乙磺酸钠、优美善。

【临床应用】预防异环磷酰胺或环磷酰胺的代谢产物所致以出血性膀胱炎等为主的泌尿系毒性。

【注意事项】

1. 禁用 对巯基化合物过敏者。

2. 慎用 孕妇及哺乳期妇女。

3. 本品的保护作用仅限于泌尿系的损害。

4. 本品与顺氯氨铂及氮芥不相容。

【给药护理要点】

1. 储藏 遮光、密闭保存。

2. 配制 遵医嘱无菌操作。

3. 给药 可静脉注射或静脉滴注,常规使用异环磷酰胺或环磷酰胺给药同时、4 h、8 h 各注射 1 次,持续使用异环磷酰胺给药同时、

6 h、12 h、18 h、24 h 各注射 1 次。

4. 不良反应的预防及护理：偶尔有轻微的过敏反应，如不同程度的皮肤及黏膜反应（瘙痒、红斑、水疱）、局部肿胀（风疹样水肿）。极少情形下可能会出现由急性过敏反应诱发的低血压、心跳加快（>100 次/分）或短暂的肝转氨酶升高等现象。极少数病例在注射部位出现静脉刺激。

亚叶酸钙

【其他名称】甲酰四氢叶酸钙、5-甲基四氢叶酸钙、甲叶钙、醛氢叶酸钙、叶醛酸钙、甲叶酸钙、CF。

【临床应用】

与 5-FU 合用，提高 5-FU 疗效；作叶酸拮抗剂的解毒剂，用于预防甲氨蝶呤大剂量治疗后引起的严重毒性作用。

【注意事项】

1. 用于 MTX 的解救治疗时，酸性尿（pH<7）、腹水、失水、胃肠道梗阻、肾功能障碍者慎用。病情急需时本品剂量可加大。

2. 本品单独用于治疗维生素 B_{12} 缺乏所引起的巨幼红细胞性贫血，反而加重神经系统损害。

【给药护理要点】

1. 接受大剂量 MTX 24～48 h 后方可应用本品，以免影响 MTX 的抗叶酸作用。

2. 按严格规定的剂量和给药时间给药，不得随意更改。

3. 给药时避免日光直接照射及与热接触。

昂丹司琼

【其他名称】奥一麦、殴贝、枢复宁、安美舒、枢丹、盐酸恩丹西酮。

【临床应用】用于放疗和化疗引起的恶心、呕吐。

【注意事项】

1. 禁用　胃肠道梗阻者不用。

2. 慎用 孕妇及哺乳期妇女。

【给药护理要点】

1. 缓慢注射本品,注射速度过快,可致暂时性视物模糊现象。

2. 本药不宜与其他药物配伍。

3. 给药期间注意观察用药后不良反应。嘱病人增加食物纤维的摄入、适当活动及多饮水,预防药物引起的便秘,必要时予以通便药。

托烷司琼

【其他名称】欧必停、普洛林、赛格恩、曲匹西龙、托品西隆、托普西龙、罗亭。

【临床应用】癌症化疗与放疗引起的恶心、呕吐。

【注意事项】

1. 禁用 孕妇、哺乳期妇女和儿童。

2. 高血压未控制者,剂量不宜超过 10 mg/d,以免引起血压进一步升高。

【给药护理要点】

1. 将本品溶于 100 ml 生理盐水或 5% 葡萄糖液中,滴速不宜过快,以防引起暂时性血压升高。

2. 注意观察用药后不良反应。病人如出现头痛、眩晕、便秘、疲劳、嗜睡及胃肠功能紊乱等症状,应调整剂量,必要时停药。

3. 嘱病人用药期间避免驾驶、机械操作或高处活动。

九、治疗骨转移药物

治疗恶性肿瘤引起的高钙血症及骨转移所致的骨痛,是通过与骨骼羟磷灰石结合,抑制羟磷灰石的溶解或破骨细胞的活性而发挥作用。

氯屈膦酸二钠

【其他名称】固令、洛屈、德维、迪盖纳、氯得磷酸、氯膦酸、氯膦酸二钠、氯屈膦酸钠、雅坤宇、骨膦。

【临床应用】用于骨转移癌、多发性骨髓瘤、预防或推迟骨转移、减轻或消除骨转移引起的骨痛、高钙血症、骨质疏松症。

【注意事项】

1. 禁用 对本品或其他双膦酸盐类过敏者。

2. 慎用 肾功能不全者、儿童。

【给药护理要点】

1. 注射剂稀释于生理盐水或 5% GS 500 ml 中,输注 3 h 以上。

2. 片剂最好在餐前或餐后 1 h 服用。

3. 用药期间监测血常规、肝肾功能、血钙。

帕米膦酸二钠

【其他名称】博宁、帕米膦酸、阿可达、帕米磷酸钠、帕屈膦酸二钠、仁怡。

【临床应用】用于各种原因引起的高钙血症、骨质疏松症、甲状旁腺功能亢进症、骨转移引起的骨痛。

【注意事项】

1. 禁用 对本品及其他二膦酸盐过敏者。

2. 慎用 肾功能损害者、哺乳期妇女和儿童。

【给药护理要点】

1. 注射剂 30～60 mg 稀释于生理盐水或 5% 葡萄糖液 500 ml 中,浓度不得超过 5 mg/25 ml,滴注速度不得大于 15～30 mg/2 h,静脉缓慢滴注 4 h 以上。博宁加入生理盐水 100 ml 中静滴不少于 15 min。

2. 用于治疗高钙血症时,同时补充液体,使每日尿量达 2 000 ml 以上。

3. 使用过程中注意监测血清钙、磷水平。

唑来膦酸

【其他名称】艾朗、择泰、艾瑞宁、博来宁、盖柠、苏奇、天晴依泰、因力达、震达、卓莱、佐锐。

【临床应用】用于恶性肿瘤骨转移引起的骨痛和高钙血症。

【注意事项】

1. 对本药过敏、严重肾功能不全、孕妇及哺乳期妇女禁用。

2. 儿童暂不推荐使用。

【给药护理要点】

1. 注射剂　稀释于生理盐水或 5％葡萄糖 500 ml 中,滴注时间至少 15 min。

2. 片剂最好在餐前或餐后 1 h 服用。

3. 用于治疗高钙血症时,同时补充液体,使每日尿量达 2 000 ml 以上。

4. 使用过程中注意监测血清钙、磷水平。

第三节　镇痛药物

一、麻醉性镇痛药

作用于中枢部位的阿片类镇痛药称麻醉性镇痛药。本节主要论述阿片类麻醉镇痛药的基本知识及其护理。

本类药品临床使用时极易产生耐药性和躯体依赖性,属于国家特殊管理的麻醉药品,其常见副作用有嗜睡、过度镇静、意识模糊(包括幻觉)、呼吸抑制、恶心、呕吐、瘙痒、便秘及尿潴留等。此类药应用护理总则:

1. 麻醉性镇痛药为国家特殊管理的麻醉药品,使用时请务必严格遵守国家有关麻醉药品的管理规定。

2. 给药期间,密切观察和随访用药后的不良反应,病人如出现恶心、呕吐、眩晕、便秘、尿潴留、胆管括约肌痉挛及锥体外系兴奋和呼吸抑制症状等症状,应立即减量或停药处置。

3. 本类药品用药后极易产生耐受性,并易成瘾。成瘾后,如突然停用,可于最后一次用药后 24～48 h 出现戒断症状。因此,用药期间应密切观察病情,及时发现成瘾的早期症状,如焦虑、不安、渴求用药等,应立即汇报医师,采取戒断措施。对已成瘾者,可在不让病人觉察下在注射液中加入灭菌注射用水,使药量逐渐减少,逐步停药。

4. 逾量中毒的处置。本品发生急性中毒较为罕见,其抢救措施为:立即人工呼吸,吸氧,注射升压药及β-受体阻滞药,补充液体维持循环功能,静注拮抗药纳洛酮 $0.005\sim0.01$ mg/kg,必要时$2\sim3$ min 重复 1 次;或将纳洛酮 2 mg 溶于 0.9%氯化钠注射液或 5%葡萄糖注射液 500 ml 中静滴;亦可应用烯丙吗啡拮抗,但应早于纳洛酮给药,纳洛酮的使用应限定剂量。

吗啡　Morphine

【其他名称】美司康定。

【临床应用】缓解或消除严重创伤、手术、烧伤等引起的急性剧痛及癌痛,缓解心肌梗死、左心室衰竭、心源性肺水肿、心源性哮喘,以及麻醉和手术前给药,偶用于恐惧性失眠、镇咳、止泻。

【注意事项】

1. 下列情况禁用:呼吸抑制、脑外伤颅内高压、急性酒精中毒、肺源性心脏代偿失调、支气管哮喘、甲状腺功能减退、胰腺炎、皮质功能不全、前列腺增生、排尿困难、分娩时,以及新生儿、婴儿、孕妇和哺乳期妇女。

2. 心律失常者、胃肠道手术后肠蠕动未恢复者、惊厥或有惊厥史病人、肝肾功能不全者及婴幼儿和老年人慎用。

3. 对未明确诊断的疼痛,尽可能不用本品,以免掩盖病情、延误诊治。

4. 胆绞痛、肾绞痛使用本品时应与阿托品合用,单用本品反而加剧疼痛。

5. 应用 MAO 抑制药的病人,如需用本品,必须先停用 MAO 抑制药(如呋喃唑酮、丙卡巴肼等)14 天以上,待作用消失后,方可应用本品,而且应先试用小量(1/4 常用量),以免发生难以预料的、足以致死的循环紊乱,后者的前驱症状一般为激动、躁狂、多汗、僵直;血压升高或降低;呼吸抑制、昏迷和(或)高热。配伍禁忌:注射液不得与碱性注射液(如氨茶碱、巴比妥类钠盐等)、溴或碘化物、植物收敛药、碳酸氢钠、氢氯噻嗪、肝素、新生霉素、甲氧西林、苯妥英钠、呋喃妥因、氯丙嗪、哌替啶、磺胺嘧啶、磺胺甲噁唑以及铁、铝、镁、银、锌化合物等接触,以免发生浑浊、沉淀。

6. 本品因能促使胆管括约肌收缩,因而会引起胆管系的内压上升。

【给药护理要点】

1. 按麻醉性镇痛药护理总则护理。

2. 本品注射给药的主要不良反应为呼吸抑制,一般多发生在大剂量给药时,但小剂量给药有时也可发生呼吸抑制,尤其是婴幼儿、老年人及衰竭病人,给予常用量也可出现呼吸抑制甚至停止,故应特别注意,绝不可掉以轻心。给药后,病人应卧床休息,护士应加强监护:第 1 个 15 min 应每 3～5 min 观察 1 次;以后每 5～10 min 观察 1 次,连续观察 1 h;主要观察病人的呼吸深度、意识状态、心率变化及瞳孔大小;如呼吸<6 次/分,有发绀症状,应给予辅助呼吸;如心率>110 次/分,应注意是否有心力衰竭;观察瞳孔应在明亮的自然光下进行,不可用手电照射,因突然的光照会产生反应性瞳孔收缩;如瞳孔缩小,且呼吸<12 次/分,则提示中毒;如瞳孔由小而散大,则有窒息和生命危险。此外,还应注意观察和随访病人,如出现瘙痒、荨麻疹、皮肤水肿等过敏反应,应立即停药。

3. 静注给药时,应用适量灭菌注射用水或 0.9%氯化钠注射液稀释,且注入速度宜缓慢,快速静注会抑制呼吸,甚至引起呼吸停止。注射给药时,不可与其他药物配伍。

4. 硬膜外间隙或蛛网膜下隙注入后,应观察、监测呼吸和循环功能,呼吸功能监测 24 h,循环功能监测 12 h。

5. 治疗中,应进行心电监护,并注意观察血压变化,因本品能扩张阻力血管及容量血管,引起低血压;与抗高血压药合用时,容易致直立性低血压,除加强血压监测外,还应嘱病人:由蹲、坐或卧位直立时,应扶持,宜缓慢,站立勿过久。

6. 大剂量应用本品进行静脉麻醉时,常与神经安定药合用,诱导中可发生低血压,手术开始受到刺激时血压又可骤升,故应注意观察，及早对症处置。

7. 术后用药时，应注意帮助病人翻身拍背，鼓励病人深呼吸并协助病人咳痰，不可让病人持续睡眠，以免发生呼吸道并发症，如坠积性肺炎。

8. 由于本品可降低膀胱尿意而易导致尿潴留，故给药后应嘱病人每 4～6 h 排尿 1 次，必要时进行导尿。

9. 由于本品可使直肠放射迟钝而易致便秘，因此应注意随访病人大便次数及是否便秘。如出现便秘，应及时给予治疗。

10. 应嘱病人：① 给药期间不可饮酒吸烟，以免加强抑制作用；② 使用控释片或缓释片时，不可掰开或咀嚼服用，必须整片以水吞服。

★哌替啶　Pethidine

【其他名称】度冷丁（Dolantin）。

【临床应用】急性剧痛、麻醉前用药、局麻与静脉复合麻醉辅助用药；用于心源性哮喘；与氯丙嗪、异丙嗪等合用进行人工冬眠。

【注意事项】

1. 禁用　室上性心动过速、颅内占位性病变、颅脑损伤、COPD、支气管哮喘及严重肺功能不全、中毒性腹泻病人、使用单胺氧化酶抑制剂或停用 14 日内病人。

2. 慎用　惊厥或有惊厥史病人、肝肾功能不全、甲状腺功能不全、恶病质病人、前列腺肥大、尿道狭窄者及婴幼儿和老年人。

3. 未明确诊断的疼痛，应尽可能不用本品，以免掩盖病情、延误诊治。

4. 本品能通过胎盘屏障及分泌入乳汁，因此产妇分娩镇痛及哺乳期使用时应酌情减量。可加强双香豆素等抗凝药物的作用，合用时应酌情减量。

5. 本品因对局部有刺激性，不宜皮下注射。

6. 本品主要代谢产物去甲哌替啶具有较强的中枢刺激作用，而止痛作用却较弱，$t_{1/2}$ 较长，故本品不主张用于慢性疼痛或癌痛治疗。

7. 本品应用于胆、肾绞痛时,应与阿托品合用。

8. 大剂量应用本品可产生中枢神经兴奋和惊厥反应,应密切关注精神状况。

9. 本品与氨茶碱、肝素钠、磺胺嘧啶、呋塞米、头孢哌酮等药物配伍,易产生浑浊或沉淀。

【给药护理要点】

1. 按麻醉性镇痛药护理总则护理。

2. 本品用于分娩止痛时,产妇临产前 2~4 h 内不宜使用,用药过程中应严密监护新生儿的呼吸情况,新生儿如出现呼吸抑制症状,应立即抢救。

3. 注射给药后,应让病人卧床休息,直立时宜扶持并缓慢,以防产生直立性低血压而跌倒;同时,应加强病人生命体征的监测,如发生血压严重下降、心率明显增快,或呼吸深度、节律改变,或呼吸 < 12 次/分,应立即停药,并报告医师。

4. 肌注时应注意回抽血,不可误入静脉,未经稀释的药液直接静注可明显使心率减慢、血压下降,甚至发生晕厥。同时,注意不要将药液注射到外周神经干附近,否则产生局部麻醉或神经阻滞。

5. 本品静脉给药时,可用 5% 葡萄糖注射液或 0.9% 氯化钠注射液稀释,如做直接推注,可稀释成 10 mg/ml 溶液,以 25 mg/min 速度慢注;滴注时,则稀释成 1 mg/ml 溶液,滴速不超过 25 mg/min。

6. 本品注射后,偶可致角膜麻醉现象而失去角膜反射,故应注意观察,加强角膜护理。

7. 应嘱病人用药期间不得饮酒、吸烟;亦不可自用其他中枢神经抑制药,以免加强中枢神经不良反应。

★芬太尼　Fentanyl

【临床应用】

本品注射剂用于麻醉前、中、后的镇静与镇痛;本品贴剂用于需持续应用阿片类镇痛药的癌痛或慢性疼痛。

【注意事项】

1. 禁用　重症肌无力、支气管哮喘、颅脑肿瘤、外伤引起的昏迷、呼吸抑制、14 天内用过 MAO 抑制药以及两岁以下儿童。

2. 慎用　孕妇、心律失常、肝肾功能损害、COPD、呼吸储备力降低的病人,以及脑外伤昏迷、颅内压增高和脑肿瘤等易陷入呼吸抑制的病人。

3. 本品溶液有一定的刺激性,不得误入气管、支气管,也不可涂敷于皮肤和黏膜。

4. 纳洛酮、烯丙吗啡能拮抗本品的呼吸抑制和镇痛作用。

5. FDA 曾发出公众健康忠告:过量使用美国强生制药公司生产的芬太尼贴剂(商品名为多瑞止痛贴),可能导致死亡;该贴剂应该使用疼痛缓解需要的最低剂量;使用过程中必须严格遵循用法说明,以防止导致死亡和其他严重不良反应。同时指出,使用芬太尼皮肤贴剂的病人体内芬太尼水平可能会出现突然和具有危险性的升高,或者在以下几种情况下产生强烈作用:使用其他影响脑功能的药物、饮酒、体温升高或处于热的环境下等。

6. 本品贴剂用药时注意事项:① 虽然通气不足的发生率<1%,但仍然是最危险的并发症。② 慢性肺部疾患病人用量应减少。③ 脑部外伤及脑肿瘤病人慎用。④ 肝或肾功能损害者慎用。⑤ 发热增加芬太尼释放及皮肤通透性,故发热病人用药剂量应减少 1/3。⑥ 首次应用贴剂者,镇静药用量应减少 1/3～1/2。⑦ 12 岁以下儿童或 18 岁以下体重不足 50 kg 者慎用。⑧ 不推荐用于急性或术后疼痛病人。⑨ 每小时释放 50 μg,75 μg,100 μg 的本品贴剂仅用于已耐受阿片类药治疗者。⑩ 1 片贴剂可贴用 3 日,贴在去除体毛洁净皮肤处,并按照反应调整剂量。

【给药护理要点】

1. 按麻醉性镇痛药护理总则护理。

2. 本品能扩张阻力血管及容量血管,易引起低血压,给药后应严密监测血压和心率变化,并要求病人卧床,直立时宜扶持,站立勿过久。

3. 硬膜外注入本品镇痛时,可有全身瘙痒反应,且有呼吸频率减慢和潮气量减少的可能,故应加强监测,及时处置。

4. 本品与氟哌利多合用产生的低血压,可采用输液、扩容等措施处置,无效时可采用升压药,但禁止使用肾上腺素。

5. 使用贴剂时,应嘱病人:① 严格遵医嘱使用,避免频繁更换;② 避免加热贴剂或热敷贴用贴剂的部位;③ 用药期间禁止驾驶、机械操作或高处行动。

二、非麻醉性镇痛药

作用于中枢部位的非阿片类镇痛药称非麻醉性镇痛药。本节主要论述非麻醉镇痛药的基本知识及其护理。

非麻醉性镇痛药常见的并发症有恶心、呕吐、出汗、口干、眩晕、嗜睡及直立性低血压等,此类药应用护理总则是:

1. 治疗中应注意观察和随访用药后的不良反应。病人如有恶心、呕吐、出汗、口干、眩晕、嗜睡及直立性低血压等症状,应立即停药。

2. 给药期间应嘱病人避免驾驶、机械操作或高处作业。

曲马多　Tramadol

【其他名称】曲马朵、马伯龙(Mabron)。

【临床应用】各种中、重度急慢性疼痛。

【注意事项】

1. 禁用　有乙醇、镇痛药、安眠药等中枢神经抑制药或其他精神药急性中毒者及使用 MAO 抑制药者。

2. 慎用　肝、肾功能损害,心脏疾病和对阿片过敏,以及孕妇和哺乳期妇女。

3. 本品具有一定程度的耐受性和潜在的依赖性,故不宜用于轻度疼痛。虽然本品是一种非阿片类药,但并不能成为吗啡依赖病人的代用品。

4. 本品不宜长期使用,对于需长期治疗的慢性疼痛病人,也只能在需要时使用,或在治疗中有一定的间隔时间。

【给药护理要点】

1. 按非麻醉性镇痛药护理总则护理。

2. 静注时宜缓慢,并应注意病人的血压、心率,以及有无出汗、面部潮红等。病人如有异常,应及时调整给药速度。

3. 使用缓释片时,不可嚼碎或掰开服用,应整片以水吞服。

4. 用量过大可能中毒,解救逾量中毒可参照吗啡中毒解救方法。拮抗药为纳洛酮,每次静注 0.4 mg,必要时 2～3 min 重复 1 次;多沙普仑也可能有效。中毒时出现的痉挛症状可用苯二氮䓬类药解除。

奈福泮　Nefopam

【其他名称】平痛新。

【临床应用】术后疼痛、癌痛、急性外伤痛。

【注意事项】

1. 有严重心血管疾病、惊厥史及心肌梗死者禁用。

2. 肝、肾功能损害,青光眼,尿潴留者慎用。

3. 接受 MAO 抑制药者,不宜同时应用本品。

【给药护理要点】

1. 按非麻醉性镇痛药护理总则护理。

2. 用本品易引起兴奋症状,逾量可引起强直性痉挛,因此用药过程中应注意观察,一旦出现这些症状,可用地西泮解除。

苯噻啶　Pizotifen

【其他名称】新度美安(Pizotiline)。

【临床应用】典型、非典型偏头痛。

【注意事项】

1. 闭角型青光眼、前列腺增生及孕妇禁用。

2. 不宜与 MAO 抑制药合用,以免发生高血压危象。

【给药护理要点】

1. 按非麻醉性镇痛药护理总则护理。

2. 本品一般用药 2 周后起效,应用时不能急于求效,更不能用药几日后因不见疗效而自行中断治疗;本品用牛奶送服或与食物同服可避免胃部刺激。

3. 对长期用药者,应定期检查血象。

舒马普坦　Sumatriptan

【其他名称】舒马曲坦、英明格(Imigran)。

【临床应用】中、重度偏头痛发作期、月经性偏头痛和丛集性头痛。

【注意事项】

1. 禁用　对磺胺类药及曲坦类药过敏,家族性偏瘫型偏头痛或椎基底动脉型偏头痛,肝功能严重损害、未经控制的高血压,以及缺血性心脏病、缺血性脑血管疾病和缺血性周围血管疾病及其病史者。

2. 慎用　有潜在心脏疾病及其易感人群,肝、肾功能损害,以往用本品出现过胸痛或有胸部紧迫感、有癫痫史、脑组织损害者,以及儿童、老年人、孕妇和哺乳期妇女。

3. 正在接受锂剂治疗者应避免使用本品。

3. 口服或经鼻给药时,禁与 MAO-A 抑制药合用,停用 MAO-A 抑制药 2 周内不能使用本品。本品注射时不推荐与 MAO-A 抑制剂合用。

【给药护理要点】

1. 按非麻醉性镇痛药护理总则护理。

2. 应嘱病人注意:① 片剂应整片以水吞服,不宜咀嚼、研碎服用;② 鼻喷剂用药前数分钟,可含服奶油糖果,以掩盖本品的苦味;③ 如需多次服药,两次服药之间至少间隔 2 h;④ 合用其他药物时,应先咨询医师。

3. 告知病人:本品不能长期应用,也不能作为预防药使用,长期使用本品有使角膜上皮细胞产生浑浊和瑕疵等影响视力的可能性。

4. 使用本品时可能会出现一过性血压升高或周围血管阻力增加,有冠心病危险因素的病人使用本品时,应密切监测病人的血压、心率和心律变化,尤其要注意随访病人有无胸闷、胸痛或胸部不适症状,服药后应进行心电图监测和心功能评价。对血压已得到有效控制的高血压病人也应加强监护。

5. 用药期间密切观察用药后的不良反应,尤其是在用药初期和增加剂量时要注意观察 5-HT 综合征症状。如有发现,应立即停药处置。

三、解热镇痛药

作用于外周部位的非甾体类抗炎药(NSAIDs)称解热镇痛药。对乙酰氨基酚虽并非 NSAIDs,但因具有解热止痛作用也被录入这类药中。本节主要论述解热镇痛药的基本知识及其护理。

NSAIDs 是一类具有解热、镇痛作用,绝大多数还兼有抗炎抗风湿作用的药物。非选择性环氧化酶(COX)抑制剂大量使用可有明显的胃肠道反应(如溃疡、出血、穿孔)、肝肾功能损伤、抑制血小板功能及过敏等不良反应,此类药应用护理总则是:

1. 此类药物引起胃肠道反应较多,可采用以下方法减轻:① 与食物同服;② 餐后服;③ 普通片可压成粉末后加蜂蜜调服,或以水冲服;④ 与蜂蜜同服,或先饮蜂蜜再服本品;⑤ 选用肠溶片、缓释片或胶囊。

2. 给药后应注意观察病人皮肤、黏膜有无异常症状,并注意随访小便情况。长期或大量应用本品时,应定期检查血象和肝、肾功能。检查值如有明显异常,及时调整剂量,必要时停药处置。

3. 长期大量服用本品,可引起急性肾炎或肾乳头坏死等症,因保泰松、对乙酰氨基酚、吲哚美辛、甲芬那酸等解热镇痛药都有可能引起此病,故称为"镇痛药肾病"。此病的早期症状有头痛、疲乏、口干舌燥、体重减轻,或有关节痛、消化道出血、无菌性脓尿等;继而出现肾区压痛,尿量明显增加,尤以夜间为甚,常伴有尿频、尿急、尿痛、血尿等现象;尿液中有蛋白质、红细胞、白细胞、多种蛋白和细胞管型;肾脏浓缩尿液功能明显下降,BUN 明显升高,血红蛋白和红细胞减少;肾脏造影表明:肾乳头坏死,整个肾脏轮廓变形,造成肾功能严重损害。因此,应用本品必须注意控制剂量与疗程,注意观察和随访泌尿系不良反应,定期进行尿常规、肾功能和肾脏 B 超检查,尤其是对中年妇女、糖尿病、高血压病人更应注意,发现"镇痛药肾病"的早期症状,应立即停药,并及时报告医师。

4. 中毒解救方法:① 对急性逾量服用者,应进行催吐或洗胃,服用活性炭,同时监测及维持生命体征,退热,纠正水、电解质与酸碱失衡及酮症等,保持血糖正常及监测水杨酸盐血药浓度降至中毒水平以下。严重逾量者可考虑进行血液透析或腹膜透析。② 对慢性水杨酸中毒者,即有严重精神症状、呼吸加快、酸碱平衡失调、出血者,应立即停用本品,并用加有碳酸氢钠的葡萄糖注射液静脉输入,以促进药物的排出。③ 对有出血过敏反应者,应立即停用本品,并告诫病人及其家属以后应永久禁用此药或其他 NSAIDs。④ 对有哮喘反应者,应立即给予扩张气管的药物及吸氧等,严重者应给予静脉补液及氨茶碱静滴。

★**阿司匹林　Aspirin**

【其他名称】乙酰水杨酸(Acetysalicylic acid)、醋柳酸(Empirin)。

【临床应用】感冒、发热、头痛、关节痛、神经痛、肌肉痛、风湿痛或类风湿关节痛、痛经、痛风,用于缺血性心脏病、脑缺血病、房颤、人工心脏瓣膜、动静脉瘘或其他手术后的血栓形成、脑血栓、儿科皮肤黏膜淋巴结综合征(川崎病)及胆道蛔虫病。

【注意事项】

1. 禁用　对其他解热镇痛药(NSAIDs)有过敏史、严重肝损伤、低凝血酶原血症、维生素 K 缺乏、血友病、血小板减少症、活动性胃及十二指肠溃疡、消化道出血、充血性心力衰竭、哮喘病人、月经期,以及早产儿、新生儿、孕妇和哺乳期妇女。

2. 慎用　有哮喘及其他过敏史、G-6-PD 缺乏、痛风、肝功能不良、肝硬化、心功能不全或高血压、肾功能减退、血小板减少、听力障碍、鼻息肉和甲状腺功能亢进、花粉症、慢性或复发性胃及十二指肠病变者,以及儿童和老年人。

3. 小儿尤其有发热、脱水及病毒性感染时,服用本品易出现毒性反应。

4. 外科手术病人应在术前 1 周停用本品,以免引起出血倾向。

【给药护理要点】

1. 按解热镇痛药护理总则护理。

2. 给药前应告知病人:① 服用本品及含本品的制剂时,应戒酒,勿与糖皮质激素(如泼尼松、地塞米松)长期或大剂量同时服用,否则易致胃溃疡和出血。② 注意过敏反应及出血症状以及耳内胀满感、听力减退或耳鸣等反应,一旦发现,立即报告医师。③ 本品可加剧强噪音所引起的听觉暂时丧失或损伤,故用药期间应避开强噪音,以保护听力。④ 如按医嘱服药后效果不佳,不可擅自增量或加倍服用,应及时就医。⑤ 本品可致结晶尿,为了减少本品对肾脏的损害,用药期间应大量饮水。

3. 扁桃体摘除或口腔手术后 7 日内,应整片以水吞服,以免嚼碎后接触伤口,引起损伤。

4. 服用缓释片时,应整片以水吞服,不可嚼碎、掰开后服用,亦不可压成粉末后加蜂蜜调服,服用缓释胶囊时,亦应整粒以水吞服。

5. 治疗中应注意观察和随访用药后的不良反应。病人如出现皮肤淤斑、牙龈出血、月经量多、便血或柏油样便等现象,应及时停药处置;对儿童或长期服药者,应定期检测听力,如发现耳鸣及耳内胀满感,应立即停药;病人如有皮疹、过敏反应及"水杨酸中毒"反应,应立即停药;如有过敏性哮喘症状,可用抗组胺药治疗;用于解热时,应注意观察解热效果,病人如有出汗,应注意水和电解质平衡;对糖尿病病人,用药后应注意有无低血糖症状发生,因水杨酸盐可增强降血糖药作用,必要时调整降血糖药剂量。

6. 儿童应用本品易出现低血糖反应,故应注意观察,加强护理。病人一旦出现低血糖反应,应立即停药。高热或脱水的小儿,应用本品容易发生阿司匹林中毒,更应加强临床护理。

7. 治疗关节炎时,剂量应逐渐增加,直到症状缓解,达有效血药浓度(此时可出现轻度毒性反应如耳鸣、头痛等,在小儿、老年人或耳聋者中,这些症状不是可靠指标)后开始减量。如不良反应已经出现,则应迅速减量。

8. 长期大量服用本品,可致缺铁性贫血,尤其是女性,每日可平均失血 2～6 ml;10％慢性病病人大量使用时,每日可失血 80 ml。因此长期大量应用本品时,一定要定期检查血象及 HCT,并密切观察和随访血液系统的不良反应。

9. 本品在潮湿、热及空气中暴露会很快水解,故给药前应先嗅其味,如有醋酸气味,不可再用。

10. 大量碱性药利尿可促使本品排泄,但不应给予碳酸氢钠口服,因口服碳酸氢钠反而促使本品吸收。

★对乙酰氨基酚　Paracetamol

【其他名称】扑热息痛(Acetaminophen)。

【临床应用】各种轻中度疼痛、感冒或其他原因引起的高热、轻中度骨关节炎等。临床主要用于退热和镇痛,由于对乙酰氨基酚无明显的胃肠刺激作用,故对不宜使用阿司匹林的头痛发热病人,适用本药。

【注意事项】

1. 禁用　孕妇、哺乳期妇女和 3 岁以下小儿。

2. 慎用　肝脏疾病或病毒性肝炎、肾功能减退、酒精中毒、阿司匹林过敏性哮喘者。

3. 不宜大量或长期应用本品,以免引起造血系统和肝肾功能损害。

4. 不良反应　短期使用不良反应轻,常见恶心呕吐,偶见皮疹、粒细胞缺乏症、贫血、药热和黏膜损害等过敏反应。过量中毒可引起肝损害。长期大量用药,尤其是在肝功能低下者,可出现肾绞痛或急性肾衰竭或慢性肾衰竭(镇痛药性肾病)。

【给药护理要点】

1. 按解热镇痛药护理总则护理。

2. 应嘱病人,用药期间应注意:① 勿饮酒,饮酒可加重本品的肝毒性;② 多饮水,降低药物在肾小管中的浓度,减少"镇痛药肾病"

的发生;③ 服用咀嚼片时,应嚼碎服用;④ 不得擅自同时服用其他NSAIDs 或含 NSAIDs 的复方制剂,以免增加肾毒性。

3. 本品中毒时应尽快给予口服拮抗药乙酰半胱氨酸(痰易净),不得口服活性炭,因后者可影响拮抗药的吸收;乙酰半胱氨酸起始量为 140 mg/kg,以后每 4 h 给 70 mg/kg,共 17 次,服用方法是将乙酰半胱氨酸配置成 5% 溶液或加入 3 倍量饮料中摇匀服用,以避免其恶臭味及刺激性。对于用药后 1 h 内发生呕吐者,应补给1 次,必要时可鼻饲或直肠给药。病情严重时,可将药物溶于 5% 葡萄糖注射液 200 ml 中静滴。拮抗药宜尽早应用,12 h 内给药疗效满意,超过24 h 给药疗效较差。治疗中,最好进行血药浓度监测,并给予其他疗法,如血液透析或血液滤过。

★ 吲哚美辛 indomethacin

【其他名称】消炎痛(Indocin)。

【临床应用】急性风湿性和类风湿性关节炎、强直性脊柱炎、骨关节炎、痛风、高热、偏头痛、痛经、手术后痛及创伤后痛等的镇痛对症治疗。

【注意事项】

1. 禁用 阿司匹林过敏引起的喘息、对其他 NSAIDs 过敏、帕金森病、精神病、癫痫、活动性溃疡病、溃疡性结肠炎及其他上消化道疾病或病史、肝肾病变,以及孕妇和哺乳期妇女。

2. 慎用 血友病及其他出血性疾病、心功能不全、高血压、再生障碍性贫血或粒细胞减少,以及感染未控制者、老年人和 14 岁以下儿童。

3. 应用本品时,应选用最小有效量,因用量过大(尤其是 > 150 mg/d 时)容易引起病毒性反应,而治疗效果并不相应增加。

【给药护理要点】

1. 按解热镇痛药护理总则护理。

2. 本品不良反应较多,特别对于老年人,大多数情况与剂量有关。因此,一般应先用最小剂量,而且给药期间应加强监护,并注意观察和随访用药后的不良反应。病人如出现过敏反应及心血管和神经系统症状,应立即停药处置;如出现胃痛及黑便,应立即做大便隐血试验。

3. 告知病人 ① 前额痛是中枢神经毒性反应的初期症状,一旦出现,应立即报告医师,以免症状加重。② 不可自己再另服阿司匹林及其复方制剂,以免加剧不良反应。③ 用药期间多饮水可减少"镇痛药肾病"的发生率。④ 饮酒可增加胃肠道溃疡或出血的危险,故应禁止。

吡罗昔康　Piroxicam

【其他名称】炎痛喜康(Piroxicamum)。

【临床应用】各种关节炎及炎性软组织风湿病变的疼痛和肿胀。

【注意事项】

1. 禁用 孕妇、哺乳期妇女、儿童、对阿司匹林过敏或其他NSAIDs过敏者,以及胃溃疡、十二指肠溃疡或慢性胃病病人。

2. 慎用 有消化道溃疡史、肾功能减退、心功能不全或高血压、哮喘、有凝血机制或血小板功能障碍时及老年人。

3. 服用本品时饮酒可增加胃肠道不良反应。

4. 本品只能缓解疼痛和炎症,不能改变各种炎症病程进展,必要时还需合用糖皮质激素。

【给药护理要点】

1. 按解热镇痛药护理总则护理。

2. 给药期间应注意观察和随访用药后的不良反应。病人如出现头晕、浮肿、粒细胞减少、再生障碍性贫血、皮肤淤斑、过敏反应、视物模糊、异常精神症状、水潴留及严重胃肠道反应等症状时,应立即停药。

3. 应告诫病人服药期间禁止饮酒,不得与其他抗炎药合用,以免增加胃肠道不良反应,甚至引起胃肠出血。

4. 应告知病人:本品一般在用药 7~12 日后才可达到稳定的血药浓度,因此疗效评价应在用药 2 周后进行,切莫才用药几天就因为疗效尚未充分显现而自行中断治疗。

★双氯芬酸　Diclofenac

【其他名称】双氯灭痛(Voltaren)。

【临床应用】各种慢性关节炎的急性发作期或持续性关节肿痛症状；各种神经痛、手术痛及创伤后疼痛，非关节性各种软组织风湿性疼痛、急性轻、中度疼痛及高热。

【注意事项】

1. 禁用　活动性消化道溃疡、有应用本品引起严重消化道病变病史、妊娠3个月内、因阿司匹林或其他NSAIDs引起哮喘、急性鼻炎；有肛门炎者禁用栓剂。

2. 慎用　肝、肾功能不全，有消化性溃疡史，荨麻疹及限制钠盐摄入者。

3. 本品的外用制剂只能用于健康完整的表皮，不可与眼睛、黏膜接触。

【给药护理要点】

1. 按解热镇痛药护理总则护理。

2. 本品肠溶片口服起效迅速但排出亦快，急性疼痛控制后宜改用缓释剂型，以减少服药次数，维持稳定的血药浓度。

3. 中药解救方法：尽早进行洗胃、催吐以排出药物；口服活性炭，以阻止药物吸收；使用抗酸药和(或)利尿药；给予输液，保持全身循环良好，并促进药物代谢和排出。

★布洛芬　Ibuprofen

【其他名称】异丁洛芬、易服芬(Brufen,Rupan)。

【临床应用】同双氯芬酸。主要用于风湿性关节炎、骨关节炎、强直性关节炎、急性肌腱炎、滑液囊炎等。

【注意事项】

1. 禁用　对阿司匹林及其他NSAIDs过敏，活动性消化性溃疡或有胃肠出血或穿孔史、鼻息肉综合征、血管性水肿，以及14岁以下儿童、孕妇和哺乳期妇女。

2. 慎用　原有支气管哮喘、心功能不全、高血压、血友病或其他出血性疾病（包括凝血障碍、血小板功能异常）、有消化道溃疡史及肾功能减退者。

3. 有肝、肾潜在性病变者，应定期检查肝肾功能；有溃疡病史者，应在严密监护下服用或加用抗酸药。

4. 本品对血小板聚集有抑制作用，可使 BT 延长，但停药 24 h 即可消失。

5. 治疗风湿病时，一般于 2 周内出现最大效果，病人出现红肿消退、关节力量与活动度改善时，应逐渐减量。

6. 饮酒或与其他 NSAIDs 合用，可增加胃肠道不良反应，并有致溃疡的危险。

【给药护理要点】

1. 按解热镇痛药护理总则护理。

2. 本品的不良反应与剂量有关，故应尽量使用最小的有效量，不要滥用。大剂量长期使用时，注意观察和随访用药后的不良反应，定期检测血象、肝肾功能、视听功能及大便隐血，病人一旦出现胃肠出血、黑便、肝肾功能损害、视力障碍、精神异常（幻觉、嗜睡、精神呆滞等）、血象异常及过敏反应等异常情况，应立即停药诊治。

3. 嘱病人：① 服用本品可能引起便血及血尿，故应留心自我观察，一旦发现，及时报告医师；② 出现视物模糊或其他眼部症状时，应立即停药就医；③ 使用本品期间，应禁止饮酒或合用其他 NSAIDs。

4. 长期应用糖皮质激素者加用本药时，如需停用皮质激素，应逐步减量，缓慢停药，以免病情加重或引起皮质功能不全。

酮洛芬　Ketoprofen

【其他名称】铜基布洛芬、优洛芬（profenid）。

【临床应用】各种关节炎、强直性脊柱炎；痛经、牙痛、手术后疼痛及癌性疼痛等。

【注意事项】

1. 禁用　胃、十二指肠溃疡病人,孕妇和哺乳期妇女。

2. 慎用　支气管哮喘、心功能不全、高血压、消化道溃疡、肾功能减退、肝硬化、血友病或其他出血性疾病(包括凝血障碍及血小板功能异常)。

3. 老年人(尤其>70岁者)开始可用半量,如无效且耐受好,可逐渐增加至常用量,但应密切监护。

【给药护理要点】

1. 按解热镇痛药护理总则护理。

2. 告知病人　① 本品治疗关节炎时,需用药几天至1周才见效,达到最大疗程时,需要连续用药2～3周,故不能急于求效,更不能因为用药一两天不见效果而自行中断治疗。② 本品可引起胃肠道溃疡和出血、水潴留、视听功能障碍和过敏反应,治疗中如出现便血、黑粪、体重增加、尿量减少、面部水肿、视物模糊、幻觉、耳鸣、听力下降及过敏性皮炎等症状,应立即停药,及时就医。③ 服药后可能出现头晕、嗜睡、视物模糊等不良反应,故应避免驾驶、机械操作或高处作业。④ 使用本品期间应禁酒或禁止合用其他 NSAIDs,否则可加重胃肠道反应。

洛索洛芬　Loxoprofen

【其他名称】氯索洛芬、乐松(Loxonin,Xilofen)。

【临床应用】各种关节炎、腰痛症、肩周炎及颈肩腕综合征;急性上呼吸道炎症的发热和疼痛;手术后、外伤后及拔牙后疼痛。

【注意事项】

1. 禁用　对阿司匹林或其他 NSAIDs 过敏,活动性消化性溃疡,严重血液系统异常,严重肝、肾功能损害,严重心功能不全,以及妊娠晚期和哺乳期妇女。

2. 慎用　有消化性溃疡史、血液系统异常或有既往史,肝、肾功能损害或有既往史,心功能不全、过敏反应或支气管哮喘,以及儿童和老年人。

3. 原则上不长期使用同一种药物,并避免与其他 NSAIDs 合用。

【给药护理要点】

1. 按解热镇痛药护理总则护理。

2. 本品有可能掩盖感染症状,对用于伴有感染或可能并发感染的病人时,应给予适宜的抗菌药物,加强临床观察,以免掩盖感染症状,引起严重感染。

托美丁　Tolmetin

【其他名称】托麦丁、痛灭定(Tolectin,Artrocaptin)。

【临床应用】强直性脊柱炎、类风湿关节炎、髋关节或膝关节退行性病变、非关节性疼痛。

【注意事项】

1. 禁用　有出血倾向者。

2. 慎用　有消化道溃疡史及严重肝、肾功能损害者。

3. 孕妇和哺乳期妇女避免使用。

【给药护理要点】

1. 按解热镇痛药护理总则护理。

2. 给药期间应注意观察和随访用药后的不良反应,病人如出现黑便或胃痛,应立即停药检查大便隐血;如出现听力障碍、荨麻疹和水肿等过敏反应,应立即停药处置。

3. 嘱病人治疗过程中应注意耳部症状,如发现耳鸣、耳部胀满感或听力减弱,应停药及时就医。

萘丁美酮　Nabumetone

【其他名称】纳布麦酮、奈力通(Nabuser,Relafen)。

【临床应用】各种急、慢性炎性关节炎和软组织风湿病、运动性软组织损伤;手术后疼痛、外伤后疼痛、痛经、牙痛和拔牙后疼痛等。

【注意事项】

1. 禁用　对阿司匹林和其他 NSAIDs 有过敏表现者,活动性消化道溃疡或出血、严重肝功能异常。

2. 慎用　肝功能异常者、高血压、心力衰竭或水肿，以及儿童和有消化道溃疡或出血史者。

3. 妊娠期后 3 个月及哺乳期妇女不主张使用。

【给药护理要点】

1. 按解热镇痛药护理总则护理。

2. 由于餐中服用本品的吸收率增加，故应在餐后或晚间服药。

萘普生　Naproxen

【其他名称】劳斯叮（Naprosyn，Proxen）。

【临床应用】各种急性轻、中度疼痛；各种关节炎、肌腱炎、滑囊炎、强直性脊柱炎等。

【注意事项】

1. 禁用　活动性消化性溃疡、胃肠道出血或穿孔史、对阿司匹林或其他 NSAIDs 过敏者，以及 2 岁以下小儿、孕妇和哺乳期妇女。

2. 慎用　哮喘、肝肾功能损害、心功能不全、高血压、凝血机制或血小板功能障碍及老年人和有消化性溃疡史者。

3. 肝硬化病人服用本品时，剂量应减半。

4. 饮酒或与其他 NSAIDs 合用，胃肠道不良反应增加，并有溃疡发生的危险。

【给药护理要点】

1. 按解热镇痛药护理总则护理。

2. 给药期间应注意观察和随访病人的胃肠道症状，防止胃肠道出血；观察有无出血症状及过敏反应，如有淤斑、牙龈出血现象，应及时停药处置；如出现皮疹、过敏性皮炎、血管性水肿等过敏症状，以及水潴留、精神异常、气促气短、呼吸困难、哮喘，也应立即停药治疗。

3. 服用缓释剂时，应整片、整粒以水吞服，不宜嚼碎、掰开、拆开服用。

酮咯酸　　Ketorolac

【其他名称】酮洛酸、酮洛莱克(Ketorol，Toradol)。

【临床应用】手术后疼痛，急性骨骼肌疼痛、软组织创伤疼痛、牙痛、产后疼痛、癌性疼痛、坐骨神经痛、风湿疼痛和慢性疼痛。

【注意事项】

1. 禁用　对阿司匹林及其他 NSAIDs严重过敏、活动性消化性溃疡，以及孕妇和 18 岁以下病人。

2. 慎用　肝肾功能损害、有消化性溃疡史、心脏代偿失调、高血压，以及老年人和哺乳期妇女。

【给药护理要点】

1. 按解热镇痛药护理总则护理。

2. 注射给药时应注意观察注射部位有无淤斑，是否出现皮疹及荨麻疹，如有发现，应及时对症处置；应严密监护病人，防止出现过敏性休克，一旦发生，应立即按照过敏性休克救治方法抢救。

依托度酸　　Etodolac

【其他名称】乙哚酸、罗丁(Ultradol，Lodine)。

【临床应用】各种关节炎、腱鞘炎、滑囊炎、脊柱关节病、肩痛、下背痛、运动性软组织损伤、痛经、拔牙后疼痛及手术后疼痛等。

【注意事项】

1. 禁用　　对阿司匹林及其他 NSAIDs过敏、活动性溃疡出血者。

2. 慎用　　高血压、肝肾功能损害、心功能不全、充血性心力衰竭、有心肌梗死或脑卒中史，以及哺乳期妇女和老年人。

3. 本品不宜长期连续使用；在妊娠晚期应避免使用。

【给药护理要点】

1. 按解热镇痛药护理总则护理。

2. 使用缓释片时，不可掰开、嚼碎、研末服用，应整片以水吞服，以免影响疗效。

3. 告知病人　① 本品治疗慢性骨性关节炎时，镇痛疗效在用药后1~2周才出现,故不能急于求效,或因用药数日不见疗效而中断治疗,在获得一定疗效后,应主动报告药师,以便及时调整剂量。② 长期服用本品,可能出现胃肠出血、溃疡或穿孔,在用药期间如出现剧烈腹痛、黑便、血便,应自行中断用药,并及时就医,年老或体弱者尤其应引起注意。③ 本品偶可引起头晕、晕厥及短暂性视觉障碍,用药期间避免驾驶、机械操作或高处作业。

塞来昔布　Celecoxib

【其他名称】西乐葆、塞利西卜(Celebrex,Searle)。

【临床应用】骨性关节炎、类风湿关节炎、急性轻中度疼痛。

【注意事项】

1. 禁用　对磺胺类药或其他 NSAIDs有过敏史,缺血性心肌疾病、心肌梗死或脑卒中史,重度肝损害,以及孕妇和哺乳期妇女。

2. 慎用　有支气管哮喘史、过敏性鼻炎或荨麻疹史、中度肝肾功能损害,以及不能停服小剂量(80~150 mg/d)阿司匹林者。

3. 本品的心血管疾病发生率与服药疗程及剂量呈正相关。

4. 本品疗程不宜过长,用量需用最小有效量。

【给药护理要点】

1. 按解热镇痛药护理总则护理。

2. 给药期间,应定期检查肝肾功能,并做心电图和大便隐血试验,同时注意观察和随访用药后的不良反应,尤其要注意监护心血管系统反应,如发现异常,应及时报告医师处置。

3. 对过敏反应者,立即停药;对严重过敏反应者,给予肾上腺激素及支持治疗;有胃肠出血等急腹症者,按急腹症处置,不宜采取洗胃、催吐、导泻等措施。

尼美舒利　Nimesulide

【其他名称】美舒宁(Mesulide)。

【临床应用】关节结缔组织疾病,类风湿性关节炎、软组织风湿病;牙痛、痛经、手术后疼痛及癌性疼痛;与运动有关的关节和软组织损伤。

【注意事项】

1. 禁用　对阿司匹林、磺胺类药及其他 NSAIDs 过敏,活动性消化性溃疡,中度或严重肝损害及严重肾功能减退,以及孕妇和哺乳期妇女。

2. 慎用　有胃肠道溃疡或出血史、有心肌梗死或脑卒中史。

3. 80 岁以下老人与成年人用量相近。7 岁以下儿童应适当调整剂量。

【给药护理要点】

1. 按解热镇痛药护理总则护理。

2. 本品用于炎性关节炎时,用药数日后方可见效,达到明显疗效时常需用药 2～4 周,因此应让病人了解治疗不能急于求效,更不能因用药数次不见效而自行中断治疗,造成半途而废。

3. 告知病人　① 本品餐后服可减轻胃肠道反应;② 用药期间应避免驾驶、机械操作或高处作业;③ 如需与其他药物合用,应先咨询医师。

第四节　神经系统用药

一、脑功能恢复药(脑代谢功能和促智药)

此类药物主要是用于治疗由脑血管疾病所引起的神经功能缺失、记忆力或注意力减退、定向障碍等。本类药品临床应用时会出现过敏反应,也会导致出血等副作用,此类药物应用护理总则是:

1. 禁用　对此类药物过敏者;脑出血及有出血倾向,或近期有大量失血者;严重动脉出血者;心绞痛或急性心肌梗死;阵发性心动过速,肝肾功能不全,以及低血压者。

2. 慎用　心血管功能损害,低血压(收缩压 <12 kPa),心率稍慢,脑水肿或颅内压显著升高,有消化性溃疡史及活动期消化性溃疡者,哮喘,肾上腺髓质瘤者。

3. 部分药物需遮光、密闭保存。

4. 用药后密切监测血压、心率的变化。

5. 用药期间应避免驾车或操纵机器。

丁咯地尔

【其他名称】步复迈。

【临床应用】

1. 周围血管疾病　间歇性跛行、雷诺综合征、Burger 综合征、血管性痉挛。

2. 慢性脑血管供血不足引起的眩晕、耳鸣、智力减退、记忆力或注意力减退、定向障碍等。

【注意事项】

1. 禁用　① 对本药过敏者。② 心绞痛或急性心肌梗死。③ 阵发性心动过速。④ 甲亢。⑤ 脑出血及有出血倾向,或近期有大量失血者。⑥ 严重动脉出血者。⑦ Ccr<80 ml/min 者禁用本药缓释剂和控释剂;Ccr<30 ml/min 者禁用本药普通口服制剂和注射制剂。⑧ 分娩后的产妇。

2. 慎用　① 心功能损害者。② 正服用降压药者。③ 低血压(收缩压<12kPa)。

3. 用药相关检查/监测项目　① 与抗高血压药物合用时,应密切监测 HR 和血压。② 使用本药前必须检查 Ccr,使用中应定期检查,肾功能正常者至少每年检查一次;Ccr 低于正常者、>65 岁和体重<50 kg 者至少每年检查 2 次。

【给药护理要点】

1. 按脑功能恢复类药物护理总则护理。

2. 本药口服制剂不应与注射剂同时使用。

3. 缓释片和控释片应整片吞服。

4. 本药注射液可用 5% 葡萄糖液或 0.9% 生理盐水 250～500 ml 稀释后缓慢静滴。使用本药粉针剂时,应先用灭菌注射用水 2 ml 完全溶解后再按上述方法使用。

茴拉西坦

【其他名称】脑康酮。

【临床应用】

1. 中、老年记忆减退。

2. 脑血管病后的记忆减退。

【注意事项】

1. 禁用　对本药过敏者。

2. 慎用　亨廷顿舞蹈病。

【给药护理要点】按脑功能恢复类药物护理总则护理。

奥拉西坦

【其他名称】倍清星。

【临床应用】脑损伤及其引起的神经功能缺失、记忆及智能障碍的治疗。

【注意事项】

1. 慎用　轻中度肾功能不全者。

2. 病人出现精神兴奋和睡眠紊乱时,应减量。

【给药护理要点】按脑功能恢复类药物护理总则护理。

石杉碱甲

【其他名称】双益平。

【临床应用】

1. 良性记忆障碍,可提高指向记忆、联想学习、图像回忆、无意义图形再认及人像回忆等能力。

2. 改善多型痴呆和脑器质性病变引起的记忆障碍。

【注意事项】

1. 禁用　① 严重心动过缓及心绞痛。② 机械性肠梗阻。③ 癫痫。④ 肾功能不全。⑤ 尿路梗阻。⑥ 对本药过敏者。⑦ 低血压者。

2. 慎用　心动过缓、支气管哮喘者。

【给药护理要点】

1. 按脑功能恢复类药物护理总则护理。

2. 用药有个体差异，一般应从小剂量开始，逐渐增量。

3. 如出现明显不良反应，减量后可缓解或消失。严重者可用阿托品对抗。

甲磺酸二氢麦角碱

【其他名称】培磊能。

【临床应用】

1. 脑动脉硬化、脑卒中后遗症、脑震荡后遗症、老年人退化性脑循环障碍及老年痴呆等疾病引起的症状。

2. 周围血管疾病　如雷诺综合征，血栓闭塞性脉管炎，动脉内膜炎，糖尿病引起的微循环障碍及其引起的间歇性跛行、手足发绀、冻疮，动脉硬化，肢端动脉痉挛，动脉血栓栓塞，血管性头痛等。

3. 老年、脑动脉硬化、脑卒中或服用利尿药降压无效的病人。

【注意事项】

1. 禁用　① 对本药或麦角碱类药物过敏者。① 心脏器质性损害。③ 低血压、严重心动过缓。④ 严重肝、肾功能不全。⑤ 孕妇。

2. 慎用　心率稍慢者。

【给药护理要点】

1. 按脑功能恢复类药物护理总则护理。

2. 本药静滴宜缓慢。

3. 本药含片宜舌下含服不宜口服。

4. 注射本药后需卧床 2 h，以免引起直立性低血压。

★尼莫地平　Nimodipine

【其他名称】尼莫同/尼莫通。

【临床应用】

1. 缺血性脑血管病、蛛网膜下隙出血所致的脑血管痉挛、缺血性神经损伤等。

2. 偏头痛、缺血性突发性耳聋、轻中度高血压等。

3. 老年性脑功能障碍,如记忆力减退、定向力障碍和注意力障碍、情绪波动。

【注意事项】

1. 禁用 ① 对本药过敏者。② 严重肝功能损害。③ 对酒精过敏者。

2. 慎用 ① 脑水肿或颅内压显著升高。② 严重心血管功能损害。③ 严重低血压。

3. 用药相关检查 用药前后及用药时应注意监测血压和 ECG。

4. 对驾驶和机械操作的影响 无严重影响,但可能出现的头晕会影响驾驶和操纵机器。

5. 输注本药时用专用的聚乙烯输液器。

【给药护理要点】

1. 按脑功能恢复类药物护理总则护理。

2. 缺血性脑卒中病人原则上不采用静滴给药。

3. 在麻醉、外科手术、血管造影术中应连续输注本药。

4. 本药使血压降低,高血压合并蛛网膜下隙出血或脑卒中者,应注意减少或暂时停用降压药,或减少本药的剂量。

5. 本药严禁与其他药物混合使用。

6. 遵医嘱控制输液速度,在用药的最初 2 h 密切观察病人血压、心电图变化,如病人无不适,可适当加快输液速度。

7. 本药有轻微的光敏感性,避免在阳光直射下使用。在散射性日光或人工光源下,用药 10 h 内不必采取特殊的保护措施。

甲磺酸倍他司汀

【其他名称】敏使朗。

【临床应用】

1. 梅尼埃病。

2. 脑动脉硬化。

3. 急性缺血性脑血管疾病。

4. 血管性头痛。

5. 高血压所致的体位性眩晕、耳鸣等。

【注意事项】

1. 禁用　① 对本药过敏者。② 嗜铬细胞瘤。③ 儿童。

2. 慎用　① 有消化性溃疡史及活动期消化性溃疡者。② 哮喘。③ 肾上腺髓质瘤。

【给药护理要点】

1. 按脑功能恢复类药物护理总则护理。

2. 用药期间出现明显不良反应时，应立即停药。

3. 静脉滴注液的配制：先用 5% 葡萄糖或 0.9% 生理盐水 2 ml 溶解后，再加入 5% 葡萄糖或 0.9% 生理盐水 500 ml 中缓慢静滴。

盐酸多奈哌齐

【其他名称】安理申。

【临床应用】轻、中度阿尔茨海默病症状的治疗。

【注意事项】

1. 禁用　① 对本药或哌啶衍生物过敏者。② 孕妇。③ 半乳糖不耐症者。

2. 慎用　① 病窦综合征或其他室上性心脏传导疾病（如窦房或房室传导阻滞）。② 有哮喘史或阻塞性肺疾病史者。③ 胃肠道疾病活动期或有溃疡病史者。④ 有癫痫发作史者。⑤ 外科大手术者。⑥ 接受非甾体类抗炎药治疗者。

3. 对驾驶和机械操作的影响　阿尔茨海默病本身可能影响驾驶或操作机器的能力。在开始服用本药或增加剂量时，可能引起乏力、头晕或肌肉痉挛，对于服用本药，应常规评估其驾驶汽车或操作复杂机器的能力。

【给药护理要点】

1. 按脑功能恢复类药物护理总则护理。

2. 对于患溃疡病危险性增大者，应监测其症状。

3. 停药后,本药疗效逐渐减退无反跳现象。

★胞磷胆碱　Amantadine

【其他名称】尼可林。

【临床应用】

1. 急性颅脑外伤、脑手术后、脑梗死急性期的意识障碍。

2. 脑卒中后遗症、脑卒中后偏瘫病人的上下肢功能的恢复(联用促进脑代谢及脑循环的药物)。

3. 急性胰腺炎、慢性复发性胰腺炎急性发作期、术后的急性胰腺炎(联用蛋白分解酶抑制剂)。

【注意事项】

1. 禁用　① 对本药过敏者。② 处于严重颅内损伤急性期。

2. 慎用　① 有药物过敏史者。② 低血压。③ 心功能不全。④ 有癫痫病史者。

【给药护理要点】

1. 按脑功能恢复类药物护理总则护理。

2. 静脉给药不宜过快,以免引起血压升高和心悸等。

3. 应尽量避免肌内注射,特别不能在同一部位反复注射。

4. 对脑梗死急性期意识障碍者,应在卒中发作后两周内给药。

5. 本药胶囊不宜与含有氯酯醒的药物合用。

单唾液酸四己糖神经节苷脂

【其他名称】申捷、博司捷。

【临床应用】

1. 血管性或外伤性中枢神经系统损伤。

2. 帕金森病。

【注意事项】禁用于:① 对本药过敏者。② 遗传性糖脂代谢异常者。③ 严重肝、肾功能障碍者。

【给药护理要点】出现皮疹样反应时应停药。

乙酰谷胺酰胺

【其他名称】苏意。

【临床应用】

1. 脑外伤性昏迷。

2. 肝性脑病、神经外科手术所致的昏迷。

3. 偏瘫、高位截瘫、小儿脊髓灰质炎后遗症。

4. 神经性头痛、腰痛等。

【注意事项】禁用于对本药过敏者。

【给药护理要点】本药静滴时可引起血压下降,应注意观察血压的变化。

甲钴胺

【其他名称】弥可保、怡神保、欣可保。

【临床应用】

1. 周围神经病。

2. 因缺乏维生素 B_{12} 引起的巨幼红细胞性贫血的治疗。

【注意事项】

1. 禁用　对本药过敏者。

2. 若使用一个月后仍不见效则不必继续无目的地使用。

【给药护理要点】

1. 按脑功能恢复类药物护理总则护理。

2. 开封后立即使用。

3. 肌内注射时应注意:① 避免在同一部位反复注射,对新生儿、早产儿、婴儿、幼儿要特别小心。② 注意避开神经分布密集的部位。③ 针扎入时如果有剧痛、血液逆流的情况,应立即拔除针头,换部位注射。

4. 出现皮疹立即停药。

尼麦角林

【其他名称】乐喜林。

【临床应用】

1. 急、慢性脑血管疾病和代谢性脑供血不足,如脑动脉硬化、脑血栓、脑栓塞、TIA 等。

2. 早期治疗血管性痴呆。

3. 急、慢性周围血管障碍,如雷诺综合征、肢体血管闭塞性疾病等。

4. 动脉高血压、脑卒中后偏瘫病人的辅助治疗。

【注意事项】

1. 禁用　① 对本药过敏者。② 直立性调节功能障碍者。③ 严重心动过缓者。④ 近期发生心肌梗死者。⑤ 低血压者。⑥ 孕妇。⑦ 急性出血或有出血倾向者。

2. 慎用　高尿酸血症或有痛风史者。

3. 用药相关检查和监测项目　本药可抑制血小板积聚、降低血液黏度,服用抗凝药或抗血小板药者在开始使用本药时应密切监测凝血功能。

【给药护理要点】

1. 应于餐前服药以增加吸收或在进餐时服用以减轻对胃的刺激。

2. 口服,勿咀嚼,服药期间禁饮酒。

3. 治疗期间给药途径可根据病情调整。某些病例,建议先针剂注射然后口服片剂维持治疗。

4. 使用高剂量的本药可能引起血压暂时下降,一般不需治疗,平卧休息几分钟即可。

曲克芦丁

【其他名称】三氧乙基芦丁、托克芦丁、维脑路通、维生素 P_4、羟乙基芦丁。

【临床应用】

1. 缺血性脑血管病(如脑血栓形成、脑栓塞等)。

2. 血栓性静脉炎。

3. 毛细血管出血。

4. 血管通透性增高所致水肿。

5. 闭塞综合征。

6. 中心性视网膜炎。

【注意事项】禁用及慎用于对本药过敏者。

【给药护理要点】

1. 按脑功能恢复类药物护理总则护理。

2. 静滴液配制:用5%～10%葡萄糖液、0.9%生理盐水或低分子右旋糖酐注射液稀释后静滴。

3. 用药期间避免阳光直射、高温及站立过久。

4. 观察患者的精神状况,出现精神异常者及时停药。

★ 麦角胺咖啡因　Ergotamine and Caffeine

【其他名称】酒石酸麦角胺。

【临床应用】主要用于偏头痛,能减轻其症状,无预防和根治作用,只宜头痛发作时短期使用。

【注意事项】

1. 禁用　① 活动期溃疡病。② 冠心病。③ 严重高血压。④ 甲状腺功能亢进。⑤ 闭塞性血栓性脉管炎。⑥ 肝、肾功能损害者。⑦ 过敏者。⑧ 孕妇。

2. 慎用　老年人,可增加患老年病的风险。

3. 本药品为国家第二类精神药品管理的药品,应严格遵守《精神药品管理办法》的管理条例,按规定管理该药品,不可滥用。

4. 医疗机构医生处方量不超过 7 天,处方留存两年备查。

【给药护理要点】

1. 偏头痛开始发作时,立即服药,如 30 min 后仍不缓解,可再服药,但 24 h 内及一周内不得超过说明书规定的服用量。

2. 观察患者有无以下不良反应:手、趾、脸部麻木和刺痛感,脚和下肢肿胀(局部水肿)、肌痛;焦虑或精神错乱(大脑缺血)、幻视(血管痉挛)、胸痛、胃痛、气胀等。逾量可引起严重中毒发生、精神错乱、共济失调、惊厥、手足灰白发冷、感觉障碍,甚至昏迷以及呼吸麻痹而死亡。

二、抗癫痫药

此类药物主要是用于治疗癫痫单纯部分性发作、复杂部分性发作、全身强直阵挛发作。根据其药理作用不同,其具体作用也存在差异,如卡马西平主要用于部分性发作(亦称精神运动性发作或颞叶癫痫)、全身强直-阵挛性发作、上述两种混合性发作或其他部分性或全身性发作,而奥卡西平主要用于成人癫痫部分发作的单药或辅助治疗,也可用于4～6岁儿童癫痫部分性发作的辅助治疗。本类药物临床应用时会出现过敏反应,对胃肠道刺激较大,长期使用会损害肝肾功能,出现低钠血症等不良反应,此类药应用护理总则是:

1. 用药前须详细评估,评估内容:既往史,包括用药史、过敏反应史等,过敏者禁用。

2. 使用此类药物时应注意配伍禁忌,如卡马西平与三环类抗抑郁药有交叉过敏反应。

3. 应长期规则用药,剂量一般从低剂量开始(可以减少不良反应)逐渐增加,直到癫痫发作被控制而又无明显的不良反应,即最佳剂量最佳疗效。

4. 对胃肠道有刺激作用的应餐后即时服用。

5. 服药期间避免驾车和操纵机器,停药时应逐渐减量。

6. 用药期间注意检查全血细胞、电解质、尿常规、肝肾功能,出现行走不稳、眩晕或皮疹时应及时就诊。

★卡马西平　Carbamazepine

【其他名称】氨甲酰苯草、氨甲酰苯草、氨甲酰氮草、叉颠宁、叉癫宁、得利多、得利益多、芬来普辛、甲酰苯草、卡巴米嗪。

【临床应用】

1. 复杂部分性发作(亦称精神运动性发作或颞叶癫痫)、全身强直-阵挛性发作、上述两种混合性发作或其他部分性或全身性发作。

2. 三叉神经痛和舌咽神经痛发作。

3. 预防或治疗躁狂-抑郁症。

4. 中枢性部分性尿崩症。

5. 对某些精神疾病包括精神分裂症性、情感性疾病,顽固性精神分裂症及与边缘系统功能障碍有关的失控综合征。

6. 不宁腿综合征,偏侧面肌痉挛。

【注意事项】

1. 禁用　① 心脏房室传导阻滞。② 血小板、血常规及血清铁严重异常。③ 骨髓抑制。

2. 慎用　① 乙醇中毒。② 心脏、肝脏、肾脏有损害者。③ 糖尿病。④ 青光眼。⑤ 对其他药物有血液反应史者(易诱发骨髓抑制)。⑥ 抗利尿激素分泌异常或其他内分泌紊乱。⑦ 尿潴留。

3. 轻微、一般疼痛不要用本品。

4. 已用其他抗癫痫药的病人,本品用量应逐渐递增,治疗 4 周后可能需要增加剂量,避免自身诱导所致血药浓度下降。

5. 下列情况应停药:肝中毒或出现骨髓抑制症状,心血管系统不良反应或出现皮疹。

6. 用于特异性疼痛综合征止痛时,如果疼痛完全缓解,应每月减量至停药。

7. 饭后服用可减少胃肠反应,漏服时应尽快补服,不可一次服双倍量,可一日内分次补足。

【给药护理要点】

1. 按抗癫痫药护理总则护理。

2. 服用本品应避免大量饮水,以防发生水中毒。

3. 癫痫病人突然撤药可引起惊厥或癫痫持续状态。

奥卡西平

【其他名称】万仪、氧酰胺氮䓬、氧痛惊宁、确乐多。

【临床应用】

1. 主要用于成人癫痫部分发作的单药或辅助治疗,也可用于4～6 岁儿童癫痫部分性发作的辅助治疗。

2. 用于全身强直-阵挛发作的单药治疗及难治性癫痫的辅助

治疗。

3. 用于不耐受卡马西平或用其治疗无效的三叉神经痛。

4. 也可用于治疗情感性精神障碍。

【注意事项】

1. 禁用　对本药过敏、房室传导阻滞者。

2. 慎用　肝功能损害者。

3. 应逐渐减量至停药,以最大可能地避免癫痫发作频率增加。

4. 本品可引起低钠血症,服药期间应定时检查血钠。若血钠＜125 mmol/L,通过减量、停药或保守处理(如限制饮水)后血钠水平可恢复正常。

5. 本品可能降低激素避孕药效果,建议服用本品期间改用其他不含激素的避孕方法。

6. 肾损害病人应从常规起始剂量的一半开始服用。

【给药护理要点】

1. 按抗癫痫药护理总则护理。

2. 可以空腹或与食物一起服用。

3. 指导哺乳妇女使用本品时应暂停哺乳。

4. 密切观察有无心律失常、头晕、嗜睡、头痛、记忆力损害、定向障碍、抑郁、恶心、呕吐、消化不良等不良反应。

托吡脂

【其他名称】妥泰。

【临床应用】用于成人及 2 岁以上儿童癫痫发作的辅助治疗,包括癫痫单纯部分性发作、复杂部分性发作、全身强直阵挛发作。

【注意事项】

1. 禁用　对本品过敏者。

2. 慎用　肾功能损害者,妊娠及哺乳妇女。

3. 不宜与其他中枢神经系统抑制药及酒精同时服用。

【给药护理要点】

1. 按抗癫痫药护理总则护理。

2. 进食与否皆可服用本品。

3. 片剂需整片吞服,不宜碾碎或嚼服。

4. 保持足够的饮水量可减少肾结石的发生风险。

5. 注意观察有无共济失调、注意力受损、意识模糊、头晕、疲劳、感觉异常、嗜睡和思维异常等不良反应。

★丙戊酸钠 Sodium Valproate

【其他名称】德巴金。

【临床应用】主要用于癫痫单纯或复杂部分性发作、失神发作、肌阵挛发作、强直阵挛发作及其他类型癫痫。

【注意事项】

1. 慎用 ① 哺乳妇女。② 3 岁以下儿童。

2. 常见不良反应有胃肠道反应,用药初期病人可能出现食欲不振,轻度的恶心、呕吐症状,可不做特殊处理,适当减慢速度后症状自行消失。

3. 少数病人可出现肝脏毒性、血清碱性磷酸酶升高、转氨酶升高。国外有中毒致死病例的报道,多死于肝功能衰竭,死亡者多数为儿童。用药期间或停药后一段时间内,应定期检查肝功能,如发现肝功能有变化,应及时停药并加以处理。

4. 在用药过程中应注意观察有无自发性的淤斑或出血。一般接受德巴金治疗的病人,用药前应检查血小板功能。

5. 由于德巴金有一定毒副反应,应控制使用,限用于对其他抗癫痫药治疗无效的病例。

【给药护理要点】

1. 按抗癫痫药护理总则护理。

2. 用药期间避免饮酒,饮酒可加重镇静作用。

3. 患者肝功能在最初半年内宜每 1～2 月复查 1 次,半年后复查间隔酌情延长;必要时监测血浆丙戊酸钠浓度。

4. 服用本品患者出现腹痛、恶心、呕吐时应及时检查血清淀粉酶。

拉莫三嗪

【其他名称】利必通。

【临床应用】

1. 用于成人及 12 岁以上儿童癫痫部分性发作或全身强直-阵挛发作的单药或添加治疗。

2. 2～12 岁儿童的癫痫部分性发作或全身强直-阵挛发作的添加治疗。

【注意事项】

1. 本品可导致丙戊酸钠血药浓度降低。

2. 对乙酰氨基酚可加速本品的排泄。

3. 用药后出现皮疹的所有病人(成人和儿童)都应迅速被评估,并立即停用拉莫三嗪,除非可确诊皮疹与此药无关。

4. 当与其他抗癫痫药同时使用,突然停用本药可引起癫痫发作。

【给药护理要点】

1. 按抗癫痫药护理总则护理。

2. 注意观察有无头痛、疲倦、皮疹、恶心、头晕、嗜睡和失眠等不良反应。

3. 指导病人整片吞服,不可掰开。

4. 为了保证维持治疗剂量,要监测患者体重;在体重发生变化时要核查剂量。

左乙拉西坦

【其他名称】开普兰。

【临床应用】

可单独或联合用于成人部分性癫痫发作,成人全身性发作及其他原因引起的肌阵挛。

【注意事项】

1. 禁用 对左乙拉西坦过敏或者对吡咯烷酮衍生物或者其他任何成分过敏者。

2. 慎用　孕妇。

3. 对于严重肝、肾功能损害的病人,应先行检查肾功能,然后进行调整。

4. 由于个体敏感性差异,在治疗初始阶段或者剂量增加后,会产生嗜睡或者其他中枢神经症状。

【给药护理要点】

1. 按抗癫痫药护理总则护理。

2. 以适量的水吞服,服用不受进食影响。

3. 注意观察有无乏力、嗜睡、体重增加、消化不良、淤斑、皮疹等不良反应。

★**苯妥英钠　Phenytoin Sodium**

【其他名称】大伦丁。

【临床应用】

1. 用于癫痫全身性强直阵挛性发作、复杂部分性发作(精神运动性发作、颞叶癫痫)、单纯部分性发作(局限性发作)和癫痫持续状态。

2. 用于三叉神经痛、隐性营养不良性大疱性表皮松解、发作性舞蹈手足徐动症、发作性控制障碍(包括发怒、焦虑、失眠、兴奋增强等行为障碍疾患)、肌强直症及三环类抗抑郁药过量时引起的心脏传导障碍等。

3. 用于洋地黄中毒所致的室性及室上性心律失常和对利多卡因无效的心律失常(对室性期前收缩、室性心动过速的疗效较室上性心动过速、心房颤动及心房扑动)、麻醉手术引起的室性心律失常。

4. 用于轻度高血压。

【注意事项】

1. 禁用　① 对乙内酰脲类药有过敏史。② 阿-斯综合征。③ Ⅱ-Ⅲ度房室阻滞、窦房结阻滞、窦性心动过缓等心功能损害者。④ 孕妇。

2. 慎用　① 贫血者。② 心血管病(尤其老人)。③ 糖尿病。

④ 肝肾功能损害者。⑤ 甲状腺功能异常者。⑥ 嗜酒者。

3. 有酶诱导作用,可对某些诊断产生干扰,如地塞米松试验,甲状腺功能试验,使血清碱性磷酸酶、谷丙转氨酶、血糖浓度升高。

4. 用药期间需检查血象,肝功能、血钙、口腔、脑电图、甲状腺功能并经常随访血药浓度,防止毒性反应;妊娠期每月测定一次、产后每周测定一次血药浓度以确定是否需要调整剂量。

【给药护理要点】

1. 按抗癫痫药护理总则护理。

2. 儿童及老年须经常监测血药浓度。

3. 避免大剂量静脉注射或注射速度过快,观察有无急性中毒表现,如房室传导阻滞、心动过缓、心血管性虚脱和呼吸抑制、眩晕、震颤、视力障碍、发音及咽下困难或共济失调等;还可出现恶心、呕吐、头痛、精神错乱及昏迷等症状。

4. 观察有无慢性中毒表现:① 齿龈增生;因刺激胃黏膜而引起厌食、恶心、呕吐。② 白细胞减少,并因其抗叶酸作用致巨细胞性贫血。③ 小脑综合征,表现为共济失调、眼球震颤、手颤和复视;与其剂量和血药浓度关系密切,血浆平均浓度为 20 μg/ml 时出现震颤,30 μg/ml 时出现运动失调,超过 40 μg/ml 时发生昏迷。

5. 注意口腔卫生,加服钙剂,可减轻牙龈增生。

★苯巴比妥　Phenobarbital

【其他名称】迦地那、鲁米那、苯巴比妥、佛罗那。

【临床应用】

1. 镇静　如焦虑不安、烦躁、甲状腺功能亢进、高血压、功能性恶心、小儿幽门痉挛等症。

2. 安眠　偶用于顽固性失眠症,但醒后往往有疲倦、思睡等后遗效应。

3. 抗惊厥　常用其对抗中枢兴奋药中毒或高热、破伤风、脑炎、脑出血等疾引起的惊厥。

4. 抗癫痫　用于癫痫大发作的防治,作用出现快,也可用于癫痫持续状态。

5. 麻醉前给药。

6. 与解热镇痛药配伍应用，以增强其作用。

7. 治疗新生儿核黄疸。

【注意事项】

1. 禁用　对巴比妥过敏者。

2. 慎用　① 脑功能障碍（MBD）症。② 低血压或高血压。③ 贫血。④ 甲状腺功能低下。⑤ 心肝肾功能损害者。⑥ 高空作业、驾驶员、精细和危险工种作业者。

3. 抗癫痫治疗时 10～30 天才能达到最大效果，需按体重计算药量，如有可能应定期测定血药浓度，以达最大疗效。

4. 肝功能不全者，用量应从小量开始。

5. 长期用药可产生精神或躯体的药物依赖性，停药需逐渐减量，以免引起撤药症状。

6. 与其他中枢抑制药合用时，对中枢产生协同抑制作用，应注意。

【给药护理要点】

1. 按抗癫痫药护理总则护理。

2. 用药后可出现头晕、困倦等后遗效应，久用可产生耐受性及成瘾性。多次连用应警惕蓄积中毒。

3. 少数病人可出现皮疹、药热、剥脱性皮炎等过敏反应，应注意观察。

4. 本品或其他巴比妥类药物中毒的急救：口服本品未超过 3 h 者，可用大量温等渗盐水或 1∶2 000 的高锰酸钾溶液洗胃。

三、抗震颤麻痹药

此类药物主要是用于治疗帕金森病，脑炎后或动脉硬化引起的帕金森综合征。其中恩卡他朋单独服用无效，可作为标准药物多巴丝肼（美多巴）或卡比多巴/左旋多巴（息宁）的辅助用药，治疗以上药物不能控制的帕金森病及剂末现象（症状波动）。本类药品临床应用时会出现过敏反应，出血，口干、便秘、尿潴留、瞳孔散大、视力模糊等

抗胆碱反应,以及胃肠道反应等。此类药物应用护理总则是:

1. 禁用 ① 对本品过敏。② 严重心血管病。③ 器质性脑病。④ 内分泌失调。⑤ 严重神经衰弱或精神病。⑥ 闭角性青光眼。⑦ 消化性溃疡。⑧ 有惊厥史者。⑨ 妊娠早期孕妇、乳母、产妇及12 岁以下的儿童。

2. 慎用 ① 溶血性贫血。② 肝或肾病。③ 有心肌梗死史。④ 癫痫。⑤ 支气管哮喘。⑥ 痛风。

3. 用药期间,当活动或改变体位时应缓慢。

4. 用药期间,应尽量避免食用富含维生素 B_6 的食物,如酵母、全麦、麸皮、内脏及瘦肉、绿叶菜;勿从事危险的活动,如开车、登高等;当有情绪、智力、行为等方面的改变时,应减量。

5. 停药时,剂量应逐渐递减,以防症状突然加重。

6. 长期治疗应监测精神状态,心、肝、肾功能及血常规。

左旋多巴苄丝肼复方制剂

【其他名称】多巴丝肼、美多芭。

【临床应用】

1. 常与外周多巴脱羧酶抑制药联合用于帕金森病和帕金森综合征及中枢神经系统一氧化碳与锰中毒后的症状性帕金森综合征。

2. 可用于急性肝衰竭引起的肝性脑病,但不能改善肝脏损害与肝功能。

3. 用于儿童、青少年屈光性弱视、斜视性弱视的传统手术和遮盖疗法的辅助治疗。

【注意事项】

1. 禁用 25 岁以下的帕金森患者。

2. 由于本品的安全度很小,应严格掌握指征,用药剂量根据病人的耐受而定,从小剂量开始,逐渐增加,直至毒性反应出现即减量维持。出现的毒性应及时处理。

3. 早期治疗常有无症状的直立性低血压;也有人出现眩晕或晕厥,继续用药可好转,一般数月后可耐受。

4. 当病人出现不随意肌的异常活动时,应立即减量,否则症状将加剧。

5. 用药期间,可有假性尿糖阳性、尿酮体阳性及尿中假性尿酸升高。

6. 胃肠道反应 如恶心、呕吐、食欲不振,见于治疗初期,用药 3 个月后可出现不安、失眠、幻觉等精神症状,此外尚可有体位性低血压、心律失常及不自主运动等。

【给药护理要点】

1. 按抗震颤麻痹药护理总则护理。

2. 由于摄食可影响吸收,因而服药时间应至少在餐前 30 min 或餐后 1 h。

3. 应注意经常检查眼压、血常规及有无过敏反应。

4. 糖尿病患者应经常查血糖。

卡比多巴与左旋多巴复合制剂

【其他名称】息宁。

【临床应用】适用于帕金森病及脑炎后、动脉硬化性或中毒性帕金森综合征。

【注意事项】

1. 疑有皮肤癌或有黑色素瘤史的病人禁用。

2. 警惕病人有过度嗜睡。

3. 长期治疗应监测精神状态,心、肝、肾功能及血常规。

4. 禁止与非选择性单胺氧化酶抑制剂同时使用。

【给药护理要点】

1. 按抗震颤麻痹药护理总则护理。

2. 本药片不能咀嚼或碾碎服用。

3. 在餐前 1 h 或餐后 2 h 后服用效果好。

4. 与降压药同时服用时可出现体位性低血压,向病人宣教防跌倒、防坠床等安全知识。

★苯海索　Benzhexol

【其他名称】安坦。

【临床应用】

1. 用于治疗帕金森病,脑炎后或动脉硬化引起的帕金森综合征。

2. 用于药物引起的锥体外系反应。

3. 用于肝豆状核变性、痉挛性斜颈和面肌痉挛。

【注意事项】

1. 禁用　① 青光眼。② 尿潴留。③ 前列腺增生患者。

2. 常见的不良反应有口干、便秘、尿潴留、瞳孔散大、视力模糊等抗胆碱反应。

【给药护理要点】

1. 按抗震颤麻痹药护理总则护理。

2. 用药期间不宜从事驾驶等活动及暴露在炎热环境下。

3. 应按时服药,如果漏服应尽快补服,如距离下次服药时间不到 2 小时,则不宜补服,且下次剂量不要加倍。

恩卡他朋

【其他名称】珂丹。

【临床应用】该药单独服用无效。可作为标准药物多巴丝肼(美多巴)或卡比多巴/左旋多巴(息宁)的辅助用药,治疗以上药物不能控制的帕金森病及剂末现象(症状波动)。

【注意事项】

1. 慎用　① 酒精中毒。② 肝功能不全、胆管阻塞者。③ 患者正在服用其他可致直立性低血压的药物时。

2. 老年患者体内药物浓度更高,吸收更快,应适当调整剂量。

3. 在停用本品时应小心,撤药应缓慢,如缓慢撤药仍出现症状或体征者,则需增加左旋多巴的剂量。

4. 在本品和多巴胺激动药如溴隐亭、司来吉兰或金刚烷胺合用时,当开始使用本品,可能需要调整其他抗帕金森病药的剂量。

【给药护理要点】

1. 按抗震颤麻痹药护理总则护理。

2. 使用本品时,大多数病人需减少复方左旋多巴制剂的用量。

3. 用药后驾驶和操纵机器应谨慎。

4. 部分病人尿液可变成深黄色或橙色,与该药及其代谢产物本身的颜色有关,对病人健康无害。

5. 晚期病人有体位性低血压倾向的,该药可诱发加重,应注意观察。

★金刚烷胺　Amantadine

【其他名称】 金刚胺、三环癸胺。

【临床应用】

1. 用于原发性帕金森病、脑炎后的帕金森综合征、药物诱发的锥体外系反应、一氧化碳中毒后帕金森综合征及老年人合并有脑动脉硬化的帕金森综合征。

2. 用于预防或治疗亚洲甲-Ⅱ型流感病毒所引起的呼吸道感染,本品与灭活的甲型流感病毒疫苗合用时可促使机体产生预防性抗体。

【注意事项】

1. 本品不宜与糖皮质激素合用。

2. 对有肾功能障碍、充血性心力衰竭、末梢性水肿、直立性低血压或老年人有肾小球滤过率减低者,应酌情减少或停用本品。

3. 本品不宜与乙醇同用,后者会加强中枢神经系统的不良反应,如头昏、头重脚轻、昏厥、精神混乱及循环障碍。

【给药护理要点】

1. 按抗震颤麻痹药护理总则护理。

2. 注意观察有无以下不良反应:幻觉、精神混乱、排尿困难、言语含糊不清等。服药后几个月内在下肢和手臂皮肤上可出现青紫色的斑点(俗称"网状青斑"),系皮肤小静脉血管内血液淤积所致。

3. 对每日用量超过 200 mg 者,应严密观察副作用或中毒的发生,注意监测其血压、脉搏、呼吸及体温,特别在增加剂量后数日内。

4. 每日最后一次服药应在下午 4 时前,以避免引起失眠。

5. 服药期间避免驾驶车辆、操纵机器及高空作业。

四、镇静催眠及抗焦虑药

此类药物主要是用于抗焦虑、镇静催眠;抗癫痫和抗惊厥,也可用于麻醉前给药,可缓解术前紧张和焦虑。本类药品临床应用时会出现过敏,心率加快、低血压、嗜睡、头晕、头痛、记忆障碍,恶心呕吐等副作用,此类药应用护理总则是:

1. 禁用 ① 对本药过敏者。② 严重的重症肌无力患者。③ 白细胞减少者。④ 肺功能不全者。

2. 慎用 ① 昏迷或休克。② 有药物滥用或成瘾史者。③ 多动症。④ 严重精神抑郁者。⑤ 严重 COPD。⑥ 外科或长期卧床者。⑦ 肝肾功能不全者。⑧ 孕妇及哺乳妇女。

3. 对本药耐受量小的病人初始剂量宜小,逐渐增量。应避免长期大量使用而成瘾。

4. 长期使用本药,停药前应逐渐减量,不宜骤停。癫痫病人突然停药可致癫痫发作。

5. 用药期间不宜驾驶车辆、机械操作或高空作业。

6. 密切观察病人是否出现用药过量的表现:如昏迷、血压降低、呼吸抑制和心动过缓。

7. 观察有无心率加快、低血压、嗜睡、头晕、头痛、记忆障碍,恶心呕吐等副作用。

8. 定期检查肝、肾功能,血、尿常规,电解质等。

★地西泮　Diazepam

【其他名称】安定、苯甲二氮䓬。

【临床应用】

1. 抗焦虑、镇静催眠。

2. 抗癫痫和抗惊厥:静注为治疗癫痫持续状态的首选;肌紧张性头痛;惊恐症;家族性、老年性和特发性震颤。

3. 麻醉前给药:全麻诱导(静注)。

4. 治疗伴焦虑的抑郁症。

5. 治疗酒精依赖性戒断综合征。

【注意事项】

1. 对检验值／诊断的影响　本药可使尿糖检验值降低。

2. 用药相关检查／监测项目　应监测血细胞计数和肝功能。

3. 药物对儿童的影响　小儿的中枢神经系统对本药异常敏感，新生儿不易将本药代谢为无活性的药物，而导致持久的中枢神经抑制。

4. 药物对老人的影响　老年人的中枢神经对本药也较敏感，静脉注射时，可出现呼吸暂停、低血压、心动过缓甚至心跳停止。

5. 药物对妊娠的影响　本药可透过胎盘。在妊娠初期 3 个月，有增加胎儿致畸的危险，孕妇长期使用可引起成瘾，使新生儿呈现撤药症状。

6. 药物对哺乳的影响　本药代谢产物可分泌入乳汁，乳母服用可使婴儿体内本药及其代谢产物蓄积，使婴儿嗜睡、喂养困难、体重减轻。

【给药护理要点】

1. 按镇静催眠及抗焦虑药护理总则护理。

2. 本药静脉注射应缓慢（2～4 mg/min），静注过快可导致呼吸暂停、低血压、心动过缓或心跳停止。静注后应卧床观察 3 h 以上。

3. 酒精可增强本药的中枢抑制作用，服用本药应避免饮酒。

4. 用药过量的处理：如过量或中毒，宜及早进行对症处理，包括催吐或洗胃等，以及呼吸和循环方面的支持治疗，如出现异常兴奋，不能用苯巴比妥类药，以免中枢性兴奋加剧或延长中枢神经系统的抑制。苯二氮䓬受体拮抗药氟马西尼可用于本药过量中毒的解救，缓慢静脉注射氟马西尼 0.5 mg，如无好转，可再静脉注射0.5 mg。

氯硝西泮

【其他名称】利福全、氯硝安定。

【临床应用】失眠;抗惊厥;癫痫(与抗癫痫药合用)。

【注意事项】

1. 禁用　青光眼。

2. 慎用　肝、肾功能不全者。

用于合并有大发作的癫痫小发作者可加重其大发作,故应配伍应用控制大发作的药物。如与苯巴比妥、苯妥英钠及硝西泮合用时,开始宜用小剂量。

3. 长期(1～6个月)服用可产生耐受性。

4. 静注时,其呼吸、心脏抑制作用较地西泮为强,需注意。

【给药护理要点】

1. 按镇静催眠及抗焦虑药护理总则护理。

2. 最常见的不良反应有嗜睡、共济失调及行为紊乱;有时可见焦虑、抑郁等精神症状及头昏、乏力、眩晕、言语不清等。少数患者有多涎、支气管分泌过多。偶见皮疹、复视及消化道反应。嗜睡在用药过程中可渐消失,如与巴比妥类或扑米酮合用时,嗜睡可增加。发生行为紊乱时常需减量或停药。

3. 长期服药可致体重增加,注意监测体重。

4. 咖啡因可降低本药的镇静和抗焦虑作用,避免同时服用。

艾司唑仑

【其他名称】舒乐安定。

【临床应用】

1. 用于失眠、焦虑、紧张、恐惧。

2. 用于抗癫痫和惊厥。

3. 用于麻醉前给药,可缓解术前紧张和焦虑。

【注意事项】

1. 慎用　① 心功能不全者。② 有药物滥用或成瘾史者。③ 运动过多症。④ 严重抑郁。⑤ 低蛋白血症。

2. 慎用　① 中枢神经系统处于抑制状态的急性酒精中毒者。② 严重 COPD。③ 急性闭角型青光眼。

3. 老人、幼儿、体弱者可酌情减量。

【给药护理要点】

1. 按镇静催眠及抗焦虑药护理总则护理。

2. 严重精神抑郁可加重病情,甚至出现自杀倾向,应采取预防措施。

3. 本药严禁注入动脉,误注入动脉,可引起动脉痉挛,导致坏疽。

4. 服用方法:用于催眠,睡前服;麻醉前给药,手术前 1 h 服。

5. 避光,密闭保存。

阿普唑仑

【其他名称】佳静安定、佳乐定。

【临床应用】

1. 抗焦虑。在用苯二氮䓬类药治疗焦虑伴有抑郁时,本品可作为辅助用药。

2. 镇静、催眠、抗惊恐。

3. 急性酒精戒断症状的缓解。

【注意事项】

1. 精神抑郁者用本品时可出现躁狂或轻度躁狂。停药和减药需逐渐进行。

2. 在治疗恐惧症过程中发生晨起焦虑症状,表示有耐药性或两次间隔期的血药浓度不够,可考虑增加服药次数。

3. 长期应用本药有明显的成瘾或依赖现象,应予特别注意。

【给药护理要点】

1. 按镇静催眠及抗焦虑药护理总则护理。

2. 对本药耐受量小的病人初始剂量宜小。若出现呼吸抑制和低血压,常提示已超量或静注过快。

3. 避免长期大量使用,以防成瘾。

4. 本类药静注后,应卧床观察 3 h 以上。

5. 本类药品误注入动脉,可引起动脉痉挛,导致坏疽。

酒石酸唑吡坦

【其他名称】思诺思。

【临床应用】用于偶发性、暂时性或慢性失眠症的短期治疗。

【注意事项】

1. 禁用　对本药过敏者；急性酒精中毒者；梗阻性睡眠呼吸暂停综合征病人；急性呼吸功能不全伴呼吸抑制者；重症肌无力病人；严重肝功能不全者；15 岁以下儿童；孕妇及哺乳期妇女。

2. 慎用　① 呼吸功能不全者。② 肝、肾功能不全者。③ 年老体弱者。

3. 药物对老人的影响　本药在老年病人体内清除率下降，血药峰浓度较一般成人升高 50%。

【给药护理要点】

1. 按镇静催眠及抗焦虑药护理总则护理。

2. 本药为第二类精神药品，应按照国家相关规定进行管理。

3. 本药起效快，应在睡前服用；若需最快起效，应空腹服用。

4. 本药剂量的个体差异很大，应逐渐调整。

5. 不宜长期服用。如长期服药，则应逐渐停药，以免出现戒断症状和反跳性失眠。

五、胆碱酯酶抑制药

此类药物主要是用于治疗重症肌无力、手术后功能性肠胀气及尿潴留。对溴化物过敏者，对本药也会过敏。使用此类药物会出现的不良反应：恶心、呕吐、腹痛、腹泻、流涎等。避免与其他的胆碱酯酶抑制药并用，以免过量。此类药应用护理总则是：

1. 禁用　① 对新斯的明或溴化物过敏者。② 机械性肠梗阻和尿路梗阻病人。③ 腹膜炎病人。④ 癫痫病人。⑤ 心绞痛病人。

2. 慎用　① 支气管哮喘病人。② 术后肺不张或肺炎者。③ 消化性溃疡病人。④ 心律失常尤其是房室传导阻滞者。⑤ 低血压病人。⑥ 迷走神经功能亢进者。⑦ 甲亢病人。⑧ 肾上腺皮质功能不全病人。⑨ 帕金森病人。

3. 药物对儿童的影响 儿童半衰期明显较成人短,用药时应注意。

4. 药物对妊娠的影响 孕妇给药后,由于子宫肌收缩,可引起早产。

5. 药物对哺乳的影响 尚不明确。

★新斯的明 Neostigmine

【其他名称】普洛斯的明、普洛色林。

【临床应用】

1. 用于重症肌无力。

2. 手术后功能性肠胀气及尿潴留。

【注意事项】

大剂量应用时可引起恶心、呕吐、腹泻、流泪、流涎等,可用阿托品对抗。

【给药护理要点】

1. 按胆碱酯酶抑制药护理总则护理。

2. 本药片剂漏服后不可服用双倍剂量。

3. 避免与其他的胆碱酯酶抑制药并用,以免过量。

4. 重症肌无力病人用药须谨慎,过量时可造成神经-肌肉接头的去极化阻滞,出现"胆碱能危象"。表现为大汗、瞳孔缩小、心悸、支气管收缩伴分泌增加、喘鸣等,最后肌无力加重、大小便失禁、惊厥、昏迷,严重者可因心跳停止、中枢性呼吸麻痹和肺水肿而死亡。

5. 过量中毒时,口服给药者必须洗胃,静注或肌注阿托品 $1\sim2$ mg 以对抗 M 样作用,视症状改善情况可重复注射。可给予吸氧、人工呼吸、静注地西泮 $5\sim10$ mg、气管切开等疗法,必要时给予非去极化型肌松药。

溴吡斯的明

【其他名称】溴吡斯的明片。

【临床应用】

1. 用于重症肌无力。

2. 手术后功能性肠胀气及尿潴留。

【注意事项】

1. 慎用 ① 心律失常。② 房室传导阻滞。③ 术后肺不张或肺炎。④ 孕妇。

2. 本品吸收、代谢、排泄存在明显的个体差异,其药量和用药时间应根据服药后效应而定。

【给药护理要点】

1. 按胆碱酯酶抑制药护理总则护理。

2. 接受大剂量治疗的重症肌无力患者可出现精神异常,应注意观察精神状况。

六、肌肉松弛药

该类药物对伴有骨骼肌痉挛的神经系统疾患,可缓解反射性肌肉挛缩,对痛性阵挛、自动症和阵挛有明显缓解作用。能改善病人的活动能力,使病人生活较易自理,更利于主动和被动的物理治疗。系高危药品,此类药物护理总则是:

1. 应设置专门的存放药架,不得与其他药品混合存放。

2. 存放药架应标识醒目,设置警示牌提醒医务人员注意。

3. 发放实行双人复核,确保发放准确无误。

4. 加强效期管理,保持先进先出,保持安全有效。

5. 禁用 对本类药物过敏者。

6. 慎用 ① 肝、肾功能损害者。② 精神分裂症或意识错乱者。③ 消化性溃疡或有该病史者。④ 患脑血管病、呼吸系统疾病者。⑤ 可能发生急性尿潴留者。

7. 本类药物镇静作用可使患者反应能力降低,因此驾驶车辆或操纵机器时应小心。

8. 孕妇与哺乳期妇女使用该类药时应权衡利弊。

9. 严格避光,低温储藏。

力奥来素

【其他名称】巴氯芬。

【临床应用】

1. 用于多发性硬化的骨骼肌痉挛状态。

2. 用于感染性、退行性、外伤性、肿胀或原因不明的脊髓疾病引起的痉挛状态。

3. 用于脑血管意外,肿瘤或退行性脑病引起的肌痉挛。

【注意事项】

1. 应从小剂量开始,逐渐增加剂量。

2. 老年或脑源性痉挛状态的患者更易发生副反应,应严密监护下用药。

3. 本药与酒精、三环类抗抑郁药合用可增加镇静作用,引起明显肌张力过低。

4. 本药与降压药合用可使血压下降作用加强。

5. 本药和左旋多巴加比多巴治疗,可引起精神错乱、幻想、激动不安。

【给药护理要点】

1. 按肌肉松弛药护理总则护理。

2. 本药在进餐时用少量液体送服。

3. 接受大剂量治疗的重症肌无力患者可出现精神异常,应注意观察精神状况。

4. 药物过量的表现及处理:主要为中枢神经抑制如嗜睡、意识模糊、呼吸抑制、昏迷;全身肌张力过低,肌阵挛,反射消失;周围血管扩张,低血压,心动过缓等。一旦出现上述症状和体征,即从胃肠清除药物;给予活性炭,必要时给予轻泻剂;大量输液,加用利尿剂,促进排泄。有呼吸抑制者,给予人工呼吸和心脏功能支持,有惊厥时,遵医嘱注射安定。

盐酸乙哌立松

【其他名称】妙纳。

【临床应用】

1. 改善下列疾病引起的肌紧张状态:颈肩臂综合征、肩周炎、腰痛症。

2. 改善下列疾病引起的痉挛性麻痹:脑血管障碍、痉挛性脊髓麻痹、颈椎病、手术后遗症、肌萎缩性侧索硬化症、婴儿脑性瘫痪、脊髓小脑变性、脊髓血管障碍、亚急性视神经脊髓病及其他脑脊髓疾病。

【注意事项】

1. 用药期间不宜驾驶车辆等有危险的操作机械。

2. 本药和美索巴莫合用时,可有眼调节功能障碍。

【给药护理要点】

1. 按肌肉松弛药护理总则护理。

2. 饭后服用。

3. 开封后防潮保存。

4. 注意观察有无下列不良反应出现:当肝、肾功能,红细胞计数,血红蛋白值异常时应停止用药,另外可有皮疹、瘙痒、失眠、头痛、四肢僵硬、麻木,胃部不适,便秘或腹泻,腹痛、腹胀感,偶见口腔炎、尿潴留、尿失禁,头晕,热感,出汗等症状。

七、其他

甘露醇 Mannitol

【其他名称】复方甘露醇注射液。

【临床应用】

1. 脱水降颅压 用于治疗各种原因引起的脑水肿,降低颅内压,防止脑疝。

2. 降低眼内压 应用于其他降眼内压药无效时或眼内手术前准备。

3. 渗透性利尿药 用于鉴别肾前性因素或急性肾衰竭引起的少尿。亦可应用于预防各种原因引起的急性肾小管坏死。

4. 作为辅助性利尿措施 治疗肾病综合征、肝硬化腹水,尤其是当伴有低蛋白血症时。

5. 防止肾脏损害 对某些药物逾量或毒物中毒(如巴比妥类药物、锂、水杨酸盐和溴化物等),本药可促进上述物质的排泄,并防止肾毒性。

6. 作为冲洗剂,应用于经尿道内作前列腺切除术。

7. 术前肠道准备。

【注意事项】

1. 禁用 ① 心功能不全者。② 活动性颅内出血。③ 急性或慢性肾衰者。

2. 使用前,如有结晶,可加温溶解,但注射时药液应与体温相等。

3. 本品仅供静脉注射,输注时切勿漏出血管,否则注射部位易发生坏死。

【给药护理要点】

1. 用药前护理

(1) 药物质量检查:认真查对药物的名称、浓度、剂量和有效期,检查瓶口有无松动,瓶身有无裂痕,液体有无混浊、沉淀、絮状物及结晶。

(2) 静脉血管的选择:选择粗且直的弹性血管,尽量少用或不用足背静脉。不在同一部位连续注射。

(3) 监测颅内压:最好在颅内压监测下调整用药,临床上多将颅内压>2.7 kPa 作为需要进行颅内降压治疗的临界值。提出控制颅内压阈值的目的是防止脑疝的形成,同时也应防止医源性过度降颅内压而引起不良后果。

2. 用药过程中护理

(1) 输液速度:不可过快或过慢,速度过快可引起头痛、头昏、视力模糊;速度过慢量小不集中、浓度低,不能迅速提高血液渗透压使组织脱水,降低颅压。一般成人 10～15 ml/min 为宜,穿刺时选择 8 号头皮针为最佳;小儿 120～140 滴/分(根据小儿大小而定)。

(2) 输液温度:15～35℃。

(3) 监测指标:遵医嘱定期复查肾功能、电解质,记录 24 h 尿量,发现异常及时报告医生并协助处理。

(4) 输注部位:输入时应经常巡视注射部位。若红肿,应更换注射部位,红肿处热敷及行普鲁卡因封闭,严防药物外渗变性坏死。

(5) 血管保护:甘露醇输入前后可以氯化钠快速滴注约 5 分钟,达到冲洗血管的目的,减少药物对血管的刺激。

★尼可刹米　Nikethamide Injection

【其他名称】可拉明、尼可拉明、二乙烟酰胺、烟酰乙胺。

【临床应用】用于中枢性呼吸及循环衰竭、麻醉药及其他中枢抑制药的中毒急救。

【注意事项】

1. 对小儿高热而无呼吸衰竭时不宜使用。

2. 毒性低。有时可引起血压微升,剂量过大可引起惊厥。

3. 大剂量时可出现血压升高、心悸、出汗、面部潮红、呕吐、震颤、心律失常、惊厥,甚至昏迷。

【给药护理要点】

1. 作用时间短暂,应视病情间隔给药。

2. 口服、注射吸收好。

3. 遮光,密闭保存。

★洛贝林　Lobeline

【其他名称】盐酸洛贝林、祛痰碱、山梗菜碱。

【临床应用】用于新生儿窒息、吸入麻醉药及其他中枢抑制药如吗啡或巴比妥类中毒、一氧化碳引起的窒息以及肺炎、白喉等传染病引起的呼吸衰竭急救。

【注意事项】

1. 可有恶心、呕吐、呛咳、头痛、心悸等。

2. 大剂量注射时,可兴奋迷走神经中枢,导致心动过缓,剂量继续增加,可兴奋肾上腺髓质和交感神经,出现心动过速、传导阻滞、呼吸抑制、惊厥。

【给药护理要点】

1. 静注时应缓慢。极量每次 6 mg。儿童每次0.3～3 mg。必要时每隔 30 min 可重复 1 次。

2. 使用时必须严格掌握剂量,以免产生不良反应,如因剂量过大而产生呼吸麻痹和惊厥等中毒现象,可施用人工呼吸解救。

第五节　心血管系统药物

一、抗心绞痛药物

抗心绞痛药物包括硝酸酯类及亚硝酸酯类、β-肾上腺素能受体拮抗药、钙通道阻滞剂等。硝酸酯类及亚硝酸酯类主要有硝酸甘油、硝酸异山梨酯、单硝酸异山梨酯,其中硝酸甘油最常用。

（一）硝酸酯类及亚硝酸酯类药物

硝酸酯类及亚硝酸酯类药物通过直接松弛血管平滑肌的作用防治心绞痛。此类应用护理总则是:

1. 禁用　对其他硝酸酯类过敏、青光眼、严重低血压、梗阻性心肌病。

2. 慎用　脑出血或头颅外伤、严重贫血、心肌梗死病人有低血压及心动过速时、严重肝或肾功能损害。

3. 严格按医嘱控制药物的单位时间输入量,精确给药速度。

4. 观察用药后不良反应:如常见头痛、头晕,面颊和颈部皮肤潮红;少见视物模糊、口干;偶见皮疹甚至剥脱性皮炎。

5. 用药从小剂量开始,剂量加大时监测血压和心率。

6. 用药期间避免从卧位或坐位突然站立,防止发生体位性低血压。尤其老年患者须谨慎。

7. 长期应用可引起耐药性,需加大用量,通过减量或延长间歇时间可避免产生耐药性。

8. 长期应用者,不可突然停药,骤然停药可发生撤药反应,需逐渐停药。

★硝酸甘油　Nitroglycerin

【其他名称】硝化甘油、三硝酸甘油酯、长效辽通脉、礼顿、耐安康、乃才郎。

【临床应用】防治心绞痛、充血性心力衰竭、高血压(注射剂)。

【注意事项】

1. 预防心绞痛　用敷贴剂、膜剂等局部用药;解除心绞痛应舌下含服。

2. 大剂量和持续应用可引起高铁血红蛋白血症。

【给药护理要点】

1. 按硝酸酯类及亚硝酸酯类药物应用护理总则护理。

2. 舌下含服给药　取坐位或半卧位,勿取直立位。

3. 舌下含服 1 片后,如不能缓解心绞痛症状,可 5 min 后再含 1 片,15 min 内不超过 3 片,用量不超过 2 mg/d。用药后不能解除症状反而加重者,应警惕心肌梗死,并立即汇报医生。

4. 用敷贴剂每日使用一次,除了膝关节以下和肘关节以下部位,可用于任何皮肤表面。胸部是首选部位。每次用药变换部位,给药前剪掉毛发,而非剃掉毛发。

5. 应用喷雾剂　取坐位,舌顶上腭,向口腔舌下黏膜喷射 1～2 次。

6. 静脉给药时,需用特殊输液瓶及输液管。聚氯乙烯静脉输液管对本品的吸收率可达 80%。必须用 5% 葡萄糖注射液或 0.9% 氯化钠注射液稀释,禁止直接静脉推注。

7. 本品注射剂应避光,置阴凉处保存;片剂置棕色玻璃瓶内密封保存。

★硝酸异山梨酯　Isosorbide Dinitrate

【其他名称】消心痛、异舒吉、硝异梨醇、硝酸脱水山梨醇酯、力博、安其伦。

【临床应用】防治心绞痛、对洋地黄苷或利尿药治疗效果不满意的充血性心力衰竭。

【给药护理要点】

1. 按硝酸酯类及亚硝酸酯类药物应用护理总则护理。

2. 空腹给药,如有头痛不适,也可与食物同服。

3. 如欲速效,舌下含服。

4. 应用缓释片,须整片吞服,切勿嚼碎或掰开服用。

单硝酸异山梨酯

【其他名称】欣康、异乐定、安心脉、长效心痛治-20、可力新、艾欣。

【临床应用】冠心病的长期治疗和预防心绞痛的发作;心肌梗死后的治疗及肺动脉高压的治疗;与洋地黄和利尿剂合用,治疗慢性心力衰竭。

【给药护理要点】

1. 按硝酸酯类及亚硝酸酯类药物应用护理总则护理。

2. 空腹给药,如有头痛不适,也可与食物同服。

3. 整片或半片服用前应保持完整,用半杯水服用。

(二)β-肾上腺素能受体拮抗药

β-肾上腺素能受体拮抗药可使心绞痛发作次数减少,减少心肌耗氧,改善心肌缺血症状,增加患者运动耐量,缩小心肌梗死范围。此类药物应用护理总则是:

1. 禁用　支气管哮喘、心源性休克、Ⅱ度或Ⅲ度房室传导阻滞、重度或急性心力衰竭、窦性心动过缓。

2. 慎用　有过敏史、充血性心力衰竭、糖尿病、肺气肿或非过敏性支气管炎、肝功能不良、甲状腺功能低下、雷诺综合征或其他周围血管疾病、肾功能减退;孕妇及哺乳期妇女。

3. 服用缓释或控释片时,应整片、整粒用水吞服。

4. 严格按医嘱规定的时间和剂量用药,不可随意增减,如漏服,决不可下次加倍补服。

5. 用药前测量脉搏,如心率<60 次/分或脉律不齐,应暂停用药,报告医生。

6. 变换体位时宜扶持,应缓慢,避免驾驶、机械操作或高处作业,防止意外。

7. 勿饮浓茶、浓咖啡及酒,勿吸烟及暴食。

8. 定期检查血常规、血压、心功能、肝肾功能,糖尿病病人定期检查血糖(本品可引起糖尿病病人血糖降低,但非糖尿病者无降糖作用)。

9. 观察用药后不良反应:如常见眩晕、头晕、心动过缓;少见支气管痉挛及呼吸困难、充血性心力衰竭、神志模糊、精神抑郁、反应迟钝等;长期用药不可擅自骤然停药,避免发生撤药综合征,如颤抖、出汗、严重头痛、全身不适、心悸、反跳性高血压等。必须停药时逐渐减量,至少经过 3 天,一般 2 周。

★普萘洛尔　Propranolol

【其他名称】心得安、萘心安、恩特来、百尔洛。

【临床应用】室上性快速心律失常、室性心律失常、顽固性期前收缩;嗜铬细胞瘤、麻醉和甲状腺功能亢进引起的心律失常;高血压、心绞痛、肥厚性心肌病、甲状腺危象、偏头疼;心肌梗死的次级预防。

【给药护理要点】

1. 按 β-肾上腺素能受体拮抗药物应用护理总则护理。

2. 饭前或睡前服药。

3. 本品血药浓度不能完全预示药理效应,根据心率和血压等临床征象指导用药。

4. 静脉注射仅限于紧急情况时,应缓慢注射,速度 1 mg/min,应严密监测血压、心率、心电图表现(P-R 间期有无延长)。

★美托洛尔　Metoprolol

【其他名称】倍他乐克、美多心安、伯他乐克、美他新、素可丁。

【临床应用】室上性和室性快速心律失常、高血压、心绞痛、心肌梗死、肥厚性心肌病、慢性稳定型心力衰竭、偏头痛等。

【给药护理要点】

1. 按 β-肾上腺素能受体拮抗药物应用护理总则护理。

2. 本品为负性肌力药物,应谨慎与强心、利尿和扩血管药物联合用于治疗心力衰竭。

3. 最好在早晨用至少半杯水送服。

4. 静脉注射时,应缓慢注射,速度 $1\sim2$ mg/min,严密监测血压。

★阿替洛尔　Atenolol

【其他名称】阿坦乐尔、氨酰心安、氨酰心胺、苯氧胺、速降血压灵。

【临床应用】

高血压、心绞痛、心肌梗死,也可用于心律失常、甲状腺功能亢进、嗜铬细胞瘤。

【给药护理要点】

1. 按 β-肾上腺素能受体拮抗药物应用护理总则护理。

2. 本品的临床效应与血药浓度可不完全平行,剂量调节以临床效应为准。

3. 与饮食共进不影响其生物利用度。

4. 男性患者可能导致阳痿。

5. 行血透患者,每次透析后应当日服医嘱规定的剂量。

6. 药物过量　过度的心动过缓可静脉注射阿托品 $1\sim2$ mg,如有必要可随后静脉注射大剂量胰高血糖素 10 mg,可根据反应重复或静脉滴注胰高血糖素 $1\sim10$ mg/h。若无效或无胰高血糖素,可应用 β-受体兴奋剂。

（三）钙通道阻滞药

钙通道阻滞药防治缺血性心脏疾病,可单独使用,也可与硝酸酯类或 β-肾上腺素能受体拮抗药物合用。临床用药主要包括硝苯地平、地尔硫䓬等。此类药物应用护理总则是:

1. 严格按医嘱用药,避免突然停药;勿吸烟,以免降低药效;避免驾驶、机械操作或高空作业。

2. 应用缓释片,须整片吞服,切勿嚼碎或掰开服用。

3. 观察用药后不良反应:较常见者有足踝及小腿部水肿、头晕、头痛、脸红,均为血管扩张结果。较少见者有心悸、心动过速、心绞痛加重,如反射性心动过速,应减少剂量或给予 β-受体阻滞剂。

4. 给药期间监测血压、心率及心电图。

5. 定期检查血常规、肝肾功能。

★硝苯地平　Nifedipine

【其他名称】硝苯吡啶、硝苯啶、利心平、心痛定、拜新同、拜新通、爱地平、非地平。

【临床应用】高血压、心绞痛。

【注意事项】

1. 禁用　严重低血压、重度主动脉瓣狭窄。

2. 急性心肌梗死者不用。

3. 慎用　低血压、主动脉狭窄、肝或肾功能损害。

4. 有时在开始用药或增加剂量时,会出现心绞痛发作频率增多、持续时间变长、严重程度加剧,应加以注意。

5. 骤然停药可发生撤药反应。

【给药护理要点】

1. 按钙通道阻滞药物应用护理总则护理。

2. 定期检查或嘱病人自查牙床,若发现发炎、出血、牙龈增生等反应,立即报告医生。

3. 观察用药后不良反应,如严重头痛、头晕、胸痛、腹痛及心率加快,皮炎、瘙痒、荨麻疹及呼吸困难等症状。

地尔硫草

【其他名称】硫氮草酮、恬尔心、合心爽、沁尔康、哈氮草。

【临床应用】心绞痛、高血压、室上性快速性心律失常和肥厚性心肌病;控制心房颤动和心室率(静脉注射)。

【注意事项】

1. 禁用　病态窦房结综合征、二度或三度房室传导阻滞、低血压、急性心肌梗死、肺充血及孕妇(注射)。

2. 慎用　孕妇(口服)、儿童、哺乳期妇女或肝肾功能损害者。

【给药护理要点】

1. 按钙通道阻滞药物应用护理总则护理。

2. 口服给药,餐前或临睡时。

3. 静脉注射　先用5%葡萄糖氯化钠注射液或0.9%氯化钠注射液稀释成1%,缓慢注射(3 min)。

4. 观察用药后不良反应　如出现瘙痒、荨麻疹、皮疹等症状,在监测下继续用药;如出现多形性红斑、剥脱性皮炎或持续性皮肤反应,立即停药;如出现异常精神症状及胃肠道不适症状,及时调整剂量。

（四）其他类

曲美他嗪

【其他名称】万爽力、冠脉舒、冠脉苏、三甲氧苄嗪、心康宁。

【临床应用】冠脉功能不全、心绞痛及陈旧性心肌梗死;对伴有严重心功能不全者可与洋地黄合用。

【注意事项】

1. 禁用　对曲美他嗪过敏、新近心肌梗死者。

2. 慎用　肝功能和肾功能不全、不稳定型心绞痛、高血压者。

3. 仅用于心绞痛发作的预防性用药,不作为心绞痛发作时的对症治疗用药。

【给药护理要点】

1. 饭后服用。

2. 观察用药后不良反应,如头晕、食欲减退、皮疹、胃灼热和其他胃肠紊乱。

二、抗心律失常药

抗心律失常药物根据其主要作用和电生理特点分四大类,即Ⅰ类——钠通道阻滞药:普鲁卡因胺、利多卡因、美西律、普罗帕酮;Ⅱ类——β肾上腺素能受体拮抗药:普萘洛尔、美托洛尔;Ⅲ类——延长动作电位时程药(钾通道阻滞药):胺碘酮;Ⅳ类——钙通道阻滞药:维拉帕米、地尔硫䓬。抗心律失常药除乙胺碘呋酮外,安全范围均较小。

（一）Ⅰ类——钠通道阻滞药

Ⅰ类——钠通道阻滞药根据复活时间常数的大小又分为Ⅰa类（普鲁卡因胺）、Ⅰb类（利多卡因、苯妥英钠）和Ⅰc类（普罗帕酮）。此类药物应用护理总则是：

1. 饭后用水整片吞服，不得嚼碎，减轻胃肠道症状。

2. 药物疗效因缺氧、缺钾、缺镁、休克、心力衰竭、甲亢、心肌损害程度而不同。

3. 监测药物血药浓度，不可随意加大用药剂量。

4. 用药期间应密切注意血压、心率和心律。发现 P-R 间期延长、QRS 波增宽或原有心律失常加重，应立即停药。

5. 静脉给药，严密监测血压和心电图。如心率＜50 次/分、血压降低、出现各类传导阻滞、原有传导阻滞加重或发生新的心律失常应立即停药，采取相应治疗措施。

★**普鲁卡因胺　Procainamide**

【其他名称】普鲁卡因酰胺。

【临床应用】阵发性心动过速、频发早搏（对室性早搏，室性心动过速疗效较好）、对心房颤动和心房扑动疗效较差。

【注意事项】

1. 禁用　病态窦房结综合征及二度或三度房室传导阻滞、双束支传导阻滞（除非安装起搏器）、对本品过敏者、红斑狼疮、低钾血症、重症肌无力、地高辛中毒。

2. 慎用　对普鲁卡因及相关药物过敏者、支气管哮喘、肝或肾功能障碍、低血压、严重心力衰竭及洋地黄中毒。

3. 交叉过敏反应　对普鲁卡因及相关药物过敏者，对本品也过敏。

【给药护理要点】

1. 按钠通道阻滞药物应用护理总则护理。

2. 静滴　0.5～1 g 溶于 5％～10％葡萄糖溶液 100 ml 内；开始 10～30 min 内点滴速度适当加快，于 1 h 内滴完。无效者，1 h 后再给 1 次，24 h 内总量不超过 2 g，静滴仅限于病情紧急情况，如室性阵发性心动过速,尤其在并发有急性心肌梗死或其他严重心脏病者。

3. 静脉用药易出现低血压,用药速度缓慢。

4. 血液透析可清除本品,故透析后增加一剂。

5. 观察用药后不良反应:口服有消化系统反应,如厌食、呕吐、恶心及腹泻;静注可出现低血压,传导阻滞,心动过缓;过敏反应如皮疹、药热、粒细胞减少等。

6. 持续用药一个月以上,可发生红斑狼疮样反应,停药后症状消失。

★美西律　Mexiletine

【其他名称】慢心律、脉律定、脉舒律、慢心率。

【临床应用】慢性室性心律失常(口服)、急性室性心律失常(静注)、疼痛性糖尿病神经病。

【注意事项】

1. 禁用　二度或三度房室传导阻滞、双束支传导阻滞(除非安装起搏器)及心源性休克。

2. 慎用　室内传导阻滞、严重窦性心动过缓、严重肝或肾功能损害、肝血流量减低、严重心力衰竭或低血压、癫痫、孕妇及哺乳期妇女。

3. 肝功能不良者本品代谢减慢,碱性尿者本品排泄变慢,心肌梗死及同服麻醉性镇痛药者本品吸收减慢,均应减量服用。

4. 换用其他抗心律失常药物之前,停用本品至少 12 h。

【给药护理要点】

1. 按钠通道阻滞药物应用护理总则护理。

2. 观察用药后不良反应,如中枢神经系统症状(头晕、震颤、共济失调、视物模糊、精神失常、失眠等)。

3. 定期监测血药浓度,有效浓度 $0.5\sim2\ \mu g/ml$。

4. 检测尿液 pH 值,防止过碱性。

★普罗帕酮　Propafenone

【其他名称】心律平、普鲁帕酮、苯丙酰苯心安、丙酚酮、丙氯苯丙酮。

【临床应用】阵发性室性心动过速、阵发性室上性心动过速及预激综合征伴室上性心动过速、心房扑动或心房颤动的预防,各种期前收缩的治疗。

【注意事项】

1. 禁用　窦房结功能障碍、二度或三度房室传导阻滞、双束支传导阻滞(除非安装起搏器)、严重肝或肾功能损害。

2. 慎用　严重窦性心动过缓、一度房室传导阻滞、低血压、肝或肾功能损害。

3. 本品血药浓度与剂量不成比例的增加,增加剂量宜慎重。

【给药护理要点】

1. 按钠通道阻滞药物应用护理总则护理。

2. 小剂量开始,逐渐加量,每日剂量不超过 800 mg。

3. 老年人及衰弱者应用本品可引起眩晕,嘱病人给药后卧床休息 1～2 h,起床时,应缓慢,宜扶持,以免坠床。

4. 定期检查血常规、肝功能。

5. 换用其他抗心律失常药时,应先停用本品 1 天;反之,其他抗心律失常药至少停用 12 h;对严重急性心律失常则可酌情缩短停用时间,但需注意相互作用。

(二)Ⅱ类——β-肾上腺素能受体拮抗药

β-肾上腺素能受体拮抗药最初用于治疗心绞痛,后研究证实能有效的降低血压,通过减慢心率、减少细胞内钙超载、抑制后除极诱发的自律性增高等,从而抗心律失常。本类药物主要有普萘洛尔、美托洛尔等,用药护理详见抗心绞痛药。

(三)Ⅲ类——延长动作电位时程药(钾通道阻滞药)

★胺碘酮　Amiodarone

【其他名称】可达龙、可达隆、乙胺碘夫酮、安律酮、胺碘达隆。

【临床应用】

1. 口服适用于房性期前收缩和室性期前收缩；对阵发性室上性心动过速、心房颤动、心房扑动、室性心动过速和心室颤动可防止反复发作。

2. 静脉注射用于阵发性室上性心动过速，尤其是伴有预激综合征者；也可用于经利多卡因治疗无效的室性心动过速、有充血性心力衰竭和急性心肌梗死的心律失常者、慢性冠状动脉功能不全。

3. 其他抗心律失常药物无效的顽固性阵发性心动过速者。

【注意事项】

1. 禁用　窦房传导阻滞、房室传导阻滞、病态窦房结综合征、心源性休克、严重肝脏疾病及对碘过敏者。

2. 慎用　甲状腺功能障碍、肺功能不全、心脏手术时、心功能严重不全、低血压、肝或肾功能损害、支气管哮喘、小儿、老年人、孕妇和哺乳期妇女。

3. 本品口服的起效及消除均缓慢。对危及生命的心律失常在短期内使用负荷量，必要时静脉给药；对非致命性心律失常，则应小剂量缓慢给药。

4. 长期用药考虑间歇期，如每周连服 5 天，停药 2 天；或服用 20 天，停药 7~10 天。

【给药护理要点】

1. 餐后服药或与牛奶同服，减轻胃肠道症状。

2. 静脉用药时等渗葡萄糖液稀释，现配现用。

3. 告知病人　本品可致光过敏反应，避免太阳暴晒，外出需戴太阳镜，减少皮肤的裸露，防止对眼睛和皮肤的伤害；用药超过 2 个月，常有皮肤及角膜色素沉着，停药后逐渐恢复。

4. 观察用药后不良反应　如有无性格改变、心悸、呼吸困难、发热、干咳、肺部啰音等。

5. 因本品含碘，可诱发甲状腺功能障碍，定期监测甲状腺功能。

6. 定期查血常规、肝功能、电解质、肺功能及眼科检查。

7. 监测心率、心律和血压，检查心电图（特别注意 Q-T 间期）。

8. 定期监测血药浓度,有效浓度 $0.5\sim2.5\ \mu g/ml$,中毒血药浓度 $1.8\sim3.7\ \mu g/ml$。

9. 与华法林合用应减少抗凝药 $1/3\sim1/2$,并密切监测凝血酶原时间。

（四）IV类——钙通道阻滞药

钙通道阻滞药通过降低窦房结自律性,减慢房室结传导性,减少心肌细胞内钙超载而抗心律失常,包括维拉帕米和地尔硫䓬。

★**维拉帕米　Verapamil**

【其他名称】异搏定、异搏停、凡拉帕米、诺福生。

【临床应用】各种类型心绞痛、控制心房扑动和心房颤动的心室率、肥厚性心肌病及高血压（口服）；快速性室上性心律失常（静注）。

【注意事项】

1. 禁用　心源性休克或重度低血压、充血性心力衰竭、二度或三度房室传导阻滞、病态窦房结综合征（除非已安装起搏器）、预激综合征伴心房颤动或心房扑动。

2. 慎用　明显心动过缓、轻度心力衰竭、肝或肾功能损害、轻度和中度低血压。

3. 心绞痛病人应用本品,突然停药会延长并加重疼痛。

【给药护理要点】

1. 按钙通道阻滞药物应用护理总则护理。

2. 饭后或与食物或饮料同服,以减轻胃肠道反应;但不宜用茶、咖啡、可乐等含咖啡因的饮料送服。

3. 用药前测量脉搏,如心率<60 次/分或脉律不齐,暂停用药,报告医生。

4. 注射前备好急救药品和设备,严密监护。注射宜缓慢,速度 $2\ mg/min$（老年人 $1.5\ mg/min$）。注射后平卧 $1\sim2\ h$。

5. 变换体位时宜扶持,应缓慢,防止意外。

6. 观察用药后不良反应,如常见下肢水肿、头晕、便秘等;少见恶心、头痛、关节痛、皮肤瘙痒、荨麻疹等;偶致血催乳激素增高或溢乳,男性乳房女性化。

三、抗心力衰竭药物

抗心力衰竭药物包括苷类和非苷类强心药(磷酸二酯酶抑制药为主)、肾素-血管紧张素-醛固酮系统抑制药、利尿药、β-肾上腺素能受体拮抗药等。本节重点介绍强心药。

(一)苷类强心药

苷类主要包括洋地黄制剂及其他植物提取的强心苷,是目前治疗心力衰竭最常用和最有效的一类药物。此类药物应用护理总则是:

1. 禁用 任何强心苷制剂中毒、室性心动过速、心室颤动、梗死性肥厚性心肌病、预激综合征伴心房颤动及心房扑动。

2. 慎用 低钾血症、不完全性房室传导阻滞、高钙血症、甲状腺功能低下、缺血性心脏疾病、急性心肌梗死、心肌炎、肾功能损害者、近期用过其他洋地黄强心药者、严重心动过缓、严重肺部疾病者。

3. 计算强心苷剂量应按标准体重,因为脂肪组织不摄取强心苷。

4. 严格按医嘱规定的时间和剂量用药,不可随意增减。

5. 用药前测量心率,如心率<60 次/分,或心律从规则变为不齐,或从不齐变为规则,应暂停用药,报告医生。

6. 观察用药后不良反应:如心脏毒性(新的心律失常、异常的心动过速或心动过缓);胃肠道反应(胃纳不佳或恶心、呕吐、腹痛、腹泻);神经系统反应(视物模糊或"黄绿视"、精神抑郁或错乱);罕见嗜睡、头痛、皮疹、荨麻疹。

7. 用药前后及用药期间监测心电图、血压、心率及心律、心功能、肾功能。

8. 监测电解质(血钾、血钠、血钙、血镁)及眼科检查。一旦出现低血钾症状,鼓励病人进食含钾丰富的食物,如香蕉、橙子、杏、牛肉、脱脂牛奶等;不能进食者静脉补钾。

9. 肾功能不全者慎用,用药期间忌注射钙剂。

10. 监测药物血药浓度,中毒浓度>2.0 ng/ml。

★地高辛　Digoxin

【其他名称】狄戈辛、狄高辛、可力、强心素、异羟基洋地黄毒苷。

【临床应用】充血性心力衰竭、控制快速性心房颤动及心房扑动的心室率。

【注意事项】地高辛不宜与酸、碱类药物配伍。

【给药护理要点】

1. 按苷类强心药物应用护理总则护理。

2. 定期测体重、观察足、踝及小腿有无水肿。

3. 误服抢救措施

(1) 立即予以吸氧,建立静脉通路,心电图监护,急查血心肌酶谱、血生化及血常规。无高钾血症,即在血钾监测下补充钾,给予苯妥英钠 0.1 g 口服,并以 125～250 mg 加注射用水适量使其溶解,再用 5% 葡萄糖液稀释,缓慢静脉注射,若出现房室传导阻滞,予阿托品 1 mg 口服。

(2) 针对地高辛同血浆蛋白结合后能使血药浓度降低的特点,予以静滴白蛋白,提高血浆蛋白的浓度,以促进血清中游离的地高辛与血浆蛋白结合,降低地高辛血药浓度,减轻不良反应。

(3) 及时联系血液透析,加强腹透超滤,避免静滴白蛋白后血容量增加,加重心脏负担。

★去乙酰毛花苷　Deslanoside

【其他名称】西地兰、去乙酰毛苷花丙、去乙酰毛花苷 C、去乙酰毛花苷丙、西地兰 D。

【临床应用】充血性心力衰竭、急性心力衰竭、心房颤动、心房扑动。尤其适用于急性心功能不全和慢性心功能不全急性加重的病人。

【注意事项】

1. 老年人耐受性低,须用较小剂量。

2. 透析不能从体内迅速去除本品。

【给药护理要点】

1. 按苷类强心药物应用护理总则护理。

2. 静脉注射时持续心电监护,以免洋地黄中毒。

3. 首选静脉给药,肌肉注射只用于静脉途径不能有效使用时,应采取深部肌内注射,一个注射部位不超过 2 ml,注射后充分按摩注射部位,以减少局部疼痛反应。

(二)非苷类强心药

非苷类强心药以磷酸二酯酶抑制药为主,如米力农、氨力农,兼有正性肌力和血管扩张作用,降低心脏前、后负荷,改善心功能。

氨力农

【其他名称】安立龙、胺吡酮、氨联双吡酮、氨双吡酮、胺利酮、安诺可。

【临床应用】各种原因引起的急、慢性心力衰竭,慢性心力衰竭急性加重期。

【注意事项】

1. 禁用　严重主动脉瓣或肺动脉瓣狭窄、肥厚型心肌病。

2. 慎用　肝或肾功能损害、急性心肌梗死或其他缺血性心脏疾病,婴幼儿、孕妇及哺乳期妇女。

【给药护理要点】

1. 静脉注射　用 0.9% 氯化钠注射液稀释成 $1\sim3$ mg/ml 溶液,不用右旋糖酐或葡萄糖注射液稀释,不能与呋塞米合并输注。

2. 静注　负荷量 0.75 mg/kg;维持量 $5\sim10$ μg/(kg·d)静滴。

3. 监测血压、心率及心律,根据病情调整剂量。

4. 定期检查血小板、肝肾功能及心电图,保持水、电解质平衡。

5. 注射局部如出现刺激感,可予热敷。

米力农

【其他名称】力康、鲁南力康、米利酮、米力隆、甲腈吡酮、派明克。

【临床应用】各种原因引起的急、慢性充血性心力衰竭。

【注意事项】

1. 禁用　严重低血压、严重主动脉瓣或肺动脉瓣狭窄、肥厚型心肌病、心肌梗死急性期。

2. 慎用　低血压、心动过速、肾功能减退、电解质紊乱患者,孕妇及哺乳期妇女。

【给药护理要点】

1. 静脉注射,用 0.9%氯化钠或 5%葡萄糖注射液稀释至 10～20 ml,缓慢推注,注射时间不少于 10 min。

2. 静脉滴注,使用输液泵,速度 0.25～1 μg /(kg・d)。

3. 口服不良反应较重,不宜长期使用。

4. 监测血压、心率及心律,根据病情调整剂量。

5. 定期检查心电图及肾功能,保持水、电解质平衡。

6. 与利尿剂合用,注意监测血钾水平。

四、抗高血压药

抗高血压药物通过作用于脑、心、血管和肾脏,调整神经、体液紊乱,减少心排出量或(和)降低外周阻力而发挥作用。抗高血压药物包括利尿降压药、钙通道阻滞药、β-肾上腺素能受体拮抗药、血管紧张素Ⅰ转换酶抑制剂(ACEI)、血管紧张素Ⅱ受体阻滞剂(ARB)、血管扩张药、交感神经抑制药等。本节重点介绍利尿药、钙通道阻滞药、ACEI、ARB 和交感神经抑制药。

(一)利尿药

利尿药是一类作用于肾脏,促进水电解质排出,增加尿量的药物。根据作用效果,分为高效、中效和低效利尿药,高效利尿药常用药物有呋塞米、依他尼酸、布美他尼、托拉塞米等;中效利尿药噻嗪类是临床广泛应用的一类口服利尿药和降压药;低效利尿药螺内酯是人工合成的抗醛固酮药。剂型分为片剂和注射液。利尿药应用护理总则是:

1. 药物剂量应从最小有效剂量开始,根据利尿效果调整剂量,以减少水、电解质紊乱等副作用的发生。

2. 利尿作用明显时,注意水的出入量平衡,重症患者记录 24 小时尿量。

3. 为防止夜尿,应在早晨和下午较早时给药。

4. 由于呋塞米会排钾,氢氯噻嗪使钾的吸收降低,应用这两种药物特别是长期应用患者为预防低钾血症,嘱其多食含钾丰富的食物:香蕉、果汁、牛奶、牛肉、土豆、橘子、西红柿、香蕉、枣、杏等,必要时补充氯化钾 $1\sim 2$ g,可与保钾利尿药合用。保钾利尿剂(螺内酯、氨苯蝶啶)服药期间不要过多地摄取含钾高的食物和药物,以防止高钾血症。

★呋塞米 Furosemide

【其他名称】速尿,速尿灵,利尿灵,利尿磺胺,呋喃苯胺酸,腹安酸。

【临床应用】各种原因引起的,尤其是应用其他利尿药疗效不佳的严重水肿;与其他药物合用治疗急性肺水肿和急性脑水肿;治疗恶性高血压、充血性心力衰竭、肝硬化腹水、高钙血症;预防急性肾衰竭;稀释性低钠血症;抗利尿激素分泌过多症;促进某些毒物排泄。

【注意事项】

1. 交叉过敏 对磺胺类药和噻嗪类利尿药过敏患者,本类药物也可能过敏。

2. 慎用 无尿或严重肾功能损害者、有低钾血症倾向者、高尿酸血症或有痛风病史者、严重肝功能损害者、急性心肌梗死、胰腺炎、糖尿病、前列腺肥大、红斑狼疮。

3. 药物对孕妇及哺乳期妇女的影响 本类药物可通过胎盘屏障,孕妇特别是妊娠前 3 个月应尽量避免使用。本类药物可经乳汁分泌,哺乳期妇女慎用。

4. 药物对儿童的影响 新生儿使用本类药,半衰期明显延长,故用药间隔应延长。

5. 药物对老人的影响 老年人应用本类药物时发生电解质紊乱、低血压、肾功能损害、血栓形成的机会增多。

6. 药物对检验值或诊断的影响 可导致血糖升高、尿糖阳性,尤其是糖尿病或糖尿病前期患者。脱水过度会导致血尿酸和尿素氮水平暂时性升高,血 Na^+、Cl^-、K^+、Ca^{2+}、Mg^{2+} 浓度下降。

7. 用药前后及用药时应当检查或监测血电解质,尤其合用洋地黄或皮质激素类药物、肝肾功能损害的患者应监测肝、肾功能,血压,尤其用于降压时;血糖、血尿酸、酸碱平衡情况;以及听力。

【给药护理要点】

1. 按利尿药护理总则护理。

2. 给药方法 肠道外用药宜静脉给药,在使用常规剂量时,静脉注射时间应超过 1～2 min,大剂量静脉注射时,每分钟不超过 4 mg。少尿或无尿患者应用最大剂量后 24 h 仍无效时应停药。

3. 药物配制 注射液为加碱制成的钠盐注射液,碱性较高,静脉给药时宜用生理盐水稀释,不宜选用葡萄糖注射液为溶酶。

4. 不良反应观察与预防 ① 耳毒性:密切观察患者有无眩晕、耳鸣、听力下降,或暂时性耳聋等毒性,应避免与有耳毒性的氨基糖苷类抗生素合用。② 水电解质平衡失调:过度利尿时易产生低血钾、低血容量、低血钠、低血镁、低氯性碱中毒等。低血钾最为常见,表现为软弱无力、肌肉痉挛、精神混乱、口干、畏食、多尿等。严密监测血钾浓度,低于 3 mmol/L 时,及时补充钾盐。发生低血钠,应停药,适当补充钠离子。③ 其他:可见恶心、呕吐、便秘、多尿、发热等,若发生,对症处理。

★氢氯噻嗪 Hydrochlorothiazide

【其他名称】氢氯噻唑,双氢克尿噻、双氢氯噻嗪。

【临床应用】用于肝硬化腹水、心肾疾病引起的水肿、高血压、肾石症、中枢性或肾性尿崩症。

【注意事项】

1. 禁用 哺乳期妇女,对磺胺类药、襻利尿剂、碳酸酐酶抑制剂过敏者。

2. 慎用 肝肾功能不良、肝硬化、无尿、糖尿病、红斑狼疮、高尿酸血症、高钙血症、低钠血症、胰腺炎、有痛风史、交感神经切除者、孕妇、老年人和有黄疸的婴儿。

3. 药物对检验值或诊断的影响 可使糖耐量、血钾、血镁、血钠、尿钙降低,血糖、尿糖升高。

4. 用药前后及用药时应当检查或监测 血糖、电解质、血常规、BUN、BUA、CO_2CP 及眼科。

【给药护理要点】

1. 按利尿药护理总则护理。

2. 病情观察 用于肾衰患者时,加强监护,当肾功能发生进行性降低时,应停药观察。

3. 不良反应观察与预防

(1)高尿酸血症:可引起高尿酸血症,少数可诱发痛风发作。

(2)水电解质紊乱:大剂量用药者,注意水的出入量平衡,密切观察心源性水肿、肾性水肿的改善情况。

(3)低钾血症:长期用药,可出现低钾血症。

(4)直立性低血压:嘱患者,尤其是老年患者,由蹲、坐、卧变直立时,宜缓慢,应扶持;排尿特别是夜间不宜立位,宜坐位或蹲位;避免过热的环境;不得轻易加服其他药物。

4. 健康指导 用于高血压患者时,应告知患者:用药后 3～4 天出现降压作用,3～4 周达最大效应。开始用药时,尿量增多,次数增加,感到全身无力,继续用药后不适感消失,尿量正常。

★**螺内酯** Spironolactone

【其他名称】安体舒通,螺旋内酯甾酮,螺旋内酯固醇。

【临床应用】属于保钾利尿剂,临床用于治疗与醛固酮升高有关的顽固性水肿,对肝硬化和肾病综合征的患者较有效,对充血性心力衰竭患者效果较差;治疗高血压;利尿剂所致低钾血症。

【注意事项】

1. 禁用 少尿、急性或进行性肾功能不全、高血钾、溃疡病。

2. 慎用 水电解质失衡、肾功能受损患者、肝脏疾病的患者、孕妇。

【给药护理要点】

1. 按利尿药护理总则护理。

2. 给药方法 为了促进吸收,同食物一同服用。单用本药物时利尿作用较差,常与氢氯噻嗪合用以增强疗效。

3. 不良反应观察与预防 ① 高血钾:久用可引起高血钾,肾功能不良患者尤其容易发生,常表现为嗜睡、极度疲乏、心率减慢及心律失常等。② 性激素样作用:男性乳房女性化,女性乳房疼痛、经期紊乱,停药后可消失。③ 胃肠道反应:恶心、呕吐、腹痛、腹泻、便秘及胃出血、胃溃疡,一旦发生,对症处理。

4. 健康指导 服药后 1～3 天利尿作用明显,停药 2～3 天利尿作用仍持续。

★氨苯蝶啶　Triamterene

【其他名称】三氨蝶啶。

【临床应用】属于保钾利尿剂,临床常与排钾利尿药合用,治疗顽固性水肿。

【注意事项】

1. 禁用 严重或进展期的肾病患者、肾功能不全、严重肝病、高钾血症。

2. 慎用 肝功能受损、糖尿病、老年或虚弱患者。

3. 用药前后及用药时应当检查或监测 血糖、电解质、血常规。

【给药护理要点要点】

1. 按利尿药护理总则护理。

2. 不良反应观察与预防 ① 高钾血症:长期服用,可引起高钾血症,尤其是肾功能不全、糖尿病患者、老年人容易发生。② 胃肠道反应:口干、恶心、呕吐、腹泻,饭后服药可减轻胃肠道反应。③ 贫血:肝硬化患者服用此药,易发生巨幼红细胞性贫血。④ 过敏反应:瘙痒、皮疹、呼吸困难、光过敏、过敏性虚脱,避免日光直晒皮肤,防止光过敏。⑤ 肾结石:长期大量服用易发生。

3. 健康指导 服药期间,尿中可有淡蓝色荧光,属正常反应。

★吲达帕胺　Indapamide

【其他名称】寿比山、吲达胺、安平舒、磺胺酰胺吲哚、吲满速尿。

【临床应用】轻、中度高血压（首选药）及充血性心力衰竭引起的水钠潴留。

【注意事项】

1. 禁用　脑血管疾病、对磺胺类药物过敏者。

2. 慎用　肝或肾功能损害、无尿、糖尿病、痛风或高尿酸血症、交感神经切除术后，小儿、孕妇和哺乳期妇女。

3. 6～8周为一个疗程，剂量超过 5 mg/d，疗效不再增加。

【给药护理要点】

1. 用药期间避免驾驶、机械操作或高处作业。

2. 改变体位应缓慢，宜扶持，站立勿过久。

3. 观察用药后不良反应　如眩晕、复视、直立性低血压、皮疹、皮肤瘙痒、头痛、恶心等。

4. 监测血压　根据情况调整或联合用药。

5. 监测血糖、肾功能、电解质（尤其是钾离子）。

（二）钙通道阻滞药

钙通道阻滞药临床用于治疗心绞痛、心律失常、慢性心功能不全，通过松弛血管平滑肌，降低外周血管阻力，从而治疗高血压，分选择性和非选择性两大类。选择性钙通道阻滞药包括二氢吡啶类（硝苯地平、氨氯地平、非洛地平、尼群地平）、苯二氮䓬类（地尔硫䓬）和苯基烷氨类（维拉帕米）。此类药物应用护理总则详见"抗心绞痛药物"节。

★尼群地平　Nitrendipine

【其他名称】尼群的平、苏麦特、硝苯乙吡啶、硝苯甲乙吡啶。

【临床应用】轻、中度高血压（首选药）。

【注意事项】

1. 禁用　严重主动脉瓣狭窄者。

2. 慎用　肝功能不良、肾功能减退、不稳定型心绞痛及孕妇。

【给药护理要点】

1. 按钙通道阻滞药物应用护理总则护理。

2. 遇光易变质,避光阴凉处保存。

尼卡地平　Nicardipine

【其他名称】佩尔地平、贝力宁、尼卡苯啶、仁怡、硝苯苄啶。

【临床应用】高血压、心绞痛和高血压急症(注射剂)。

【注意事项】

1. 禁用　重度主动脉瓣狭窄、颅内压增高、颅内血肿或出血不止、严重低血压及哺乳期妇女。

2. 慎用　肝功能不良、肾功能减退、青光眼、有脑卒中史,小儿和孕妇。

【给药护理要点】

1. 按钙通道阻滞药物应用护理总则护理。

2. 餐前给药,因餐后服用可降低血药浓度。

3. 避光保存,静脉滴注使用避光输液器。

4. 长期应用,逐渐减量,避免骤然停药引起心绞痛发作加重。

非洛地平　Felodipine

【其他名称】波依定、费乐地平、菲立苹、康宝得维、二氯苯吡啶。

【临床应用】中、重度高血压。

【注意事项】

1. 禁用　严重低血压、重度主动脉瓣狭窄、孕妇和哺乳期妇女。

2. 慎用　肝功能不全、心功能不全者、儿童。

【给药护理要点】

1. 按钙通道阻滞药物应用护理总则护理。

2. 保持口腔卫生,减少牙龈增生的发生率。

3. 遮光,密封保存。

氨氯地平 Amlodipine

【其他名称】络活喜、阿洛地平、美喜宁、安内真。

【临床应用】轻、中度高血压(第二线用药)及心绞痛。

【注意事项】

1. 禁用 重度主动脉瓣狭窄、肥厚性梗阻性心肌病、严重低血压、有心肌梗死危险或梗死前不稳定型心绞痛者。

2. 慎用 肝功能不良、儿童、孕妇和哺乳期妇女。

【给药护理要点】

1. 按钙通道阻滞药物应用护理总则护理。

2. 改变体位应缓慢,宜扶持,站立勿过久。

3. 长期应用,逐渐减量,不可骤然停药。

(三)β-肾上腺素能受体拮抗药

β-肾上腺素能受体拮抗药能使心绞痛合并高血压患者的血压降低,随后研究证实其能有效降低血压,是治疗高血压的常用药物。主要有普萘洛尔、美托洛尔、阿替洛尔等。

(四)血管紧张素Ⅰ转换酶抑制剂(ACEI)

ACEI类药物通过抑制血管紧张素Ⅰ转换酶,降低循环与血管组织的肾素-血管紧张素系统活性,减少血管紧张素Ⅱ的生成和升高缓激肽水平而发挥降血压作用。ACEI类药物应用护理总则是:

1. 肾功能不全者慎用 对肾功能减退者,采用小剂量或减少给药次数,并缓慢递增剂量;如必须同时用利尿药,应给予呋塞米,而不是噻嗪类药。

2. 选择长效制剂,每日给药一次。

3. 观察用药后不良反应 如持续性干咳,必要时改用氯沙坦或缬沙坦(镇咳药对血管紧张素转换酶抑制剂引起的咳嗽无效);如味觉异常,伴有畏食、体重下降;如血管神经性水肿。

4. 告知病人本品有轻微的硫味,无大碍,勿疑虑。少数人中性白细胞减少,本品可升高血钾浓度,定期监测血常规、肝及肾功能、电解质、尿蛋白。

5. 本品偶可引起晕厥和直立性低血压,给药前告知病人预防方法,以免出现意外。

6. 用药期间避免驾驶、机械操作或高处作业。

7. 监测血压、心率,特别是首剂应用时。根据病人的情况及时调整用药剂量。

★卡托普利　Captopril

【其他名称】开博通、巯甲丙脯酸、甲巯丙脯酸、刻甫定、普利博通。

【临床应用】高血压、心力衰竭和高血压急症(注射剂)。

【注意事项】

1. 禁用　对其他血管紧张素转换酶抑制剂过敏、孤立肾、移植肾、双侧肾动脉狭窄、肾功能减退。

2. 慎用　自身免疫性疾病、冠状动脉或脑动脉供血不足、骨髓抑制、血钾过高、主动脉狭窄,严格限制钠入量或进行透析者、婴儿、孕妇和哺乳期妇女。

【给药护理要点】

1. 按 ACEI 类药物应用护理总则护理。

2. 餐前 1 h 服药,因食物可减少本品 30%～40%的吸收。

3. 心力衰竭病人服用本品避免过度活动,防止出汗过多及腹泻、呕吐等,以免体液减少致血压骤降。

★依那普利　Enalapril

【其他名称】依拉普利、悦宁定、苯丙脯酸、恩纳普利、苯丁脂脯酸、因弗尔。

【临床应用】高血压(首选药之一)、心力衰竭。

【给药护理要点】

1. 按 ACEI 类药物护理总则护理。

2. 餐前、餐中和餐后均可服用。

佐芬普利　Zofenopril

【其他名称】佐费洛丽。

【临床应用】用于轻、中度原发性高血压(首选药之一)、心力衰竭。

【注意事项】

1. 禁用　严重肝功能不全、双肾动脉狭窄、使用其他血管紧张素转换酶抑制剂而发生过周围血管神经性水肿和遗传性或特发性血管性水肿者,孕妇及哺乳期妇女。

2. 肝或肾功能损害的心肌梗死者及儿童不宜使用。

3. 慎用　>75 岁的老年心肌梗死者。

【给药护理要点】

1. 按 ACEI 类药物应用护理总则护理。

2. 可在饭前、饭后及就餐时使用。

(五)血管紧张素 Ⅱ 受体阻滞剂(ARB)

ARB 是新一类的抗高血压药物,通过直接作用于血管紧张素 Ⅱ 受体,降低血压。此类药物应用护理总则是:

1. 观察用药后不良反应　如直立性低血压;面部、四肢的皮疹;常见头痛、眩晕、心悸等,偶有咳嗽,程度轻微呈一过性。罕有荨麻疹及血管神经性水肿发生。

2. 用药期间避免驾驶、机械操作或高处作业。

3. 本品偶可引起晕厥和直立性低血压,改变体位应缓慢,宜扶持,站立勿过久。

4. 监测血压,根据情况调整或联合用药。

5. 白细胞缺乏或肾功能障碍者,定期监测血常规、肾功能、电解质及尿蛋白。

氯沙坦　Losartan

【其他名称】科素亚、洛沙坦、科素娅、芦沙坦。

【临床应用】高血压。

【注意事项】

1. 禁用　妊娠第 2、3 期(可致胎儿死亡)。

2. 慎用　肝硬化或肝功能障碍、肾动脉狭窄、血钾过高、血容量不足,小儿及哺乳期妇女。

3. 肾功能障碍时无需调整本品剂量。

4. 肝功能不良或血容量不足者,起始量应用较小剂量。

【给药护理要点】按 ARB 类药物应用护理总则护理。

缬沙坦　Valsartan

【其他名称】代文、缬克、艾司坦、伐沙坦、丙戊沙坦。

【临床应用】高血压、急性心肌梗死后及心力衰竭,肾脏损害所致继发性高血压。

【注意事项】

1. 禁用　孕妇。

2. 慎用　肝功能不良、双侧或单侧肾动脉狭窄、小儿及哺乳期妇女。

3. 血液透析不能清除本品。

【给药护理要点】

1. 按 ARB 类药物应用护理总则护理。

2. 与噻嗪类利尿剂合用可进一步增强降压效果。代文可与其他抗高血压药合用。

3. 突然终止缬沙坦治疗,不引起高血压"反跳"或其他副作用。

厄贝沙坦　Irbesartan

【其他名称】安博维、依贝沙坦。

【临床应用】原发性高血压。

【注意事项】

1. 禁用　哺乳期和妊娠的第 4～9 个月。

2. 慎用　主动脉瓣和二尖瓣狭窄、肥厚性梗阻性心肌病、肾脏疾病包括双侧或单侧肾动脉狭窄。

3. 对于服用强利尿药物、饮食中严格限盐及腹泻、呕吐而血容量不足者,服用本品,首次可能发生症状性低血压。

【给药护理要点】

1. 按 ARB 类药物应用护理总则护理。

2. 本品与利尿剂合用时应注意血容量不足或因低钠可引起低血压。与保钾利尿剂合用时,应避免血钾升高。

替米沙坦　Telmisartan

【其他名称】安亚、美卡素、博欣舒、立文。

【临床应用】原发性高血压。

【注意事项】

1. 禁用　孕妇及哺乳期妇女;对其他血管紧张素受体拮抗药过敏者,胆道阻塞性疾病、严重肝肾功能不全者。

2. 慎用　肾动脉狭窄、主动脉瓣和二尖瓣狭窄、肥厚性梗阻性心肌病、血管神经性水肿者。

【给药护理要点】

1. 按 ARB 类药物应用护理总则护理。

2. 轻至中度肝功能损伤病人剂量不应超过每日 40 mg。

（六）血管扩张药

血管扩张药包括直接舒张血管平滑肌和钾通道开放药。硝普钠对动脉、静脉均有舒张作用,通过松弛血管平滑肌降低外周血管阻力,产生降压作用。

★硝普钠　Sodium Nitroprusside

【其他名称】铁酸钠、亚硝基氰化钠、亚硝基铁氰化钠。

【临床应用】高血压急症和急性心力衰竭。

【注意事项】

1. 禁用　代偿性高血压、动脉分流或主动脉缩窄者。

2. 慎用　肝或肾功能损害、甲状腺功能低下、脑血管或冠状动脉供血不足、低血容量、贫血、脑病或其他颅内压增高、肺功能不全、维生素 B_{12} 缺乏,小儿、孕妇及哺乳期妇女。

3. 左心衰竭时,应用本品可恢复心脏的泵血功能。但伴有低血压的左心衰竭应用本品时,必须加用正性肌力药,如多巴胺或多巴酚丁胺。

【给药护理要点】

1. 静脉滴注时应严格根据医嘱用药,用微量泵控制给药速度。

2. 该药见光分解,现配现用,用避光注射器和避光泵管。

3. 配制溶媒 5%葡萄糖液,溶液内不加入其他药物;溶液的保存与应用不超过 24 h。

4. 本品对组织细胞有刺激性,确定针头在血管内方可给药,推荐中心静脉滴注。

5. 监测血压、心率,连续使用不超过 72 h。

6. 对连续使用 2~3 天者,监测尿量和肾功能。

7. 观察用药后的不良反应 本品毒性反应来自代谢产物氰化物和硫氰酸盐,中毒或过量注意有无运动失调、视物模糊、谵妄、眩晕、头痛、意识丧失、恶心、呕吐、气短等;超级量可出现皮肤粉红色、呼吸浅快、昏迷等。

8. 静脉给药已达 10 μg/(kg·d),经 10 min 降压效果不满意,汇报医生,酌情换药。

9. 停药时逐渐减量,并加用口服血管扩张药,以免出现"反跳"现象。

(七)交感神经抑制药

交感神经抑制药包括中枢性降压药:可乐定、甲基多巴;神经节阻断药:樟磺咪芬(这类药临床已很少使用);去甲肾上腺素能神经末梢阻滞药:利血平;α 受体阻断药:哌唑嗪、酚妥拉明;α 及 β 受体阻断药:卡维地洛。此类药物护理总则是:

1. 注射给药,速度缓慢,尽可能使用输液泵或微量泵给药,使病人处于平卧位。

2. 监测心率和血压,根据情况调整剂量。

3. 用药期间避免驾驶、机械操作或高处作业。

4. 改变体位应缓慢,宜扶持,站立勿过久,忌热水盆浴和长时间热水淋浴。

5. 长期应用大剂量后,突然停药或连续漏服数剂,可发生反跳性高血压。

可乐定　Clonidine

【其他名称】可乐宁、催压降、氯压定、血压得平、压泰生。

【临床应用】各型中、重度高血压（第二、三线用药）、偏头痛、痛经、绝经期潮热。

【注意事项】

1. 慎用　脑血管疾病、冠状动脉供血不足、有精神抑郁史、有近期急性心肌梗死、雷诺病、慢性肾功能障碍、窦房结或房室结功能低下、血栓栓塞性脉管炎、孕妇及哺乳期妇女。

2. 静脉注射时，在产生降压作用前常出现一过性血压升高现象。

【给药护理要点】

1. 口服本品，每日的末次药在晚间睡前服，以保证控制夜间血压。

2. 与利尿剂合用，可加强降压效果，消除水钠潴留，减少耐受性和用药剂量。

3. 常见的不良反应是口干、便秘。

甲基多巴　Aldometil

【其他名称】甲多巴、爱道美、盐酸甲基多巴。

【临床应用】中、重度或恶性高血压（尤其适用肾性高血压与妊娠期慢性高血压）。

【注意事项】

1. 禁用　活动性肝炎、肝硬化及精神抑郁者。

2. 慎用　有肝脏疾病史或肝功能异常、肾功能减退、心绞痛、自身免疫性疾病、溶血性贫血史、有精神抑郁史、帕金森病、嗜铬细胞瘤，孕妇、儿童及老年人。

【给药护理要点】

1. 维持正常血压，每日一次，晚间睡前服用，减少白天嗜睡、眩晕等不良反应。

2. 递增本品剂量,从晚间给药开始,避免白天过度镇静。

3. 观察用药后不良反应:应用初剂量和增剂量后的 24～72 h,可出现嗜睡、眩晕,有时伴抑郁;应用 2～3 个月后,可产生水钠潴留而出现耐受现象,出现血压失控、尿少、水肿、体重异常增加(1 周超过1～2 kg)。

4. 用药期间因本品代谢物与空气接触发生化学变化,尿色可变深。药片密封保存在盒内,服用时取出,遮光室温保存。

5. 定期检查血压、血常规、肝功能。

哌唑嗪　Prazosin

【其他名称】哌唑静、降压新、脉安平、降压欣、脉派斯。

【临床应用】高血压(二线用药)、充血性心力衰竭及麦角胺过量。

【注意事项】

1. 慎用　孕妇、严重心脏疾病及精神病者。

2. 对老年人降压作用敏感,有使老年人发生体温过低的可能;肾功能减退,剂量相应减少。

3. 长期应用可产生耐受性。

4. 与 β-受体阻滞剂或利尿剂合用,更易发生"首剂效应",应避免合用;如已使用利尿剂,停用 1 天后再开始使用本品。

【给药护理要点】

1. "首剂效应"与剂量有关,首剂＜1 mg,以后逐渐增加;首剂与增加后第一剂于睡前服用。出现"首剂效应",立即取头低足高斜卧位,停用本品;轻者无需特别处理,重者采取相应的救治措施。

2. 观察用药后不良反应:胃肠道反应、视物模糊、皮肤过敏、排尿失控、手足麻木及精神抑郁;防止发生水钠潴留、下肢水肿和体重增加。

3. 给药期间,检查体重及视力变化。

4. 在服药期间,不随便服用治疗感冒、咳嗽及抗过敏药物,可能会影响哌唑嗪的疗效。

★酚妥拉明　Phentolamine

【其他名称】苄胺唑啉、利其丁、瑞支亭、酚胺唑啉、安挺、安达。

【临床应用】嗜铬细胞瘤所致的高血压、疑似嗜铬细胞瘤的诊断性试验；左心衰竭、周围血管痉挛性疾病。

【注意事项】

1. 禁用　低血压、严重动脉硬化、心脏器质性损害、肾功能减退及胃炎或胃溃疡。

2. 慎用　冠状动脉供血不足、心绞痛、心肌梗死或有心肌梗死史，孕妇和儿童。

【给药护理要点】

1. 静滴时，严格控制输液速度：用于嗜铬细胞瘤手术为 0.5～1 mg/min；用于心力衰竭为 0.17～0.4 mg/min。

2. 观察用药后的不良反应　胸痛、头痛、神志不清、共济失调、言语不清等症状。

利血平　Reserpine

【其他名称】利舍平、尼寿品、寿比安、血安平。

【临床应用】高血压及高血压危象。

【注意事项】

1. 禁用　对萝芙木制剂过敏、急性溃疡病、7～14 天用过 MAO（单胺氧化酶）抑制药。

2. 慎用　肾功能减退、心律失常、心脏抑制、癫痫、呼吸功能差、哮喘、胆石症、有精神抑郁史、溃疡性结肠炎、消化性溃疡、帕金森病、嗜铬细胞瘤、电休克治疗，老年人、孕妇及哺乳期妇女。

3. 口服本品数日至 3 周后显效，3～6 周达最大效应，停药后作用可持续 1～6 周。

4. 服用利血平的病人不能进行电休克治疗，至少停药 2 周，方可进行治疗。

【给药护理要点】

1. 口服给药，餐时服用。

2. 避免饮酒,限饮咖啡、浓茶及可乐饮料。

3. 观察用药后不良反应　① 出现清晨失眠、焦虑、神经紧张、注意力不集中、垂头丧气、抑郁等精神症状;② 呕血、便血、心律失常、支气管痉挛及手指僵硬、颤动等症状。

4. 定期检查血电解质及大便隐血。

卡维地洛　Carvedilol

【其他名称】达利全、康达欣、金络、瑞欣乐。

【临床应用】原发性高血压、有症状的慢性充血性心力衰竭。

【注意事项】

1. 禁用　肝功能低下、支气管痉挛或哮喘、COPD(慢性阻塞性肺病)、严重心动过缓(<50 次/分)、病态窦房结综合征(包括窦房阻滞)、二度或三度房室传导阻滞、心源性休克、严重低血压(收缩压<85 mmHg)、糖尿病酮症酸中毒、代谢性酸中毒、孕妇及哺乳期妇女。

2. 慎用　甲状腺功能亢进、周围血管疾病、嗜铬细胞瘤、直立性低血压者。

3. 对于接受地高辛、利尿剂、血管紧张素转换酶抑制剂治疗者,必须在病情稳定后使用本品。

4. 心率<55 次/分的心动过缓者,减量应用本品。

5. 低血压、直立性低血压和晕厥在首次服药 30 天内发生的危险最高。

【给药护理要点】

1. 本品必须和食物一起服用,以减慢吸收。原发性高血压:餐前 30 分钟或餐后 1 小时服用;充血性心力衰竭:餐时服用,可降低直立性低血压的发生。

2. 本品可引起眼睛干燥和眼部刺激症状,戴角膜接触镜者加强眼睛护理。

3. 糖尿病病人必须向医师报告任何血糖水平的变化。

4. 在与可乐定联合用药时,先停本品,数日后再逐渐减量停用可乐定。

（八）其他

★复方利血平 Compound Reserpine

【其他名称】复方降压片。

【临床应用】轻、中度高血压病。

【注意事项】

1. 禁用 对本品过敏者、胃及十二指肠溃疡者。

2. 用药期间出现明显抑郁症状，即应减量或停药。

3. 利血平化患者，加用洋地黄可能突发心搏骤停或心率失常，宜加注意。

【给药护理要点】

1. 严格按医嘱服药。

2. 用药期间避免驾驶、机械操作或高处作业。

3. 改变体位应缓慢，宜扶持，站立勿过久，忌热水盆浴和长时间热水淋浴。

4. 观察用药后不良反应 常见鼻塞、胃酸分泌增多及大便次数多、乏力、体重增加。

5. 监测血压和体重。

★复方利血平氨苯蝶啶 Compound Hypotensive

【其他名称】北京降压0号。

【临床应用】轻、中度高血压。

【注意事项】

1. 禁用 对本品过敏者、活动性溃疡、溃疡性结肠炎、抑郁症、严重肾功能障碍者。

2. 慎用 胃与十二指肠溃疡患者、高尿酸血症或有痛风病史者、心律失常和有心肌梗死病史患者、运动员。

3. 用药期间出现明显抑郁症状，即应减量或停药。

【给药护理要点】

1. 使催乳素分泌增多，可能对乳腺癌生成起作用，超过40岁者定期检查乳腺。

2. 本品可升高血糖,糖尿病者尽量不用。

3. 药物过量可引起明显低血压,应停药,尽早洗胃,给予支持、对症处理,并密切注意血压、电解质和肾功能的变化。

4. 其他参见"复方利血平"的给药护理要点。

★硫酸镁 Magnesium Sulfate

【其他名称】硫苦、泻盐。

【临床应用】妊娠高血压、惊厥、先兆子痫和子痫、早产、便秘、阻塞性黄疸及慢性胆囊炎、破伤风、高血压脑病及急性肾性高血压危象、消炎去肿。

【注意事项】

1. 禁用 心脏传导阻滞、心肌损伤、严重肾功能不全、肠道出血者、月经期妇女、急腹症、孕妇及哺乳期妇女。

2. 慎用 孕妇用其导泻、体弱和老年人。

3. 用药前检查肾功能,肾功能不全者用药量减少。

4. 用药中突然出现胸闷、胸痛、呼吸急促,警惕肺水肿的发生。

【给药护理要点】

1. 此药属于高危药品,按高危药品管理。

2. 观察用药后不良反应 静脉注射时引起潮热、出汗、口干;快速静脉注射可引起恶心、呕吐、心慌、头晕,个别出现眼球震颤。

3. 静脉注射需缓慢,观察患者呼吸与血压。如有中毒现象(如肌腱反射消失、呼吸肌麻痹等),用 10% 葡萄糖酸钙注射液 10 ml 静脉注射,进行解救。

4. 导泻时,观察有无脱水现象。

5. 胃肠道有溃疡者,导泻治疗易造成镁离子大量的吸收而引起中毒。

6. 中枢抑制药(如苯巴比妥)中毒患者不宜使用本品导泻,防止加重中枢抑制。

五、抗休克血管活性药

血管活性药包括血管扩张药和血管收缩药。血管扩张药可扩张阻力血管和容量血管,改善心肌功能,增加心排血量及心排血指数,回升血压;扩张微动脉、解除微循环痉挛,使血液重新流入真毛细血管,增加组织血流供应,解除细胞代谢障碍及酸血症。拟肾上腺素药使心肌收缩力增强,外周阻力增加,血压上升,并改善微循环。此类药物应用护理总则是:

1. 使用血管活性药物需微量输液泵控制滴速。

2. 严密监测生命体征(血压、心率及心律等),观察周围血管灌注情况(皮肤色泽、温度、湿度),尿量,有无异位搏动等及中枢神经缺氧症状(如烦躁不安、眩晕、颤抖、淡漠、反应迟钝等),做好抢救准备。建议监测中心静脉压、心排血量及肺楔压。

3. 根据血压、心率等参数调整血管活性药物的滴速。

4. 建议经中心静脉给药。

5. 采用专用通路输入血管活性药物,不与中心静脉压测量及其他补液在同一条静脉管路。

6. 扩血管药和缩血管药在不同管路输入。

7. 严密观察注射部位皮肤状况,防止外渗,引起组织坏死。

8. 密闭、避光保存,遇日光或热即分解变为粉红色至棕色。静滴时使用避光输液器,发现变色或沉淀,不宜使用。

★肾上腺素　Adrenaline

【其他名称】副肾素、副肾碱、L-肾上腺素。

【临床应用】支气管痉挛、心脏复苏;过敏性休克及其他严重过敏性疾病;延长局麻药药效(合用时);胰岛素作用过度所致的低血糖症状、结膜充血及皮肤黏膜表面出血(局部给药)。

【注意事项】

1. 禁用　对其他拟交感胺类药过敏者(麻黄碱、异丙肾上腺素、去甲肾上腺素、去氧肾上腺素),指、趾、耳、鼻、生殖器局部麻醉时。

2. 慎用　器质性脑病、心血管疾病、糖尿病、青光眼、高血压、甲状腺功能亢进、帕金森病、吩噻嗪类药引起的循环虚脱或低血压、精神或神经疾病的症状恶化,以及老年人和小儿。

3. 本品可使子宫平滑肌松弛,使第二产程延长,还可致胎儿心律失常。除非危及产妇生命,一般不用于分娩。

4. 长期或反复使用,可产生耐药性,停药数日后,可恢复敏感性。

【给药护理要点】

1. 按血管活性药物应用护理总则护理。

2. 严格执行医嘱给药。

3. 用 1 : 1 000(1 mg/ml)浓度的肾上腺素注射液,心内或静脉注射前必须稀释,不推荐动脉内注射,可导致组织坏死或静脉炎,有血压骤升或脑出血危险。

4. 用于过敏性休克时,应补充血容量。因过敏性休克时血管渗透性增加,可致有效血容量不足。

5. 多次注射,必须更换部位,防止组织坏死。

6. 应用喷雾剂解除支气管痉挛需小量开始,1~2 min 后症状不缓解,再次给药;症状缓解后立即漱口,去除残留药液;如需吸入异丙肾上腺素,两者至少间隔 4 h 使用;吸入本品 20 min 后,症状不缓解或加重,立即报告医生;用药后出现气管刺激、恐惧、失眠、震颤等症状,应减量或换药。

7. 滴鼻时,取坐位或卧位,头后仰。不宜超过 3~5 天,每日不超过 3 次。

8. 滴眼时,在滴后轻压内囊处 2~3 min。如出现眼睑水肿、发痒、分泌物增多,立即停药;如需合用其他药物,间隔 2~10 min 再次给药。

9. 局麻时,每次用量不超过 300 μg,否则可引起心悸、头痛、血压升高。

10. 长期、多次或逾量使用者,监测血糖,防止血糖升高。

★去甲肾上腺素 Noradrenaline

【其他名称】去甲肾、正肾、正肾素、正肾上腺素。

【临床应用】急性心肌梗死、体外循环、嗜铬细胞瘤切除等引起的低血压、椎管内阻滞引起的低血压及心脏停搏复苏后血压维持。

【注意事项】

1. 禁用　对其他拟交感胺类药不能耐受者。

2. 慎用　缺氧、血栓形成、少尿或无尿及微循环障碍性休克、闭塞性血管疾病，如动脉硬化、糖尿病、闭塞性脉管炎等。

3. 本品易透过胎盘，可使子宫血管收缩，导致胎儿缺氧，孕妇应用必须权衡利弊。

4. 低血压伴低血容量时，先补充血容量后方可应用本品；紧急状况下也可先用或同用，以提高血压、防止脑和冠状动脉供血不足。

5. 本品收缩所有小动脉，长期或大剂量使用反而导致不可逆转的休克。

【给药护理要点】

1. 按血管活性药物应用护理总则护理。

2. 用5%葡萄糖注射液或葡萄糖氯化钠注射液稀释本品，不宜使用0.9%氯化钠注射液稀释。

3. 单独使用，禁止加入血液或血浆中，更不宜与碱性药物混合。

4. 禁止皮下和肌内注射。如有药液外渗，局部发生冷、白、硬、肿时，不得局部热敷，应立即取0.25%普鲁卡因注射液10～20 ml或酚妥拉明5～10 mg，用0.9%氯化钠注射液稀释至10～15 ml局部浸润注射；如局部组织已经发黑坏死，则局部切除后植皮治疗。

5. 抢救时长时间持续使用本品或其他血管收缩药，重要器官如心、肾等将因毛细血管灌注不佳而产生不良影响，甚至导致不可逆性休克，须注意。

6. 停药应逐渐减量，禁止骤然停药，防止血压突然下降。

7. 多次使用者监测血糖和肾功能。

★异丙肾上腺素　Isoprenaline

【其他名称】异丙肾、喘息定、盐酸异丙肾上腺素、硫酸异丙肾上腺素。

【临床应用】心源性或感染性休克、完全性房室传导阻滞、心脏停搏、支气管哮喘。

【注意事项】

1. 慎用 高血压、甲状腺功能亢进、心绞痛、冠状动脉供血不足及糖尿病。

2. 对其他肾上腺素类药物过敏者对本品也有交叉过敏可能。

3. 可与肾上腺素交替使用,但不能同时应用。交替使用时,待前药物作用消失后方可用后药。

【给药护理要点】

1. 按血管活性药物应用护理总则护理。

2. 休克病人监测每小时尿量、动脉氧分压和二氧化碳分压等。

3. 长期用药 观察和随访有无腮腺肿大或严重的长时间哮喘。

4. 舌下给药 急症时将药片嚼碎后含于舌下,不可吮吸和将涎液咽下,药物吸收后立即漱口,避免残留药液对牙齿和口腔的刺激。舌下含化此药时也可引起全身反应,同时常有口腔溃疡。

5. 喷雾给药 喷吸时深吸气,喷毕屏气 8 秒,徐徐呼气;喷吸间隔不得少于 2 h;吸入后涎液和痰液可呈粉红色;若正常剂量不能解除症状,不可继续使用或擅自加量,避免产生耐受性。

6. 观察用药后不良反应 如口咽发干、心悸不安、头痛、震颤、忧虑、头晕及虚脱。

★ 间羟胺 **Metaraminol**

【其他名称】阿拉明、重酒石酸间羟胺。

【临床应用】防治椎管内阻滞麻醉时发生的急性低血压;心源性休克或血源性感染所致的低血压;因出血、药物过敏、手术并发症及脑外伤或脑肿瘤合并休克而发生的低血压。

【注意事项】

1. 慎用 高血压、甲状腺功能亢进、糖尿病及充血性心力衰竭。

2. 长期使用可产生蓄积作用,停药后血压仍偏高。

【给药护理要点】

1. 按血管活性药物应用护理总则护理。

2. 用 0.9%氯化钠注射液或 5%葡萄糖注射液 500 ml 稀释,保存时间 24 h。

3. 如有药液外渗,局部发生冷、白、硬、肿时,不得局部热敷,应立即取酚妥拉明 5～10 mg,用0.9％氯化钠注射液稀释至 10～15 ml 局部浸润注射。

4. 皮下或肌内注射的部位应谨慎选择,避免在血压循环不佳的部位使用。

5. 本品最大效应不会立即显现,至少观察 10 min 以上,不可贸然增加剂量。

6. 治疗中监测尿量,随着血压上升,尿量升至正常,如剂量过大,又可下降,若尿量＜30 ml/h,持续 2 h 以上,应减量或换药或利尿。

7. 停药应逐渐减量,禁止骤然停药,防止血压突然下降。

★多巴胺　Dopamine

【其他名称】儿茶酚乙胺、3-羟酪胺、诱托平、雅多博明。

【临床应用】心肌梗死、创伤、内毒素血源性感染、心脏手术、肾衰竭、充血性心力衰竭等引起的休克征;补充血容量效果不佳的休克;洋地黄类药物及利尿治疗无效的心功能不全。

【注意事项】

1. 禁用　嗜铬细胞瘤。

2. 慎用　闭塞性血管疾病(包括冻伤、高血压、糖尿病性动脉内膜炎、动脉栓塞、血栓闭塞性脉管炎、动脉粥样硬化、雷诺病)或有既往史、频繁的室性心律失常及肢端循环不良者;孕妇及小儿。

3. 应用本品前,先纠正低血容量。治疗时,尽量最小剂量和最短时间,时间越短,预后越好。

4. 用于休克病人,中心静脉压在 10～15 mmHg 时方可使用。

5. 小剂量[0.5～2 μg/(kg·d)]时,作用多巴胺受体,使肾及肠系膜血管扩张,肾血流及肾小球滤过滤增加,尿量及钠排量增加;中等剂量[2～10 μg/(kg·d)]时,直接激动 β_1-受体,使心肌收缩力及心排血量增加,收缩压升高,冠状动脉血流及心肌耗氧改善;大剂量

[$>10\ \mu g/(kg \cdot d)$]时,激动 α-受体,致周围血管阻力增加,肾血管收缩,肾血流量及尿量反而减少。

【给药护理要点】

1. 按血管活性药物应用护理总则护理。

2. 用 0.9% 氯化钠注射液、5% 葡萄糖注射液、1/6 M 乳酸钠注射液、复方氯化钠注射液和 20% 甘露醇注射液稀释。

3. 单独使用,特别是不与碱性药物或氧化性药物配伍。

4. 禁止皮下和肌内注射。如有药液外渗,局部组织出现红、肿、热、痛,可用 50% 硫酸镁湿敷或土豆片外敷;局部组织发生冷、白、硬、肿时,不宜局部热敷,应立即取酚妥拉明 5～10 mg,用 0.9% 氯化钠注射液稀释至 10～15 ml 局部浸润注射。

5. 停药应逐渐减量,禁止骤然停药,防止血压突然下降。

★ 多巴酚丁胺　Dobutamine

【其他名称】强心胺、丁巴多胺、安畅、多普安。

【临床应用】器质性心脏疾病时心肌收缩力下降而引起的心力衰竭,包括心脏手术后低心排血量综合征。

【注意事项】

1. 禁用　梗阻性肥厚性心肌病。

2. 慎用　心房纤颤、重度主动脉瓣狭窄等严重机械性梗阻、低血容量、室性心律失常、心肌梗死后、高血压及甲状腺功能亢进。

【给药护理要点】

1. 按血管活性药物应用护理总则护理。

2. 用 0.9% 氯化钠注射液或 5% 葡萄糖注射液稀释,滴速为 2.5～10 $\mu g/(kg \cdot d)$,最大剂量不超过 10 $\mu g/(kg \cdot d)$。

3. 给药前,先补充血容量,以纠正低血容量。配液浓度不超过 5 mg/ml,保存时间 24 h。

4. 单独使用,不与碱性药物或氧化性药物配伍。

5. 停药应逐渐减量,禁止骤然停药,防止血压突然下降。

6. 观察用药后不良反应　少数病人可能出现心率加快、血压升高,若出现减慢滴速;严重者可有心律失常。

辅酶 A　Coenzyme A

【其他名称】辅酶甲、磷酸烟苷。

【临床应用】脂肪肝、冠状动脉硬化的辅助治疗;白细胞减少症、原发性血小板性紫癜及功能性低热的辅助治疗。

【注意事项】

1. 禁用　急性心肌梗死、对本品过敏者。

2. 慎用　孕妇及哺乳期妇女。

【给药护理要点】

1. 临床常用以组成"能量合剂"(辅酶 A、ATP、胰岛素、葡萄糖和钾盐),静脉滴注,以 5％葡萄糖注射液 500 ml 稀释。促进糖代谢和其他代谢过程,有利于肝功能恢复。

2. 首次应用观察有无过敏反应,如头晕,心跳加快同时出现手脚麻木,短暂的昏迷。

辅酶 Q10　Coenzyme Q10

【其他名称】泛癸利酮、合夫、癸烯醌、泛醌10。

【临床应用】

1. 心血管疾病　病毒性心肌炎、充血性心力衰竭、高血压、心律失常的辅助治疗。

2. 肝炎　病毒性肝炎、亚急性肝坏死、慢性活动性肝炎的辅助治疗。

3. 癌症的综合治疗　能减轻放疗、化疗等引起的某些不良反应。

【注意事项】

1. 禁用　对本品过敏者。

2. 慎用　胆管阻塞者、肝或肾功能不全者。

【给药护理要点】

1. 首次应用观察有无过敏反应,如头晕、心跳加快同时出现手脚麻木、短暂的昏迷。治疗:脱敏治疗,给予地塞米松和扑尔敏肌注。

2. 观察用药后不良反应,如恶心、胃部不适、食欲减退等,但不必停药。偶有荨麻疹及一过性心悸。

三磷腺苷 Adenosine triphosphate

【其他名称】三磷酸腺苷、腺三磷、三磷酸腺甙、三磷腺甙。

【临床应用】心力衰竭、心肌炎、心肌梗死、脑动脉硬化、冠状动脉硬化、急性脊髓灰质炎;室上性心动过速;与辅酶 A 合用,治疗肝炎、肾炎等。

【注意事项】

1. 禁用　对本品过敏、脑出血急性期、病态窦房结综合征、房室传导阻滞史者。

2. 慎用　60 岁以上的老年人及窦性心动过缓者。

【给药护理要点】

1. 静脉注射宜缓慢。

2. 观察用药后不良反应,如头晕、头胀、胸闷、低血压等,偶见关节酸痛、荨麻疹等。

3. 治疗快速型室上性心律失常时,首剂常用 20 mg,用 5% 葡萄糖液稀释至 5 ml 于 20 秒内快速静滴,若无效则间隔 5 min,再注入 30 mg,单剂注入量不超过 40 mg。由于本品在终止室上性发作过程中可发生多种心律失常和全身反应,尽管是瞬间反应,不需处理,但仍有一定潜在危险。

4. 连续监测心电图,密切注意病人的全身反应。

环磷腺苷 Cyclic Adenosine Monophosphate

【其他名称】可中、力素、倍枢能、环化腺苷酸。

【临床应用】用于心绞痛、心肌梗死、心肌炎及心源性休克;改善风湿性心脏病的心悸、气促、胸闷等症状;对急性白血病结合化疗可提高疗效;急性白血病的诱导缓解。对老年慢性支气管炎、各种肝炎和银屑病有效。

【给药护理要点】

1. 静脉滴注宜缓慢。

2. 观察用药后不良反应,如心季、头昏、困乏等,偶见发热和皮疹。

3. 大剂量静脉注射 0.5 mg/(kg·d)时,可引起腹痛、头痛、肌痛、睾丸痛、背痛、四肢无力、恶心、手脚麻木、高热等。

前列地尔　Prostaglandin E1

【其他名称】凯时、保达新、凯威捷、前列腺素 E_1。

【临床应用】急性心肌梗死;血栓性疾病(血栓闭塞性脉管炎、闭塞性动脉硬化症、雷诺现象、视网膜闭塞);脏器移植术后抗栓治疗;阴茎海绵体注射适用于治疗神经性、血管性、心因性或混合性勃起功能障碍。

【注意事项】

1. 禁用　严重心衰(心功能不全)、妊娠或可能妊娠者、对本品过敏者。

2. 慎用　心功能不全者、青光眼或眼压亢进者、胃溃疡、间质性肺炎。

【给药护理要点】

1. 观察用药后不良反应,如头痛、眩晕;食欲减退、恶心、腹泻、低血压、心动过速、室性早搏;睾丸痛或肿胀、尿频、尿急、排尿困难。

2. 注射时,局部疼痛、肿胀或有发热、瘙痒感,应减慢给药或停止给药。

3. 单独使用,避免与血浆增溶剂(右旋糖酐、明胶制剂等)混合。

4. 稀释后在 2 h 内使用。残液不能再使用。

5. 不能使用冻结的药品。

六、调节血脂药及抗动脉粥样硬化药

调节血脂药物包括羟甲基戊二酸单酰辅酶 A(HMG-COA)还原酶抑制剂,即他汀类、胆汁酸结合树脂、烟酸和苯氧酸类(贝特类)。

本节重点介绍他汀类和贝特类药物及抗氧化药。

（一）他汀类

他汀类药物应用护理总则是：

1. 禁用　活动性肝炎或不明原因的血清转氨酶持续升高，孕妇及哺乳期妇女，18岁以下的病人。

2. 慎用　酗酒者、有肝病既往史者、对其他 HMG-COA（羟甲基戊二酸单酰辅酶 A）还原酶抑制药过敏者。

3. 观察用药后不良反应：常见胃肠道不适（消化不良、恶心、腹痛）；少见头痛、失眠；罕见肌炎、肌病和横纹肌溶解综合征。

4. 用药期间如有低血压、严重急性感染、创伤、代谢紊乱等情况，需注意可能出现的继发于肌溶解后的肾衰竭。

5. 禁止他汀类药与环孢素、红霉素、克拉霉素、奈法唑酮、抗真菌药、蛋白酶抑制剂、贝特类药、烟酸类药等联合使用，避免造成横纹肌溶解症。

6. 调整饮食结构，低盐低脂饮食。胆固醇高者勿食高胆固醇食物；肥胖者减肥，限制糖及甜食摄入。

7. 定期监测血常规、肝肾功能、血脂，根据情况调整用量。

氟伐他汀　Fluvastatin

【其他名称】来适可、氟伐他丁。

【临床应用】高脂血症（饮食治疗不能完全控制的高胆固醇血症）。

【给药护理要点】

1. 按他汀类药物应用护理总则护理。

2. 晚上（临睡前）服用。

3. 25℃以下储藏。

普伐他汀　Pravastatin

【其他名称】福他宁、普拉司汀、尤美、帕伐他汀。

【临床应用】饮食治疗不能完全控制的原发性高胆固醇血症或合并高甘油三酯血症者（Ⅱa 和Ⅱb型）。

【注意事项】如有肾功能减退,适当减少剂量。

【给药护理要点】

1. 按他汀类药物应用护理总则护理。

2. 晚上(临睡前)服用。

★辛伐他汀　Simvastatin

【其他名称】舒降脂、舒降之、苏文、泽之浩、斯伐他汀。

【临床应用】高脂血症、冠心病。

【给药护理要点】

1. 按他汀类药物应用护理总则护理。

2. 晚上(临睡前)服用。

3. 与香豆类抗凝剂合用,可提高抗凝效果,需监测凝血酶原时间。

4. 与地高辛合用,可增加地高辛血药浓度,需监测地高辛血药浓度。

阿托伐他汀　Atorvastatin

【其他名称】立普妥、阿托他汀。

【临床应用】各型高胆固醇血症和混合型高脂血症(Ⅱb型);冠心病、脑卒中;心肌梗死后不稳定型心绞痛和血管重建术后;急性冠脉综合征。

【给药护理要点】

1. 按他汀类药物应用护理总则护理。

2. 进餐时服用,以利吸收。

3. 用药期间避免驾驶、机械操作或高处作业。

(二)贝特类

贝特类药物应用护理总则是:

1. 禁用　严重肝或肾功能损害、胆石症、原发性胆汁性肝硬化,孕妇及哺乳期妇女。

2. 慎用　肝或肾功能损害、糖尿病、胆囊炎及甲状腺功能低下。

3. 观察用药后不良反应　如出现肌痛伴血清磷酸激酶增高、持续头痛、严重腹泻及眩晕等。

4. 禁止与他汀类药物联合用药,避免造成横纹肌溶解症。

5. 与口服抗凝药合用,减少抗凝血药物的剂量。

6. 调整饮食结构,低盐低脂饮食。

7. 定期监测血常规、肝肾功能、血脂,根据情况调整用量。

吉非罗齐　Gemfibrozil

【其他名称】脂必清、吉非贝齐、优瑞脂、博利脂、二甲苯氧庚酸。

【临床应用】高脂血症(Ⅳ或Ⅴ型)、混合型高脂血症(Ⅱb型)。

【给药护理要点】

1. 按贝特类药物应用护理总则护理。

2. 早餐或晚餐前 30 min 服用。

3. 本品对诊断有干扰,治疗 3 个月后如无效即应停药。

4. 本品停用后血胆固醇和甘油三酯可能反跳超过原来水平,故宜给低脂饮食并监测血脂至正常。

非诺贝特　Fenofibrate

【其他名称】力平之、力平脂、立平脂。

【临床应用】高脂血症、尤其是高甘油三酯血症及混合型高脂血症(Ⅱb型)。

【注意事项】老年人如有肾功能减退,适当减少剂量。

【给药护理要点】

1. 按贝特类药物应用护理总则护理。

2. 进餐时服用。

3. 用药期间避免驾驶、机械操作或高处作业。

(三)抗氧化药

普罗布考　Probucol

【其他名称】丙丁酚。

【临床应用】低密度脂蛋白高的高胆固醇血症。

【注意事项】

1. 禁用　对普罗布考过敏、新近心肌梗死者、严重室性心律失常、有心源性晕厥或不明原因的晕厥、有 Q-T 间期延长者、正在应用延长 Q-T 间期的药物、血钾及血镁过低者。

2. 慎用　孕妇、哺乳期妇女。

3. 如有肾功能减退,适当减少剂量。

4. 对于 65 岁以上的老年人,本品降胆固醇和低密度脂蛋白胆固醇的效果较年轻病人更为显著。

【给药护理要点】

1. 早、晚进餐时服用,以利吸收。

2. 观察用药后不良反应:常见胃肠道不适(腹泻、胀气、腹痛、恶心、呕吐);少见头痛、头晕、感觉异常、失眠、耳鸣、皮疹、瘙痒、血管神经性水肿;罕见心电图 Q-T 间期延长、室性心动过速、血小板减少。

3. 调整饮食结构,低盐低脂饮食。

4. 用药期间避免驾驶、机械操作或高处作业。

5. 定期检查心电图 Q-T 间期。

6. 定期监测血常规、肝肾功能、血脂,根据情况调整用量。

第六节　呼吸系统药物

一、祛痰药

祛痰药主要包括刺激性祛痰药和黏液溶解剂。前者口服后通过刺激胃黏膜反射性促进支气管腺体分泌,稀释痰液,易于排出;后者使痰液黏度下降或黏液分解,易于排出。

(一)刺激性祛痰药

刺激性祛痰药适用于干咳及痰液不易咳出者,也可用于酸化尿液和纠正代谢性碱中毒,用药后可有恶心、呕吐,长期或过量服用可造成低血钾和酸中毒。此类药应用的护理总则是:

1. 用药前评估病人过敏史,过敏体质者慎用。

2. 刺激性祛痰药宜在饭后服用,减少胃肠道刺激。

3. 遵医嘱监测血钾水平,以免引起低钾血症。

4. 用药7天未缓解,应汇报医生。

氯化铵 Ammonium chloride

【其他名称】氯化铔、硇砂。

【临床应用】

1. 用于呼吸道炎症时痰黏稠不易咯出。

2. 用于泌尿系统感染需酸化尿液时。

3. 用于重度代谢性碱中毒。

【注意事项】

1. 禁用 ① 肝、肾功能不全者(可使血氨增高)。② 代谢性酸血症病人(应用过量或长期服用易致高氯酸血症)。③ 溃疡病病人。

2. 慎用 镰状细胞贫血病人。

3. 孕妇及哺乳期妇女不宜使用。

4. 剂量过大可引起恶心、呕吐、胃痛、口渴等症状。宜溶于水中,饭后服用。

【给药护理要点】

1. 按刺激性祛痰药护理总则护理。

2. 个别可出现皮疹,注意观察。

3. 用药前后行血气等酸碱平衡分析。

(二) 黏液溶解剂

黏液溶解剂适用于痰液黏稠所致的呼吸困难、咳痰困难,代表药物有溴己新、盐酸氨溴索、乙酰半胱氨酸和羧甲司坦等,用药后可有恶心等胃肠道反应。此类药应用的护理总则是:

1. 宜饭后服用,减少胃肠道刺激,减少胃肠道反应。

2. 黏液溶解剂避免与阿托品类药物、强力镇咳药同服。

3. 黏液溶解剂可破坏胃黏膜屏障,对有胃溃疡病病史的病人,使用此类药物应密切观察用药后反应。

4. 如应用4周后无效,应汇报医生,遵医嘱停止使用该药。

★溴己新 Bromhexine

【其他名称】必嗽平、必消痰、溴己铵、盐酸溴苄环己胺、盐酸溴

己胺、盐酸溴己新。

【临床应用】用于急慢性支气管炎、肺气肿、哮喘、支气管扩张、硅肺等痰液黏稠而不易咳出时。

【注意事项】

1. 偶有恶心、胃部不适，可能使血清转氨酶暂时升高，可自行恢复。

2. 禁用　对本品过敏者。

3. 慎用　① 胃溃疡病人。② 孕妇和哺乳期妇女。

【给药护理要点】

1. 按黏液溶解剂护理总则护理。

2. 脓性痰者遵医嘱需加抗生素抗感染治疗。

羧甲司坦　Carbocisteine

【其他名称】霸灵、费立、化痰片、强利灵、强利痰灵、羧甲半胱、羧甲半胱氨酸、羧甲基半胱氨酸、贝莱。

【临床应用】

1. 用于急慢支气管炎、支气管哮喘、支气管扩张、肺结核等呼吸系统疾病引起的气管阻塞、咳嗽、咳痰等，尤其是痰液稠厚，咳出困难。

2. 用于慢性副鼻窦炎、渗出性中耳炎，并有防止儿童因化脓性中耳炎引起耳聋的效果。

【注意事项】

1. 禁用　① 对本品过敏者。② 消化性溃疡活动期。

2. 慎用　① 孕妇、哺乳期妇女。② 有出血倾向者。③ 胃和十二指肠溃疡病人。

3. 偶有轻度头晕、恶心、腹泻、胃肠道出血、皮疹等不良反应。

【给药护理要点】

1. 按黏液溶解剂护理总则护理。

2. 本品对咳嗽、咳痰有一定作用，使用时注意引起咳嗽、咳痰的原因。

3. 本品的泡腾片或泡腾散宜用温开水溶解后服用。

4. 避光、密闭保存。

糜蛋白酶　Chymotrypsin

【其他名称】α-糜蛋白酶、胰凝乳蛋白酶。

【临床应用】

1. 用于创伤或手术后创口愈合、抗炎及防止局部水肿、扭伤性血肿、乳房手术后浮肿、鼻炎、中耳炎等。

2. 适用于慢性支气管炎、支气管扩张和肺脓肿病人。

3. 用于眼科手术中松弛眼球睫状韧带,减轻创伤性虹膜睫状体炎。

【注意事项】禁用于:① 对本品过敏者。② 不满 20 岁的眼病病人。③ 眼压高或伴有角膜变性的白内障病人;玻璃体液不固定的创伤性白内障病人。④ 严重肝、肾疾病,凝血功能异常或正在使用抗凝药者。

【给药护理要点】

1. 按黏液溶解剂护理总则护理。

2. 本品不可静脉注射。

3. 使用前需做过敏试验,如引起过敏反应,应立即停止使用,并用抗组胺类药治疗。

4. 本品固体状态比较稳定,水溶液极不稳定,必须现配现用。

5. 本品对视网膜有较强毒性,可造成晶体损坏,使用时避免药液透入玻璃体。

6. 本品遇血液迅速失活,在用药部位不得有未凝固的血液。

舍雷肽酶　Serrapeptase

【其他名称】达先、敦净、释炎达。

【临床应用】

1. 用于支气管炎、肺结核、支气管哮喘所致的咳痰困难及麻醉后的咳痰困难。

2. 可缓解由手术、外伤、慢性鼻窦炎和乳汁积滞等引起的肿胀。

【注意事项】

1. 禁用 对本药过敏者。

2. 慎用 ① 凝血功能异常者。② 严重肝肾功能不全者。③ 孕妇及哺乳妇女。

3. 避免长期应用。

【给药护理要点】

1. 按黏液溶解剂护理总则护理。

2. 如为肠溶片,应整片吞服,勿嚼碎。

3. 能自行咳出痰液的病人,在使用本药后应鼓励其将稀释的痰液咳出。

4. 不能自行咳痰或气管切开的病人,在使用本药时应加强定时吸痰。

5. 本药可致出血倾向,与抗凝药合用时可能增加抗凝药的作用,需慎用和严密观察。

6. 若出现过敏反应如皮疹、瘙痒等症状时,应立即停药,并进行适当处理。

愈创甘油醚 Guaifenesin

【其他名称】格利特、甘油愈创木酯、愈创木酚甘油醚、愈甘醚。

【临床应用】用于慢性气管炎的咳嗽、痰多不易咳出者。

【注意事项】

1. 禁用 ① 对本品过敏者。② 肺出血、急性胃肠炎和肾炎等病人。③ 妊娠早期。

2. 慎用 老年人、婴幼儿、孕妇、哺乳期妇女(或遵医嘱使用)。

【给药护理要点】

1. 按黏液溶解剂护理总则护理。

2. 与镇咳、平喘药合用可增强疗效。

3. 能自行咳出痰液的病人,在使用本药后应鼓励其将稀释的痰液咳出。

4. 不能自行咳痰或气管切开的病人，在使用本药时应加强定时吸痰。

★盐酸氨溴索　Ambroxol Hydrochloride

【其他名称】安普索、氨溴素盐酸盐、百沫舒、贝莱、兰苏、美舒咳、美斯可、沐舒坦、瑞田、盐酸氨溴醇、盐酸溴环己胺醇。

【临床应用】用于伴有呼吸道异常分泌的急、慢性呼吸道疾病，如急慢性支气管炎、喘息性支气管炎、支气管哮喘、肺结核等引起的痰液黏稠、咳痰困难。

【注意事项】

1. 禁用　① 对本药过敏者。② 妊娠前 3 个月。

2. 慎用　① 恶性纤毛综合征的病人。② 肝、肾功能不全者。③ 胃溃疡病人。④ 青光眼。⑤ 妊娠中晚期或哺乳妇女。

3. 本品与抗生素（如阿莫西林、头孢呋辛、红霉素等）协同治疗可提高抗生素在肺组织浓度。

4. 偶有轻微的胃肠道不良反应，剂量减少后症状消失。

【给药护理要点】

1. 按黏液溶解剂护理总则护理。

2. 本药注射用不应与 pH 值大于 6.3 的其他溶液混合。

乙酰半胱氨酸　Acetylcysteine

【其他名称】N-乙酰-L-半胱氨酸、N-乙酰半胱氨酸、麦可素、美可舒、莫咳、光安、痰易净、易咳净、易维适。

【临床应用】

1. 适应于以黏稠分泌物过多为特征的呼吸道感染，如急慢性支气管炎及其重症、肺气肿、支气管扩张、肺结核和黏稠物阻塞症。

2. 用于对乙酰氨基酚中毒的解毒。

3. 环磷酰胺引起的膀胱炎。

【注意事项】

1. 禁用　① 对本品过敏者。② 有严重呼吸功能不全的老年病人。③ 支气管哮喘病人。④ 严重呼吸道阻塞病人。

2. 慎用　① 糖尿病病人。② 妊娠早期。③ 胃炎。

3. 本品易使青霉素、头孢菌素、四环素等破坏而失效,因此不宜与这些药物合用,必要时需间隔 4 小时交替使用。

4. 本品与异丙肾上腺素合用或交替使用可提高药效,减少不良反应。

【给药护理要点】

1. 按黏液溶解剂护理总则护理。

2. 本品不宜与金属、橡皮、氧化剂、氧气接触,因此喷雾器须用塑料或玻璃制作。

3. 本品与碘化油、糜蛋白酶及胰蛋白酶有配伍禁忌。

4. 本品应临用前配制,因其水溶液在空气中易氧化变质,用剩的溶液应严封储于冰箱中,48 h 内用完。

5. 服用本药颗粒时,可加少量<80℃的温开水溶解混匀后服用,也可直接口服,最好于晚间服用。

6. 本品直接滴入呼吸道可产生大量痰液,需用吸痰器吸引排痰。

7. 本品可引起咳呛、支气管痉挛、恶心、呕吐等不良反应,一般减量后可缓解,如遇恶心、呕吐可暂停给药。支气管痉挛可遵医嘱用异丙肾上腺素缓解。

二、镇咳药

咳嗽是一种保护性反射,在应用镇咳药之前应寻找引起咳嗽的原因,针对病因治疗。轻度的咳嗽一般不必应用镇咳药,对于剧烈无痰的咳嗽,为了防止原疾病的发展,避免剧烈咳嗽引起的并发症,也为了减轻病人痛苦,应使用镇咳药进行治疗。如咳嗽伴咳痰困难,则慎用镇咳药,应使用祛痰药,否则积痰排不出,容易继发感染,严重时阻塞呼吸道,引起窒息。

常用的镇咳药根据作用机制可分为中枢性镇咳药和外周性镇咳药。

（一）中枢性镇咳药

中枢性镇咳药通过直接抑制延髓咳嗽中枢起到镇咳作用,此类药应用的护理总则是:

1. 麻醉药使用时严格遵守国家《麻醉药品管理条例》。

2. 依赖性中枢性镇咳药长期服用可产生耐药性及依赖性,应避免长期服用。片剂宜整片吞服,切勿嚼服,以免对口腔黏膜起麻醉作用。

3. 痰多及痰液不易咳出者避免使用镇咳药。

4. 从事驾驶、高空作业、机械操作者服用中枢性镇咳药时应停止作业。

磷酸可待因　Codeine Phosphate

【其他名称】磷酸甲基吗啡、尼柯康、可待因。

【临床应用】

1. 用于各种原因引起的频繁而剧烈的干咳,对伴有胸痛的干咳尤为适用。

2. 用于中、重度以上疼痛时的镇痛。

3. 用于麻醉时镇静。

【注意事项】

1. 禁用　① 对本品或其他阿片衍生物类药物过敏者。② 痰多黏稠者。③ 呼吸困难者。④ 昏迷病人。

2. 慎用　① 支气管哮喘者。② 诊断未明确的急腹症(可能因掩盖真相造成误诊)。③ 胆结石病人(可引起胆管痉挛)。④ 原因不明的腹泻(可使肠道蠕动减弱、减轻腹泻症状而误诊)。⑤ 颅脑外伤或颅内病变(本品可引起瞳孔缩小、视物模糊的临床体征)。⑥ 前列腺肥大者(本品易引起尿潴留而加重病情)。⑦ 癫痫病人。⑧ 严重肝、肾功能不全的病人。⑨ 慢性阻塞性肺疾病病人。⑨ 肾上腺皮质功能减退的病人。⑪ 甲状腺功能减退者。⑫ 孕妇、哺乳妇女。⑬ 新生儿、婴儿。

3. 本品可透过胎盘,使胎儿成瘾,引起新生儿的戒断症状,如过度啼哭、打呵欠、打喷嚏、呕吐、腹泻等。分娩期应用本品可引起新生儿呼吸抑制。

【给药护理要点】

1. 按中枢性镇咳药护理总则护理。

2. 本品不能静脉给药,为避免胃肠道反应,可与食物一起服用。

3. 长期应用可引起依赖性。用药过量的表现有睡眠障碍、癫痫、精神错乱、神志不清、心率过缓、呼吸微弱等症状,应注意观察。

4. 药物过量时的处理:① 诱导呕吐或洗胃,使胃内药物排出。② 给予阿片拮抗药。③ 给予静脉补液和(或)使用血管升压药。④ 对于呼吸困难者给予吸痰,呼吸停止者予以人工呼吸。

★喷托维林　Pentoxyverine

【其他名称】枸橼酸维静宁、咳必清、托可拉斯。

【临床应用】用于各种原因引起的无痰干咳症状,如急性支气管炎、慢性支气管炎等。

【注意事项】

1. 禁用　① 呼吸功能不全的病人。② 因尿道疾病而致尿潴留的病人。③ 孕妇和哺乳妇女。④ 心力衰竭病人。

2. 慎用　① 青光眼病人。② 心功能不全并伴有肺部淤血的病人。③ 大咯血者。

3. 痰多者宜与祛痰药并用,不可单独使用本药。

【给药护理要点】

1. 按中枢性镇咳药护理总则护理。

2. 过量可出现阿托品中毒样反应,如烦躁不安,精神错乱,癫痫发作等,同时还会出现面部及皮肤潮红、瞳孔散大、对光反射消失和腱反射亢进等症状,应注意观察。

右美沙芬　Dextromethorphan

【其他名称】贝泰、佳通、剑可、德可思、可乐尔、普西兰、氢溴酸美沙酚、双红灵、信力、右甲吗喃。

【临床应用】用于急、慢性支气管炎,支气管哮喘,感冒,咽喉炎,肺结核,以及其他上呼吸道感染时的干咳。

【注意事项】

1. 禁用　① 对本品过敏者。② 有呼吸衰竭危险的病人。③ 有精神病史者。④ 妊娠前 3 个月内的孕妇及哺乳期妇女。

2. 慎用　① 咳嗽痰多者。② 哮喘病人。③ 心、肺功能不全者。④ 肝、肾功能不全者。

3. 不得与单胺氧化酶抑制剂并用,否则会发生高热或死亡。

4. 可见头晕、头痛、恶心、嗳气、食欲不振、便秘等阿托品样作用,但不影响疗效,停药后可自行消失。

5. 用药后应避免从事高空作业及汽车驾驶等。

【给药护理要点】

1. 按中枢性镇咳药护理总则护理。

2. 鼻炎病人慎用滴鼻液。

3. 糖尿病病人慎用糖浆。

4. 缓释片不宜掰碎服用。

5. 过量中毒时可用纳洛酮解救。

6. 遮光、密闭保存。

（二）外周性镇咳药

外周性镇咳药抑制咳嗽反射弧中任意一环节而发挥镇咳作用,避免了与中枢的相关副作用。此类药应用的护理总则是：

1. 痰多及痰液不易咳出者避免使用镇咳药。

2. 用药期间避免驾驶或进行有危险的器械操作。

苯丙哌林　Benproperine

【其他名称】法思特、杰克哌、科福乐、咳快好、利福柯、可立停、磷酸苯哌丙烷。

【临床应用】用于治疗急、慢性支气管炎及各种刺激引起的咳嗽。

【注意事项】

1. 禁用　对本品过敏者。

2. 慎用　① 孕妇及哺乳期妇女。② 严重肺功能不全病人。

③ 痰液过多且黏稠者。④ 大咯血病人。

【给药护理要点】

1. 按外周性镇咳药护理总则护理。

2. 本品对口腔黏膜有麻醉作用,片剂可用温水冲化后口服或吞服,切勿嚼碎。

3. 服药期间若出现皮疹时应停药。

4. 儿童用药时应遵医嘱酌情减量。

对乙酰氨基酚　Paracetamol

【其他名称】路盖、路盖克、双氢可待因、复方双氢可待因醋氨酚。

【临床应用】

1. 用于剧烈咳嗽,尤其是干咳。

2. 用于感冒引起的头痛、发热、咳嗽。

3. 用于多种疼痛,如手术后疼痛、中度癌症疼痛、头痛、牙痛、痛经、神经痛等。

【注意事项】

1. 禁用　① 对本品过敏者。② 有呼吸道梗阻疾病者及呼吸抑制者。

2. 慎用　① 肝、肾功能不全的病人。② 甲状腺功能减退的病人。③ 孕妇及哺乳妇女。

【给药护理要点】

1. 按外周性镇咳药护理总则护理。

2. 宜与食物同时服用,以免对胃产生刺激。

3. 同时使用其他感冒或止痛药物时,注意避免服用叠加剂量发生药物过量。

4. 本品过量时对肝有损伤,一般在过量用药4天后出现肝损害的临床表现。过量时的治疗有:洗胃、给氧、给予盐酸纳洛酮及辅助通气。过量时的应急处理应立即遵医嘱用甲硫氨酸或乙酰半胱氨酸治疗。拮抗剂应尽早使用,12 h后疗效则较差。

★复方甘草　Compound Liquorice

【其他名称】复方甘草口服液、复方甘草片。

【临床应用】用于上呼吸道感染、支气管炎和感冒时的咳嗽及咳痰不畅。

【注意事项】

1. 禁用　① 对本品过敏者。② 孕妇及哺乳期妇女。

2. 慎用　① 慢性阻塞性肺疾病合并呼吸功能不全者。② 胃炎及溃疡病人。③ 运动员。

3. 本品服用一周，症状未缓解，应咨询医生。

4. 长期、大量服用，可能会引起水钠潴留和低血钾的假性醛固酮增多、高血压和心脏损伤的危险。

【给药护理要点】

1. 按外周性镇咳药护理总则护理。

2. 服用前应摇匀本药。

3. 服药后避免大量饮水。

三、平喘药

平喘药按作用方式可分为三大类：支气管扩张药、抗炎平喘药和抗过敏平喘药。支气管扩张药有：β-肾上腺素受体激动药、茶碱类、抗胆碱药等，起到缓解支气管平滑肌痉挛，缓解哮喘症状的作用。糖皮质激素通过抑制气道炎症反应起到抗炎平喘作用，用于防治慢性支气管炎症，消除哮喘症状，可以达到长期预防哮喘发作的效果，是平喘药中的一线药物。抗过敏平喘药具有抑制过敏介质释放的作用，其平喘作用起效较慢，临床主要用于预防哮喘发作，不宜用于哮喘急性发作期的治疗。

（一）β-肾上腺素受体激动药

β-肾上腺素受体药的主要作用是松弛支气管平滑肌，本药的主要不良反应有：心脏反应（尤其是原有心律失常的病人）、肌肉震颤、代谢紊乱。此类药应用的护理总则是：

1. 用药前详细评估病人用药史、病史、过敏史，尤其是病人有无心律失常病史、糖尿病史。

2. 糖尿病应用时易引起酮中毒或乳酸中毒,应注意观察,并加强血糖监测。

3. 该类药过量应用时或与糖皮质激素合用时,可引起低钾血症,应遵医嘱密切监测血钾水平。

4. 对 β-肾上腺素受体激动药及拟交感胺类药过敏者禁用。

★硫酸沙丁胺醇　Salbutamol Sulfate

【其他名称】万托林、喘特宁、喘乐宁、平喘灵、全乐宁。

【临床应用】松弛支气管平滑肌,用于支气管哮喘、喘息型支气管炎及伴有支气管痉挛的呼吸道疾病。

【注意事项】

1. 禁用　对本品或其他肾上腺受体激动药过敏者、心律失常病人、先兆性流产者。

2. 慎用　高血压病病人、青光眼病人、糖尿病病人、冠状动脉供血不足者、甲亢病人、孕妇及哺乳期妇女。

3. 不良反应有骨骼肌震颤、头痛、恶心、心动过速。

【给药护理要点】

1. 按 β-肾上腺素受体激动药护理总则护理。

2. 预防用药时口服给药,控制发作时用气雾或粉雾吸入。

3. 缓释与控制剂应整片吞服,不得咀嚼。

班布特罗　Bambuterol

【其他名称】帮备、孚美特、立可菲、汇杰、罗利、刻苏。

【临床应用】

1. 松弛支气管平滑肌。

2. 抑制内源性支气管平滑肌痉挛物质的释放,抑制由内源性递质引起的支气管黏膜充血、水肿。

3. 增加黏膜纤毛的清除能力。

【注意事项】

1. 禁用　对本品过敏者或拟交感胺类药过敏者、肝硬化或肝功能不全、特发性肥厚性主动脉瓣狭窄、快速型心律失常病人。

2. 对于患有高血压、心脏病、糖尿病、甲亢病人、老年病人应慎用。

3. 肾功能不全的病人(肾小球滤过率≤50 ml/min),建议起始剂量为 5 mg。

4. 不良反应有震颤、头痛、心悸,大部分在治疗 1～2 周后自然消失,个别病人可出现皮疹。

【给药护理要点】

1. 按 β-肾上腺素受体激动药护理总则护理。

2. 每日睡前服用一次。

3. 本品有降低降糖药疗效的作用,因此糖尿病病人应用此药时应加强血糖的监测与控制。

硫酸特布他林　Terbutaline Sulfate

【其他名称】博利康尼、博利康尼都保、别力康纳、喘康速、特布他林硫酸盐。

【临床应用】

1. 支气管扩张剂　用于支气管哮喘、慢性支气管炎、肺气肿和其他肺部疾病所引起的支气管痉挛。

2. 静脉滴注　可用于预防早产及胎儿窒息。

【注意事项】

1. 禁用　对本品过敏者及对其他拟交感胺类过敏者。

2. 甲状腺功能亢进、冠心病、高血压、糖尿病病人慎用。

3. 少数病人会有手指震颤、头痛、心悸及胃肠障碍等不良反应。

4. 大剂量应用可使有癫痫病史的病人发生酮症酸中毒。

【给药护理要点】

1. 按 β-肾上腺素受体激动药护理总则护理。

2. 遵医嘱,中度肾功能不全者剂量为常规用量的 1/2。

3. 加入雾化器中的雾化液应在 24 h 内用完。

4. 遮光、密封保存。

富马酸福莫特罗 Formoterol Fumarate

【其他名称】安通克、奥克斯都保、安咳通。

【临床应用】治疗支气管哮喘、喘息型支气管炎、慢性支气管炎、肺气肿等气道阻塞性疾病所引起的呼吸困难。

【注意事项】

1. 禁用 对本品过敏者。

2. 慎用 糖尿病、使用洋地黄病人、肝功能不全、低钾血症、甲亢病人、高血压病、孕妇。

3. 常见的不良反应 头痛、心悸、震颤。

4. 不宜治疗急性支气管痉挛。

【给药护理要点】

1. 按 β-肾上腺素受体激动药护理总则护理。

2. 保存时应将盖子旋紧,30℃以下存放。

(二)糖皮质激素类药物

糖皮质激素类药通过抑制气道炎症反应,达到防止哮喘发作的效果,全身应用时作用广泛,不良反应多,吸入剂可避免或减少全身性药物的不良反应,此类药应用护理总则是:

1. 注意全身性不良反应的观察,如头痛、头晕、疲劳、紧张、抑郁、行为障碍、体重下降、腹泻等。

2. 长期用药时,药物在咽部和呼吸道存留的不良反应会引起声音嘶哑、声带萎缩变形、诱发口咽部念珠菌感染,吸入剂使用后漱口可以减少局部不良反应的发生。

3. 对糖皮质类药物过敏者禁用,哮喘急性发作及哮喘持续状态不宜使用。

布地奈德 Budesonide

【其他名称】普米克、丁地去炎松、英福美、信必可、普米克令舒、普米克都保、雷诺考特。

【临床应用】

1. 用于支气管扩张药不能有效控制病情的慢性哮喘病人,长期应用可减少或中止发作,减轻病情。

2. 有利于缓解支气管痉挛或黏膜肿胀。

3. 降低哮喘病人吸入抗原、胆碱受体激动剂、冷空气及运动后的支气管收缩反应。

4. 鼻息肉的对症治疗及鼻息肉术后预防复发。

【注意事项】

1. 禁用　① 对本品过敏者。② 哮喘急性发作或需更强治疗的支气管痉挛初期。③ 中重度支气管扩张病人。

2. 慎用　2 岁以下儿童、孕妇。

3. 长期用药时,药物在咽部和呼吸道存留的不良反应可引起声音嘶哑、声带萎缩变形、诱发口咽部念珠菌感染。

4. 在撤除期,一些病人有非特异性的不适感,如肌痛、关节痛。如果个别的病人有乏力、头痛、恶心或呕吐,则应疑为全身性的糖皮质激素功能不全,应密切观察,及时汇报医生,遵医嘱调节糖皮质激素的剂量。

【给药护理要点】

1. 按糖皮质激素类药物护理总则护理。

2. 吸入用布地奈德混悬液在储存过程中会发生一些沉积,如果在摇荡后仍不能形成完全稳定的悬浮,则应丢弃。

3. 避光,密闭,在阴凉处保存。

丙酸倍氯米松　Beclometasone Pressurised Inhalation

【其他名称】安得心、贝可乐、安德心、贝可乐、倍可松、倍氯美松、倍氯松、鼻可灵、必可复、必可灵、必可松、必可酮。

【临床应用】气雾剂、粉雾剂或鼻喷雾剂用于过敏性鼻炎、支气管哮喘等过敏性疾病。

【注意事项】

1. 禁用　对本药过敏者以及对其他皮质激素有过敏史者、严重高血压、糖尿病、骨质疏松症、青光眼、有精神病史及癫痫病史者。

2. 慎用　肺结核病人、婴儿、孕妇。

3. 少数病人使用气雾剂可有刺激感,口腔、咽喉部念珠菌感染。

少数病人使用鼻喷雾剂会出现鼻咽部干燥或烧灼感、喷嚏或轻微出血。

【给药护理要点】

1. 按糖皮质激素类药物护理总则护理。

2. 密闭,在凉暗处保存。

（三）茶碱类

茶碱是甲基黄嘌呤类衍生物,对气道平滑肌有直接松弛作用,是常用的支气管扩张药,茶碱的安全范围较窄,不良反应较多见,血药浓度超过治疗水平（＞20 mg/L）时,容易发生不良反应,如上腹部疼痛、恶心、呕吐、失眠、震颤、激动、胃食管反流、心动过速等,用量过大时会出现严重不良反应,如心律失常、低血压、低钾血症、低镁血症、血糖升高、代谢性酸中毒、惊厥、昏迷等,甚至引起呼吸、心跳停止。此类药应用的护理总则是：

1. 注意不良反应的观察,如发生不良反应及时汇报医生。

2. 口服药宜在饭后服用,减少胃肠道刺激症状,减少胃肠道反应的发生。

3. 对茶碱类过敏者禁用。

4. 茶碱类药局部刺激大,肌注可引起局部疼痛、红肿,因此不宜肌注。

5. 用药时应避免喝含大量咖啡因的饮料或食用巧克力,以免增加不良反应。

★氨茶碱　Aminophylline

【其他名称】茶碱缓释片、无水茶碱缓释片、茶碱、埃斯玛隆、葆乐辉、时乐平、舒弗美、优喘平、长效茶喘平。

【临床应用】

1. 支气管哮喘　主要用于慢性哮喘的维持治疗,以防止急性发作。

2. 慢性阻塞性肺病　具有支气管扩张、抗炎、增加纤毛清除功能、扩张肺动脉及降低肺动脉高压、增强膈肌收缩力、增强呼吸驱动、改善通气不足等作用,从而对病人的气促症状有明显改善作用。

3. 中枢型睡眠呼吸暂停综合征　增加通气功能,改善症状。也可用于心源性肺气肿引起的哮喘。

【注意事项】

1. 禁用　① 对本品及本品衍生物过敏者。② 活动性溃疡。③ 惊厥、未治愈的潜在癫痫。④ 急性心肌梗死伴血压明显降低者。

2. 慎用　① 酒精中毒。② 心律失常。③ 严重心脏病。④ 充血性心力衰竭。⑤ 肺源性心脏病。⑥ 肝脏疾患。⑦ 高血压。⑧ 甲状腺功能亢进。⑨ 严重低氧血症。⑩ 急性心肌损害。⑪ 年龄>55 岁者。⑫ 肾脏疾患。

3. 茶碱的安全范围较窄,不良反应较多见,应定期监测血清茶碱浓度。

4. 碱性较强,局部刺激性大,口服容易引起胃肠道刺激症状,口服疗效不及静脉用药。

【给药护理要点】

1. 按茶碱类药物护理总则护理。

2. 注意不良反应的观察,如恶心、呕吐、头痛、兴奋、失眠、心动过速、心律失常等。

3. 静注或静滴如浓度过高,速度过快可强烈兴奋心脏和中枢神经系统,引起心悸、心律失常、血压剧降、激动不安、失眠、头痛等,严重时可致惊厥,故应稀释后缓慢注射。如剂量过大引起谵妄、惊厥时,可遵医嘱用镇静药对抗。静滴时避免与维生素 C、去甲肾上腺素、促皮质素、四环素等配伍。

4. 合用甲氰咪胍、喹诺酮类、大环内酯类等可影响茶碱的代谢,使排泄减慢、耐受性下降,应遵医嘱减量应用。

5. 常规一次 0.25～0.5 g,一日 0.5～1 g,以 5%～10%葡萄糖液稀释后缓慢滴注。

6. 缓释片不可压碎或咀嚼。

★茶碱　Theophylline

【其他名称】埃斯玛隆、安菲林、茶喘平、长效茶喘平、舒弗美、无水茶碱、优喘平。

【临床应用】

1. 缓解哮喘、喘息性支气管炎、肺气肿等的喘息症状。

2. 心源性哮喘。

3. 慢性支气管炎和肺气肿伴有的支气管痉挛。

【注意事项】

1. 禁用　① 对本品过敏者或不耐受者。② 活动性消化性溃疡。③ 未经控制的惊厥性疾病,包括未治愈的潜在惊厥。④ 急性心肌梗死伴血压下降病人。

2. 慎用　① 高血压。② 心律失常。③ 急性心肌损伤。④ 心肌梗死。⑤ 心力衰竭。⑥ 冠状动脉硬化。⑦ 肺心病。⑧ 甲亢。⑨ 低氧血症。⑩ 持续高热。⑪ 有癫痫病史者。⑫ 有消化性溃疡病史者。⑬ 胃炎。⑭ 肥胖。⑮ 对本药清除率降低者。⑯ 酒精中毒。

3. 应监测血药浓度,以免产生毒性反应。

4. 本品可导致心律失常,还可使原有心律失常恶化,对心律失常病人应加强监测。

【给药护理要点】

1. 按茶碱类药物护理总则护理。

2. 缓释制剂不适于哮喘持续状态或急性支气管痉挛发作的病人。

3. 服用控释片时勿嚼碎,服用控释胶囊是应整粒吞服。

4. 静滴时避免与维生素 C、去甲肾上腺素、促皮质素、四环素等配伍。

多索茶碱　Doxofylline

【其他名称】安塞玛、达复啉、枢维新。

【临床应用】可直接作用于支气管,松弛支气管平滑肌,治疗支气管哮喘、喘息性慢性支气管炎及其他支气管痉挛引起的呼吸困难。

【注意事项】

1. 禁用　多索茶碱或黄嘌呤衍生物类药物过敏者,急性心肌梗死病人,孕妇及哺乳期妇女。

2. 慎用　严重心、肺、肝、肾功能异常者以及活动性胃、十二指肠溃疡病人。

3. 不得与其他黄嘌呤类药物同时服用。

4. 用药过程中应注意检测血药浓度。

【给药护理要点】

1. 按茶碱类药物护理总则护理。

2. 注意观察不良反应的发生,可能引起恶心、呕吐、上腹部疼痛、头痛、失眠、易怒、心动过速、期前收缩、呼吸急促、高血糖、蛋白尿。

3. 如过量使用还会出现严重心律失常、阵发性痉挛等。此表现为初期中毒症状,此时应遵医嘱暂停用药。

4. 遵医嘱监测血药浓度。

（四）炎性递质拮抗剂

炎性递质拮抗剂有阻断 H_2 受体的作用,可加强 β_2-受体激动药的平喘作用,临床上可单独应用或与茶碱类、β_2-受体激动药合用来防止轻、中度哮喘,不良反应有短暂的嗜睡、疲倦、头晕、口干。此类药应用的护理总则是:

1. 注意不良反应的观察,驾驶员及高空作业者应避免使用,如使用本药应停止作业。

2. 对此类药物过敏者禁止使用。

富马酸酮替芬

【其他名称】贝卡明、喘者定、甲哌庚酮、甲哌噻庚酮、克脱吩、立敏停、敏喘停、瑞那替、萨地酮、噻苯酮、噻喘酮、噻地酮、噻哌酮、同芬。

【临床应用】

1. 在临床可单独应用或与茶碱类、β-受体激动药合用来防治轻重度哮喘。

2. 用于过敏性鼻炎,过敏性支气管哮喘。

【注意事项】

1. 禁用 对本品过敏者、车辆驾驶员、机械操作者以及高空作业者。

2. 慎用 孕妇。

3. 常见的不良反应有嗜睡、倦怠、口干、恶心等。

【给药护理要点】

1. 按炎性递质拮抗剂护理总则护理。

2. 应避免与多种中枢神经抑制剂或酒精并用,否则增强本品的镇静作用。

3. 不得与口服降血糖药并用。

孟鲁司特钠

【其他名称】顺尔宁。

【临床应用】

1. 适用于成人和儿童哮喘的预防和长期治疗,包括预防白天和夜间的哮喘症状。

2. 治疗对阿司匹林敏感的哮喘病人以及预防运动引起的支气管收缩。

3. 用于 15 岁及 15 岁以上成人减轻季节性过敏性鼻炎的症状。

【注意事项】

1. 禁用 对本品过敏者。

2. 慎用 哺乳期妇女、严重肝脏疾病病人。

3. 口服时不应用于治疗急性哮喘发作。

【给药护理要点】

1. 按炎性递质拮抗剂护理总则护理。

2. 哮喘病人应在睡前服用,季节过敏性鼻炎病人可根据自身情况在需要时服药。

3. 15～20℃室温保存,避免潮湿和避光。

（五）抗胆碱药

胆碱受体阻断药可抑制副交感神经节的神经传递,从而起到松弛气道、扩张支气管的作用,此类药应用的护理总则是:

1. 用药前评估用药史、过敏史及有无家族变态反应疾病史。

2. 对阿托品及其衍生物过敏者禁用;异丙托溴铵气雾剂含大豆卵磷脂,对该物质或相关食品过敏者禁用。

异丙托溴铵

【其他名称】爱全乐、异丙阿托品、可必特。

【临床应用】支气管痉挛维持期治疗的支气管扩张剂,适用于慢性支气管炎、肺气肿、哮喘等慢性阻塞性肺疾病。

【注意事项】

1. 禁用　对大豆卵磷脂或有关的食品如大豆和花生过敏者,对阿托品或其衍生物或本品其他成分过敏者,肥厚性梗阻性心肌病、快速型心律失常病人、幽门梗阻病人。

2. 慎用　有狭角性青光眼倾向、前列腺增生或膀胱颈部梗阻的病人。

3. 使用 β-肾上腺素能兴奋剂或黄嘌呤类制剂可加强本药的支气管扩张作用。

4. 最常见的非呼吸道的不良反应是头痛、恶心、口干、发声困难、眩晕、焦虑、心动过速、骨骼肌的细颤和心悸等。

5. 雾化的异丙托溴铵单独或与肾上腺素 β_2-受体激动剂合用,雾化剂进入眼睛时,可出现眼部并发症,如瞳孔散大、眼内压增高、闭角性青光眼、眼痛。

【给药护理要点】

1. 按抗胆碱药护理总则护理。

2. 注意过敏反应的观察,如皮疹及舌、唇、脸部血管性水肿,荨麻疹(包括巨型荨麻疹),喉痉挛等。

3. 避免使眼睛接触到本品药液,如误入眼内,可用清水冲洗,一旦出现瞳孔散大和轻度、可逆的视力调节紊乱,可给予缩瞳治疗。

4. 遮光、密闭,在 25℃ 以下保存。

5. 爱全乐(Atrovent)雾化吸入液也可用于慢性阻塞性肺疾病急性发作时的治疗。正确使用气雾剂才能获得满意疗效。首次使用气雾剂前应先将气雾液摇匀,并将气雾器活瓣揿动1～2次。每次使用前必须遵循以下规则:

(1) 打开保护盖→每次使用前摇匀→深呼气→ 手持气雾器,嘴唇合拢咬住喷嘴,箭头和容器基底部应自下指向上方→ 尽量深吸气,同时用力按动气雾器的基底部,这样就释放一喷。屏住呼吸数秒,然后从口中移开气雾器喷嘴,缓慢呼气。重复以上动作吸入第二喷→重新盖上保护盖。

(2) 容器内部有压力,请勿用暴力打开容器,也不要将容器暴露于50℃以上温度的环境中。由于容器不透明,所以不能看到药物是否用完,但振摇容器可显示是否还有剩余液体。喷嘴应保持清洁,并可用温水清洗。如用肥皂或清洁剂,喷嘴应用清水彻底冲洗干净。

第七节　消化系统药物

一、抗酸药

抗酸药为碱性物质,口服后通过中和胃酸而达到降低胃酸目的,此类药物的作用特点是作用时间短、服药次数多,传统剂量的镁-铝抗酸药能够促进溃疡愈合,但其效果要逊于抑酸药。此类药应用护理总则是:

1. 最佳服用时间是症状出现或将要出现时,如餐间和临睡前,一日4次或更多,最多可达1小时1次。

2. 抗酸药通常为铝、镁制剂,镁制剂有缓泻作用,而铝、钙制剂则可能具有便秘作用。

3. 对溃疡病人,应嘱其用药期间注意:① 避免对溃疡可产生刺激的各种因素,如吸烟、饮酒、食用辛辣刺激性食物。② 应避免情绪激动和暴饮暴食。

4. 对反流性食管炎的病人,应注意:① 避免过饱,少吃脂肪类食物、巧克力,少饮浓果汁和酒;② 进餐时,少喝汤,少饮水;③ 勿紧束腹部或腰部过紧;④ 定时定量进餐;⑤ 餐后至少 2 小时内不可卧床。

★氢氧化铝

【其他名称】胃舒平。

【临床应用】抗酸药。胃及十二指肠溃疡、反流性食管炎。

【注意事项】

1. 低磷血症、阑尾炎或急腹症时、骨折、有胆汁及胰液等强碱性消化液分泌不足或排泄障碍及早产儿和婴幼儿禁用。

2. 肾功能减退、长期便秘及孕妇和哺乳期妇女慎用。

3. 服药后 1～2 h,应避免摄入其他药物,因可能与本品结合而使吸收减少,降低疗效。

4. 治疗胃出血时,宜使用凝胶剂。

5. 本品连续使用可能具有便秘作用。

6. 本品连续使用不得超过 7 天,如症状未缓解可咨询医师。

【给药护理要点】

1. 按抗酸类药物护理总则护理。

2. 注意观察出血症状,包括黑便、咖啡色呕吐物,观察大便量和硬度,防止便秘。

3. 长期服用时应定期检查血清磷浓度,并调整饮食结构,多食富含磷的食品,如豆类、乳制品、干果、坚果、鱼、肉及动物脑,必要时在饮食中酌加磷酸盐。

铝碳酸镁

【其他名称】达喜。

【临床应用】抗酸药。急、慢性胃炎,胃及十二指肠溃疡,十二指肠球炎,反流性食管炎及胆汁反流。可预防非甾体类药物对胃黏膜的损伤。

【注意事项】

1. 胃酸缺乏、结肠或回肠造口术、低磷血症、不明原因的胃肠出血、阑尾炎、溃疡性结肠炎、慢性腹泻、肠梗阻,以及对本品过敏者禁用。

2. 严重心功能不全、严重肾功能减退者避免长期大剂量使用。

3. 本品可能有缓泻作用。

【给药护理要点】

1. 按抗酸类药物护理总则护理。

2. 嘱病人在餐后 $1\sim2$ h,每晚睡前或胃部不适时服用,咀嚼片应嚼碎后服用。

3. 服药期间应避免同时服用酸性饮料。服药应不间断,如自觉症状减轻或消失,仍应继续服用 1 个疗程,以预防和减少复发。

4. 严密观察用药后不良反应,病人如出现稀便,可适当减量,如出现腹泻或呕吐,应先停药,待恢复正常后再减量。

5. 本品不宜与四环素类抗生素配伍使用,必须合用时应间隔 $1\sim2$ h服用。

二、抑酸药

抑酸药即抑制胃酸分泌的药物,是目前治疗消化性溃疡的首选药物。通常包括 H_2 受体拮抗药和质子泵抑制剂。此类药应用护理总则是:

1. H_2 受体拮抗药(H_2 receptor antagonist,H_2RA)　可通过阻断 H_2-受体减少胃酸分泌,尤其是可以非常有效地抑制夜间基础胃酸分泌,对促进溃疡愈合具有非常重要的意义。肾功能不全者需酌情减量,而肝功能不全者一般无需减量。遵医嘱按时、按量并坚持按疗程服药,不可随意停用、少用或多用,一般在进餐时与晚睡前服药较好,长期服药者应明确用药剂量。

2. 质子泵抑制药(proton pump inhibitor,PPI)　通过阻断胃腺壁细胞上的质子泵而抑制胃酸分泌。PPI是有效的胃十二指肠溃疡短期治疗药物,还可与抗菌药物联合应用于 Hp 的根除治疗。口服制剂为肠溶片或缓释片,嘱病人服用时应整片、整粒吞服,不可嚼碎或拆开服用,以防药物过早在胃内释放而影响药效,宜饭前服药,混悬剂应空腹餐前 1 小时服用。

★雷尼替丁　Ranitidine

【其他名称】呋喃硝铵。

【临床应用】用于胃及十二指肠溃疡、吻合口溃疡、应激性溃疡、反流性食管炎、卓-艾综合征、上消化道出血。

【注意事项】

1. 疑为癌性溃疡患者,使用前应先明确诊断,以免延误治疗。

2. 孕妇及哺乳期妇女禁用。8 岁以下儿童禁用。

3. 静注后部分病人出现面部热感、头晕、恶心、出汗及胃刺激,持续 10 余分钟可自行消失。有时在静注部位出现瘙痒、发红,1 h 后消失。有时还可产生焦虑、兴奋、健忘等。

4. 对肝有一定毒性,但停药后即可恢复。肝、肾功能不全患者慎用。

5. 男性乳房女性化少见,发生率随年龄的增加而升高。

6. 可降低维生素 B_{12} 的吸收,长期使用可致 B_{12} 缺乏。

【给药护理要点】

1. 按抑酸类药物护理总则护理。

2. 治疗上消化道出血,可用本品肌注或缓慢静注(1 min 以上),或以说明书规定的速率间歇静脉滴注 2 h。以上方法一般每日 2 次或每 6～8 min 1 次。

3. 在肾功能不全者,当病人肌酐清除率＜50 ml/min,剂量应减少一半。老年人的肝肾功能降低,为保证用药安全,剂量应进行调整。

★法莫替丁　Famotidine

【其他名称】高舒达,保维坚;保胃健;噻唑咪胺;信法丁。

【临床应用】用于胃及十二指肠溃疡、吻合口溃疡、应激性溃疡、反流性食管炎、卓-艾综合征、上消化道出血。

【注意事项】

1. 肝肾功能不全者、老年人、心脏病患者慎用。

2. 小儿用药的安全性尚未确定。

3. 胃溃疡患者应先排除胃癌后才使用。

4. 用药期间可能出现中性粒细胞和血小板计数减少。

5. 长期使用应定期监测肝肾功能及血象。

【给药护理要点】

1. 按抑酸类药物护理总则护理。

2. 口服 ① 活动性胃十二指肠溃疡:一次 20 mg,一日 2 次,早晚服用,或睡前一次服用 40 mg,疗程 4~6 周;② 十二指肠溃疡的维持治疗或预防复发:一日 20 mg,睡前顿服;③ 反流性食管炎 Ⅰ/Ⅱ度:一日 20 mg,Ⅲ/Ⅳ度一日 40 mg,分 2 次于早晚餐后服用,疗程4~8 周;④ 卓-艾综合征:初始剂量一次 20 mg,每 6 小时 1 次,以后可根据病情相应调整剂量。

3. 静脉注射 消化性溃疡出血或应激性溃疡出血,一次不能超过 20 mg,把药物溶解于 0.9% 的氯化钠溶液 5~10 ml 中,然后缓慢注射(至少 2 min)。

4. 静脉滴注 剂量同静脉注射,应把本品溶解于 5% 葡萄糖溶液100 ml 中,滴注时间为 15~30 min。

5. 肾功能不全者 应酌情减量或延长用药间隔时间。肌酐清除率小于等于 30 ml/min 时,常规可予一日 20 mg,睡前顿服。

西咪替丁

【其他名称】甲氰咪胍、甲氰咪胺。

【临床应用】抑酸药-H_2 受体拮抗药。用于活动性十二指肠溃疡、胃溃疡复发的预防,反流性食管炎、卓-艾综合征(胃铋素瘤)、消化性溃疡合并出血,应激性溃疡的预防与治疗。

【注意事项】

1. 孕妇、哺乳期妇女及急性胰腺炎病人禁用。

2. 严重心脏及呼吸系统疾病、系统性红斑狼疮、器质性脑病、中度或重度肾功能减退、肝功能不良及幼儿、老年人慎用。

3. 老年人对本品清除速度减慢,易导致血药浓度升高发生药物毒性反应,出现眩晕、谵妄等症状。

【给药护理要点】

1. 按抑酸类药物护理总则护理。

2. 快速静脉注射可引起心律失常和低血压,静脉滴注时间大于 30 min,静脉推注时间至少 5 min 以上,可最大限度降低心血管系统的副作用。

3. 密切观察用药期间的不良反应,观察腹痛情况,注意呕吐物、排便及胃内抽吸物有无出血现象;病人如出现急性间质性肾炎、视神经病变、眼肌麻痹及严重皮肤病的早期症状,以及血液、心血管、神经精神系统等严重不良反应,均应停药。

4. 逾量处置　首先清除胃肠内尚未吸收的药物,同时给予临床监护及对症支持疗法。

5. 治疗期间,应定期进行内镜或 X 线检查,以了解溃疡愈合进展及治疗效果,调整治疗方案。

★奥美拉唑　Omeprazole

【其他名称】奥西康、洛赛克、奥克等。

【临床应用】属于抑酸药-质子泵抑制药。用于胃及十二指肠溃疡、反流性食管炎及卓-艾综合征;治疗 Hp 相关的消化性溃疡(与抗生素合用);消化性溃疡急性出血(静注)。

【注意事项】

1. 对奥美拉唑或其代谢物高度敏感者、婴幼儿及严重肾功能减退者禁用,肾功能减退及严重肝功能不良者慎用,孕妇及哺乳期妇女尽可能不用。

2. 本品抑酸作用强、时间长,使用该药期间不宜再服其他抗酸药。

3. 密切观察有无不良反应,如头痛、头晕、虚弱,腹泻、腹痛、恶心、呕吐、便秘、胃肠胀气、咳嗽、上呼吸道感染,皮疹等症状,应对症治疗,甚至停药。

【给药护理要点】

1. 按抑酸类药物护理总则护理。

2. 静脉用药时,药物需用 10 ml 专用溶媒溶解,稀释后的溶液应注意避免强光照射,并尽快使用;不宜与含重金属离子的注射液和具有氧化还原性质的药物溶液混合配伍,以免变色或产生沉淀。

3. 静脉注射时,需用 10 ml 专用溶媒,注入装有冻干药物的小瓶内,溶化后即成静注液,4 h 内使用;速度不宜过快,每 40 mg 不可少于 2.5 min;配置静滴液时,可将专用溶媒注入装有本品 40 mg 冻干粉的小瓶内,待溶解后加入 0.9% 氯化钠注射液或 5% 葡萄糖注射液 100 ml 中,滴注时间不少于 20 min,特别注意,静滴时最好用 100 ml 溶媒稀释,不宜用 250～500 ml 葡萄糖注射液稀释,以免导致溶液中的奥美拉唑发生结构变化而失去疗效。

4. 用药前后及用药时,应注意疗效和毒性监测,并注意随访用药后的不良反应,以便及时处理。

兰索拉唑

【其他名称】奥维加。

【临床应用】属于抑酸药-质子泵抑制药;用于胃及十二指肠溃疡、吻合口溃疡,反流性食管炎及卓-艾综合征等。

【注意事项】

1. 对兰索拉唑高度敏感者禁用,肝功能不良者、老年人、小儿及孕产妇慎用。

2. 氨苄西林、地高辛、酮康唑可阻止药物的吸收;与硫糖铝合用时会延缓兰索拉唑的吸收,服用硫糖铝需前 30 min 服用本药。

【给药护理要点】

1. 按抑酸类药物护理总则护理。

2. 给药后,应注意观察和随访用药后的不良反应。如出现不能耐受的头痛、头晕、皮肤瘙痒、发热等症状,应立即停药,对症处理。

三、保护胃黏膜药

胃黏膜保护剂是指预防和治疗胃黏膜损伤,保护胃黏膜,促进组织修复和溃疡愈合的药物。胃黏膜保护药品种繁多,有的胃黏膜保

护剂还同时兼有抗酸作用,如碱式碳酸铋,有的兼有杀灭 Hp 的作用,如胶体铋剂。此类药物护理总则是:

1. 口服制剂宜餐前、睡前或空腹服用。

2. 服药前后 30 min 不得饮用牛奶、含酒精或含碳酸的饮料、咖啡、茶等,否则会影响治疗效果。

★枸橼酸铋钾　Bismuth Potassium Citrate

【其他名称】果胶铋。

【临床应用】属于胃黏膜保护药。常用于① 胃及十二指肠溃疡;② 慢性胃炎、胃酸过多引起的胃痛、胃烧灼感和反酸;③ 复合溃疡、多发溃疡及吻合口溃疡。

【注意事项】

1. 严重肾功能减退者,孕妇及哺乳期妇女禁用。

2. 急性胃黏膜病变、肝功能不良及儿童慎用。

3. 本品不宜长期大剂量服用,除特殊情况外,连续用药不宜超过 2 个月,亦不得同时服用其他铋剂。

【给药护理要点】

1. 按保护胃黏膜药护理总则护理。

2. 长期或大剂量用药者应定期检测血中铋浓度,并注意观察和加强随访,如发现血药浓度较高,或病人出现铋性脑病的先兆症状(表现为无力、反应慢、记忆力减退、失眠、头痛、焦虑、也可伴有功能障碍),应停药,并报告医师,及时处置。

3. 本品大剂量服用,可引起牙龈肿胀、咽喉疼痛、流涎、呕吐、痉挛性腹痛,严重病例尚有呼吸困难、发绀、休克及急性肾衰竭。急救方法:洗胃、重复给服活性炭悬浮液及轻泻药,密切监测血、尿中铋浓度及肾功能,并对症治疗。

L-谷氨酰胺呱仑酸钠颗粒

【其他名称】麦滋林。

【临床应用】L-谷氨酰胺呱仑酸钠颗粒是新型制酸药和抗消化性溃疡药,用于治疗胃炎、胃溃疡和十二指肠溃疡。

【给药护理要点】

1. 按保护胃黏膜药护理总则护理。

2. 可根据年龄、症状在医生指导下酌情增减。服药时直接吞服，避免用水冲服。

3. 不良反应少见且轻微，偶见恶心、呕吐、便秘、腹泻、腹痛及饱胀感，以及面部潮红。

四、促胃肠动力药

促动力药是促使胃肠道内容物向前移动的药物，临床用于治疗胃肠道动力障碍的疾病，如反流症状、反流性食管炎、消化不良、肠梗阻等。包括甲氧氯普胺、多潘立酮、西沙必利、莫沙必利等。此类药物护理总则是：

1. 口服药应于餐前 30 min 及晚睡前服用。

2. 注意观察和随访病人用药后的不良反应，并定期检查心电图、肝功能及电解质。

3. 用药期间应注意禁止饮酒，避免机械操作或高处作业；使用中枢神经抑制药，应在医师指导下服用；不得同时使用抗变态反应药、抗心律失常药、抗抑郁药、抗生素、蛋白酶抑制药；自觉心前区不适或心律失常，立即就医。

莫沙比利

【其他名称】加斯清。

【临床应用】促胃肠动力药-5-HT$_4$ 受体激动药，适用于功能性消化不良伴有嗳气、恶心、呕吐、上腹部饱胀等消化道症状；胃-食管反流病；糖尿病性胃轻瘫及胃大部切除术病人的胃功能障碍。

【注意事项】

1. 胃肠道出血或穿孔、机械性肠梗阻、肠易激综合征、严重肝或肾功能损害者禁用。

2. 孕妇、哺乳妇女、儿童、老年人，以及肝、肾功能损害者慎用。

3. 与抗胆碱药物合用可能减弱本品的作用。

【给药护理要点】

1. 按促胃肠动力药护理总则护理。

2. 用药 2 周后,如消化道症状无变化,应停止服用,及时就医。

★多潘立酮　Domperidone

【其他名称】吗丁啉。

【临床应用】多潘立酮是外周性多巴胺受体拮抗剂,可促进上胃肠道的蠕动和张力恢复正常,促进胃排空,用于治疗伴有胃排空缓慢及食道返流的消化不良,由于偏头痛、血液透析、手术后及放射治疗等各种原因所引起的呕吐、恶心、打嗝。

【注意事项】

1. 对本品过敏者禁用。

2. 嗜铬细胞瘤、乳癌、机械性肠梗阻、肠胃出血等疾病病人禁用。

3. 孕妇慎用。

4. 心脏病病人(心律失常)以及接受化疗的肿瘤病人应用时需慎重,有可能加重心律紊乱。

5. 该品含有乳糖,可能不适用于乳糖不耐受、半乳糖血症或葡萄糖/半乳糖吸收障碍的病人。

6. 建议对新生儿、婴幼儿和小儿应准确制定用药剂量,并严格遵循。药物过量可能会导致神经方面的副作用,但也应考虑其他诱因。

7. 当抗酸剂或抑制胃酸分泌药物与本品合用时,不宜与本品同时服用。

8. 由于多潘立酮主要在肝脏代谢,故肝功能损害的病人慎用。

9. 肾功能不全的病人单次服药可能不需调整剂量,但需重复给药时,应根据肾功能损害的严重程度将服药频率减为每日 1～2 次,同时剂量酌减。

10. 如服用过量或出现严重不良反应,应立即就医。

11. 当药品性状发生改变时禁止使用。

【给药护理要点】

1. 按促胃肠动力药护理总则护理。

2. 口服　每日最大剂量不超过80 mg（8片）。建议儿童使用多潘立酮混悬液。

3. 偶见轻度腹部痉挛、口干、皮疹、头痛、腹泻、神经过敏、倦怠、嗜睡、头晕等。

4. 该品禁用于以下情况　已知对多潘立酮或本品任一成分过敏者,增加胃动力有可能产生危险时,例如胃肠道出血、机械性梗阻、穿孔,分泌催乳素的垂体肿瘤（催乳素瘤）、嗜铬细胞瘤、乳癌病人,与酮康唑口服制剂合用。

★甲氧氯普胺　Metoclopramide

【其他名称】胃复安（灭吐灵）。

【临床应用】用于止吐、中枢性呕吐、慢性胃炎、胃下垂伴胃动力低下和功能性消化不良者;胆胰疾病等引起的腹胀、腹痛、嗳气及胃灼热反酸。

【注意事项】

1. 对普鲁卡因或普鲁卡因胺过敏、癫痫、胃肠出血、机械性梗阻或穿孔、嗜铬细胞瘤、进行放疗或化疗的乳腺癌禁用。

2. 肝衰竭、肾衰竭、充血性心力衰竭,以及老年人和小儿慎用。

3. 与西咪替丁合用时,服药时间至少需间隔1 h。

4. 本品应避光存放,遇光变黄色或黄棕色,毒性则增加,不可再用。

5. 避免与吩噻嗪类药物同时服用以降低锥体外系反应的发生率与严重性。

【给药护理要点】

1. 按促胃肠动力药护理总则护理。

2. 本品口服时,一次剂量不宜超过0.5 mg/kg。

3. 用药期间避免饮酒。

4. 静脉给药时,如10 mg以上,以生理盐水或灭菌注射用水稀释至50 ml以下,注射时间在15 min以上;如10 mg以下,可直接推注,时间在2 min以上,静滴时容器宜遮光,注射不可与其他药物配伍。

5. 注射给药后,可能引起直立性低血压,故改变体位时,应缓慢,站立勿过久。

五、助消化药

★乳酶生 Lactasin

【其他名称】表飞鸣。

【临床应用】用于消化不良、肠内过度发酵、肠炎、腹泻等。

【注意事项】

1. 本品为活菌制剂,不应置于高温处。

2. 对本品过敏者禁用,过敏体质者慎用。

3. 请将本品放在儿童不能接触的地方,儿童必须在成人监护下使用。

【给药护理要点】

1. 口服 按医嘱,餐前服用。

2. 服用乳酶生时不能同时服用抗生素。

3. 服用乳酶生应以饭后整片吞服为宜,婴幼儿可选用乳酶生粉剂饭后服用。

4. 乳酶生不宜与活性炭、次碳酸铋、鞣酸蛋白等收敛吸附药物同服,以免影响疗效。

5. 乳酶生应放置于阴暗、干燥处,以免受热受潮失去活力而影响疗效。

胰酶

【其他名称】得每通。

【临床应用】属于助消化药;用于胰腺外分泌功能不足的替代治疗、慢性胰腺炎引起疼痛及消化酶不足等。

【注意事项】

1. 急性胰腺炎、慢性胰腺炎急性发作及对珠蛋白及其制品变态反应者禁用。

2. 妊娠或哺乳期妇女慎用。

3. 避免联合使用制酸剂,制酸剂会降低胰酶的疗效。

【给药护理要点】

1. 指导病人在餐前或就餐时用水整粒吞服,不可嚼碎,以免被胃酸破坏。

2. 服药时,对整粒咽不方便的病人,可打开胶囊,需将微粒与水或流质同服,切忌嚼碎后服用,以免药粉残留于口腔内,消化口腔黏膜而发生严重的口腔溃疡。

3. 应避免进食鸡肉、小牛肉、绿豆等易导致本药肠溶衣溶解的食物。不易与酸性药物同服。

六、解痉止疼药

此类药主要为 M 受体拮抗药,包括颠茄生物碱类及其衍生物和大量人工合成代用品。该类药物在消化道运动方面的作用机制包括:减弱食管、胃和小肠的蠕动,松弛食管括约肌、幽门以及胆管口(Oddi)括约肌,从而减慢胃的排空和小肠转运;减弱胆囊的收缩和降低胆内压力;减弱结肠的蠕动,减慢结肠内容物的转运。目前临床上使用的解痉药以抗胆碱药物为主,多为非特异性受体拮抗药。此类药物护理总则是:

1. 使用本药可有口干、面红、轻度扩瞳、视物模糊等症状。

2. 对本药过敏者、颅内压增高、出血性疾病病人、青光眼、前列腺增生、尿潴留应禁用本药。

★颠茄 Belladonna

【其他名称】颠茄叶,颠茄草粉,颠茄根。

【临床应用】主要用于胃及十二指肠溃疡及轻度胃肠、平滑肌痉挛等,胆绞痛,输尿管结石等引起的腹痛,胃炎及胃痉挛引起的呕吐和腹泻,迷走神经兴奋导致的多汗、流涎、心率缓慢、头晕等。

【注意事项】不能和促动力药合用。酊剂浓度剂量不可过大,以免发生阿托品化现象。

【给药护理要点】

1. 按解痉止疼药物护理总则护理。

2. 口服 ① 颠茄酊剂:常规一次 0.3~1.0 ml,极量一次

1.5 ml,一日 3 次。颠茄浸膏,一次 8～16 mg。极量一次 50 mg。
② 颠茄片:常规成人 一次 10 mg ,必要时 4 h 可重复一次。

★山莨菪碱　Anisodamine

【其他名称】654-2。

【临床应用】属于胃肠解痉药-抗 M 胆碱受体药。用于感染中毒性休克、血管痉挛和栓塞引起的循环障碍、各种神经痛、眩晕病、突发性耳聋。

【注意事项】

1. 对本药过敏者、颅内压增高、出血性疾病病人、青光眼、前列腺增生、尿潴留、哺乳期妇女、新鲜的眼底出血病人应禁用本药。

2. 严重心力衰竭、心律失常、严重肺功能不全病人、孕妇应慎用。

【给药护理要点】

1. 按解痉止疼药物护理总则护理。

2. 用药期间,若口干明显,可令病人口含维生素 C 或酸梅,症状可缓解。

3. 静滴过程中,如出现排尿困难,可肌注新斯的明。

4. 因本药用后可致视近物模糊,故应嘱病人用药期间避免机械操作、驾驶或高处作业,免致意外。

★阿托品　Atropine

【其他名称】硫酸阿托品、混悬莨菪碱。

【临床应用】

1. 各种内脏绞痛,如胃肠绞痛及膀胱刺激症状。对胆绞痛、肾绞痛的疗效较差。

2. 全身麻醉前给药,严重盗汗和流涎。

3. 迷走神经过度兴奋所致的窦房阻滞,房室阻滞等缓慢性的心律失常。

4. 抗休克。

5. 解救有机磷酸酯类农药中毒。

【注意事项】

1. 哺乳期妇女　有抑制泌乳的作用。

2. 妊娠　静脉注射本品可使胎儿心动过速。

3. 儿童　婴幼儿对本品的毒性反应极其敏感,特别是痉挛性麻痹与脑损伤的儿童,反应更强,环境温度较高时,因闭汗有体温急骤升高的危险,应用时要严密观察。

4. 老年人　老年人容易发生抗 M 胆碱样不良反应,如排尿困难、便秘、口干(特别是男性),也易诱发未经诊断的青光眼,一经发现,应即停药。本品对老年人易致汗液分泌减少,影响散热,故夏天慎用。

5. 下列情况应慎用　脑损害者(尤其是儿童)、心脏病(特别是心律失常、充血性心功能衰竭、冠心病、二尖瓣狭窄等)、反流性食管炎、溃疡性结肠炎。

6. 对其他颠茄生物碱不耐受者,对本品也不耐受。

【给药护理要点】

1. 按解痉止疼药物护理总则护理。

2. 口服成人常用量　一次 0.3～0.6 mg,一日 3 次。极量:一次 1 mg,一日 3 mg。小儿常用量:按体重 0.01 mg/kg,每 4～6 h 一次。

3. 皮下、肌内或静脉注射成人常用量　一次 0.3～0.5 mg,一日 0.5～3 mg;极量:一次 2 mg。

4. 抗心律失常　成人静脉注射 0.5～1 mg,按需可 1～2 h 一次,最大用量为 2 mg。小儿按体重静注 0.01～0.03 mg/kg。

5. 抗休克及改善微循环　成人一般按体重 0.02～0.05 mg/kg,用 5%的葡萄糖注射液稀释后静脉注射。

6. 有机磷中毒　肌内注射和静脉注射 1～2 mg(严重有机磷中毒时剂量可加大 5～10 倍),每 10～20 min 重复,直到青紫消失,病情稳定,然后使用维持量。

匹维溴铵片

【其他名称】得舒特。

【临床应用】匹维溴铵是一种对胃肠道具有高度选择性解痉作用的钙拮抗药。适用于与肠易激综合征有关的腹痛、排便紊乱、肠道不适。

【注意事项】

1. 密封,避光保存。

2. 匹维溴铵没有明显的抗胆碱能的不良反应,因此本品可以用于前列腺肥大、尿潴留和青光眼合并肠易激综合征病人。

【给药护理要点】

1. 口服。钡剂灌肠准备时,检查前 3 天按医嘱用药,在检查前清晨再按医嘱用药。应用足量水将整片药吞下,切勿掰碎、咀嚼或含化药片。

2. 宜在进餐时用水吞服,不要在卧位或睡前吞服药片。宜直立体位服用。

七、生长抑素

生长抑素是存在于胃黏膜、胰岛、胃肠道神经、垂体后叶和中枢神经系统中的肽激素。抑制胃分泌和蠕动,以及在下丘脑/垂体中抑制促生长素的释放。临床上用于肝硬化门脉高压所致的食管静脉出血;消化性溃疡、应激性溃疡、糜烂性胃炎所致的上消化道出血;预防和治疗急性胰腺炎及其并发症;胰、胆、肠瘘的辅助治疗;其他:肢端肥大症、胃泌素瘤、胰岛素瘤及血管活性肠肽瘤。此类药物护理总则是:

1. 应单独给药,不宜与其他药物配伍给药。

2. 药物半衰期极短,在连续给药过程中,应连续不间断地滴入,换药间断不能超过 1 min。

3. 可抑制胰岛素分泌,减少糖耐量,也可使餐后血糖增高,应定期检查血糖,防止发生高血糖,密切监测血糖水平。

4. 少数病例用药后产生恶心、眩晕、脸红等反应。

生长抑素八肽

【其他名称】力尔宁、善宁。

【临床应用】属于生长激素抑制药；用于门静脉高压引起的食管、胃底静脉曲张破裂出血、应激性消化性溃疡出血、重症胰腺炎及内镜逆行胰胆管造影术后并发急性胰腺炎，缓解由胃、肠及胰内分泌系统肿瘤所引起的症状、突眼性甲状腺肿和肢端肥大症。

【注意事项】

1. 对本药过敏者禁用。

2. 孕妇、哺乳期妇女和儿童，少数肾、胰腺功能异常和胆石症、胰岛素瘤病人应慎用。

3. 注意观察用药后的不良反应，密切监测血糖水平。

【给药护理要点】

1. 按生长抑素药物护理总则护理。

2. 为减少胃肠道反应，可在注射本品时减少进食量，在两餐之间或在卧床休息时注射本品。

3. 注射前应使本品达到室温以减少局部不良反应。

4. 对于胰岛素瘤的病人，本品有可能增加低血糖的程度和持续时间，密切注意观察病人是否有心悸、出汗、无力等低血糖症状。

5. 避免短期内在同一部位多次注射。

生长抑素十四肽

【其他名称】思他宁。

【临床应用】属于生长激素抑制药，用于肝硬化所致食管、胃底静脉曲张出血、消化性溃疡、应激性溃疡、糜烂性出血性胃炎合并的大出血，预防和治疗急性胰腺炎及胰腺手术后并发症，以及肢端肥大症、胃泌素瘤、胰岛素瘤等。

【注意事项】

1. 禁用　对本药过敏者，药物性状发生改变时、孕妇、哺乳期妇女和儿童。

2. 给药开始时，可引起血糖暂时性下降。

3. 本品应单独给药，避免与其他药物混合配伍。

4. 本药可延长环己巴比妥的催眠作用时间,加剧戊烯四唑的作用,不宜同时使用。

【给药护理要点】

1. 按生长抑素药物护理总则护理。

2. 治疗急性消化道大出血(包括食管、胃底静脉曲张出血):首先以本药 250 μg 缓慢静脉注射作为负荷剂量,而后立即以 250 μg/h 的速度静脉滴注(溶剂为生理盐水或 5% 的葡萄糖溶液)。

3. 如间断的时间长,需重新给予 250 μg 的冲击量,再继续以 250 μg/h 的滴入量,最好是通过输液泵或者是注射泵给予本品,以确保顺利而稳定的输入。

八、泻药及止泻药

★**开塞露 Glycerine Enema**

【临床应用】用于小儿及老年体弱便秘者的治疗。

【注意事项】

1. 如本品形状发生改变时禁止使用。

2. 儿童必须在成人监护下使用。

3. 请将此药品放在儿童不能接触的地方。

4. 开塞露刺破或剪开后的注药导管的开口应光滑,以免擦伤肛门或直肠。

5. 对本品过敏者禁用,过敏体质者慎用。

【给药护理要点】

1. 帮助病人取俯卧位,不能俯卧者可取左侧卧位,并适度垫高臀部。

2. 剪去开塞露顶端,挤出少许甘油润滑开塞露入肛门段。

3. 持开塞露球部,缓慢插入肛门,至开塞露颈部,快速挤压开塞露球部。同时嘱患者深吸气。

4. 挤尽后,一手持纱布按摩肛门处,一手快速拔出开塞露外壳(成人一般需 30～40 ml)。并嘱患者保持原体位 10 min 左右。

5. 对于主诉腹胀有便意者,应指导其继续吸气,并协助按摩肛门部。

★酚酞 Phenolphthalein

【其他名称】酚酞、非诺夫他林。

【临床应用】用于治疗习惯性顽固性便秘,也可在结肠镜检查或X线检查时用作肠道清洁剂。

【注意事项】

1. 酚酞可干扰酚磺酞排泄试验(PSP),使尿色变成品红或橘红色,同时酚磺酞排泄加快。

2. 长期应用可使血糖升高、血钾降低。

3. 长期应用可引起对药物的依赖性。

【给药护理要点】

1. 口服 睡前服。

2. 过敏反应 由酚酞引起的过敏反应临床上罕见,偶能引起皮炎、药疹、瘙痒、灼痛及肠炎、出血倾向等。

3. 禁忌证 阑尾炎、直肠出血未明确诊断、充血性心力衰竭、高血压、粪块阻塞、肠梗阻禁用。

★蒙脱石 Smectite

【其他名称】思密达、八双面体蒙脱石。

【临床应用】止泻药;用于急慢性腹泻;肠易激综合征及肠道菌群失调。

【注意事项】

1. 不能将药品直接倒入口内用水冲服或用水调成糊、丸状服用,以免造成本药在消化道黏膜上分布不均,影响疗效。

2. 如需服用其他药物,应与本品至少间隔 1 h。

3. 治疗急性腹泻时,应注意纠正脱水。

【给药护理要点】

1. 分析病因,对症治疗,同时向病人及家属进行有关预防腹泻、止泻药物治疗与不良反应的知识宣教。

2. 服用时需倒入 50 ml 温水中,摇匀服用。胃-食管反流、食管炎餐后服,其他则于两餐间空腹服用。

3. 用药期间饮食以清淡流质为主,尽量避免食用易刺激肠蠕动的食物,腹泻缓解初期流质可改为普食,但避免奶制品,急性腹泻时宜卧床休息。

4. 用于食管炎时,应将药液缓慢咽下,在服药后 1 h 内尽量避免饮水,可增加药物对食管的黏附和覆盖能力,延长药物作用时间。

九、肠道用药

口服双歧杆菌、嗜酸乳杆菌、肠球菌三联活菌胶囊

【其他名称】培菲康。

【临床应用】培菲康可直接补充人体正常生理细菌,调整肠道菌群平衡,抑制并清除肠道中致病菌,减少肠源性毒素的产生,促进机体对营养物的消化,合成机体所需的维生素,激发机体免疫力。主治因肠道菌群失调引起的急、慢性腹泻;也可用于治疗轻、中型急性腹泻,慢性腹泻及消化不良、便秘、腹胀。

【注意事项】

1. 培菲康为活菌制剂,适宜于冷藏保存,切勿置于高温处。

2. 宜用冷、温开水送服,水温不宜超过 40℃。

3. 对培菲康过敏者禁用,过敏体质者慎用。

4. 培菲康性状发生改变时禁止使用。

【给药护理要点】

饭后半小时温水服用。

复方谷氨酰胺肠溶胶囊

【其他名称】谷参肠安胶囊。

【临床应用】谷参肠安胶囊由增强肠黏膜细胞活力的多种中药成分组成,能促进肠黏膜细胞的代谢活性,调整细胞功能。适用于食欲不振、消化吸收不良、肠道溃疡、急慢性肠炎、慢性腹泻等症状;促进创伤及手术后肠道功能恢复及重建。

【注意事项】

1. 孕妇慎用。

2. 储藏　密闭,室温干燥处保存。

【给药护理要点】

1. 饭前口服,每疗程 8 天,连服 1～2 个疗程。创伤及手术后病人量可加倍。小儿酌减。

2. 勿将胶囊内药物倾出或化开服用。

英夫利西单抗

【其他名称】类克。

【临床应用】类克用于治疗类风湿关节炎、克罗恩病、瘘管性克罗恩病、强直性脊柱炎、牛皮癣关节炎、溃疡性结肠炎。

【注意事项】

1. 应检查病人是否有潜在的结核病菌感染。在使用类克之前,应对有结核病菌感染的病人进行治疗。类克不应用于严重感染活动期的病人。伴有慢性感染或有反复感染病史的病人应慎用类克。应告知病人并使其尽可能避免处于可能引起感染的潜在危险因素中。

2. 对心力衰竭病人,应在考虑其他治疗方法后,才能慎重使用类克,且剂量不应超过 5 mg/kg。如果决定给心力衰竭病人使用类克,应在治疗过程中对其进行严密观察。一旦心力衰竭的症状加重或出现新的心力衰竭症状,则应停用类克。

3. 类克的过敏反应可在不同的时间内发生,多数出现在输液过程中或输液后 2 h 内,如发生过敏反应,应立即采取治疗措施。发生严重反应时,应停止使用类克。

4. 使用类克治疗可能会促使自身抗体的形成,罕见狼疮样综合征。若病人在接受类克治疗时出现狼疮样综合征征兆,则应立即停药。

5. 应对有肝功能障碍体征和症状的病人评价其肝脏损伤的情况。

【给药护理要点】

1. 应进行无菌操作　计算剂量,确定类克的使用瓶数,类克每瓶含英夫利西单抗 100 mg,计算所需配制的类克溶液总量。

2. 使用配有 21 号(0.8 mm)或更小针头的注射器,将每瓶药品用 10 ml 无菌注射用水溶解:除去药品的翻盖,用医用酒精棉签擦拭药瓶顶部,将注射器针头插入药瓶胶盖,注入无菌注射用水。如药瓶内的真空状态已被破坏,则该瓶药品不能使用。轻轻旋转药瓶,使药粉溶解。避免长时间或用力摇晃,严禁振荡。溶药过程中可能出现泡沫,放置 5 分钟后,溶液应为无色或淡黄色,泛乳白色光。由于英夫利西单抗是一种蛋白质,溶液中可能会有一些半透明微粒。如果溶液中出现不透明颗粒、变色或其他物质,则不能继续使用。

3. 用 0.9%氯化钠注射液将类克的无菌注射用水溶液稀释至 250 ml:从 250 ml 0.9%氯化钠注射液瓶或袋中抽出与类克的无菌注射用水溶液相同的液体量,将类克的无菌注射用水溶液全部注入该输液瓶或袋中,轻轻混合。

4. 输液时间不得少于 2 h 输液装置上应配有一个内置的、无菌、无热源、低蛋白结合率的滤膜(孔径≤1.2 m)。未用完的输液不应再贮存使用。

5. 未进行类克与其他药物合用的物理生化兼容性研究,类克不应与其他药物同时进行输液。

6. 经胃肠道外给药的产品在给药前应目检是否存在微粒物质或变色现象。如果发现存在不透明颗粒、变色或其他异物,则该药品不可使用。

十、肝胆疾病用药
谷胱甘肽

【其他名称】泰特、阿拓莫兰、古拉定。

【临床应用】

肝细胞保护药。常用于病毒性、药物毒性、酒精毒性、其他化学物质毒性引起的肝损害;重金属、氟化物、CO、有机溶剂中毒及某些药物等中毒;某些损伤的保护作用;眼科疾病。

【注意事项】

1. 对本品过敏者禁用,老人、儿童、孕产妇慎用。

2. 应避免与维生素 K_3、维生素 B_{12}、泛酸钙、乳清酸、抗组胺类药、磺胺类药和四环素类抗生素等药物合用。

【给药护理要点】

1. 药物宜现配现用,静滴宜缓慢,静滴时间为 1～2 h,避免注射同一部位。本品溶解后应立即使用,余液放置后不得再用。

2. 观察用药后的不良反应,用药中如出现面色苍白、皮疹、血压下降、脉搏异常等症状,应立即停药。

3. 使用滴眼药时,颗粒溶解后要在 1 个月内使用,滴眼药只用于滴眼。

★熊去氧胆酸 Ursodeoxycholic Acid

【临床应用】胆固醇性胆结石。原发性胆汁淤积性肝硬变,原发性硬化性胆管炎。胆汁反流性胃炎。该品用于胆固醇型胆结石,形成及胆汁缺乏性脂肪泻,也可用于预防药物性结石,形成及治疗脂肪痢(回肠切除术后)。

【注意事项】

1. 长期使用本品可增加外周血小板的数量。

2. 如治疗胆固醇结石中出现反复胆绞痛发作,症状无改善甚至加重,或出现明显结石钙化时,则宜中止治疗,并进行外科手术。

3. 本品不能溶解胆色素结石、混合结石及不透 X 线的结石。

【给药护理要点】

1. 口服 早、晚进餐时分次给予。疗程最短为 6 个月,6 个月后超声波检查及胆囊造影无改善者可停药;如结石已有部分溶解则继续服药直至结石完全溶解。

2. 常见腹泻,偶见便秘、过敏、头痛、头晕、胰腺炎和心动过速等不良反应。

★联苯双酯 Bifendate

【临床应用】抗肝炎药,用于慢性迁延性肝炎,慢性活动性肝炎等。

【注意事项】

1. 对肝炎主要症状如肝区痛、乏力、腹胀等的改善有一定疗效，但对肝脾肿大的改变无效。适用于迁延性肝炎及长期单项谷丙转氨酶异常者。

2. 本品不做首选。慢性活动性肝炎、肝硬化者慎用。

【给药护理要点】

1. 口服　用药1个月仍无下降趋势者，嘱随诊。

2. 可出现口干、轻度恶心、皮疹等不良反应。停药后转氨酶反跳。

拉米夫定

【其他名称】贺普汀。

【临床应用】拉米夫定是核苷类抗病毒药，适用于乙型肝炎病毒复制的慢性乙型肝炎的辅助治疗。长期应用可显著改善肝脏坏死炎症性改变，并减轻或阻止肝脏纤维化的进展。

【注意事项】

1. 治疗期间应对病人的临床情况及病毒学指标进行定期检查。

2. 少数病人停止使用本品后，肝炎病情可能加重。因此如果停用本品，要对病人进行严密观察，若肝炎恶化，应考虑重新使用本品治疗。

3. 病人肾功能不全会影响拉米夫定的排泄，对于肌酐清除率<30 ml/min的病人，不建议使用本品。肝脏损害不影响拉米夫定的药物代谢过程。

4. 本品治疗期间不能防止病人将乙型肝炎病毒通过性接触或血源性传播方式感染他人，故仍应采取适当防护措施。

5. 目前尚无资料显示孕妇服用本品后可抑制乙型肝炎病毒的母婴传播。故仍应对新生儿进行常规的乙型肝炎免疫接种。

【给药护理要点】

1. 使用方法为每日1次，每次100 mg口服。

2. 无论在治疗中还是在治疗结束时都不宜减量给药。

3. 拉米夫定用药周期较长,至少在 18 个月以上。

4. 乙肝病人在抗病毒治疗过程中要坚持定期监测:HBV-DNA 水平、血 CK 值、肾功能以及乙肝五项、肝功能、B 超和肝穿(肝穿刺活组织)等。

阿德福韦酯

【其他名称】贺维力。

【临床应用】阿德福韦酯是 $5'$-单磷酸脱氧阿糖腺苷的无环类似物,适用于治疗乙型肝炎病毒活动复制和血清转氨酶持续升高的肝功能代偿的成年慢性乙型肝炎病人,尤其适合于需长期用药或已发生拉米夫定耐药者。

【注意事项】

1. 病人停止乙肝治疗会发生肝炎急性加重,包括停止使用阿德福韦酯。因此,停止乙肝治疗的病人应密切监测肝功能,若必要,应重新进行抗乙肝治疗。

2. 对于肾功能障碍或潜在肾功能障碍风险的病人,使用阿德福韦酯慢性治疗会导致肾毒性。这些病人应密切监测肾功能并适当调整剂量。

3. 使用阿德福韦酯治疗前,应对所有病人进行人类免疫缺陷病毒(HIV)抗体检查。使用抗乙肝治疗药物,如阿德福韦酯会对慢性乙肝病人携带的未知或未治疗的 HIV 产生作用,也许会出现 HIV 耐药。

4. 单用核苷类似物或合用其他抗逆转录病毒药物会导致乳酸性酸中毒和严重的伴有脂肪变性的肝肿大,包括致命事件。

5. 因为对发育中的人类胚胎的危险性尚不明确,所以建议用阿德福韦酯治疗的育龄妇女要采取有效的避孕措施。

【给药护理要点】

1. 每日 1 次,饭前或饭后口服均可。治疗的最佳疗程尚未确定。勿超过推荐剂量使用。

2. 定期监测乙型肝炎生化指标、病毒学指标和血清标志物,至少每 6 个月 1 次。

3. 不良反应　乏力、头痛、腹痛、恶心、胃肠胀气、腹泻和消化不良。

十一、其他

★小檗碱　Berberine

【其他名称】黄连素。

【临床应用】主要用于治疗胃肠炎、细菌性痢疾等肠道感染、眼结膜炎、化脓性中耳炎等。近来还发现本品有阻断 α-受体，抗心律失常作用。

【给药护理要点】口服，常规一次 0.1～0.3 g，一日 3 次。外用及局部应用药物浓度常规为 0.6%～1.0%。严禁静脉给药。

第八节　血液系统药物

一、抗贫血药

口服铁剂是最常用且有效的治疗缺铁性贫血的方法。铁剂过量可导致铁中毒，多见于儿童。患者可有严重呕吐、腹泻、腹痛、血压降低、代谢性酸中毒，甚至抽搐、昏迷，24～48 h 后，严重中毒可发展至休克，出现肝损害和心功能衰竭，应立即处理，可用促排灵或去铁胺救治。

★硫酸亚铁

【其他名称】绿矾、铁矾、青矾、皂矾。

【临床应用】防治各种原因引起的缺铁性病症及缺铁性贫血。

【注意事项】

1. 血色病、含铁血黄素沉着症、不伴缺铁的其他贫血、肝肾功能严重损害、铁负荷过高，铁过敏者禁用。

2. 急性感染、酒精中毒、肝炎、胰腺炎、肠炎、溃疡性结肠炎及消化性溃疡者慎用。

3. 餐时或餐后服用，以减少胃肠道反应。胃肠道反应明显者，减少初次口服剂量（之后逐渐增加）。

【给药护理要点】

1. 给药期间,定期检查血红蛋白、网织红细胞及血清铁蛋白和血清铁。

2. 勿与浓茶、牛奶及含有鞣酸的饮料同时服用,以免影响吸收。与维生素 C 同服可促进吸收。

3. 服用糖浆剂时使用吸管,避免接触牙齿,以防牙齿变黑。

4. 服用缓释片时,勿嚼碎或掰开服用,以免影响疗效。

5. 注意观察大便情况,会出现黑便,如有腹泻或便秘,及时汇报医生,以便调整剂量。

6. 服用本品时,不宜同时接受其他铁剂治疗,以免引起毒性反应。

7. 服用铁剂应坚持足够的疗程,不可擅自变更剂量。

★右旋糖酐铁 Ferros Dextran

【其他名称】右糖酐铁、葡聚糖铁、铁右旋糖酐复合物。

【临床应用】用于治疗缺铁性贫血,适用于需迅速纠正铁缺乏者及不能口服或口服疗效不满意者。

【注意事项】

1. 禁用 ① 对本品和铁剂过敏者。② 肝肾功能严重损害、泌尿系感染者。③ 妊娠早期。④ 非缺铁性贫血。⑤ 血色病、铁负荷过高、含铁血黄素沉着症者。

2. 慎用 急性感染、肝炎、酒精中毒、胰腺炎、胃与十二指肠溃疡、肠道炎症、溃疡性肠炎者。

3. 应用铁剂后,血清铁蛋白或结合转铁蛋白增高,大便隐血试验阳性,应注意与上消化道出血相鉴别。

4. 可导致类风湿性关节炎急性发作、关节痛复发等。

5. 大量口服可致急性中毒。

【给药护理要点】

1. 本品宜在餐后或餐时服用,以减轻胃部刺激,但进食对药物吸收有影响。

2. 口服时忌茶,以防被鞣质沉淀影响吸收。

3. 首次肌注后观察病人有无局部疼痛、头痛、头晕、发热、关节肌肉痛等反应,如有反应予以停药。

4. 静脉注射后可出现局部静脉痉挛、静脉炎,故不宜行静脉注射。

5. 治疗期间应定期进行血红蛋白测定,血清铁蛋白、血清铁及网织红细胞测定。

6. 注射本品后血红蛋白未逐步升高者,应立即停药。

7. 老年患者口服铁剂以治疗缺铁性贫血时可适当增加剂量(因老年患者胃液分泌减少,铁自肠黏膜吸收减少)。

琥珀酸亚铁

【其他名称】速力菲、菲尔浦利克斯。

【临床应用】用于缺铁性贫血的预防和治疗。

【注意事项】

1. 对本药及铁剂过敏者及非缺铁性贫血者、肝肾功能严重损害尤其是伴有未经治疗的尿道感染者、地中海贫血、铁负荷过高者禁用。

2. 急性感染、肝炎、酒精中毒、胃与十二指肠溃疡、胰腺炎、溃疡性肠炎、肠道炎症病人慎用。

3. 胃与十二指肠溃疡、溃疡性结肠炎病人禁用。

4. 预先告知病人,服药后可使大便变黑。

【给药护理要点】

1. 本药应在餐时或饭后服用,以减轻胃部刺激。

2. 忌与茶同服,避免被鞣质沉淀。

3. 服用本药时,不应注射铁制剂,防止发生毒性反应。

4. 服用铁剂时可用吸管,服用后漱口,防止牙齿染色。

5. 治疗期间定期测定血红蛋白、血清铁、网织红细胞,以观察治疗反应。

★维生素 B_{12}

【其他名称】钴胺素、氰钴胺素、抗恶性贫血维生素、维生素 B_{12}、动物蛋白因子。

【临床应用】用于巨幼红细胞性贫血。

【注意事项】

1. 慎用　心脏疾病、痛风患者及有肺部疾病史者，以及哺乳期妇女。

2. 本品治疗巨幼红细胞性贫血时，使用 48 h 内注意监测血钾，以便及时发现可能出现的严重低血钾。

3. 本品缺乏常同时伴有叶酸缺乏，应同时补充叶酸，以取得较好疗效。

4. 恶性贫血必须肌注给药，口服无效，并终身使用。

5. 与本品代谢无关的各种贫血、营养不良等，应用本品均无效，不可滥用。

6. 避免与氯霉素合用，否则可抵消维生素 B_{12} 具有的造血功能。

【给药护理要点】

1. 治疗前，应详细了解维生素 B_{12} 缺乏者的进食情况和饮食习惯。指导病人进食动物内脏、牛奶及乳制品、蛋黄、蟹、瘦肉、豆制品、海产品等富含本品的食物。

2. 给药期间，应密切观察疗效。

3. 本品偶可引起过敏性休克，给药期间注意观察。

★叶酸

【其他名称】维生素 B_{11}、维生素 M、维生素 R、蝶酰谷氨酸。

【临床应用】

1. 叶酸缺乏所致巨幼红细胞性贫血及叶酸缺乏症。

2. 妊娠期，哺乳期妇女预防给药。

3. 慢性溶血性贫血所致的叶酸缺乏。

【注意事项】

1. 在明确排除维生素 B_{12} 缺乏引起的恶性贫血、巨幼细胞贫血前,不宜单独使用本品治疗。

2. 可造成本品缺乏的药物有:口服避孕药、巴比妥类药、乙醇、苯妥英钠、甲氨蝶呤等。血液透析也易引起本品缺乏。

3. 本品注射剂仅供肌注,不得与其他注射剂混合注射。

4. 口服大剂量叶酸可以影响微量元素锌的吸收。

【给药护理要点】

1. 本品大剂量服用时尿液可成黄色,嘱病人不必疑虑。

2. 如口服本品出现恶心、呕吐剧烈,或禁食的病人,可选用亚叶酸钙肌注。营养不良性巨幼红细胞性贫血常合并缺铁,应同时补充铁,在疗程后应同时补铁,并补充蛋白质及其他 B 族维生素。

3. 给药期间密切观察疗效。治疗效果良好者,2～5 天血象改善。

二、升血细胞药

绝大多数细胞毒化疗药物对造血细胞产生破坏,引起不同程度的骨髓抑制。因中性粒细胞寿命短,化疗引起的骨髓抑制常常先表现为中性粒细胞减少,严重时血小板也减少;由于红细胞的寿命长,红细胞减少一般见于长期化疗时。升血细胞药的不良反应主要表现为:骨痛、寒战、发热、肌肉疼痛、皮疹、注射部位局部反应等。

重组人红细胞生成素

【其他名称】益比奥、怡宝、红细胞生成素、阿法依泊汀、重组人促红素、利血宝、怡泼津、促红细胞生成素、EPO。

【临床应用】用于肾性贫血、艾滋病本身或因治疗引起的贫血、恶性肿瘤伴发的贫血、风湿病贫血及早产儿贫血等。外科围手术期的红细胞动员,治疗非骨髓恶性肿瘤应用化疗引起的溶血。

【注意事项】

1. 禁用 顽固性高血压、局部缺血性血管疾病、有癫痫史者,以及哺乳期妇女。

2. 使用本品时应同时补充铁剂。

3. 本品不能静滴,静注时禁与其他药物同时注射。

4. 本品应于 2～8℃储存,使用时勿振荡。

【给药护理要点】

1. 本品应于注射前 30 min 从冰箱中取出,待药液达室温后方可注射。

2. 治疗中注意观察有无血栓形成及血管通道阻塞情况。一旦出现,立即停药。

3. 给药期间,应定期检测血清铁蛋白、叶酸及维生素 B_{12}、转铁蛋白饱和度、红细胞压积。

非格司亭

【其他名称】重组人粒细胞集落刺激因子、重组人白细胞生成素、促白细胞生长素、促人体白细胞生长素、惠尔血、非雷司替、吉粒芬、瑞白。

【临床应用】用于各种原因引起的中性粒细胞减少症。

【注意事项】

1. 禁用　对其他基因重组制品过敏者,早产儿、新生儿及孕妇。

2. 儿童慎用。哺乳期妇女应用时应暂停哺乳。

3. 本品应在化疗药物给药结束 24～48 h 开始使用。

【给药护理要点】

1. 本品滴注速度不宜过快,静滴时间大于 1 h,快速滴注可降低其作用。

2. 用药过程中应定期检查血象。

3. 本品偶可引起过敏性休克,给药期间加强观察。

4. 本品用灭菌注射用水溶解后避免振荡。

5. 用于骨髓移植病人时,应定期做血液及骨髓检查。如有幼稚细胞增加,应立即停药。

6. 本品稀释后 6 h 内使用完。

沙格司亭

【其他名称】莫拉司亭、重组人粒单核细胞集落刺激因子、重组人粒细胞巨噬细胞集落刺激因子、粒细胞巨噬细胞集落细胞刺激因子、生百能、沙格莫丁。

【临床应用】用于恶性肿瘤、白血病化疗或放疗引起的白细胞减少及其并发的感染。

【注意事项】

1. 对酵母制品或大肠埃希菌蛋白过敏、自身免疫性血小板减少性紫癜及 18 岁以下病人禁用。

2. 孕妇及哺乳期妇女不宜使用,或停止哺乳后使用。

3. 本品宜在停止化疗 24 h 或停止放疗 12 h 后开始使用。不可与化疗、放疗同时应用。

【给药护理要点】

1. 本品滴注速度宜慢,持续滴注 4 h,稀释后的药液于 6 h 内用完。

2. 用药过程中定期检查血象。

3. 接受本品治疗者,可发生急性过敏反应,给药时注意观察。

4. 用于肿瘤病人时,因本品对某些肿瘤细胞尤其是非淋巴细胞性白血病细胞有刺激作用,故用药过程中注意观察病情,如肿瘤病情出现进展,应停用本品。

5. 有呼吸系统疾病者,首次使用本品 30～90 min 后,偶可出现血氧饱和度降低,并伴有面部潮红、出汗和低血压,应予以仰卧、吸氧,以缓解症状。

6. 应用本品出现发热、头痛和肌肉酸痛等反应时,应用解热镇痛药治疗。

7. 本品不能与抗肿瘤药合用,以防发生药物相互作用。

三、抗血小板药

本类药通过抑制血小板功能而防治与血小板激活有关的血管和血栓性疾病。

★阿司匹林　Zinc Aspirin

【其他名称】乙酰水杨酸、阿斯匹林、醋柳酸、阿司匹林锌、ASA。

【临床应用】

1. 用于慢性及亚急性弥散性血管内凝血的治疗。

2. 用于发热、头痛、肌肉痛、风湿热、急性风湿性关节炎及类风湿性关节炎等。

3. 改善循环,用于预防心肌梗死、动脉血栓、动脉粥样硬化等。

【注意事项】

1. 对本品或其他水杨酸盐过敏者及非甾体抗炎药过敏者,严重的肝肾衰竭者,活动性溃疡、消化道出血者及血友病患者禁用。

2. 有胃、十二指肠溃疡史、血小板减少者,以及妊娠期、哺乳期妇女慎用。

【给药护理要点】

1. 年老体弱及体温过高,解热时剂量宜小,以防大量出汗导致虚脱。鼓励多饮水,以免出汗过多而造成虚脱。

2. 可出现恶心、呕吐等消化道反应,剂量过大(>3 g/d)可刺激破坏胃黏膜,引起胃出血及全身性出血倾向,同服维生素 K($2\sim4$ mg/d)可预防出血倾向。

3. 饮酒前后不可服用本品,因饮酒可损伤胃黏膜屏障导致出血。

4. 观察有无急性中毒症状,如头痛、眩晕、耳鸣、视力减退、恶心、呕吐、大汗、谵妄,甚至高热、虚脱、昏迷而危及生命。

★双嘧达莫 Persantin

【其他名称】潘生丁、双密达莫、双嘧啶哌胺醇、双嘧哌胺醇、双嘧哌醇胺、双嘧哌氨醇。

【临床应用】

用于血栓栓塞性疾病、缺血性心脏病、弥散性血管内凝血的抗凝治疗。

【注意事项】

1. 禁用 休克及对本品过敏者。

2. 慎用 严重冠心病患者、有出血倾向者,以及哺乳妇女。

【给药护理要点】

1. 不宜与其他药物(葡萄糖除外)混合注射。

2. 治疗血栓栓塞性疾病时,一日剂量不少于 400 mg,每日 4 次口服,否则抗血小板作用不明显。

3. 观察有无眩晕、低血压、支气管痉挛、心绞痛等不良反应。一旦发生,立即停止用药,并给予相应治疗。

4. 本品过量可引起低血压。

依前列醇　Plolan

【其他名称】前列环素、PGX、PGI_2。

【临床应用】心肺分流术时保护血小板功能、防止高凝状态、雷诺病、肾透析时替代肝素、缺血性心脏病、原发性肺动脉高压等。

【注意事项】

1. 禁用　自发性或继发性出血倾向者。

2. 慎用　儿童,孕妇和哺乳期妇女,严重冠状动脉疾病、肾衰竭以及糖尿病病人。

3. 本品与抗凝血药、血管扩张药有协同作用,但不良反应增加,应慎用。

【给药护理要点】

1. 本品现配现用。

2. 本品剂量过大可致低血压反应,使用时监测血压、心率,调整滴速,观察病人的用药反应。

3. 血透病人使用本品时,透析液中不得含有醋酸盐缓冲液,否则会使本品的扩血管作用增强。

4. 避免突然停药或突然大幅度减慢滴速,以免引起肺动脉高压相关症状。

奥扎格雷

【其他名称】晴尔、丹奥。

【临床应用】用于治疗急性血栓性脑梗死和脑梗死伴发的运动障碍;改善蛛网膜下隙出血手术后的脑血管痉挛状态及伴发的脑缺血症状。

【注意事项】

1. 禁用 脑出血、脑梗死并发出血、大面积脑梗死致深昏迷者，有血液病或出血倾向者，以及对本品过敏者、有严重高血压等病人。

2. 有严重心、肺、肝、肾功能不全者慎用。

【给药护理要点】

1. 此药物易导致皮下出血、消化道出血等，所以在应用时要注意观察病人有无出血倾向，如皮下出血点、血尿等。

2. 密切监测病人的心率和血压，以免发生心律不齐和血压下降。

3. 若出现恶心、呕吐、腹胀、腹泻、过敏（皮疹、荨麻疹）等不良反应或有出血倾向时应立即通知医生，并根据医嘱给予相应的对症处理。

4. 此药物与含钙溶液存在配伍禁忌，因此在用药时尽量避开与含钙溶液一起使用。

四、促凝血药

维生素 K 的主要作用是参与肝脏合成 II、VII、IX、X 等凝血因子；氨甲苯酸能抑制纤维蛋白溶解，产生止血作用；凝血酶可直接将血液中的纤维蛋白原转化为纤维蛋白，加速血液凝固。

★维生素 K_1

【其他名称】叶绿醌。

【临床应用】用于维生素 K 缺乏或活力降低所致的出血性疾病，以及灭鼠药（二苯茚酮钠）中毒、胆绞痛。新生儿出血以及长期应用广谱抗生素所致的体内维生素 K 缺乏。

【注意事项】

1. 禁用 严重肝脏疾病及孕妇，肝功能损伤时、肝素引起的出血倾向及 PT 延长者。

2. 本品与苯妥英钠混合后 2 h 可出现沉淀。与右旋糖酐、维生素 C、维生素 B_{12} 混合溶液出现浑浊。水杨酸类、磺胺、奎宁、奎尼丁等也影响维生素 K_1 的效果。

3. 本品为脂溶性,胆汁缺乏时不宜口服给药。

4. 用于纠正口服抗凝血药引起的低凝血因子Ⅱ血症时,应先用最小有效剂量,然后通过 PT 测定予以调整;维生素 K 过多可影响以后抗凝治疗。

【给药护理要点】

1. 本品滴注时应避光、慢滴,静注速度过快时,可出现面部潮红、出汗、胸闷、血压下降,甚至发生虚脱。应注意监测病人的血压、心率、呼吸变化,及时调整滴速,必要时停止输注。

2. 用药期间应定期检测 PT,以调整用量和给药次数。

3. 有些肝脏疾病病人,尤其是女性,如反复注射,注射部位可出现痒性红斑,开始局限,以后扩散。治疗开始后数日至数周出现,2～12 周消失。

4. 本品应避光保存。

★氨甲苯酸

【其他名称】止血芳酸、抗血纤溶芳酸、对羧基苯胺、对羧基苄胺、对氨甲基苯甲酸。

【临床应用】用于急慢性、局限性或全身性纤维蛋白溶解亢进所致的各种出血,拮抗尿激酶的作用,人工流产、胎盘早剥所致的纤溶性出血等,以及上消化道出血、肺结核咯血。

【注意事项】

1. 禁用　血友病或肾盂实质病变出现大量血尿时。

2. 慎用　有血栓形成倾向及有心肌梗死倾向、血栓栓塞病史、心功能不全、肝或肾功能损害者。

3. 本品一般不单独用于 DIC 所致的继发性纤溶性出血,以防进一步血栓形成,而影响脏器功能,应在肝素化的基础上应用本品。在 DIC 晚期,以纤溶亢进为主时可单用本品。

4. 本品与其他凝血因子等合用时,应警惕血栓形成。

5. 本品与青霉素或尿激酶等溶栓药有配伍禁忌。

6. 口服避孕药雌激素或凝血酶原复合物浓缩剂与本品合用,有增加血栓形成的危险。

【给药护理要点】

1. 使用时间较长者,定期做视力、视觉、视野和眼底检查。

2. 用药期间注意加强监护,防止出现血栓形成。如有异常汇报医生,予以对症处理。

★凝血酶

【其他名称】立芷血、蛇毒血凝酶、蛇凝血素酶、血速安、巴曲亭、蛇毒促血凝酶。

【临床应用】用于内、外、妇产、五官科疾病的出血及出血性疾病;预防术中、术后出血。

【注意事项】

1. 孕妇、DIC、有血栓及栓塞史者禁用。血液病所致的出血不宜使用本品。

2. 除紧急出血外,妊娠3个月内不应使用本品。

【给药护理要点】

1. 本品用于预防手术出血时,在手术前1 h肌注或在手术前15~30 min静注,疗效较好。

2. 给药期间,注意监测病人的出凝血时间。

3. 对于疑有过敏或过敏样反应的病人,给予抗过敏治疗。

4. 防止用药过重,否则止血作用会降低。

五、血容量扩充药

血容量扩充药是指能维持血浆胶体渗透压,扩充血容量的药物。目前最常用的是右旋糖酐。

★右旋糖酐

【其他名称】低分子右旋糖酐、欣润络、低分子右旋糖酐40。

【临床应用】各种休克及血栓栓塞性疾病等。

【注意事项】

1. 禁用　充血性心力衰竭、出血性疾病或严重出血、肾衰竭、贫血、严重的血小板减少和凝血障碍者,以及妊娠期妇女。

2. 慎用　急性出血、严重脱水、肝脏或肾脏疾病、慢性心功能不全及肺水肿等病人。

3. 如大量输注本品,应同时给予一定数量的全血,且不宜与全血混合输注。

4. 本品用量不宜超过 1 500 ml/d。

5. 本品可干扰血型鉴定、可致出血时间延长。

6. 过敏反应多在输注开始 10 min 内发生,应加强观察。

7. 如有片状结晶析出,经 100℃左右加热,溶解可继续使用。

【给药护理要点】

1. 输注时注意观察是否有循环超负荷症状,及时调整滴速或停止输注。

2. 本品治疗期间,应注意尿量及比重。使用本品后,尿比重如不增反降,则提示肾功能减退,应停止用药。

3. 本品可改善微循环,具有渗透性利尿作用,应扩充血容量。

羟乙基淀粉

【其他名称】706 代血浆。

【临床应用】各种原因引起的血容量不足所致的低血压及休克、感染中毒性休克;冠状动脉功能不全、血栓闭塞性疾病;也可用于预防血栓形成。

【注意事项】

1. 慎用　出血性疾病和心力衰竭病人。

2. 使用本品时注意补钾。

【给药护理要点】

1. 给药期间注意监测血压、HCT。

2. 注意监测肾功能、出入液量,一旦出现少尿、蛋白尿升高,应立即停药,汇报医生,及时对症处理。

聚明胶肽

【其他名称】血代。

【临床应用】用于低血容量休克、外伤引起的失血性休克。

【注意事项】

1. 对本品过敏者禁用。

2. 当红细胞压积降至25%以下时,必须考虑给予浓缩红细胞或全血。

3. 本品含钙量高,不能与枸橼酸抗凝血混合。但含枸橼酸血的血液可在输入本品之前或之后输注,或分通道同时输注。使用强心甙的病人应考虑到血代中钙剂的协同作用。

4. 不可配伍药液:氨苄青霉素、菌必治、阿昔洛韦。

【给药护理要点】

1. 根据病人的病情、血压、脉搏、周围组织灌注及尿量进行调整用量和输注速度。

2. 输注过程中,病人出现发热或寒战、呼吸困难、休克反应,应立即停止输注,遵医嘱对症处理。

第九节 激素和内分泌系统药物

一、糖皮质激素类药物

糖皮质激素属于类固醇激素(甾体激素),生理剂量糖皮质激素在体内作用广泛,不仅为糖、蛋白质、脂肪代谢的调控所必需,且具有调节钾、钠和水代谢的作用,对维持机体内外环境平衡起重要作用。药理剂量糖皮质激素主要有抗炎、免疫抑制、抗毒和抗休克等作用。

作用时间:可分为短效、中效与长效三类。短效药物如氢化可的松和可的松,作用时间多在8～12 h;中效药物如泼尼松、泼尼松龙、甲泼尼龙,作用时间多在12～36 h;长效药物如地塞米松、倍他米松,作用时间多在36～54 h。

给药途径:包括口服、肌内注射、静脉注射或静脉滴注等全身用药,以及吸入、局部注射、点滴和涂抹等局部用药。

给药剂量:生理剂量和药理剂量的糖皮质激素具有不同的作用,应按不同治疗目的选择剂量。一般认为给药剂量(以泼尼松为例)可分为以下几种情况:(1) 长期服用维持剂量:2.5～15.0 mg/d;(2) 小剂量:<0.5 mg/(kg·d);(3) 中等剂量:0.5～1.0 mg/(kg·d);(4) 大剂量:大于1.0 mg/(kg·d);(5) 冲击剂量:7.5～30.0 mg/(kg·d)(以甲泼尼龙为例)。

【临床应用】

1. 内分泌系统疾病　用于原发性和继发性肾上腺皮质功能减退症、先天性肾上腺皮质增生症的替代治疗;肾上腺危象、垂体危象、甲状腺危象等紧急情况的抢救;重症亚急性甲状腺炎、Graves眼病、激素类生物制品药物过敏的治疗等。大、小剂量地塞米松抑制试验可判断肾上腺皮质分泌状况,诊断和病因鉴别诊断库欣综合征(皮质醇增多症)。

2. 风湿性疾病和自身免疫病　常见的如红斑狼疮、类风湿关节炎、原发性干燥综合征、多发性肌病/皮肌炎、系统性硬化症和系统性血管炎等。糖皮质激素是最基本的治疗药物之一。

3. 呼吸系统疾病　主要用于支气管哮喘、外源性过敏性肺泡炎、放射性肺炎、结节病、特发性间质性肺炎、嗜酸粒细胞性支气管炎等。

4. 血液系统疾病　多种血液系统疾病常需糖皮质激素治疗,主要治疗自身免疫病,如自身免疫性溶血性贫血、特发性血小板减少性紫癜等;利用糖皮质激素溶解淋巴细胞的作用,将其作为联合化疗方案的组分之一,用于淋巴系统恶性肿瘤如急性淋巴细胞白血病、淋巴瘤、多发性骨髓瘤等的治疗。

5. 肾脏系统疾病　主要包括原发性肾病综合征、多种肾小球肾炎和部分间质性肾炎等。

6. 严重感染或炎性反应　严重细菌性疾病如中毒型细菌性痢疾、暴发型流行性脑脊髓膜炎、重症肺炎,若伴有休克、脑病或其他与感染有关的器质性损伤等,在有效抗感染的同时,可加用糖皮质激素以缓解中毒症状和器质性损伤;严重病毒性疾病如急性重型肝炎等,可用糖皮质激素辅助治疗。

7. 重症患者(休克)　可用于治疗各种原因所致的休克,但须结合病因治疗和抗休克治疗;急性肺损伤,急性脑水肿等。

8. 异体器官移植　用于异体组织器官移植排斥反应的预防及治疗;异基因造血干细胞移植后的移植物抗宿主病的预防及治疗。

9. 过敏性疾病　过敏性疾病种类众多,涉及多个专科,许多疾病如严重的荨麻疹等,需要糖皮质激素类药物治疗。

10. 神经系统损伤或病变　如急性视神经病变(视神经炎、缺血性视神经病变)、急性脊髓损伤,急性脑损伤等。

11. 慢性运动系统损伤　如肌腱末端病、腱鞘炎等。

12. 预防治疗某些炎性反应后遗症　应用糖皮质激素可预防某些炎性反应后遗症及手术后反应性炎症的发生,如组织粘连、瘢痕挛缩等。

【注意事项】

长期应用可引起一系列不良反应,其严重程度与用药剂量及用药时间成正比,主要有:

1. 医源性库欣综合征　如向心性肥胖、满月脸、皮肤紫纹淤斑、类固醇性糖尿病(或已有糖尿病加重)、骨质疏松、自发性骨折甚或骨坏死(如股骨头无菌性坏死)、女性多毛月经紊乱或闭经不孕、男性阳痿、出血倾向等。

2. 诱发或加重细菌、病毒和真菌等各种感染。

3. 诱发或加剧胃十二指肠溃疡,甚至造成消化道大出血或穿孔。

4. 高血压、充血性心力衰竭和动脉粥样硬化、血栓形成。

5. 高脂血症,尤其是高甘油三酯血症。

6. 肌无力、肌肉萎缩、伤口愈合迟缓。

7. 激素性青光眼、激素性白内障。

8. 精神症状,如焦虑、兴奋、欣快或抑郁、失眠、性格改变,严重时可诱发精神失常、癫痫发作。

9. 儿童长期应用影响生长发育。

10. 长期外用糖皮质激素类药物可出现局部皮肤萎缩变薄、毛细血管扩张、色素沉着、继发感染等不良反应;在面部长期外用时,可出现口周皮炎、酒糟鼻样皮损等。

11. 吸入型糖皮质激素的不良反应包括声音嘶哑、咽部不适和念珠菌定植、感染。长期使用较大剂量吸入型糖皮质激素者也可能出现全身不良反应。

【给药护理要点】

1. 在使用中应密切监测不良反应,如感染、代谢紊乱(水电解质、血糖、血脂)、体重增加、出血倾向、血压异常、骨质疏松、股骨头坏死等,小儿应监测生长和发育情况。

2. 糖皮质激素减量应在严密观察病情与糖皮质激素反应的前提下个体化处理,要注意停药反应、反跳现象。

3. 使用糖皮质激素时可酌情采取如下措施:低钠高钾高蛋白饮食;补充钙剂和维生素 D;加服预防消化性溃疡及出血等不良反应的药物;如有感染应同时应用抗生素以防感染扩散及加重。

4. 应在上午 9:00 前给药。因人体的血清激素水平清晨 2:00～8:00 最高,下午 13:00 至夜间最低。

★ **氢化可的松　Hydrocortisone**

【其他名称】皮质醇、氢化考的松、氢化皮质素、氢可的松、可的索。

【临床应用】肾上腺皮质功能减退症、炎症性和过敏性疾病、垂体功能减退症。

【注意事项】

1. 本品注射液(醇型)中含有 50％乙醇,有肝功能不良和中枢神经抑制者慎用。大剂量使用时,应改用氢化考的松琥珀酸钠。

2. 禁用　严重高血压、严重糖尿病、活动性消化性溃疡、严重精神病史、新近胃肠吻合术后、未能控制的感染(如水痘、真菌感染)、较严重的骨质疏松、妊娠初期及产褥期、活动性肺结核、创伤修复期以及单纯疱疹性角、结膜炎及溃疡性角膜炎、角膜溃疡。

3. 慎用　库欣综合征、动脉粥样硬化、肠道疾病或慢性营养不良的病人及近期手术后的病人慎用。急性心力衰竭、糖尿病、有精神病倾向、青光眼、高脂蛋白血症、高血压、重症肌无力、严重骨质疏松、消化性溃疡病、妊娠及哺乳期妇女应慎用,感染性疾患必须与有效的抗生素合用,病毒性感染病人慎用;儿童也应慎用。

4. 本品混悬液(酯型)供关节腔内注射。

【给药护理要点】

1. 按糖皮质激素类药物护理总则护理。

2. 为达最佳疗效并降低胃肠道不适,可餐时给药或与牛奶或食物同时服用,晨间顿服。宜深部肌注于臀大肌,每次更换注射部位,避免局部肌肉萎缩。

3. 本品注射液(醇型)中含有 50%乙醇,必须用 5%葡萄糖液或生理盐水充分稀释至 0.2 mg/ml。使用过程中观察有无酒精过敏或中毒现象,如有皮疹、瘙痒、面部发热,搏动性头痛,甚至恶心、呕吐、兴奋、心跳加快等,应立即停用,并汇报医生,必要时改用氢化考的松琥珀酸钠。

4. 告知病人较长时间用药后,出现向心性肥胖是常见的不良反应,停药后可逐渐恢复,不必用减肥药。

★泼尼松　**Prednisone**

【其他名称】强的松、去氢可的松。

【临床应用】

1. 过敏性与自身免疫性炎症性疾病。

2. 血小板减少性紫癜、粒细胞减少症。

3. 器官移植的抗排斥反应。

4. 剥脱性皮炎、天疱疮、神经性皮炎、湿疹等严重皮肤病的治疗。

5. 各种急性严重细菌感染、风湿热、肾病综合征、重症肌无力等。

【注意事项】该药需经肝脏转化为泼尼松龙后才能发挥药效,因此肝功能不良者不宜应用。

【给药护理要点】参阅氢化考的松。

泼尼松龙

【其他名称】氢化泼尼松、强的松龙、去氢氢化可的松、醋酸泼尼松龙。

【临床应用】过敏性与自身免疫性炎症性疾病、腱鞘炎和关节病。

【注意事项】参阅氢化考的松。

【给药护理要点】

1. 使用混悬剂时,将药液轻摇匀后再注射。

2. 关节腔内注射时,应遵守无菌原则,以防感染。

3. 其他参阅氢化考的松。

甲泼尼龙

【其他名称】甲基去氢氢化可的松、美卓乐、舒禄-美卓乐、甲基泼尼松、甲基强的松龙、美乐松、米乐松。

【临床应用】主要用于危重疾病的急救、变态反应、胶原病、白血病、休克、脑水肿、脊髓炎、器官移植等。

【注意事项】

1. 大剂量给药可导致心律失常。

2. 其他参阅泼尼松龙。

【给药护理要点】

1. 大剂量静脉滴注一般控制在 30 min。

2. 其他参阅氢化考的松。

曲安耐德

【其他名称】曲安缩松、去炎舒松、去炎松-A、确炎舒松-A、艾福达、康宁乐、丙炎松、曲安舒松。

【临床应用】

1. 外用于过敏性鼻炎、湿疹、神经性皮炎、银屑病等。

2. 针剂用于肩周炎、腱鞘炎、急性扭伤、类风湿关节炎、支气管哮喘、过敏性鼻炎。

3. 鼻喷雾剂用于预防和治疗季节性及常年性过敏性鼻炎和血管舒缩性鼻炎。

【注意事项】

1. 长期大面积用药可出现库欣综合征,表现为皮肤萎缩、毛细血管扩张、向心性肥胖、满月脸、皮肤紫纹淤斑、痤疮、多毛、高血压等。

2. 长期用于眼部可升高眼压。

【给药护理要点】

1. 对严重过敏性鼻炎病人,应合并使用抗菌药或抗真菌药。

2. 其他参阅氢化可的松。

★地塞米松　Dexamethasone

【其他名称】氟美松、德萨美松、地卡特隆、斯诺迪清、德沙美松、迪达、易可贴、利美沙松。

【临床应用】

1. 同泼尼松。

2. 预防新生儿 ARDS、降低颅内压、缓解肿瘤所致的脑水肿。

3. 肾上腺皮质疾病的诊断——地塞米松抑制试验。

【注意事项】

1. 本品注射液与万古霉素注射液混合有配伍禁忌。

2. 其他参阅氢化可的松。

【给药护理要点】

1. 较大剂量给药时,易引起糖尿病、类库欣综合征及精神症状。因此,必须给予较大剂量时应加强临床观察和随访,并监测血糖,发现异常时及时报告医生。

2. 其他参阅氢化可的松。

倍他米松

【其他名称】β-米松、β-美松、贝皮质醇、贝氟美松、贝施利、舒其松、他瑞松。

【临床应用】

1. 同泼尼松。

2. 软膏用于各种类型的白癜风。

【注意事项】同地塞米松。

【给药护理要点】同地塞米松。

二、性激素类

雌二醇

【其他名称】动情素、求偶素、求偶二醇、爱斯妥、得美素、妇舒宁。

【临床应用】

1. 自然或手术绝经后产生的雌激素缺乏症状。

2. 垂体与卵巢内分泌失调引起的闭经、功能性子宫出血等。

3. 与孕激素药物合用能抑制排卵。

4. 转移性乳腺癌、晚期前列腺癌。

5. 产后回乳。

6. 治疗痤疮。

7. 骨质疏松症的预防。

【注意事项】

1. 常见恶心、纳差、腹胀、体重增加或减少。

2. 用药 5～10 年以上,乳腺癌发病率增加。

3. 禁用　已知或怀疑乳腺癌、雌激素依赖型肿瘤、严重肾脏疾病、血栓栓塞性疾病、胆汁淤积型黄疸史等。

4. 慎用　有乳腺癌家族史、轻度子宫内膜异位症、子宫良性肿瘤、癫痫、糖尿病等。

【给药护理要点】

1. 服用缓释片时,整片以水吞服,勿咀嚼或掰开服用。

2. 使用控释贴片时,先清洁贴用部位,再揭去贴片上的保护膜,贴后轻揉片刻,为避免局部过敏反应,每次应更换贴用部位。

3. 使用凝胶剂时勿涂于乳房与外阴,最好在每日早晨或晚间沐浴后使用。应注意观察皮肤不良反应,如皮肤出现局部发红或瘙痒等症状,应停用。

4. 对长期或大量使用本品者,停药需缓慢地逐渐减量,不可骤停。停用本品后的48～72 h,可出现撤药性子宫出血,故应注意加强监护,及时处置。

5. 治疗过程中如出现乳房疼痛或肿大、阴道出血或分泌白色凝胶状物质、突然行为失去协调、不自主动作、胸及腹股沟或腿疼、麻木、头痛,特别是腓肠肌疼痛等症状,应立即停用,并对症处理。

6. 住院病人严格遵医嘱,不可漏服漏贴,也不可自行加用其他激素。

苯甲酸雌二醇

【其他名称】苯甲酸求偶二醇、雌二醇苯甲酸酯。

【临床应用】卵巢功能不全、功能性子宫出血、闭经、晚期前列腺癌、绝经期综合征、回乳。

【注意事项】参阅雌二醇。

【给药护理要点】

1. 给药过程中,应密切观察和随访用药后的不良反应。

2. 肌注时宜深忌浅,并注意观察注射点局部情况,防止出现无菌性脓肿。

3. 其他　参阅雌二醇。

★黄体酮　Progesterone

【其他名称】孕酮、助孕素、安琪坦、黄体素。

【临床应用】闭经、功能性子宫出血、黄体功能不全、先兆流产和习惯性流产、经前期紧张综合征。

【注意事项】

1. 禁用　血栓栓塞性疾病或有既往史、心血管疾病和高血压、肝和肾功能损害、糖尿病、癫痫、哮喘、偏头痛,以及未确诊之阴道出血。

2. 慎用　有精神抑郁史及妊娠4个月内。

3. 注射剂必须避光保存,如有结晶,可加温溶解后再抽吸。

4. 常见不良反应有胃肠道反应、痤疮、水肿、液体潴留、精神压抑、过敏性皮炎、月经紊乱。

【给药护理要点】

1. 给药期间,每 6~12 个月做一次盆腔及乳房检查,并定期检查肝功能、体重、出入液量、血压及脉搏,并做好记录。

2. 治疗过程中,应密切观察和随访用药后的不良反应。

3. 肌注时应深注,每次更换注射部位。

4. 服药后可出现短暂的晕眩,告知病人不宜驾驶交通工具或操作机器。

★甲羟孕酮 Medroxyprogesterone

【其他名称】安宫黄体酮、甲孕酮、普维拉、倍恩。

【临床应用】月经不调、子宫内膜异位症及功能性子宫出血,以及绝经后子宫内膜癌及乳腺癌。

【注意事项】参阅黄体酮。

【给药护理要点】

1. 本品肌注时,不得与其他药物混合使用,且充分摇匀。

2. 治疗中需加强观察和随访,一旦怀疑或发生血栓性静脉炎、脑血管疾病、视网膜血管病变或视神经盘水肿、肺栓塞等的早期症状,应立即报告医生,及时处理。

3. 其他参阅黄体酮。

炔诺酮

【其他名称】醋炔诺酮、醋酸炔诺酮、妇康、康炔诺酮。

【临床应用】月经不调、子宫内膜异位症及功能性子宫出血、痛经及避孕。

【注意事项】

1. 禁用 已知或怀疑血栓栓塞性疾病、乳房或生殖器恶性肿瘤及孕妇。

2. 慎用　高血压和精神抑郁者。

【给药护理要点】

1. 给药期间,每 6～12 个月做一次盆腔及乳房检查,并定期检查肝功能、体重、出入液量、血压及脉搏,并做好记录。

2. 治疗过程中,应密切观察和随访用药后的不良反应。

3. 其他　参阅黄体酮。

★**丙酸睾酮　Testosterone Propionate**

【其他名称】丙酸睾丸酮、丙酸睾丸素、丙睾、睾酮丙酸酯。

【临床应用】男性性功能低下、男性青春期发育迟缓、月经过多或子宫肌瘤、晚期乳腺癌姑息治疗。

【注意事项】

1. 禁用　高钙血症及高血压、已知或怀疑有前列腺癌或乳腺癌、易于冲动者以及婴儿、青春期前儿童、孕妇或怀疑妊娠者。

2. 慎用　有冠心病、肝肾功能损害及老年人。

【给药护理要点】

1. 给药期间应定期检查血常规、血钙及肝肾功能。有明显异常者应停用。

2. 女性病人如有性欲亢进、面部长毛、声音变低哑时应调整治疗剂量。

3. 男性病人如有阴茎异常勃起、射精量减少及乳房女性化应立即停药。

4. 注射剂为油质,肌注时应深注,并每次更换注射部位。如有结晶,可加温溶解后再抽吸。

5. 如出现水钠潴留,需告知病人限制钠的摄入,记录出入量或测量体重。

6. 给药时应平卧,注意观察有无过敏反应,特别警惕发生过敏性休克。

★甲睾酮　Methyltestosterone

【其他名称】甲基睾丸素、甲基睾丸酮、甲氢龙、美他诺龙、美雄诺龙、氢甲睾酮。

【临床应用】男性性腺功能减退症、无睾症及隐睾症、月经过多或子宫肌瘤、晚期乳腺癌姑息治疗、老年骨质疏松症及小儿再生障碍性贫血等。

【注意事项】

1. 禁用　肝功能不全、对本药过敏、前列腺增生、前列腺癌患者,以及孕妇及哺乳期妇女。

2. 慎用　心功能不全者、高血压患者。

3. 儿童长期应用可严重影响生长发育。

【给药护理要点】

1. 本药经胃肠道和口腔黏膜吸收,故舌下含服的疗效比口服高2倍,剂量可减半,最佳服药方式是舌下含服。

2. 用药期间监测女性病人出现男性化现象,应调整治疗剂量。

3. 用药期间监测肝功能。

十一酸睾酮

【其他名称】安特尔、安雄。

【临床应用】睾丸功能减退、男性青春期发育迟缓、晚期乳腺癌姑息性治疗、中老年部分性雄激素缺乏综合征、再生障碍性贫血及肾性贫血。

【注意事项】

1. 禁用　前列腺癌及可疑者。

2. 慎用　有水肿倾向的肾脏疾病、心脏疾病、怀疑前列腺增生及 65 岁以上男性。

3. 该药禁用于参赛运动员。

【给药护理要点】

1. 餐后服用,可减轻胃肠道反应,与适量蛋白质、糖和维生素同用,可提高药物疗效。

2. 肌注时宜深忌浅,推注应缓慢。

3. 长期用药者定期检查血常规、肝肾功能、血脂。

4. 用药可致情绪不稳,甚至可引起暴力倾向,因此,用药期间应注意观察,加强监护。

苯丙酸诺龙

【其他名称】南雄龙、南诺龙、多乐宝灵、苯丙酸去甲睾酮。

【临床应用】女性晚期乳腺癌、伴有蛋白分解的消耗性疾病。

【注意事项】

1. 禁用 肾病综合征、高血压、高钙血症、肝肾功能损害、孕妇、有乳腺癌或前列腺癌的男性。

2. 慎用 良性前列腺增生、有心肌梗死及充血性心力衰竭者。

【给药护理要点】

1. 给药期间监测血常规、肝肾功能、电解质。

2. 7岁以下儿童对雄激素特别敏感,应特别监护。

3. 本品易引发痤疮,嘱病人注意个人皮肤卫生。

4. 本品可使糖尿病病人的血糖下降,故糖尿病病人使用时要监测血糖。

司坦唑醇

【其他名称】康力龙、吡唑甲氢龙、司坦唑。

【临床应用】

1. 遗传性血管神经性水肿的预防和治疗。

2. 再生障碍性贫血及难治性贫血等。

3. 严重创伤、慢性感染、营养不良等消耗性疾病。

【注意事项】

1. 禁用 孕妇、严重心脏及肝脏疾病,前列腺增生和前列腺癌。

2. 慎用 胃溃疡、心肺功能不全。

【给药护理要点】

1. 长期用药者应注意观察和随访病人的肝肾功能损害症状。

2. 用药期间注意观察病人的体重变化及周围水肿情况,必要时调整剂量或停药。

3. 女性如出现男性化症状应及时停药,以免出现不可逆男性化体征。

达那唑

【其他名称】丹那唑、安宫唑、炔睾酮、炔羟雄烯异唑、炔羟雄烯唑。

【临床应用】用于治疗子宫内膜异位症、纤维性乳腺炎、男性乳房发育、乳腺痛、痛经、腹痛等,还用于治疗性早熟、原发性血小板减少性紫癜、血友病和 Christmas 病、遗传性血管性水肿、系统性红斑狼疮等。

【注意事项】

1. 禁用　严重心功能不全、原因不明的生殖系统出血,严重高血压患者,以及孕妇和哺乳期妇女。

2. 慎用　肝和肾功能损害、偏头痛和癫痫者。

3. 主要不良反应　闭经、突破性子宫出血,可有乳房缩小、音哑、毛发增多;可出现痤疮、皮肤或毛发的油脂增多、下肢浮肿或体重增多,症状与药量有关,是雄激素效应的表现。

【给药护理要点】

1. 长期用药者,应注意观察有无生殖器官出血、心功能、肝功能及肾功能损害。

2. 治疗期间每周称体重一次。

3. 青春期男性病人建议治疗期间每 3～4 个月检查精子的数量、质量及睾丸大小。

4. 该药可致水肿,可使偏头痛和癫痫者病情恶化。

5. 用药期间注意观察药物不良反应,如有异常及时汇报医生。

替勃龙

【其他名称】7α-甲异炔诺酮、7-甲基异炔诺酮、递宝龙、甲异炔诺酮、利维爱、甲异炔诺酮。

【临床应用】雌激素低下妇女的雌激素替代疗法、绝经后骨质疏松症预防。

【注意事项】

1. 禁用　妊娠,已确诊或怀疑的激素依赖性肿瘤、血栓性静脉炎,血栓栓塞形成等心血管疾病或脑血管病,严重肝病、原因不明的阴道流血。

2. 慎用　糖尿病主要不良反应:体重变化、眩晕、皮脂分泌过多、皮肤病、阴道出血、头痛、肠胃不适、肝功能指标变化、面部毛须生长增加、胫前水肿。

【给药护理要点】

1. 本品应在每日同一时间给药,并嘱病人口服时勿咀嚼,应整片以水吞服。

2. 对长期用药者,用药前及用药期间定期进行妇科及全身检查。

3. 用药期间注意观察药物不良反应,如有异常及时汇报医生。

★绒促性素　Chorionic Gonadotrophin

【其他名称】绒毛膜促性腺激素、普罗兰。

【临床应用】

1. 青春期前隐睾症的诊断和治疗。

2. 垂体功能低下所致的男性不育。

3. 垂体促性腺激素不足所致的女性无排卵性不孕症。

4. 用于体外受精以获取多个卵母细胞。

5. 女性黄体功能不全的治疗。

6. 功能性子宫出血、妊娠早期先兆流产、习惯性流产。

【注意事项】

1. 禁用　怀疑有垂体增生或肿瘤,前列腺癌或其他与雄激素有关的肿瘤病人,性早熟者,诊断未明的阴道流血,子宫肌瘤,卵巢囊肿或卵巢肿大,以及血栓性静脉炎患者。

2. 慎用　前列腺肥大、哮喘、癫痫、心脏病、偏头痛、肾功能损害等患者,以及孕妇和哺乳期妇女。

【给药护理要点】

1. 注射前需做过敏试验。

2. 本品应用前临时配制。

3. 告知患者用于促进排卵时,可能诱发卵巢囊肿或卵巢肿大,一般 2～3 周内消退。较少出现严重的卵巢过度刺激综合征,如出现腹部或下腹部剧烈疼痛、水肿、尿量减少、恶心、呕吐或腹泻等需立即就医。

4. 本药可使尿妊娠试验出现假阳性。

三、促性激素类药

氯米芬

【其他名称】克罗米芬、氯底酚胺、让追、舒经芬。

【临床应用】无排卵或少排卵的女性不孕症、黄体功能不全及因精子过少的男性不育症。

【注意事项】

1. 禁用　诊断未明的阴道流血、子宫肌瘤、卵巢囊肿、血栓性静脉炎、子宫内膜异位症、肝功能异常。

2. 慎用　抑郁症和多囊卵巢综合征(PCOS)。

3. 不良反应　① 可有面部潮红、恶心、头晕、乏力、腹胀、乳胀、皮疹、肝功能障碍等不良反应,停药可消失。② 剂量过大,可引起卵巢肥大。③ 视力模糊和闪烁盲点与剂量有关,停药可逆转。

4. 对男性不育症,给药前一定要确定不育主要为精子减少引起的。

【给药护理要点】

1. 严格按医嘱要求服药,最好每日在同一时间服用,万一漏服应尽快补服,如已接近下次服药时间,应加倍服用。嘱病人在服药期间避免驾驶、机械操作或高处作业。

2. 用药期间观察和随访不良反应,如有异常及时汇报医生并处理。

3. 如服药 1 个疗程后仍未来月经,需查明确未怀孕后方可进行下个疗程。

4. 服药期间应测量基础体温,通过体温曲线测知排卵期,决定同房时间。一旦受孕,应立即停药。

5. 对长期或大量用药者,应注意观察有无卵巢过度刺激综合征(OHSS)的早期症状,一旦发现,立即停药,及时处理,防止恶化。

生长激素

【其他名称】重组人生长激素、生长素、安苏萌、健豪宁。

【临床应用】

1. 用于各种原因引起的人生长激素缺乏性身材矮小,包括垂体病变或下丘脑病变所致者、因生长激素缺乏所致的儿童生长缓慢。

2. 用于手术、烧伤及儿童慢性肾衰竭。

【注意事项】

1. 禁用　有肿瘤进展症状、骨骼闭合的儿童。

2. 慎用　有脑肿瘤的垂体侏儒症、糖尿病或有糖尿病倾向、心脏或肾脏疾病、孕妇和哺乳期。

3. 可能出现头痛、兴奋、心跳加快、腹泻、低热、皮肤过敏等短期症状,调整好身体后,症状即会自然消失。

【给药护理要点】

1. 本品最好晚间注射,因正常成人及儿童夜间分泌生长激素量最多。

2. 于注射前 30 min 从冰箱中取出,现用现配,用灭菌注射用水溶解,轻摇,勿振荡,以免变性。

3. 每次更换注射部位,以防脂肪萎缩,如出现注射部位疼痛、肿胀,可局部热敷。

4. 用药期间应监测血糖、糖耐量、甲状腺功能、肝功能、血钾及骨龄,并需随访,如有异常及时汇报医生。

尿促性素

【其他名称】绝经促性素、促性腺素、休米根。

【临床应用】用于治疗促性腺激素低下的原发性或继发性闭经、无排卵引起的不孕症、男性原发或继发性促性腺激素分泌功能低下。

【注意事项】

1. 禁用　异常阴道出血、子宫肌瘤、卵巢囊肿或增大、妊娠、血栓栓塞性疾病、前列腺癌、原发性卵巢功能低下或缺如、肾上腺功能不全、甲状腺功能不全。

2. 慎用　哮喘、心脏病、癫痫、偏头痛、肾功能损害、高催乳素症、垂体肥大或肿瘤。

3. 主要不良反应　卵巢过度刺激综合征,表现为下腹不适或胀感、腹痛、恶心、呕吐、卵巢增大,严重可致胸闷、气急、尿量减少、胸水、腹水,甚至卵泡囊肿破裂出血等。此外尚有多胎妊娠和早产等。

【给药护理要点】

1. 现用现配,用灭菌注射用水溶解,注意使液体沿瓶壁缓慢流下,以免产生大量泡沫。

2. 用药期间应严密监测卵巢对药物的反应。

3. 治疗期间应加强观察和随访药物的不良反应,如有异常及时汇报医生并处理。

4. 用于促排卵时,应嘱病人人为提高受孕率,从用 HCG 和排卵前一日开始每日同房。如有卵巢明显增大,应避免同房,以免增加卵巢囊肿破裂的机会。

四、★胰岛素 Insulin

目前临床上使用的胰岛素种类繁多,根据胰岛素来源、作用时间及组成成分不同分类,见表(6-1):

表 6 - 1 常用胰岛素的种类

来源	胰岛素类型	代表药物	注射时间
动物胰岛素	短效	胰岛素注射液	三餐前 15～30 min
	长效	悬浊精蛋白锌胰岛素注射液（目前临床已较少使用）	与进餐无关,只需每日定时
	短效	诺和灵 R、优泌林 R、重合林 R	三餐前 15～30 min
	中效	诺和灵 N、优泌林 N、重合林 N	早餐前和(或)睡前
	混合胰岛素（短效及中效的混合）	诺和灵 30R、诺和灵 50R、优泌林 70/30、重合林 M30	餐前 15～30 min
胰岛素类似物	速效	诺和锐、优泌乐	三餐前即刻
	混合胰岛素（速效及中效的混合）	诺和锐 30、优泌乐 25、优泌乐 50	餐前即刻
	超长效	来得时、诺和平	与进餐无关,只需每日定时

【临床应用】

1. 1 型糖尿病。

2. 2 型糖尿病有严重感染、外伤、大手术等严重应激情况,以及合并心、脑血管并发症、肾脏或视网膜病变等应激状态。

3. 糖尿病酮症酸中毒、高血糖非酮症性高渗性昏迷。

4. 长病程 2 型糖尿病血浆胰岛素水平确实较低,经合理饮食、体力活动和口服降糖药治疗控制不满意者,2 型糖尿病具有口服降糖药禁忌时,如妊娠、哺乳等。

5. 成年或老年糖尿病病人发病急、体重显著减轻。

6. 妊娠糖尿病或糖尿病妊娠。

7. 继发于严重胰腺疾病的糖尿病。

8. 对严重营养不良、消瘦、顽固性妊娠呕吐、肝硬变初期可同时静脉滴注葡萄糖和小剂量胰岛素,以促进组织利用葡萄糖。

【注意事项】

1. 胰岛素的保存条件　未开启的胰岛素应保存在 2～8℃的冰箱中,在保质期前使用。正在使用中的胰岛素,存放在室内阴凉处(4～25℃),避免阳光直射或靠近热源。切记不要把胰岛素放在冰箱的冷冻层,结冰的胰岛素不能使用,只能放在冷藏室内。

2. 胰岛素的有效时间　未开启的胰岛素有效期按产品标识;开启的胰岛素在室温下(大约 25℃),可以安全地存放 30 天。开瓶要注明开启时间。

3. 外出旅游或出差时应将胰岛素放在随身小包内携带,不可随行李寄托。

4. 笔芯式胰岛素用完后不能自行装满重新使用。

【给药护理要点】

1. 从冰箱中取出的胰岛素应在室温下放置 20 min 后再注射。

2. 皮下注射时,为使剂量准确,抽药、注射用 1 ml 的空针或胰岛素笔。推尽药物后,针头需在皮下停留至少 10 秒,确保胰岛素均被注入。

3. 注射后按压局部不宜按摩,每次变换注射部位。腹部、大腿外侧、上臂外侧 1/4 部分和臀部是适合注射胰岛素的部位,可轮换注射,以避免皮下脂肪萎缩或增生。观察注射部位,如有红肿、疼痛、硬结现象可热敷或就医处理。

4. 胰岛素笔芯和特充注射剂每次注射后,必须立即卸下针头。否则,由于温度的变化,药液可从针头漏出,导致瓶内药液浓度发生改变。针头和注射器不得与他人共用。

5. 告知病人如何判断高血糖及低血糖,随时携带病情卡。

6. 给药期间,应监测血糖、尿糖、尿酮体、血钾、肾功能、视力、眼底视网膜血管、血压及心电图,注意监测病人对药物的反应性,及时调整用量,对孕妇及哺乳期妇女尤应注意。

7. 应用本品时,随病人的运动或饮食状态的改变而调整用量,防止病人发生低血糖反应。

（一）动物胰岛素

★短效动物胰岛素

【其他名称】胰岛素注射液。

【临床应用】各型糖尿病、极化液的配置。

【注意事项】

1. 本品为无色澄清液体，如发现药液浑浊或有沉淀，则不可使用。

2. 本品为瓶装胰岛素，每 0.1 ml 含胰岛素 4 IU。

3. 短效胰岛素，注射后 30 min 起作用，高峰浓度 2～4 h，持续5～8 h。故可用于三餐前皮下注射。注射后需等待 15～30 min 方可进餐。

4. 血糖过高时临时静脉用药。

【给药护理要点】

1. 按胰岛素总则护理。

2. 用药后注意观察局部有无硬结、红肿、瘙痒等过敏反应。

★长效动物胰岛素

【其他名称】悬浊精蛋白锌胰岛素注射液。

【临床应用】各型糖尿病，特别是空腹血糖增高明显的糖尿病病人。

【注意事项】

1. 本品为白色悬浮液，如发现药液变黄或振摇后有团块状漂浮物，则不可使用。

2. 本品为瓶装胰岛素，每 0.1 ml 含胰岛素 4 IU。

3. 长效胰岛素注射后 4～6 h 起效，高峰浓度 4～20 h，持续24～36 h。故每日仅需定时注射一次，注射时间与进餐无关。

4. 不可静脉用药。

【给药护理要点】

1. 按胰岛素总则护理。

2. 与短效胰岛素混合使用时，一定要先抽短效胰岛素，后抽本品。

3. 抽药前必须摇成均匀的乳白色。

(二) 人基因合成胰岛素

短效人基因合成胰岛素

【其他名称】诺和灵 R、优泌林 R、重合林 R。

【临床应用】

1. 各型糖尿病。

2. 与中效或长效胰岛素联合使用实施胰岛素强化治疗。

3. 优泌林 R、重合林 R 可用于胰岛素泵(CSII)的治疗。

4. 可静脉注射用于包括应激性高血糖症在内的急性高血糖状态的处理。

【注意事项】

1. 本品为无色澄清液体,如发现药液浑浊或有沉淀,则不可使用。

2. 本品有瓶装、笔芯装和特充三种包装形式,瓶装每 0.1 ml 含胰岛素 4 IU,笔芯装每 0.1 ml 含胰岛素 10 IU。特充装只能直接注射,不可用注射器抽吸后注射。

3. 短效胰岛素,注射后 30 min 起作用,高峰浓度 2～4 h,持续5～8 h。

【给药护理要点】

1. 按胰岛素总则护理。

2. 三餐前 15～30 min 皮下注射。

3. 使用胰岛素注射笔注射,注射笔和笔芯式胰岛素必须为同一公司产品,不同公司的笔和笔芯不可混用。

中效人基因合成胰岛素

【其他名称】诺和灵 N、优泌林 N、重合林 N。

【临床应用】

1. 用于中、轻度糖尿病。治疗中毒糖尿病须与正规胰岛素合用。

2. 因作用缓慢,不能用于酮症酸中毒的抢救。

【注意事项】

1. 本品为白色悬浮液,如发现药液变黄或振摇后有团块状漂浮物,则不可使用。

2. 本品有瓶装、笔芯装和特充三种包装形式,瓶装每 0.1 ml 含胰岛素 4 IU,笔芯装每 0.1 ml 含胰岛素 10 IU。特充装只能直接注射,不可用注射器抽吸后注射。

3. 中效(低鱼精蛋白锌胰岛素),注射后 2～4 h 起效,高峰浓度 6～12 h,持续 24～28 h。

4. 不可静脉用药。不能用于胰岛素泵做皮下注射治疗。

【给药护理要点】

1. 按胰岛素总则护理。

2. 用于早、晚餐前皮下注射。也可每晚睡前注射一次。

3. 抽药前必须摇成均匀的乳白色。

4. 使用胰岛素注射笔注射,注射笔和笔芯式胰岛素必须为同一公司产品,不同公司的笔和笔芯不可混用。

5. 与短效胰岛素混合使用时,一定要先抽短效胰岛素,后抽本品。

混合(预混)人基因合成胰岛素

短效胰岛素与中效胰岛素混合物,可一次注射,且起效快(30 分钟),持续时间长达 16～20 h,即同时具有短效胰岛素和中效胰岛素的特点,使用方便。两者常见的混合比例有:① 30％短效胰岛素和 70％中效胰岛素混合的预混胰岛素,如诺和灵 30R、优泌林70/30、重合林 M30;② 短、中效胰岛素各占 50％ 的预混胰岛素,如诺和灵 50R。

【其他名称】

1. 诺和灵 30R、优泌林 70/30、重合林 M30。

2. 诺和灵 50R。

【临床应用】

1. 各型糖尿病。

2. 2型糖尿病病人单纯口服药治疗或长效胰岛素合并口服药治疗无效者。

【注意事项】

1. 本品为混悬液,长时间静置后会分为上下两层,上层呈澄清透明状,下层为白色沉淀物,振摇后液体呈均匀乳白色,属正常现象。如药液变黄或振摇后有团块状漂浮物,则不可使用。

2. 本品有瓶装、笔芯装和特充三种包装形式,瓶装每 0.1 ml 含胰岛素 4 IU,笔芯装每 0.1 ml 含胰岛素 10 IU。特充装只能直接注射,不可用注射器抽吸后注射。

3. 不可静脉用药,不能用于胰岛素泵。

【给药护理要点】

1. 按胰岛素总则护理。

2. 使用前必须摇成均匀的乳白色。

3. 每日早、晚餐前 15～30 min 皮下注射。进食中餐的时间应与早餐间隔 4～6 h,避免时间过长或过短而造成血糖大幅波动。

(三)人胰岛素类似物

速效胰岛素类似物

【其他名称】诺和锐(门冬胰岛素)、优泌乐(赖脯胰岛素)、艾倍得(谷赖胰岛素)。

【临床应用】

1. 各型糖尿病病人。

2. 与中效或长效胰岛素联合使用实施胰岛素强化治疗。

3. 用于胰岛素泵(CSII)的治疗。

4. 可静脉注射用于包括应激性高血糖症在内的急性高血糖状态的处理。

【注意事项】

1. 本品为无色澄清液体,如发现药液浑浊或有沉淀,则不可使用。

2. 本品有瓶装、笔芯装和特充三种包装形式,瓶装每 0.1 ml 含胰岛素 4 IU,笔芯装每 0.1 ml 含胰岛素 10 IU。特充装只能直接注射,不可用注射器抽吸后注射。

3. 速效胰岛素,注射后 15 min 起作用,高峰浓度 1~2 h。故可用于三餐前即刻皮下注射,也可在饭后立即注射。

【给药护理要点】

1. 按胰岛素总则护理。

2. 本品长时间静置后会分为上下两层,上层呈澄清透明状,下层为白色沉淀物,振摇后液体呈均匀乳白色,属正常现象。如药液变黄或振摇后有团块状漂浮物,则不可使用。

3. 三餐前即刻皮下注射,也可在饭后立即注射。

4. 使用胰岛素注射笔注射,注射笔和笔芯式胰岛素必须为同一公司产品,不同公司的笔和笔芯不可混用。

长效胰岛素类似物

【其他名称】来得时(甘精胰岛素)、诺和平(地特胰岛素)、长秀霖(重组甘精胰岛素)。

【临床应用】

1. 各型糖尿病,特别是空腹血糖增高明显的糖尿病病人。

2. 单纯口服降糖药物治疗效果欠佳,需转成胰岛素治疗者。

3. 与短效或速效胰岛素联合使用实施胰岛素强化治疗。

【注意事项】

1. 本品为无色澄清液体,如发现药液浑浊或有沉淀,则不可使用。

2. 本品有笔芯装和特充(预填充)两种包装形式,笔芯装每 0.1 ml 含胰岛素 10 IU。特充装只能直接注射,不可用注射器抽吸后注射。

3. 长效胰岛素类似物,注射后 2~4 h 起效,无明显作用高峰,药效维持 24~30 h。故仅需每日定时注射一次,注射时间与进餐无关。

4. 不可静脉用药。不能用于胰岛素泵做皮下注射治疗。

5. 儿童、哺乳期妇女,以及肝功能损害或肾功能中、重度损害的病人慎用甘精胰岛素。

【给药护理要点】

1. 按胰岛素总则护理。

2. 为保证疗效,每天固定在同一时间注射,与进餐与否没有固定关系。

混合(预混)胰岛素类似物

将速效与中效预先混合,可一次注射,且起效快(15 min),持续时间长达16～20 h。

【其他名称】

1. 诺和锐30　30%诺和锐速效和70%诺和锐中效混合的预混胰岛素类似物。

2. 优泌乐50　50%速效优泌乐和50%中效优泌乐混合的预混胰岛素类似物。

3. 优泌乐25　25%速效优泌乐和75%中效优泌乐混合的预混胰岛素类似物。

【临床应用】

1. 各型糖尿病。

2. 2型糖尿病病人单纯口服药治疗无效者。

【注意事项】

1. 本品长时间静置后会分为上下两层,上层呈澄清透明状,下层为白色沉淀物,振摇后液体呈均匀乳白色,属正常现象。如药液变黄或振摇后有团块状漂浮物,则不可使用。

2. 本品有笔芯装和特充(预填充)两种包装形式。笔芯装每0.1 ml 含胰岛素10 IU。特充装只能直接注射,不可用注射器抽吸后注射。

3. 不可静脉用药、不能用于胰岛素泵做皮下注射治疗。

4. 哺乳期妇女可正常使用,但尚未对妊娠期妇女进行研究。

【给药护理要点】

1. 按胰岛素总则护理。

2. 每日早、晚餐前即刻皮下注射。也可于饭后立即注射。

3. 使用前必须充分摇匀。为保证充分混匀,剩余量少于12 IU,应更换一瓶新药。

4. 指导病人注射胰岛素后,进食中餐时间应与早餐间隔4～6 h,避免时间过长或过短而造成血糖大幅波动。

五、降糖药物

(一)磺脲类胰岛素促泌剂

磺脲类胰岛素促泌药通过与胰岛 B 细胞膜上磺酰脲类受体结合,从而促使胰岛素分泌,故降糖作用有赖于尚存在相当数量有功能的胰岛 B 细胞。磺脲类胰岛素促泌药种类繁多,应用时间最长,第一代有甲苯磺丁脲、氯磺丙脲,因用药剂量大和不良反应多而很少使用;第二代有格列本脲(优降糖)、格列吡嗪(美吡达、瑞易宁)、格列齐特(达美康)、格列喹酮(糖适平)等,与第一代相比,其作用强,耐受性好;第三代格列美脲(亚莫利)是一种新型口服降糖药,其刺激胰岛素分泌作用受血糖调解,高血糖时刺激胰岛素分泌作用增加,低血糖时作用降低,因此发生低血糖危险性比格列本脲低。

【临床应用】磺脲类药物主要适用于轻、中度 2 型糖尿病患者,尤其是偏瘦的胰岛素分泌不足较明显的患者,即尚有一定胰岛素功能,经饮食及运动治疗不满意的 2 型糖尿病患者。第 3 代药物格列美脲还可用于其他磺脲类降糖药继发性失效患者的治疗。磺脲类药物中只有糖适平可以用于糖尿病肾病,餐时血糖调节剂诺和龙也可以用于糖尿病肾病。

【注意事项】

1. 低血糖反应　优降糖可引起致命的低血糖症,尤其是老年糖尿病人,必须慎用。

2. 胃肠道反应　食欲减退、恶心、呕吐、腹泻及腹痛等,药物减量后可以消退。

3. 皮肤反应　如皮肤瘙痒、红斑、荨麻疹、麻疹样皮疹或斑丘疹等,减少药量后可逐渐消退,若持续不退者,应停止使用。偶见严重的剥脱性皮炎,应立即停止使用此类药物。

4. 血液系统反应　有白细胞减少、粒细胞缺乏、血小板减少、溶血性贫血等。

5. 孕妇和哺乳期妇女禁用。

【给药护理要点】

1. 治疗过程中应监测血糖、尿糖、尿蛋白及酮体及肝、肾功能的检查,如有异常及时调整剂量。

2. 餐前 30 min 服药效果较好,如有胃肠道反应,可在餐时服用。

3. 饮食治疗是本类药的前提,不控制饮食,药物不可能取得良好效果。对于肥胖糖尿病者,应限制其每日摄入总热量及脂肪,并指导做适量运动。

甲苯磺丁脲

【其他名称】

甲磺丁脲、甲糖宁、雷司的依。

【临床应用】

胰岛素分泌功能尚存、无严重慢性并发症、无急性并发症的轻、中度 2 型糖尿病。

【注意事项】

1. 禁用　1 型糖尿病,对磺胺类药过敏者,2 型糖尿病伴有酮症酸中毒,昏迷、严重烧伤、感染、外伤和重大手术等应激情况以及妊娠和哺乳期妇女。

2. 慎用　高热、恶心、呕吐、肾功能和肺功能异常的老年人、腺垂体功能或肾上腺皮质功能减退症者。

【给药护理要点】

1. 按照磺脲类胰岛素促泌剂护理总则护理。

2. 该药有光过敏反应,应避免日晒。

3. 老年人可能对该药过敏,需严密观察。

4. 本品长期使用,可产生耐药性。

★格列本脲　Glibenclamide

【其他名称】优降糖、达安宁、达安疗、氯磺环己脲、乙磺己脲。

【临床应用】经饮食控制及体育锻炼 2～3 个月疗效不满意的轻、中度 2 型糖尿病（非妊娠期、无严重慢性并发症者）。

【注意事项】和【给药护理要点】参阅磺脲类胰岛素促泌剂护理总则。

★格列吡嗪　Glipizide

【其他名称】吡磺环己脲、美吡达、迪沙片、捷贝。

【临床应用】2 型糖尿病。

【注意事项】参阅甲苯磺丁脲。

【给药护理要点】

1. 按照磺脲类胰岛素促泌剂护理总则护理。

2. 服用控释片时应嘱病人整片以水吞服，不可嚼碎或掰开；粪便中可出现药片样物，为包裹片剂的不溶性外壳。

格列美脲

【其他名称】阿茉立、安多美、安尼平、迪北、唐苏、亚莫利。

【临床应用】和【注意事项】参阅磺脲类胰岛素促泌剂。

【给药护理要点】

1. 按照磺脲类胰岛素促泌剂护理总则护理。

2. 该药每日 1 次，在早餐前即服或餐时服用；整片以水吞服，不可嚼碎或掰开。

（二）格列奈类

瑞格列奈

【其他名称】诺和龙、孚来迪。

【临床应用】2 型糖尿病。

【注意事项】

1. 禁用　1 型糖尿病，严重肝、肾功能损害，酮症酸中毒，12 岁以下的儿童，孕妇，哺乳期妇女。

2. 慎用 肝、肾功能损害者。

【给药护理要点】

1. 用药期间应注意观察和随访用药后的不良反应。如出现低血糖现象,可给予糖类,严重者可输注葡萄糖。

2. 告知病人 该药可在餐前 30 min 或餐前即刻服用,不进餐不服药;该药可致低血糖反应,尽量避免危险操作;服药期间需戒酒;应严格按医嘱服药。

那格列奈

【其他名称】唐力、安唐平、贝加、参可欣、丹平、迪方。

【临床应用】2 型糖尿病。

【注意事项】

1. 禁用 1 型糖尿病、酮症酸中毒、儿童糖尿病及孕妇、哺乳期妇女。

2. 慎用 中或重度肝功能损害者。

【给药护理要点】

1. 在餐前 30 min 或餐前即刻服用,如因故误餐,则不必服药;服药期间避免剧烈运动、饮酒,食量应基本恒定。

2. 用药期间需定期检查空腹血糖、糖化血红蛋白、血象及其他生化指标。如有异常应汇报医生处理。

3. 逾量出现低血糖时按治疗低血糖的常规方法处置。

(三)双胍类

【其他名称】★二甲双胍(Metformin)、泰白、格华止(进口)、唐坦、欣唐屏、甲福明、美迪康。

【临床应用】2 型糖尿病及 1 型糖尿病。

【注意事项】

1. 禁用 2 型糖尿病伴酮症酸中毒,非酮症高渗性昏迷,肝、肾、心功能不全,糖尿病合并严重慢性并发症,维生素 B_{12}、叶酸和铁缺乏,孕妇、哺乳期妇女。

2. 慎用 老年人。

3. 长期用药能阻碍胃肠道对维生素 B_{12} 的吸收,引起巨幼红细胞性贫血。

【给药护理要点】

1. 可在三餐前即刻服用,为了减少胃肠道反应,也可在餐中或餐后服药;本品缓释胶囊整片以水吞服,不可嚼碎或溶化;乙醇能使本品的降血糖作用增强,亦可增强本品对乳酸代谢的影响,因此用药期间应避免饮酒。

2. 用药期间监测空腹血糖、糖化血红蛋白、血常规、维生素 B_{12} 及其他生化指标。如有异常应汇报医生处理。

3. 对 1 型糖尿病及 2 型糖尿病需要用胰岛素的病人,本品与胰岛素联合用药应减少该药用量,防止低血糖反应。

(四)α-糖苷酶抑制剂

阿卡波糖

【其他名称】 拜糖平、卡博平、阿卡糖。

【临床应用】 2 型糖尿病及 1 型糖尿病(与胰岛素联用)。

【注意事项】

禁用 慢性胃肠道紊乱、肾功能重度损害、可因肠胀气而恶化的疾病,以及孕妇、哺乳期妇女。

【给药护理要点】

1. 餐前即刻吞服,或与第一口主食一起咀嚼服用;如餐后才想起漏服,不一定需补服;平时应随身携带方糖或葡萄糖粉,因该药出现低血糖反应喝糖水和进食效果差(单独服用本品不会引起低血糖,与其他降糖药合用引起低血糖需用单糖纠正);服用本品常引起肠胀气、肠鸣音亢进和排气增多现象。

2. 治疗中应密切观察和随访用药后的不良反应,如有异常及时汇报医生处置。

3. 用药期间监测空腹血糖、糖化血红蛋白,以及其他生化指标,尤其是低血糖症状,病人如发生低血糖,应立即给予纠正。

（五）格列酮类

比格列酮

【其他名称】瑞彤、艾汀、卡司平、安可妥。

【临床应用】2 型糖尿病。

【注意事项】

1. 禁用　中度、重度肝功能不全或有活动性肝脏疾病、心功能不全，以及孕妇、哺乳期妇女。

2. 慎用　肝功能异常者和水肿病人。

【给药护理要点】

1. 本品可致口服避孕药失效，因此需告知病人换其他的避孕方法。

2. 服药期间每 2 个月检查一次肝功能，如有异常需根据损害程度处置。

3. 治疗中密切观察和随访用药后的不良反应，如有异常及时汇报医生处置。

4. 本品与磺酰脲类药或胰岛素合用时，应严密监护，观察治疗反应及低血糖症状。

盐酸罗格列酮片

【其他名称】维戈洛、圣敏、宜力喜。

【临床应用】2 型糖尿病。

【注意事项】

1. 禁用　中度、重度肝功能不全或有活动性肝脏疾病、心功能不全者，以及孕妇、哺乳期妇女。

2. 慎用　肝功能异常者和水肿病人。

【给药护理要点】

1. 本品可致口服避孕药失效，因此需告知病人换其他的避孕方法。

2. 服药期间每 2 个月检查一次肝功能，如有异常需根据损害程度处置。

3. 治疗中密切观察和随访用药后的不良反应,如有异常及时汇报医生处置。

4. 本品与磺酰脲类药或胰岛素合用时,应严密监护,观察治疗反应及低血糖症状。

（六）其他降糖药物

百泌达

【其他名称】艾塞那肽注射液（百密达）、GLP-1（胰高血糖素样肽-1）受体激动剂。

【临床应用】单独使用口服降糖药仍不能控制血糖水平,但尚未使用胰岛素治疗的 2 型糖尿病病人,尤其是肥胖的 2 型糖尿病病人。

【注意事项】

1. 禁用　1 型糖尿病、糖尿病酮症酸中毒病人。

2. 告知病人用药期间可能会出现恶心、呕吐、腹泻、腹痛和上腹部不适。属于正常现象,随着治疗时间延长,症状可逐渐减轻甚至消失。

3. 告知病人用药后体重明显减轻。

【给药护理要点】

1. 每日 2 次,于早餐和晚餐（或每日 2 次正餐前,2 次注射间隔 6 h 或更长时间）前 60 min 内皮下注射给药。

2. 注射后局部不宜按摩,有计划轮换注射部位。定期检查注射部位有无硬结。

3. 每次注射后,必须立即卸下针头;否则,由于温度的变化,药液可从针头漏出,导致瓶内药液浓度发生改变。

磷酸西格列汀

【其他名称】捷诺维、DPP-4 抑制剂。

【临床应用】单独使用口服降糖药仍不能控制血糖水平,但尚未使用胰岛素治疗的 2 型糖尿病病人,尤其是肥胖的 2 型糖尿病病人。

【注意事项】

1. 禁用　1 型糖尿病、糖尿病酮症酸中毒病人。

2. 给药期间,监测血糖、尿糖、尿酮体,血钾、肾功能、血压及心电图,注意观察病人对药物的反应性,及时调整用量,对孕妇及哺乳期妇女尤应注意。

3. 肾功能不全者使用时注意减少药物剂量。

【给药护理要点】

1. 每日给药一次。

2. 告知糖尿病的一般知识且强调糖尿病饮食、控制体重、适当锻炼。

六、甲状腺激素类药及抗甲状腺药

(一)甲状腺素制剂

★甲状腺片　Thyroid Tablets

【其他名称】干甲状腺、甲状腺粉。

【临床应用】地方性甲状腺肿、黏液性水肿、各种原因引起的甲状腺功能减退症。

【注意事项】

1. 禁用　毒性甲状腺肿和未纠正的肾上腺皮质功能减退者。

2. 慎用　急性心肌梗死、冠心病、高血压、甲状腺功能亢进或有亢进病史者、吸收不良综合征。

3. 一般从小剂量开始治疗,逐渐增至治疗量。

【给药护理要点】

1. 用药期间监测血压、清晨体温及甲状腺功能,及时调整剂量,防止用药过量或过快。

2. 每次服药前测脉搏,如>100 次/分,或有突然增快、律不齐,应停药处理。

3. 青少年病人用药期间需测量身高,以监测本品对其生长的影响。

4. 老年病人应加强心血管方面的监测,如有异常及时停药并处理。

5. 告知病人　① 甲状腺功能减退症一般需终身服药,严格按医嘱服药,不可随意增减药物。② 服用期间不要吃含碘盐和食物。

③ 如需用含碘造影剂检查时,应告知医生正在接受本品治疗,需先停药 4～6 周后再做检查。

6. 治疗期间监测甲状腺功能,根据病人体征、症状及实验室检查结果调整剂量。

7. 本品逾量中毒时,应立即停药,并用受体阻滞剂对抗治疗。

左甲状腺素

【其他名称】左旋甲状腺素、左甲状腺素、优甲乐、左甲状腺素钠。

【临床应用】各种原因引起的甲状腺功能减退症。

【注意事项】参阅甲状腺片。

【给药护理要点】

1. 嘱病人早餐前 30 min 服药,因本品吸收不规则,尤其在与食物同服时。

2. 孕妇在接受本品治疗时需严格掌握剂量,并加强临床监护,以免对胎儿造成不良影响。

3. 其他参阅甲状腺片。

(二)抗甲状腺药

★丙硫氧嘧啶　Propylthiouracil

【其他名称】丙基硫氧嘧啶、丙赛优、普洛德、敖康欣、佳抗宁、普康抗平。

【临床应用】各种类型的甲状腺功能亢进症。

【注意事项】

1. 禁用　甲状腺癌、结节性甲状腺肿合并甲状腺功能亢进者,以及孕妇和哺乳期妇女。

2. 慎用　严重肝脏疾病者。

3. 本药与甲巯咪唑、卡比马唑、甲硫氧嘧啶有交叉过敏。

【给药护理要点】

1. 服药期间监测血常规和肝功能。如白细胞计数下降至 3×10^9/L 或出现肝炎的症状和体征时,应立即停药并给予支持治疗。

2. 用药期间应密切观察和随访用药后的反应。如出现咽痛、发热、全身不适等异常时应汇报医生。

3. 该药可致血小板减少,凝血因子Ⅶ、凝血因子Ⅱ减少,故应观察有无淤斑及不明原因的出血。一旦发现,立即停药。

4. 用药期间需检查甲状腺功能,根据检查结果调整剂量,同时观察有无甲状腺功能减退的症状,如有应减量或停药。

5. 嘱病人每天同一时间服药,不可随意减量或加倍。

★甲巯咪唑　Thiamazole

【其他名称】甲巯基咪唑、他巴唑、佳必定、佳琪亚、赛治。

【临床应用】参阅丙硫氧嘧啶。

【注意事项】和【给药护理要点】参阅丙硫氧嘧啶。

七、甲状旁腺及钙代谢调节药

降钙素

【其他名称】密钙息、金尔力。

【临床应用】变形性骨炎(Paget 病)、高钙血症、骨质疏松症、高磷血症。

【注意事项】

1. 禁用　儿童、孕妇及哺乳妇女。

2. 慎用　慢性鼻炎慎用鼻喷剂。

【给药护理要点】

1. 本品保存在 2～8℃的冰箱中,未开启的应在保质期前使用。正在使用中的鼻喷剂,保持直立储存在室温,最长 1 个月,注明开启时间。

2. 用药前需询问过敏史,给药前必须做皮肤过敏试验。1∶100 降钙素稀释液 0.1 ml 做皮试,观察 15 min,阳性者禁用。

3. 使用鼻喷剂者应教会病人,按压 1 个剂量后,用鼻深吸气几次,避免立即用鼻子呼气。

4. 睡前给药或给药前给予止吐药、从小剂量开始有助于减少不良反应。

5. 治疗骨质疏松时,可嘱病人补充钙剂,以防继发性甲状旁腺功能亢进,但两药给药时间应间隔 4 h。治疗高钙血症时,应嘱病人限制使用钙剂、维生素 D 及其代谢物。

6. 因本品可能引起眩晕、晕厥、步态不稳和视物模糊,故应嘱病人用药期间避免驾车、机械操作或高处作业,以免发生意外,可指导病人睡前服药。

阿仑膦酸钠

【其他名称】固邦、福善美、阿屈膦酸钠、天可、阿仑膦酸。

【临床应用】

骨质疏松、高钙血症、Paget 病,以及甲状旁腺功能亢进症。

【注意事项】

1. 禁用　低钙血症、孕妇及食管动力障碍者。

2. 慎用　轻或中度肾功能减退、吞咽困难、消化不良及上消化道疾病者。

【给药护理要点】

1. 本品应空腹给药,服药后 1 h 不易进食,不能与铁剂、泻药、抗酸药、其他含钙、铝、镁制剂同服,亦不可饮牛奶、咖啡、茶、果汁、矿泉水和含钙饮料,至少以 200 ml 非矿化水送服。服药后,不要立即进食和平卧,应处立位或坐位至少 30 min。

2. 长期服用者应监测血常规和尿常规。

3. 给药期间,如食物中钙量不足,应加服钙剂,但不可同时服用,至少需间隔 4 h。

阿法骨化醇

【其他名称】阿尔法 D_3、阿尔法骨化醇、奥司惠、法能、活性胆钙化醇。

【临床应用】适用于骨质疏松症、肾原性骨病、继发甲状旁腺功能亢进、甲状旁腺功能减退、佝偻病和骨软化症。

【注意事项】

1. 禁用　高钙血症病人。

2. 慎用　孕妇和哺乳期妇女。

【给药护理要点】

1. 服药初期必须测定血钙、磷水平,当剂量稳定后,每2～4周测1次。

2. 出现高钙血症需立即停药并给予处理。

表 6-2　常用降糖药

分　类	代表药	常用名	服药时间
磺酰脲类促胰岛素分泌药	甲苯磺丁脲	甲磺丁脲、甲糖宁	餐前
	氯磺丙脲	P-607 氯苯磺山丙脲、特泌胰、氯磺碘丙料脲	餐前
	格列本脲	达安辽、达安宁、格列赫素、乙磺己脲、优降糖	餐前半小时
	格列吡嗪	吡磺环己脲、美吡达、迪沙片、捷贝	餐前半小时
	格列齐特	达美康、来克胰、甲磺吡脲、甲磺双环脲、格列齐特、优哒灵、甲磺格脲	餐前半小时
	格列喹酮	克罗龙、糖适平、捷适、普怡、卡瑞林	餐前半小时
	格列美脲	阿茉立、安多美、安尼平、迪北、唐苏	早餐前
非磺酰脲类促胰岛素分泌药	瑞格列奈	诺和龙、孚来迪	餐时
	那格列奈	唐力、安唐平、贝加、参可欣、丹平、迪方	餐时
双胍类	二甲双胍	泰白、格华止(进口)唐坦、欣唐屏	餐中或餐后
α-糖苷酶抑制剂	阿卡波糖	拜糖平、卡博平	与第一口饭同时嚼碎
	伏格列波唐	倍欣、华怡平	餐时
噻唑烷二酮类	吡格列酮	瑞彤、艾汀	餐后
	罗格列酮	太罗、文迪雅、圣奥、罗格列酮钠	餐后

第十节　抗凝血药

此类药物主要用于治疗血栓栓塞性疾病,抑制血小板聚集,减少血栓的形成。有血液病或有出血倾向者禁用,对此类药物过敏者慎用。此类药物可能会有恶心呕吐、出血等副作用,用药时可与食物同服或用水冲服,以减少对胃肠道的刺激。用药后注意观察有无出血倾向,如有流鼻血、血尿、牙龈出血等情况,应立即停药并采取相应的措施。

肝素钠

【其他名称】依诺肝素、克赛。

【临床应用】防止血栓形成和栓塞,治疗各种原因引起的弥散性血管内凝血(DIC),但蛇咬伤所致 DIC 除外。早期应用可防止纤维蛋白原和凝血因子的消耗,也可用于心导管检查、心脏手术体外循环、血液透析等体外抗凝。

【注意事项】

1. 有出血倾向、不能控制的活动性出血、外伤或术后渗血、先兆流产、感染性心内膜炎、胃及十二指肠溃疡、严重肝肾功能损害、胆囊疾病或黄疸、重症高血压、内脏肿瘤者禁用,对此药过敏者禁用。

2. 有过敏性疾病及哮喘史、月经过多、妊娠最后 3 个月者,慎用。

3. 此药物长期使用有时反而易形成血栓,因此不可长期应用。使用本品也不可骤然停药。

4. 吸烟、饮酒可改变本品的效应,应禁止。同时避免应用阿司匹林及抗组胺药。

5. 本品与庆大霉素、氯霉素、氢化可的松琥珀酸钠、头孢噻吩、头孢哌酮、万古霉素、多柔比星、柔红霉素等有配伍禁忌。

【给药护理要点】

1. 口服无效,可采用静脉注射和深部皮下注射,一般不做肌内注射。

2. 深部皮下注射时,应选择腹壁脐以下髂嵴以上脂肪层,脐周 2～3 cm 为禁区。

3. 注意更换注射部位,可避免损伤皮下组织,引起出血,还能延长作用时间。

4. 最常见的不良反应为出血,可能发生在任何部位。因此,在用药时要密切观察病人有无出血的倾向,定期检查血常规、凝血四项,及时调整药物剂量。

5. 给药期间避免肌内注射其他药物。

6. 若病人出现寒战、发热、荨麻疹、呼吸短促甚至休克等反应,应立即停药。

7. 应用本品出现出血症状时,可静推鱼精蛋白对抗。10 min 内可用 50 mg。

低分子量肝素

【其他名称】速避凝、速避宁。

【临床应用】预防和治疗血栓栓塞性疾病;血液透析或血液滤过时,防止体外循环过程中血液凝固或预防血栓形成。

【注意事项】

1. 有肝素诱发血小板减少史、严重肝脏疾病、肾功能减退、糖尿病视网膜病变、近期有消化道出血及有出血倾向者,以及哺乳期妇女和接受脊髓或硬膜外麻醉及腰椎穿刺者慎用。

2. 本品不能与其他注射剂混合使用。

3. 禁止肌内注射。

【给药护理要点】

1. 本品应深部皮下注射给药。注射部位可选择腹部脐周围、大腿上外侧皮下组织。注射时,应用拇指、食指将皮下组织捏起,以 45°～90°进针,经回抽无回血后注入药液,保持皮肤褶皱,并快速拔出针头。

2. 每日更换注射部位。

3. 其他 参阅肝素。

华法林

【其他名称】苄丙酮香豆素钠、华法令钠、华福灵、华法林钠、苄丙酮香豆素。

【临床应用】用于防治血栓栓塞性疾病,防止血栓形成与降低肺栓塞的发病率和死亡率,减少外科、风湿性心脏病、人工心脏瓣膜置换术等的静脉栓塞发生率,作为心肌梗死的辅助用药。

【注意事项】

1. 手术后 3 天内、有出血倾向、白血病、真性红细胞增多症、活动性消化性溃疡、动脉瘤、放射性损伤、维生素 C 或维生素 K 缺乏等病人禁用。

2. 恶液质、发热、出血性心力衰竭、慢性酒精中毒、重症高血压、活动性肺结核、月经过多、先兆流产等病人慎用。

3. 心包炎、心包积液、血管炎、多发性关节炎、严重过敏者禁用。

4. 本品易通过胎盘致畸胎及胎儿中枢神经系统异常、流产或死胎,孕妇应禁用。

5. 由于此药物的半衰期长,给药 5~7 日后疗效才可稳定,故维持量的足够与否必须观察 5~7 日才能判断。

6. 乙酰水杨酸、保泰松、磺胺类等增加其抗凝作用,从而增加出血倾向。

7. 苯巴比妥和苯妥英钠能加速本品的代谢,减弱其抗凝作用。

【给药护理要点】

1. 告知病人,用药期间应注意:① 如出现血尿、鼻出血、牙龈或口腔黏膜出血、月经过多等立即汇报,以便及时停药。② 用软毛牙刷刷牙。③ 避免组织创伤。④ 不可擅自应用其他药物。⑤ 如有肝炎症状或过敏现象应立即停药,并及时报告医生。⑥ 治疗期间应避孕。

2. 定期检查血常规、凝血四项及肝肾功能。使用维持量时,应 1~2 周检查 1 次 PT,以便 INR 控制在 2 左右。

3. 治疗期间不可突然停药,应有 3~4 周逐渐减量的过渡期。

4. 治疗中,应注意观察和随访用药后的不良反应。病人如出现严重不良反应,应立即停药,并报告医生。

尿激酶

【其他名称】雅激酶,尿活素。

【临床应用】用于各种急性动脉、静脉的血栓形成和血栓栓塞性病变。

【注意事项】

1. 禁用　活动性出血、活动性消化性溃疡、已知出血倾向、严重肝肾功能损害和高血压者,近期内(14 日)有活动性出血、手术、活体组织检查、心肺复苏、不能实施压迫的血管穿刺及外伤者。

2. 慎用　孕妇。

3. 本品应与低剂量阿司匹林联合应用。溶栓结束后,给予肝素或低分子量肝素皮下注射,抑制潜在性血栓复发倾向。

4. 此药稀释液接近中性,在酸性溶液、药物中时易分解而降低疗效。

【给药护理要点】

1. 本品仅供静脉给药和心内给药,不可肌注或局部注射。一般急性脑血栓和脑栓塞、外周动静脉血栓者,每日 2 万～4 万 U 溶于 5％葡萄糖氯化钠注射液或低分子右旋糖酐注射液 500 ml 中静脉滴注。

2. 建立静脉通道,开始输注本品后,禁止肌注任何药物,以免发生出血反应。

3. 使用本品前,应进行凝血酶时间和 PT 测定。用药期间,应监测凝血和溶栓情况。

4. 冠状动脉给药时,速度宜缓慢,过快可发生心律失常。

5. 肺栓塞溶栓的同时应监测血压。

6. 本品引起的发热可用对乙酰氨基酚退热,不得使用阿司匹林或其他有抗血小板聚集作用的退热药。

7. 本品溶液必须在临用前新鲜配置,随配随用。

阿替普酶

【其他名称】爱通立。

【临床应用】主要用于急性心肌梗死；也可适用于肺栓塞；还可用于急性缺血性脑卒中、深静脉血栓及其他血管疾病。

【注意事项】禁用于近10日内发生严重创伤或进行过大手术者，未能控制的严重原发性高血压者，出血性疾病病人。

【给药护理要点】

1. 本品最常见的不良反应为出血，所以在应用时要注意观察病人有无出血倾向，如皮下出血点、血尿等。

2. 注意观察病人的心率，因为此药可诱发心率失常。

3. 注意观察病人有无过敏反应。

4. 不宜与其他药物配伍静脉滴注，不能与其他药物共用一条静脉通路。

5. 使用此药物每日最大剂量不宜超过150 mg。

东菱精纯抗栓酶

【其他名称】东菱迪芙。

【临床应用】用于治疗急性缺血性脑血管疾病、突发性耳聋、慢性动脉闭塞症如闭塞性血栓脉管炎、闭塞性动脉硬化症和末梢循环障碍等。

【注意事项】禁用于：有出血史或出血倾向者，正在使用抗凝药或抗血小板药的病人，严重肝肾功能不全及对本药物过敏者。

【给药护理要点】

1. 避免与抗凝血药、抗血小板药合用，以免增加出血倾向，使止血时间延长。

2. 注意观察病人注射部位以及创面有无出血。

3. 注意观察病人有无头痛、头晕、恶心、呕吐、荨麻疹等不良反应，若出现及时通知医生给予对应处理。

4. 此药物稀释后应立即使用，静脉滴注速度宜慢。

5. 用药期间应避免从事可能造成创伤的工作。

6. 用药前应先进行凝血功能检测,根据凝血功能决定是否用药或调整用药剂量。

依达拉奉

【其他名称】必存。

【临床应用】用于改善急性脑梗死所致的神经症状、日常生活活动能力障碍及功能障碍。

【注意事项】禁用于重度肾衰竭病人、孕妇或计划妊娠妇女、哺乳期妇女、儿童及对此药物过敏者。

【给药护理护理】

1. 此药物可使血压升高,在使用时应密切观察病人血压的变化。

2. 观察皮肤黏膜,注意有无黄疸的出现。

3. 观察有无发热、嗳气、皮疹等不良反应的出现,若有及时汇报医生,并遵医嘱给予相应处理。

4. 本品原则上必须用生理盐水稀释,在 30 min 内输注完毕,与各种含糖分的溶液混合时,可使此药物的浓度降低。

5. 尽可能在发病后 24 h 内开始用药。

第十一节　免疫调节药物

一、免疫抑制剂

甲氨蝶呤(详见本章第二节抗肿瘤药)

环磷酰胺(详见本章第二节抗肿瘤药)

抗人 T-淋巴细胞兔免疫球蛋白

【其他名称】ATG。

【临床应用】

1. 临床器官移植的免疫排斥预防及治疗。

2. 骨髓移植的移植物抗宿主病反应的预防。

3. 再生障碍性贫血、自身免疫性溶血性贫血、原发性血小板减少性紫癜以及自身免疫病。

【注意事项】

1. 禁用　对异种蛋白过敏者,孕妇及哺乳期妇女,其他细胞免疫功能极度减退的患者,血小板严重缺乏者。

2. 慎用　严重病毒感染、寄生虫感染、全身性霉菌感染,恶性肿瘤的患者,老年患者。

3. 在使用本品时,应注意观察病人是否有过敏症状;输注后应继续严密监视病人至少 30 min。

4. 为预防过敏性休克,急救治疗设备必须准备妥当。

5. 在输注本品时,应避免同时输液(应避免同时输注血液制品)。

6. 初用本品常可见循环淋巴细胞减少,故应特别注意防止病人感染。

7. 输注期间需对病人进行密切的临床症状及血液学检查,如红细胞、白细胞、血小板等,治疗 1～2 周后需进行肾功能检查。

【给药护理要点】

1. 储藏　2～8℃避光保存。

2. 配制　本药粉针剂用 5 ml 注射用水溶解后,再用 0.9％氯化钠注射液或 5％葡萄糖注射液稀释日用量至 500 ml 后静脉滴注。

3. 给药　输注前遵医嘱给予抗过敏药物,应选用大静脉在微量泵控制下给药,输注速度 50 ml/h,第一天输注时在 500 ml 生理盐水中先加入 100 ng,静滴 1 h 后,若无反应将余量加入。

4. 不良反应的预防及护理

(1) 给予心电监测,备好吸氧装置。

(2) 严密观察不良反应,出现不良反应时应减慢滴速或中断滴注,直至症状缓解。

① 发热、寒战:由于 T 淋巴细胞破坏引起,给予保暖,多饮水,冰

袋物理降温。

② 胸闷、憋气:密切监测生命体征,遵医嘱给予氧气吸入。

③ 血清病:表现为局部出现红肿刺痛、全身皮疹、发热、关节肿痛,在 ATG 使用后即开始注意观察患者的皮肤情况,遵医嘱给予抗过敏药物。

(3) 监测血常规变化,预防全身及局部感染和出血。

环孢素

【其他名称】环孢菌素 A、新山地明注射液、新山地明胶囊、新赛斯平、金德明等。

【临床应用】

1. 器官移植　① 预防肾、肝、心脏、胰腺、肺和合并心肺移植的排斥反应。② 在接受其他免疫抑制剂前,对患者移植排斥反应进行治疗。

2. 骨髓移植　① 预防移植后的排斥反应。② 移植物抗宿主病(GVHD)的初期预防和治疗。

3. 治疗眼色素层炎、重型再生障碍性贫血及难治性自身免疫性血小板减少性紫癜、银屑病。

【注意事项】

1. 禁用　① 对本药过敏者;② 未控制的高血压患者;③ 未控制的感染患者;④ 恶性肿瘤史或免疫缺陷者;⑤ 心肺严重病变,血象低下者;⑥ 孕妇及哺乳者;⑦ 严重肾功能不全者。

2. 慎用　肝肾功能不全患者、高钾血症患者、3 个月前用过环磷酰胺等免疫抑制药物者、感染者。

3. 用药前后及用药时应当检查或监测　① 用药期间应监测本药的血药浓度。② 用药前必须检测肾功能及肌酐。③ 应定期检查肝功能。④ 用药期间应监测血压。

【给药护理要点】

1. 储藏　遮光,密封,在阴凉干燥处保存。稀释后的配制液使用时间不得超过 48 h。

2. 配制　本品浓缩液应用生理盐水或5%葡萄糖液按1∶20或1∶100比例稀释。

3. 给药

（1）针剂：本品可溶解聚氯乙烯，产生更强的毒副作用，输注时使用玻璃输注瓶，在微量泵控制下给药，时间应超过2～6 h。本品严禁与含脂类注射液使用同一静脉通路。

（2）口服制剂：在饭前1 h服用，胶囊应整体吞服，每日总用量应分两次口服（早上和晚上）。

4. 不良反应的预防及护理

（1）严密监测生命体征、定期监测肝肾功能、血药浓度。

（2）高血压：在应用本品治疗的过程中，应定期测量血压。给予高血压患者适当的降压治疗。

（3）高血钾：接受本品治疗的患者饮食中应避免高钾摄入，并且不能服用含钾药物或保钾利尿剂。

（4）本品血药浓度过高会诱发神经系统病变，引起癫痫，应定期监测血药浓度，合理调整给药剂量。

他克莫司

【其他名称】普乐可复、FK506。

【临床应用】

1. 预防肝脏或肾脏移植术后的排斥反应。

2. 治疗肝脏或肾脏移植术后应用其他免疫抑制药物无法控制的排斥反应。

【注意事项】

1. 禁用　① 对本药或其他大环内酯类药物过敏者。② 孕妇。

2. 慎用　① 肝、肾功能不全者；② 糖尿病患者；③ 高钾血症患者；④ 心室肥大者；⑤ 有神经毒性表现者（如震颤、头痛、共济失调、精神状态改变等）。

【给药护理要点】

1. 储藏　口服制剂在室温（15～30℃）储存，当胶囊制剂的铝箔包装打开后,必须在 12 个月内使用;注射液在 25℃ 以下避光储存。经稀释混合后的溶液必须在 24 h 内用完。

2. 配制　本品浓缩液应用 5% 葡萄糖注射或者生理盐水稀释后方可使用。

3. 给药

(1) 针剂:本药避免与其他药物混合滴注,尤其是与呈明显碱性的药物。本药输注用浓缩液(5 mg/ml)必须在聚乙烯或玻璃瓶中用 5% 葡萄糖注射液或生理盐水稀释,不能以静脉推注形式给予。

(2) 口服制剂:须空腹服用或至少在餐前 1 h 或餐后 2~3 h 服用。肝移植患者,可以将本品胶囊内容物悬浮于水中,经鼻胃管给药。

4. 不良反应的预防及护理

(1) 严密监测生命体征、尿量;定期监测肝肾功能、凝血功能、血药浓度、血象变化。

(2) 感染:入住层流病房或单间,保护性隔离,做好口腔、肛周、呼吸道等部位的护理,预防相关感染。

(3) 高血糖:监测血糖,必要时予降糖处理。

(4) 本品可致视觉及神经系统紊乱,服用本品并已出现不良反应的患者不应驾车或操作危险机械。

(5) 心血管系统:高血压常见,偶尔出现肥厚性心肌病、心动过速、心律失常等,应监测心血管功能,如出现异常,及时处理。

(6) 高血钾:本品可能导致高钾血症或加重原有的高钾血症,应避免摄入大量钾或服用保钾利尿剂。

司莫司汀

【临床应用】

1. 常用于脑原发肿瘤及转移瘤。

2. 与其他药物合用可治疗恶性淋巴瘤、胃癌、大肠癌、黑色素瘤。

【注意事项】

1. 禁用　对本药过敏者；孕妇及哺乳期妇女。

2. 慎用　骨髓抑制、感染、肝肾功能不全者。

3. 本品可抑制身体免疫机制，使疫苗接种不能激发身体抗体产生。用药结束后 3 个月内不宜接种活疫苗。

【给药护理要点】

1. 储藏　密闭、避光、冷处保存，长期保存最好置于 8℃ 以下。

2. 给药　止吐剂使用 30 min 后或睡前口服给药。

3. 不良反应的预防及护理

(1) 用药期间应密切注意血常规、血尿素氮、尿酸、肌酐清除率、血胆红素、转氨酶的变化、肺功能。

(2) 消化道反应：恶心、呕吐最为常见。用药前 30 min 给予止吐剂，嘱病人进易消化、高蛋白、高热量的流质或半流质饮食，并少食多餐，必要时给予静脉高营养，同时做好口腔和肛周护理。

(3) 呕吐后药物补充量：服药后半小时内呕吐，补全量；1 h 内补 3/4；2 h 内补 1/2；3 h 内补 1/4；4 h 以上不补。

(4) 骨髓抑制：预防全身及局部感染和出血。

吗替麦考酚酯

【其他名称】骁悉、扶异、麦考酚酸酯、霉酚酸酯、顺友等。

【临床应用】

1. 与他克莫司或环孢素和皮质类固醇联合使用，用于预防同种异体肾脏、肝脏或心脏器官的排斥反应，治疗难治性排异反应。

2. 用于类风湿关节炎、全身性红斑狼疮、原发性肾小球肾炎、牛皮癣等自身免疫性疾病。

【注意事项】

1. 禁用　对本药或麦考酚(MPA)过敏者，孕妇及哺乳期妇女禁用。

2. 慎用　① 严重活动性消化系统疾病患者。② 严重慢性肾功能不全同时接受心脏或肝脏移植患者。③ 苯丙酮尿症患者慎用本药口服混悬液。

【给药护理要点】

1. 储藏 于 15～30℃、遮光、密封、在阴凉干燥处保存。

2. 配制 本药注射剂必须使用 5％葡萄糖溶液配制,两小瓶相当于 1 g 剂量,每一小瓶注入 5％葡萄糖溶液 20 ml 并摇匀,再用 5％葡萄糖溶液130 ml 将溶液进一步溶解,最终药物浓度应稀释为约 6 mg/ml。配制后立即或 4 h 内使用。

3. 给药 针剂:本药注射剂禁忌静脉快速滴注或推注,静脉缓慢输注应超过 2 h,速度约为 84 ml/h(总剂量约为 1g)。

4. 不良反应的预防及护理

(1) 严密监测生命体征,服药期间宜定期监测血常规、肝功能。

(2) 由于本药发生皮肤癌的危险性增加,应通过穿防护衣或涂含高防护因子的防晒霜来减少暴露于阳光和紫外线下。

(3) 感染:常见病毒,细菌和真菌感染,做好消毒隔离。

(4) 血液和淋巴系统紊乱:做好感染及出血的预防。

(5) 胃肠道系统紊乱:常见腹泻。

二、免疫增强剂

注射用重组人白细胞介素-2

【其他名称】因特康、德路生。

【临床应用】

1. 用于肾细胞癌、黑色素瘤、乳腺癌、膀胱癌、肝癌、直肠癌、淋巴癌、肺癌等恶性肿瘤的治疗,用于癌性胸腹水的控制。

2. 用于手术、放疗及化疗后的肿瘤患者的治疗,可增强机体免疫功能。

3. 用于先天或后天免疫缺陷症的治疗,提高病人细胞免疫功能和抗感染能力。

4. 各种自身免疫病的治疗 如类风湿性关节炎、系统性红斑狼疮、干燥综合征等。

5. 对某些病毒性、杆菌性疾病、胞内寄生菌感染性疾病如乙型肝炎、麻风病、肺结核、白色念珠菌感染等具有一定的治疗作用。

【注意事项】

1. 禁用　① 对本药过敏者。② 高热、严重心脏病、低血压、严重心肾功能不全者、肺功能异常或进行过器官移植者。③ 既往用该药出现过与之相关的毒性反应者。

2. 慎用　孕妇、哺乳期妇女、小儿、有严重心脑肾等合并症的老年人。

3. 本品溶解后为澄明液体,如遇有浑浊、摇不散的沉淀、异物或药瓶有裂纹、破损不能使用。

4. 使用本品应从小剂量开始,逐渐增大剂量或遵医嘱。使用本品低剂量、长疗程可降低毒性,并且可维持抗肿瘤活性。

【给药护理要点】

1. 储藏　2～8℃避光保存。

2. 配制　本品应以无菌注射用水稀释后方可使用。不能与其他任何药物混合注射。药瓶开启后应一次使用完,不得多次使用。

3. 给药

(1) 静脉滴注:本品 50 万～200 万 U 加入到 50 ml 氯化钠注射液中,静脉滴注 2～3 h,一日 1 次。

(2) 皮下注射:本品 10 万～20 万 U 用 2 ml 氯化钠注射液溶解,皮下注射。

(3) 胸腹腔注射:本品 50 万～200 万 U 用 20 ml 氯化钠注射液溶解,胸腔或腹腔注射,尽量抽出腔内积液后注入。

(4) 介入动脉灌注:本品 40 万～100 万 U,用 100～250 ml 氯化钠注射液溶解。

(5) 肿瘤灶局部给药:根据瘤体大小决定用药剂量。一般剂量为一次 20 万 U。

4. 不良反应的预防及护理

(1) 最常见的是发热、寒战,而且与用药剂量有关。一般是一过性发热(38℃左右),亦可有寒战高热。停药后 3～4 h 体温多可自行恢复到正常。

(2) 个别患者可出现恶心、呕吐、类感冒症状。

（3）皮下注射者局部可出现红肿、硬结、疼痛。

（4）使用较大剂量的本品可能会引起毛细血管渗漏综合征,表现为低血压、末梢水肿、暂时性肾功能不全等。

（5）使用本品应严格掌握安全剂量,以上不良反应停药后可自行恢复,需加强观察对症处理。

注射用重组人白细胞介素-11

【其他名称】白细胞介素-11、吉巨芬、巨和粒、迈格尔、特尔康、欣美格。

【临床应用】用于实体瘤和白血病放、化疗后血小板减少症的预防和治疗,以及其他原因引起的血小板减少症的治疗。

【注意事项】

1. 禁用　对本药过敏者。

2. 慎用　孕妇、哺乳期妇女、小儿、有严重心脑肾等合并症的老年人。

【给药护理要点】

1. 储藏　2～8℃避光保存。

2. 配制　应以 1 ml 无菌注射用水稀释后方可使用,稀释时不能用力振荡。

3. 给药　在化疗结束后 24～48 h 开始或发生血小板减少症后皮下注射,每天一次,疗程一般 7～14 天。

4. 使用过程中应定期检查血象(一般隔日一次),注意血小板数值的变化,在血小板升至 $100×10^9$/L 时应及时停药。

5. 用药期间应注意毛细血管渗漏综合征的监测,如体重、水肿、浆膜腔积液等。如出现水钠潴留、房颤等不良反应,应减量使用或停药,并严密观察。

重组人干扰素 α1b

【其他名称】运德素、迪飞、盖普、干扰能、干扰素 α-2b、重组干扰素 α-2b、重组人干扰素 α2b 等。

【临床应用】

1. 适用于治疗病毒性疾病和某些恶性肿瘤。

2. 本药滴眼制剂用于眼部病毒性疾病。

3. 本药软膏用于初发或复发颜面部单纯疱疹、皮肤带状疱疹的治疗。

【注意事项】

1. 禁用　① 已知对干扰素制品过敏者禁用。② 有心绞痛、心肌梗死病史及其他严重心血管疾病史者。③ 患有其他严重疾病且不能耐受本药者。④ 癫痫或其他中枢神经系统功能紊乱者。

2. 慎用　有明显过敏体质,特别是对抗生素过敏者;孕妇及哺乳妇女。

3. 使用前应仔细检查瓶子或注射器,如瓶或瓶塞或注射器有裂缝、破损不可使用,溶液如有混浊或沉淀等异常现象亦不可使用。

4. 本品不含防腐剂,因此任何已开启的药瓶或注射器,应一次用完,不得分次使用。

【给药护理要点】

1. 储藏　2~8℃避光保存。

2. 配制　每支制品用灭菌注射用水 1 ml 溶解后使用。

3. 给药　本品可以直接肌肉、皮下注射和病灶注射,每支制品用灭菌注射用水 1 ml 溶解,溶解后应一次用完,不得分次使用或给第二人使用。

4. 不良反应的预防及护理

(1) 监测体温:最常见的不良反应为发热、疲劳等,多数为一过性低热(38℃左右),常在开始用药阶段出现,并随治疗时间延长而逐渐减轻。

(2) 监测血常规变化,预防感染和出血。

(3) 使用滴眼制剂后,偶见一过性轻度结膜充血、少量分泌物、黏涩感、眼部刺痛、痒感等症状。

人免疫球蛋白

【其他名称】丙种球蛋白、博欣、长生迅抗、伽玛莱士、人血丙种球蛋白、人血免疫球蛋白等。

【临床应用】

1. 用于提高机体的免疫功能。

2. 用于预防麻疹。

3. 用于防治病毒性感染和细菌性感染。

4. 用于哮喘、过敏性鼻炎、湿疹等内源性过敏性疾病。

【注意事项】

1. 禁用　① 对本药过敏或有其他严重过敏史者。② 有抗 IgA 抗体的选择性 IgA 缺乏者。

2. 慎用　① 严重酸碱代谢紊乱患者。② 肾脏疾病患者。③ 孕妇。

3. 严重血小板减少症和凝血功能障碍患者禁用本药作肌内注射。

4. 本药肌内注射制剂不得用于静脉输注，静脉注射液只能作静脉滴注。

5. 静脉滴注不得与其他药物混合输入。本药开启后仅供单次使用。

【给药护理要点】

1. 储藏　2～8℃避光保存。

2. 配制　冻干制剂按规定量加入灭菌注射用水，轻轻旋摇（避免出现大量泡沫）使完全溶解。液体制剂可直接静脉滴注或以 5% 葡萄糖注射液稀释 1～2 倍作静脉滴注。

3. 给药　使用时，用带有滤网的输液器进行静脉滴注。输注速度首次使用本品开始要慢，成人 1 ml/min（10～20 滴/分）；15 min 后，可增加到 2 ml/min（20～30 滴/分）。

4. 不良反应的预防及护理　在输注过程中要观察患者的体温、血压、脉搏、呼吸及其他症状和体征，特别要注意有无过敏反应的发生。

第十二节 调节水、电解质及酸碱平衡药

调节机体水、电解质及酸碱平衡药根据作用不同分为葡萄糖，水、电解质平衡调节药，酸碱平衡调节药。其中高浓度电解质制剂（10％氯化钾、10％氯化钠、氯化钙、25％硫酸镁）和20％葡萄糖注射液属于高危险药品。此类药应用护理总则是：

1. 使用专用存放药柜，不与其他药物混放；存放药柜外标识醒目，设置红色警示及提示牌。

2. 加强高危药的效期管理，保持先进先出，保证药物安全有效。

3. 加强查对，确保用药准确无误。

4. 在静脉给药过程中严防外渗，避免因外渗引起的局部组织肿胀，甚至坏死。一旦发生外渗，及时停止给药，必要时用空针抽吸局部外渗药液，减少药液对组织的刺激，局部受损皮肤可外抹喜疗妥、外贴水胶体透明贴或外敷 $MgSO_4$。

5. 因药液强烈刺激肌肉组织，不宜皮下或肌内注射。

★葡萄糖注射液（Glucose Injection）

【其他名称】右旋糖。

【临床应用】适用于进食不足导致的体液丢失、全静脉营养、饥饿性酮症、高钾血症（与胰岛素合用）、低血糖症的患者，可用于静脉用药的稀释剂。

【注意事项】

1. 禁用 糖尿病酮症酸中毒未控制时；高血糖非酮症性高渗状态。

2. 慎用 胃大部切除术后，需做口服糖耐量试验时，易致倾倒综合征和低血糖反应，应改为静脉葡萄糖试验；低钾血症、周期性麻痹患者；应激状态、应用糖皮质激素时；水肿、肝硬化腹水、严重心功能不全、严重肾功能减退者。

3. 药物对孕妇及哺乳期妇女的影响 分娩时注射过多，可刺激胎儿胰岛素分泌，产生产后婴儿低血糖。

4. 药物对儿童和老人的影响 补液过快,易发生心悸、心律失常,甚至急性左心衰竭。

【给药护理要点】

1. 20%葡萄糖按高危险药物护理总则护理。

2. 给药方法 ① 高渗葡萄糖静滴时,应选用大血管,预防静脉炎。② 口服给药时,浓度不宜过高,服用不宜过快,避免引起恶心、呕吐。③ 不宜与血液混用,易发生红细胞凝集和溶血。

3. 病情监测 因进食少需长期补糖者,注意防止低血钠、低血钾发生。长期使用高浓度葡萄糖者,监测有无电解质失调,停药时,用5%注射液过渡,直接停止易发生反跳性低血糖。

4. 不良反应观察与预防 ① 心功能不全患者,密切监测有无心悸、气促、心律不齐,若有立即减量或停药。② 脆性糖尿病患者使用葡萄糖时,观察有无高血钾;注射高浓度葡萄糖时,观察有无高血糖、高渗透压症状(精神错乱、失去知觉),若发生,立即停药。

★氯化钠注射液 Sodium Chloride Injection

【临床应用】适用于等渗性、高渗性和低渗性脱水,低氯性代谢性碱中毒,高渗性非酮症昏迷,注射用粉针剂的溶媒。0.9%氯化钠溶液,可外用冲洗眼部或洗涤伤口。

【注意事项】

1. 禁用 肺水肿患者。

2. 慎用 肝硬化腹水、肾病综合征、充血性心力衰竭、急性左心衰竭、脑水肿、高血压、低钾血症、急性肾衰竭少尿期、慢性肾衰竭尿量减少而对利尿药反应不佳时。

【给药护理要点】

1. 10%氯化钠按高危险药物护理总则护理。

2. 给药方法 ① 静脉滴注,剂量根据病情而定。② 静脉输注时速度不宜过快,以免发生肺水肿或脑水肿。③ 由失氯引起的低氯性碱中毒,使用本药时应同时补钾。

3. 病情监测 监测血电解质浓度、酸碱平衡指标、心肺肾功能、血压等,发现异常及时处理。

4. 不良反应观察与预防 ① 肺水肿:静脉给药期间密切观察患者有无头痛、头晕、心率加快、气促、胸闷、肺部哮鸣,一旦发现,应立即减慢输液速度,必要时停药对症治疗。② 水钠潴留:观察有无水钠潴留、体重增加。

★ 复方氯化钠注射液 Compound Sodium Chloride Injection

【其他名称】林格液。

【临床应用】用于各种缺盐性失水症。在大量失血而无法输血时,可用本药维持血容量进行急救。

【注意事项】

1. 禁用 肺水肿患者。

2. 慎用 心脑肾功能不全、血浆蛋白过低者。

【给药护理要点】

1. 与碳酸盐、碳酸氢盐、硫酸盐、磷酸盐、酒石酸盐呈配伍禁忌。

2. 其他参考氯化钠注射液。

★ 葡萄糖氯化钠注射液 Glucose and Sodium Chloride Injection

【其他名称】糖盐水。

【临床应用】用于严重呕吐、腹泻、手术后等大量失水症,休克,酸碱中毒等。

【注意事项】

1. 慎用 糖尿病、心肾功能不全、高钠血症、高氯血症、高渗性脱水患者。

2. 药物对老人的影响 因老人生理功能低下,应酌情减量。

【给药护理要点】参考氯化钠注射液。

★ 口服补盐液 Oral Rehydration Salts

【其他名称】ORS。

【临床应用】适用于腹泻、呕吐引起的轻、中度失水。

【注意事项】

1. 禁用　少尿或无尿;严重失水,有休克征象;严重腹泻,粪便量多于 30 ml/(kg·h);不能口服者;葡萄糖吸收障碍;肠麻痹、肠梗阻、肠穿孔。

2. 慎用　早产儿一般不用,小儿中度失水以静脉补液为主。

【给药护理要点】

1. 给药方法　① 每包溶于 500 ml 饮水中。轻度失水:开始时 50 ml/kg,4～6 h 内饮完,小儿 4 h,后酌情调整剂量;中度失水:开始时 50 ml/kg,6 h 内饮完,其余静脉补液;急性轻度腹泻:50 ml/(kg·d);严重腹泻以静脉补液为主,直至腹泻症状好转。② 婴幼儿少量多次服用,可减轻或消除用药时发生的呕吐反应。剂量超过 100 ml/(kg·d)时,应给予饮水,以免发生高钠血症。

2. 病情监测　用药期间密切监测血压、体重、粪便量、电解质、血 pH 值,观察有无失水体征,发现异常及时处理。对于严重失水或应用后失水无明显纠正者,应改为静脉补液。

★氯化钾注射液　Potassium Chloride Injection

【临床应用】治疗和预防低钾血症。治疗洋地黄中毒引起的频发、多源性期前收缩或快速心律失常。

【注意事项】

1. 禁用　高钾血症,急性或慢性肾功能不全。

2. 慎用　代谢性酸中毒伴少尿时、肾上腺皮质功能减退者、急性脱水、急慢性肾功能减退、家族性低钾性周期性麻痹、慢性或严重腹泻所致低钾血症、大面积烧伤、严重感染、肌肉创伤、大手术后 24 h 内、严重溶血、传导阻滞性心律失常、不宜口服补钾患者。

3. 药物对老人的影响　老年人肾清除 K^+ 能力下降,补钾后易发生高钾血症,应严密监测血钾浓度。

4. 用药前后及用药时应当检查或监测　心电图、血钾、血镁、血钠、血钙、酸碱平衡指标、肾功能和尿量。

【给药护理要点】

1. 10%氯化钾溶液按高危险药物护理总则护理。

2. 药物配制 静脉补钾的同时滴注钠盐和高浓度的葡萄糖会降低钾的作用,若需迅速纠正低钾血症,用 5%葡萄糖注射液稀释。

3. 静脉给药方法 ① 静脉补钾浓度一般不超 0.3%,避免局部刺激和毒性反应,在使用高浓度静滴治疗缺钾引起严重快速性室性心律失常时,应在心电监护下使用。② 在体内缺钾或钾丢失情况未得到纠正时,尤其是应用洋地黄类药物治疗时,不应突然停止补钾。③ 急性肾功能减退时,先改善肾排泄功能至尿量大于 30 ml/h,后补钾。

4. 口服给药方法 ① 口服补钾时,一般用 10%溶液加水稀释后饭后服用。② 本药片剂易对消化道造成刺激,引起组织坏死,因此应以适量水或饮料溶解、稀释后饭后服用,切勿吞服、含化、咀嚼、干咽。③ 缓释片剂应整片用水吞服,长期服用会抑制肠道对维生素 B_{12} 的吸收,应适量补充维生素 B_{12}。

5. 不良反应观察与预防 ① 高钾血症:表现为心律失常(最早症状),血钾浓度大于 5.5 mmol/L,有以上表现,应立即停药处理,因为有些高钾血症患者可以无任何临床症状而致死,因此输注本药时应特别注意。② 静脉输注本药过程中,密切观察患者有无神经肌肉系统的不良反应:全身无力、肌肉酸痛、肌腱反射消失、下肢迟缓性瘫痪等,若发生应立即停药处理。③ 给药后,观察患者尿量,若出现尿少、尿闭,及时报告医生。④ 静脉用药时,滴速较快、浓度较高、静脉较细时,药液刺激静脉血管引起疼痛、输液速度变慢,可采用热敷使血管扩张。

6. 过量所致高钾血症的处理方法 ① 立即停止所有补钾的食物、药物及保钾利尿剂。② 静脉输注 10%或 25%葡萄糖注射液300~500 ml/h,每 20 g 葡萄糖加正规胰岛素 10 IU,以促进 K^+ 进入细胞内。③ 若存在代谢性酸中毒,立即使用 5%碳酸氢钠注射液,无酸中毒者,可使用 11.2%乳酸钠注射液,特别是 QRS 波增宽者。④ 应用钙剂对抗 K^+ 的心脏毒性:当心电图提示 P 波消失、QRS 波变宽、心律失常而未使用洋地黄类药时,予 10％葡萄糖酸钙注射液 10 ml 静推 2 min,必要时隔 2 min 重复使用。⑤ 口服降钾树脂,阻止肠道钾的吸收,促进肠道钾排出。⑥ 伴肾衰竭者,可行血液透析。⑦ 应用襻利尿药,必要时同时补充 0.9％氯化钠注射液。

氯化钙注射液

【临床应用】适用于急性和慢性低钙血症、过敏性疾病及铅中毒所致的肠痉挛、预防钙缺失、心脏停搏的复苏、高镁血症和高钾血症的辅助治疗。

【注意事项】

1. 禁用　高钙血症、高钙尿症;含钙肾结石或有肾结石史;洋地黄中毒患者;应用强心苷期间或停药后 7 天内,忌用本药。

2. 慎用　脱水、低钾血症、慢性肾功能减退、室颤及婴幼儿。

3. 药物对儿童的影响　一般情况下,不用于小儿。

4. 药物对检验值或诊断的影响　可使血清淀粉酶增高;长期或大量应用本药物,血清磷酸盐浓度降低。

【给药护理要点】

1. 按高危险药物护理总则护理。

2. 给药方法　本药有强烈刺激性,5％的溶液不可直接静注,应用等量的 5％或 10％葡萄糖注射液稀释。

3. 配伍禁忌　本药禁忌与碳酸盐、碳酸氢盐、磷酸盐及酒石酸盐配伍。

4. 不良反应观察与预防　当大剂量或长期使用、患者存在肾功能损伤时,易发生不良反应。

(1) 高钙血症:应严格掌握给药剂量和速度,尤其是肾功能减退者应慎用,严控剂量,密切监测血钙浓度,防止发生高钙血症。早期表现为便秘、倦睡、持续头痛、食欲不振、口中有金属味、异常口干,后期表现为精神错乱、高血压、眼和皮肤对光敏感,恶心、呕吐等,若出现高钙血症症状,立即报告医生,协助处理。

(2) 心律失常:静注时,速度宜慢,不超过 50 mg/min,过快会导致心律失常,甚至心脏停搏。静注给药时,密切监测心电图,若出现明显心电图异常或心胸区不适时,应立即停药,待异常消失后再缓慢注射。

5. 高钙血症处理　当血钙浓度大于 2.9 mmol/L,出现明显高钙血症表现时,应采取以下措施:① 输注 0.9％氯化钠注射液,应用高利尿药,如呋塞米、布美他尼等,增加尿钙排泄;② 测定血钾和血镁浓度,若降低应予纠正;③ 监测心电图,应用 β-受体阻滞药,以防严重心律失常;④ 密切监测血钙浓度;⑤ 必要时进行血液透析,应用降钙素和肾上腺皮质激素。

★葡萄糖酸钙注射液　Calcium Gluconate Injection

【临床应用】同氯化钙。

【注意事项】

1. 禁用　高钙血症、高钙尿症;含钙肾结石或有肾结石史;洋地黄中毒患者;应用强心苷期间或停药后 7 天内,忌用本药。

2. 药物对儿童的影响　一般情况下,不用于小儿。

3. 药物相互作用　与噻嗪类利尿药同用,可致高钙血症。

4. 药物对检验值或诊断的影响　可使血清淀粉酶增高;长期或大量应用本药,血清磷酸盐浓度降低。

【给药护理要点】

1. 给药方法　缓慢静注,速度不超过 5 ml/min。

2. 配伍禁忌　枸橼酸盐、氧化剂、可溶性碳酸盐、硫酸盐和磷酸盐。

3. 其他　参见氯化钙。

硫酸镁注射液

【其他名称】硫苦,泻盐。

【临床应用】

1. 适用于防治低镁血症(注射用药),预防镁缺乏(全静脉内营养)。常用于妊娠高血压。

2. 降低血压,治疗先兆子痫和子痫,也用于早产治疗;用于室性心动过速,预防室颤;导泻和利胆(口服);消肿、消炎(外敷)。

【注意事项】

1. 禁用　心肌损伤、心脏传导阻滞、严重肾功能不全禁忌静脉给药;恶心、呕吐、急性腹痛、肠梗阻、肠出血或穿孔者禁忌口服给药。

2. 慎用　妊娠期、肾功能减退、呼吸功能不全、洋地黄化、使用中枢神经抑制药或神经肌肉阻滞药者慎用静脉给药。

3. 药物对孕妇及哺乳期妇女的影响　哺乳期妇女禁用,孕妇慎用其导泻。

4. 药物对儿童的影响　缓慢滴注。本药含苯甲醇,禁止用于儿童肌内注射。

5. 药物对老人的影响　老年患者慎用。

6. 用药前后及用药时应当检查或监测　静脉给药期间注意检测患者的意识、呼吸、血压、脉搏、心电图、腱反射、尿量及血钙、镁、钾、磷浓度,血镁浓度应控制在 2～3 mmol/L。若有异常,减慢给药速度或停止给药。

【给药护理要点】

1. 25%硫酸镁溶液按高危险药物护理总则护理。

2. 给药方法　① 高浓度的硫酸镁不宜静脉推注,若必须推注时,配制成 10%的溶液,以不超过 1.5 ml/min 的速度推注。② 静脉给药的浓度不宜过高,速度不宜过快,浓度一般不超过 16 mg/ml,速度一般不超过 60 mg/min,以免血镁浓度突然升高,引起呼吸抑制和心脏停搏。③ 导泻时,应清晨空腹给药,并嘱患者服药后多饮水,以加速导泻作用和防止脱水。④ 利胆时,应餐前给药。

3. 配伍禁忌　10%脂肪乳剂、葡萄糖酸钙、克林霉素、青霉素、四环素、多巴酚丁胺、多黏菌素 B、普鲁卡因及碳酸氢钠。

4. 不良反应观察与预防

(1) 呼吸抑制:是本药最危险的不良反应,出现呼吸抑制后可很快达到致死的呼吸麻痹,故给药前呼吸频率至少要保持16 次/分,并检查膝反射和跟腱反射。对腱反射抑制明显者,应停药,直至反射恢复正常。备好 10% 葡萄糖酸钙,否则不可注射。若出现呼吸抑制,应施以人工呼吸急救。

（2）镁中毒:给药时,若出现镁中毒征象,应立即停药,并静脉注射 10% 葡萄糖酸钙注射液 10～20 ml,通常能逆转高镁血症所致的呼吸抑制或心脏传导阻滞。

（3）其他:口服浓度过高或用量过大,可致严重腹泻、脱水及水电解质紊乱。

门冬氨酸钾镁

【其他名称】天冬钾镁,潘南金,天冬氨酸钾镁,天冬酸钾镁,天冬氨酸镁,脉安定。

【临床应用】用于低钾血症,洋地黄中毒引起的心律失常以及心肌炎后遗症,充血性心力衰竭,心肌梗死的辅助治疗。

【注意事项】

1. 禁用　高钾血症、肾功能减退患者、严重房室传导阻滞者、心源性休克。

2. 慎用　肾功能损害患者,房室传导阻滞患者。

3. 药物对老人的影响　老人肾脏消除能力下降,慎用。

【给药护理要点】

1. 给药方法　① 片剂应饭后服用,以减轻胃肠道反应。② 注射液未经稀释不得注射。③ 不能肌内注射或静脉推注,静脉滴注速度宜缓慢。

2. 不良反应观察与处理　大剂量可能引起腹泻,输注过快可致高钾血症和高镁血症,应立即停药,并给予对症治疗,可缓慢静注氯化钙 100 mg/min,必要时透析治疗。

甘油磷酸钠注射液

【其他名称】格利福斯。

【临床应用】主要用于防治低磷血症。

【注意事项】

1. 禁用 严重肾功能不全、休克、脱水患者。

2. 慎用 肾功能障碍者。

3. 用药前后及用药时应当检查或监测 长期用药患者,应定期检测血磷和血钙浓度。

【给药护理要点】给药方法:① 本药高渗,未经稀释不得输注。② 本药应在给药前 1 h 稀释,稀释后应在 24 h 内用完,以免发生药液污染。③ 通过周围静脉给药时,本药 10 ml 可加入复方氨基酸注射液、5% 或 10% 葡萄糖注射液 500 ml 中,4~6 h 缓慢输注。

★乳酸钠林格注射液 Sodium Lactate Ringer's Injection

【临床应用】用于预防酸中毒、失血、脱水及电解质紊乱。

【注意事项】

1. 禁用 乳酸血症。

2. 慎用 肾功能减退、严重肝功能不良、心功能不全、高渗性脱水症、阻塞性尿路疾病引起尿量减少者。

【给药护理要点】

1. 给药方法 严格遵医嘱静脉滴注。大量使用时,定期检查血清钙、钠、钾及乳酸根浓度,预防碱中毒。

2. 配伍禁忌 本药含钙盐,与含枸橼酸盐的血液相混产生凝血,与碳酸离子、磷酸离子相混产生沉淀。

3. 不良反应观察与预防 常见不良反应有体重增加和水肿,快速大量给药时会发生肺水肿、脑水肿、末梢水肿,若发生,及时汇报医生。

★碳酸氢钠 Sodium Bicarbonate

【其他名称】小苏打,苏打粉,重曹。

【临床应用】口服用于治疗胃酸过多症,轻中度代谢性酸中毒,碱化尿液。静滴用于治疗重度代谢性酸中毒,解救巴比妥类药、水杨酸类药、甲醇等中毒。冲洗阴道或坐浴治疗真菌性阴道炎。滴耳治疗町疔。

【注意事项】

1. 禁用　代谢性或呼吸性碱中毒;低钙血症;吞食强酸中毒时的洗胃,因本药与强酸反应产生大量 CO_2,可导致急性胃扩张甚至胃破裂。

2. 慎用　孕妇;高血压患者;阑尾炎或有类似症状而未确诊者及消化道出血原因不明者,不宜口服,因本药所致的腹胀、腹痛会影响疾病的诊断;口服时,可在胃内产生大量 CO_2,故患严重胃溃疡者有引起胃穿孔的危险,治疗溃疡病时,常与其他碱性药物和胃黏膜保护药组成复方使用,也常与解痉药合用。

3. 药物对儿童的影响　对 6 岁以下小儿,一般不用作抗酸药,因小儿对腹部症状不易叙述清楚,易将本药所致的腹胀、腹痛与其他疾病混淆。

4. 用药前后及用药时应当检查或监测　严重酸中毒和缺钾时应用本药,应检测血钾水平及注意补钾。静滴给药期间,定期检测动脉血气分析、血 HCO_3^- 浓度、肾功能及尿 pH 值的变化。

【给药护理要点】

1. 给药方法　(1)本药静滴,除用于心肺复苏时应快速输注外,应从小剂量开始,滴注速度宜缓慢,当高渗溶液用量大于 10 ml/min 时,可致脑脊液压力下降、高钠血症,甚至颅内出血,在新生儿及 2 岁以下小儿更容易发生,所以,5%注射液输注速度不能超过 8 mmol Na^+/min。(2)作抗酸药口服时,于餐后 1～3 h 或睡前给药,服药后 1～2 h 内不宜服用任何药物。

2. 配伍禁忌　本药不宜与维生素 C、卡莫司汀、多巴酚丁胺、顺铂、多巴胺、肾上腺素、氢吗啡酮、亚胺培南-西司他丁钠、胰岛素、异丙肾上腺素、左啡诺、拉贝洛尔、硫酸镁、哌替啶、美沙酮、甲氧氯普胺、吗啡、苯巴比妥、去甲肾上腺素、喷他佐辛、普鲁卡因、司可巴比妥、链霉素、氯琥珀胆碱、硫喷妥钠、万古霉素、四环素、氨力农、维拉帕米等注射剂配伍。

3. 不良反应观察与预防

（1）水钠潴留：治疗中，患者若发生水钠潴留，应给予利尿剂、吸氧，加强对心肺功能的监护。心力衰竭时，本药可加剧水钠潴留，降低强心苷的疗效，若加大强心苷的剂量，易致强心苷中毒，应注意。

（2）其他：肾功能减退者静滴本药，密切观察有无精神症状、肌痛、口中异味、呼吸缓慢等不良反应，若发生，立即报告医生及时处理。

4. 药物外渗处理　本药碱性较强，静滴时严防外渗，若外渗，立即停止给药，必要时用空针抽吸出局部外渗药液，局部皮肤可外抹喜疗妥、外贴水胶体透明贴或外敷 $MgSO_4$。

氯化铵

【临床应用】用于远端肾小管性酸中毒、重度代谢性碱中毒的鉴别诊断。口服用于痰不易咳出或干咳，也可用于泌尿系感染需酸化尿液时。

【注意事项】

1. 禁用　严重肝肾功能不良、溃疡病、代谢性酸血症、原发性呼吸性酸血症。

2. 慎用　肝肾功能不良、心源性水肿、肺动脉瓣闭锁不全。

3. 用药前后及用药时应当检查或监测　用于碱中毒时，用药前和用药中应检查电解质和 CO_2CP。

【给药护理要点】

1. 给药方法　① 静滴宜慢，不超过 5 ml/min，速度过快，会有抑郁、头痛、抽搐、倦怠等反应。② 片剂于餐后即服，多饮水。

2. 不良反应观察与预防　注射过程中密切监测有无氨中毒及酸中毒，可引起失钾、失钠，应监测酸碱平衡和血钾、钠、氯浓度；口服可致厌食、恶心、呕吐等胃肠道反应；发现不良反应，立即汇报医生，及时处理。

第十三节 肠外营养及维生素

由胃肠外途径(通常是静脉)供给机体的蛋白质(氨基酸)、脂肪、糖类、维生素、微量元素、水和电解质等一类药物,为肠外营养药。包括:葡萄糖、脂肪乳剂、复方氨基酸、电解质等。肠外营养药护理总则:

1. 静脉用药输注速度宜缓慢,老年及重症患者根据症状、年龄调整剂量、滴速。

2. 输注方法有多瓶串输、全合一、隔膜袋输注。① 多瓶串输虽简便易行,但弊端较多,不提倡。② 全合一又称全营养混合液,指应用无菌混合技术将所有肠外营养日需成分(葡萄糖、脂肪乳剂、氨基酸、电解质、维生素及微量元素)混合在一个袋内,然后输注。③ 隔膜袋是近年来新技术、新型材质塑料用于肠外营养液的成品袋,可在常温下保存 24 个月,避免了医院内配制营养液的污染问题,使用更安全便捷,缺点是无法配方个体化。

3. 单独使用时避免周围静脉输注,而应使用中心静脉输注,预防血栓性静脉炎发生。

4. 一些在酸性条件下不稳定的药物在静脉营养液中易降解,静脉营养液还可能会与青霉素形成变态反应结合体,或与药物结合形成复合体。

★复方氨基酸 18AA 注射液

【其他名称】乐凡命。

【临床应用】用于低蛋白血症、营养不良、外科术后患者。

【注意事项】

1. 禁用 严重肝肾功能不全、肝昏迷、无条件透析的尿毒症患者、血氨过高、氨基酸代谢异常,以及对本品过敏者。

2. 慎用 充血性心力衰竭,严重酸中毒。

【给药护理要点】

1. 按肠外营养药护理总则护理。

2. 不良反应观察与预防　可有恶心、呕吐、寒战、发热、头痛、心悸及过敏反应。大剂量使用,应监测血清电解质。

脂肪乳注射液

【其他名称】英脱利匹特、卡路、力能、力基、力保宁。

【临床应用】用于需高热量的患者(如肿瘤及其他恶性病)、禁用蛋白质的患者、肾损害和不能经胃肠道摄取营养的患者,以满足机体能量和必需脂肪酸的要求。

【注意事项】

1. 禁用　酮症酸中毒、缺氧、栓塞、休克、高脂血症、脂肪代谢异常、脂性肾病、严重肝损伤、急性胰腺炎伴高血脂症患者。

2. 慎用　肾功能不全、胰腺炎、肝功能损害、甲状腺功能低下(伴有高脂血症)、电解质潴留、血源性感染患者。

3. 药物对孕妇的影响　理论上 10％、20％、30％英脱利匹特孕妇使用是安全的,但缺乏动物生殖研究的经验。

4. 药物对儿童和老人的影响　本品不适宜新生儿及 2 岁以下婴幼儿使用。本品是为成人患者设计,儿童蛋白质与能量的单位体重需要量可能会大于成人需要量。老年患者蛋白质与能量的单位体重需要量可能会小于成人需要量。

5. 用药前后及用药时应当检查或监测　长期使用本品应监测脂肪排泄量及肝功能、血常规、血凝、血沉、血糖、血电解质、血浆渗透压、水电解质平衡与酸碱平衡。当伴有肾功能不全,应密切监测磷与钾的摄入,防止发生高磷血症与高钾血症。

【给药护理要点】

1. 按肠外营养药护理总则护理。

2. 给药方法　① 若患者血浆出现乳光或乳色,应推迟或停止应用本药。② 不可将电解质溶液直接加入脂肪乳剂,以防乳剂破坏,而使凝聚脂肪进入血液。③ 使用前,应检查是否有变色或沉淀;启封后应一次用完。④ 早产儿及低体重新生儿,最好 24 h 连续输注。

3. 不良反应观察与预防

（1）脂肪超载综合征：脂肪廓清受损后会发生，也会发生在虽以推荐剂量输注，但临床情况突变患者（如肾功能损伤与感染）。脂肪超载综合征表现为高脂血症，发热，脂肪浸润，肝脾肿大，贫血，血小板减少症，血细胞减少症，凝血机制障碍，昏迷。若停止输注所有症状通常均可逆转。

（2）过量输注：可能会导致液体负荷加重，电解质紊乱、高血糖、血渗透压升高。如出现过量使用症状，则减慢输注速率或停止输注，极少数严重患者可能需要血液透析。

（3）消化系统：会出现恶心、呕吐、腹泻、肝功能障碍，可采取减量措施。

（4）循环系统：偶见血压降低、心动过速、气促、呼吸困难、发冷等。

（5）血液和血管：偶尔可发生静脉炎、血管痛及出血倾向、静脉血栓形成。

（6）其他：偶见过敏性休克，发热、寒战、面部潮红，发现不适，对症处理。

脂肪乳氨基酸(17)葡萄糖(11％)注射液

【其他名称】卡文。

【临床应用】用于不能或禁忌肠道摄取营养的成人患者。

【注意事项】参见脂肪乳注射液、复方氨基酸18AA注射液。

【给药护理要点】

1. 给药方法　① 本品为复方制剂，包装分为内袋、外袋，在内外袋之间放有氧吸收剂；内袋被两条可剥离封条分隔成三个腔室，分别装有葡萄糖注射液、氨基酸注射液和脂肪乳注射液。使用前，要开通可剥离封条将三个腔室中的液体混合均匀后方可使用。② 可经周围静脉或中心静脉进行输注。③ 混合后液体在 25℃ 下可放置 24 h。

2. 其他　参见脂肪乳、氨基酸。

维他利匹特

【临床应用】由维生素 A、维生素 D_2、维生素 E、维生素 K_1、注射用大豆油、注射用卵磷脂、甘油等组成。静脉补充脂溶性维生素。

【注意事项】禁用于对其中任何一种组成成分过敏患者。

【给药护理要点】

1. 给药方法　本药含维生素 K_1，可与香豆素类抗凝剂发生相互作用，避免同时使用。

2. 药物配制　成人及 11 岁以上儿童 10 ml 维他利匹特加入 10％或 20％英脱利匹特 500 ml，轻摇混合后静脉输注，24 h 内用完。11 岁以下儿童及婴儿 1 ml/(kg·d)，每天剂量不超过10 ml，加入 10％或 20％英脱利匹特注射液内，轻摇混合后静脉输注。亦可用本药 10 ml 加入 1 瓶水乐维他内，使之溶解后加到英脱利匹特中静脉输注。

水乐维他

【临床应用】由维生素 B_1、维生素 B_2、烟酰胺、维生素 B_6、泛酸、维生素 C、生物素、叶酸、维生素 B_{12} 等组成。静脉营养用，以满足机体每日对水溶性维生素的生理需要。

【注意事项】禁用于对其中任何一种组成成分过敏患者。

【给药护理要点】

1. 给药方法　水乐维他加入葡萄糖静脉输注时，注意避光使用。

2. 药物配制　无菌条件下，下列溶液 10 ml 可以溶解水乐维他：维他利匹特、英脱利匹特、葡萄糖注射液、注射用水。前两种溶液配制的混合液需加入英脱利匹特后静脉输注，后两种溶液配制的混合液加入英脱利匹特或葡萄糖注射液均可。本药溶解后，在无菌条件下立即加入补液中，24 h 内用完。

★维生素 B_1 注射剂　Vitamin B_1 Injection

【其他名称】硫胺、盐酸硫胺。

【临床应用】防治脚气病或 Wernicke 脑病,用于维生素 B_1 缺乏引起的周围神经炎、消化不良的辅助治疗。

【给药护理要点】

1. 给药方法　本药增加口服剂量并不增加吸收量。

2. 配伍禁忌　在碱性溶液中易分解,与碳酸氢钠、枸橼酸钠等碱性药物配伍易变质。

3. 不良反应观察与预防　注射时偶有过敏反应,个别会发生过敏性休克,所以除非急需补充,应避免注射给药,且在注射前用其 10 倍稀释液 0.1 ml 皮试,防止变态反应。

★维生素 B_2 口服常释剂型

【其他名称】核黄素。

【临床应用】治疗唇炎、舌炎、口角炎、眼结膜炎、阴囊炎。

【注意事项】药物对检验值或诊断的影响　可使荧光法测尿儿茶酚胺浓度呈假性增高,尿胆原呈假阳性。

【给药护理要点】

1. 给药方法　进餐时或餐后服药吸收好。不宜与甲氧氯普胺合用。

2. 健康指导　服药期间,尿液呈黄绿色。

★ 维生素 B_6 注射剂　Vitamin B_6 Injection

【其他名称】吡哆辛。

【临床应用】防止维生素 B_6 缺乏,防治异烟肼中毒;孕妇服用可减轻妊娠呕吐;用于治疗或预防婴儿惊厥;可减轻化疗和放疗引起的恶心、呕吐;局部应用治疗痤疮、脂溢性皮炎、酒糟鼻等。

【注意事项】本品可使尿胆原试验呈假阳性。

【给药护理要点】每日用量 2～6 g,持续几个月时可引起严重神经感觉异常,进行性步态不稳,手不灵活,足麻木,停药后缓解。与左旋多巴合用可降低左旋多巴的药效。

★ **维生素 C**

【其他名称】抗坏血酸、维生素丙、丙种维生素、丙素。

【临床应用】预防和治疗维生素 C 缺乏症(坏血病);治疗急慢性传染病病后恢复不良、伤后愈合不良;治疗克山病患者心源性休克;治疗肝硬化、急性肝炎、慢性中毒时的肝损害;以及过敏性皮肤病、高血脂、感冒、口疮、癌症等。

【注意事项】

1. 慎用 痛风,高草酸盐尿症、草酸盐沉积症、尿酸盐性肾结石,糖尿病,镰形红细胞贫血、地中海贫血或铁粒幼红细胞性贫血病人。

2. 药物对孕妇的影响 孕妇大量服用可致婴儿坏血病。

3. 药物对检验值或诊断的影响 可造成大便隐血假阳性。干扰血清乳酸脱氢酶和血清转氨酶浓度的自动分析结果。造成尿糖、葡萄糖假阳性。引起血清胆红素浓度,尿酸、尿酸盐数值偏高。

【给药护理要点】

1. 配伍禁忌 氨茶碱、谷氨酸钠、碳酸氢钠等碱性药物,核黄素,三氯叔丁醇,含铜、铁离子的溶液,维生素 K_3,肝素或华法林。

2. 不良反应观察与预防 大量应用(每日用量 1~4 g)时可引起皮疹、腹泻、胃酸增多、胃液反流、尿酸盐排出增多、泌尿结石、血管内凝血或溶血、深静脉血栓形成。每日用量 5 g 时可致溶血甚至致命。

3. 健康指导 本药可破坏食物中的维生素 B_{12},阻碍食物中铜、锌吸收。

★ **维生素 D_2 口服常释剂型、注射剂**

【临床应用】防治佝偻病、骨软化病、婴儿手足抽搐症。预防维生素 D 缺乏症。

【注意事项】

1. 禁用 高钙血症、维生素 D 增多症、高磷血症伴肾性佝偻病。

2. 慎用 心功能不全、动脉硬化、高胆固醇血症、高磷血症、肾功能不全、对维生素 D 高度敏感。

3. 药物对孕妇的影响　应用过量可致胎儿脉管受损、主动脉瓣狭窄、甲状腺功能抑制。

4. 药物对检验值或诊断的影响　可使血清磷酸酶浓度降低,血清钙、胆固醇、磷酸盐和镁浓度升高,尿钙和磷酸盐浓度升高。

5. 用药前后及用药时应当检查或监测　血清尿素氮、肌酐、肌酐清除率、血磷、血清碱性磷酸酶、血钙浓度、尿钙浓度、骨 X 线检查。

【给药护理要点】

1. 给药方法　鱼肝油制剂含有维生素 A,长期大量服用,会引起维生素 A 慢性中毒,治疗佝偻病最好选用纯维生素 D 制剂。

2. 不良反应观察与预防　大量久服可引起高血钙,表现为呕吐、食欲不振、腹泻、软组织异位骨化,严重时可致多尿、蛋白尿,肾功能减退等。儿童可致生长停滞。定期复查血钙,及时发现异常,予以停药,给予低钙饮食,大量饮水,同时进行对症治疗。

第十四节　局部常用药物

(一) 眼科用药

1%或 2%毛果芸香碱眼药水

【其他名称】匹罗卡品。

【临床应用】

1. 原发性闭角型青光眼。

2. 原发性开角型青光眼。

3. 某些继发性青光眼。

4. 拮抗睫状肌麻痹药或散瞳药的作用。

【注意事项】

1. 禁用　葡萄膜炎、新生血管性青光眼、葡萄膜炎继发性青光眼,对匹罗卡品过敏者,以及其他不应缩瞳的眼病。

2. 慎用　哮喘、急性角膜炎、孕妇及哺乳期妇女。

3. 长期滴用本品,可导致瞳孔缩小、视物变暗、调节痉挛、白内障加重。

【给药护理要点】

1. 告知病人,滴用本品后可能出现视物模糊、眼睛调节功能下降,故用药后应避免驾驶、机械操作或高空作业。按时用药,长期用药。

2. 滴药前应清洁双手,不要触碰药口、眼睑、睫毛,清除眼周分泌物。

3. 嘱病人取坐位或卧位,头后仰。滴管口距眼睑2~3 cm、儿童5~6 cm,滴入药液1~2滴。

4. 滴眼后嘱病人闭眼1~2 min,轻压泪囊和鼻根部2~3 min,以避免药物由鼻泪管流入鼻腔再经鼻黏膜吸收入血液循环,引起全身反应。

5. 病人如出现流涎、流泪、恶心、呕吐、腹痛、腹泻、大量出汗、呼吸困难及心悸等症状时,提示本品吸收过量,应给予阿托品拮抗及对症治疗。

6. 对于急性期的单眼病人,对其健康眼也要给药,以预防双侧病变。

7. 对长期用药者,应定期进行眼科检查,病人如出现视物模糊或近、远视力改变,应及时进行视力、视野、眼压描记、前房角镜等项目检查,并根据病情变化调整治疗方案。

0.3%氧氟沙星眼药水

【其他名称】氟嗪酸、奥复欣、泰利必妥。

【临床应用】用于治疗细菌性结膜炎、角膜炎、角膜溃疡、睑膜炎、泪炎等外眼感染。

【注意事项】

1. 对氧氟沙星及其他氟喹诺酮过敏者禁用,哺乳期妇女禁用。

2. 不宜长期使用。

【给药护理要点】

1. 滴眼药前应清洗双手,不要触碰药口、眼睑、睫毛,清除眼周分泌物。

2. 嘱病人取坐位或卧位,头后仰。滴管口距眼睑 2～3 cm、儿童 5～6 cm,滴入药液 1～2 滴。

3. 滴药时嘱病人尽量不眨眼,不能将药物滴入前房内。

4. 滴眼后,应按压角膜囊上 1 min 以加速药物吸收同时嘱病人闭眼 1～2 min。

5. 当出现过敏反应(眼皮痒、肿胀、持续烧灼感)时,应尽快停药并通知医生。

6. 告知病人不要和家庭成员共用治疗药物、毛巾、洗手巾等。

盐酸金霉素眼药膏

【临床应用】

1. 用于细菌性结膜炎、麦粒肿及细菌性眼睑炎。

2. 用于治疗沙眼。

【注意事项】

1. 不宜长期使用,连续使用 5 日症状未缓解应停药就医。

2. 性状发生改变时禁止使用。

3. 对本品过敏者禁用,过敏体质者慎用。

【给药护理要点】

1. 涂眼药前应清洗双手,管口勿接触手和眼,清除眼周分泌物。

2. 涂入眼膏后,嘱病人闭上眼睛,轻揉眼睑 3 min,用棉球擦去外溢眼膏。

3. 如眼药水与眼药膏同时使用,应先滴眼药水,30 min 后再涂眼药膏。

4. 若出现眼痒、充血、水肿等症状应停药。

5. 儿童必须在成人监护下使用。

（二）鼻科用药

羟甲唑啉滴鼻液

【其他名称】甲酚唑啉、间羟唑啉、必通。

【临床应用】是鼻黏膜血管收缩药,用于以下疾病:

1. 急、慢性上呼吸道感染,如急性鼻炎,慢性单纯性鼻炎,慢性肥厚性鼻炎。

2. 急、慢性鼻窦炎。

3. 过敏性鼻炎。

4. 鼻息肉。

5. 气压损伤性病变,如航空性鼻炎、航空性中耳炎。

6. 鼻出血。

7. 鼻阻塞性打鼾和其他鼻阻塞性疾病。

【注意事项】

1. 禁用　孕妇、3 岁以下小儿或接受 MAO 抑制药者。

2. 慎用　冠心病、高血压、甲状腺功能亢进、糖尿病及代谢性疾病。

3. 不适用于萎缩性鼻炎及干燥性鼻炎。

4. 儿童必须在成人监护下使用。

【给药护理要点】

1. 给药期间应注意观察疗效、控制用量及时间,并告知病人如出现过敏反应或难以忍受的鼻刺痛等严重不良反应,应停药,及时就医。

2. 告知病人或病人监护人,本品不宜长期使用,连续使用不得超过 7 天。若需长时间用药,可采用每连续使用 7 天停药几日再使用的间歇式给药法。

3. 滴鼻时病人应取仰头位,清除鼻腔分泌物。每侧鼻腔滴入药液 2～3 滴,然后用手轻轻捏鼻,使药液均匀散布于鼻腔,并告知病人保持原体位 3～5 min,防止药液流出,以利充分吸收。

布地奈德鼻喷雾剂

【其他名称】雷诺考特喷鼻水剂。

【临床应用】皮质内固醇激素,能通过抑制炎症调节因子来缓解鼻部炎症。

1. 常年性(慢性)鼻炎。

2. 变应性鼻炎(季节性,常年慢性发作)。

【注意事项】

1. 近期鼻中隔溃疡、有鼻部手术史或创伤史的病人慎用。

2. 呼吸道感染、真菌、细菌、病毒感染的病人慎用。

【给药护理要点】

1. 用药前告知病人先擤出鼻内分泌物,摇匀药物,然后头向前微倾,将喷嘴放入鼻腔,避开鼻中隔,将对侧鼻孔按住,然后用喷剂喷药,在给药的几秒钟内不应经鼻呼吸,可张口呼吸;按同样的方法给对侧鼻腔喷药。

2. 勿打碎和焚烧药瓶,勿将药瓶置于高温、高压下保存。保存药物时,应保持瓶口向上。

3. 给药勿超过推荐剂量,因过量用药可导致下丘脑-垂体肾上腺轴的抑制。

4. 养成良好的口腔和鼻腔卫生习惯。

5. 药瓶一旦开启,药物应在 6 个月内用完。

6. 为防止交叉感染,该药只能专人专用。

(三)耳科用药

氧氟沙星滴耳液

【其他名称】氟嗪酸、奥复欣、泰利必妥。

【临床应用】用于葡萄球菌属、链球菌属、变形杆菌属、铜绿假单胞菌属、流感杆菌引起感染的外耳道炎、中耳炎、鼓膜炎等。

【注意事项】

1. 治疗炎症,适用于外耳及中耳黏膜的炎症。如果炎症波及鼓室周围,除局部治疗外应结合口服用药综合治疗。

2. 本品最高血药浓度仅为口服的 1%,故较安全,可用于小儿滴耳。

【给药护理要点】

1. 滴耳药前,应使药液温度与体温接近,过冷、过热均可能引起眩晕、呕吐。

2. 滴药时,应清洗双手,病人取侧卧位患耳向上,擦净外耳道分泌物,将耳廓向后上方(小儿向后下方)牵拉,将外耳道拉平,使药液沿外耳道底部滴入 2～3 滴,轻压耳屏几下,使药液与黏膜混匀,嘱病人保持原体位 3～5 min。

3. 瓶口勿接触耳部,避免再次感染。

（四）皮肤科用药

维 A 酸乳膏

【其他名称】维甲酸、维生素甲酸。

【临床应用】是抗角化药,用于以下疾病:

1. 寻常性痤疮。

2. 鱼鳞病。

3. 银屑病以及其他角化异常性皮肤病。

【注意事项】

1. 对阿维 A 酯、异维 A 酸或其他维生素 A 衍生物不耐受者,对本品也可能不耐受。

2. 孕妇、急性或亚急性皮炎及湿疹类皮肤病禁用。

3. 儿童、肝或肾功能损害者慎用。

4. 与肥皂、洗发水等清洁剂,以及治疗痤疮制剂、含脱屑药制剂、含乙醇药剂、异维 A 酸合用,可加剧皮肤刺激或干燥作用。与过氧苯甲酰在同一时间、同一部位外用有配伍禁忌。

【给药护理要点】

1. 告知病人外用时不宜用于皮肤褶皱部位。

2. 避免药物接触眼睛和鼻黏膜。

3. 夜间使用,涂药部位应避免日光和人工紫外线照射。

4. 用药前、后应洗手。

5. 不宜大面积使用,用量不宜超过 20 g/d。

6. 避免同时应用含乙醇制剂、香皂、脱毛剂,以免加剧皮肤干燥。

7. 与过氧苯甲酰合用时,应早晚交替使用。

莫匹罗星

【其他名称】百多邦。

【临床应用】用于各种细菌性皮肤感染：

1. 脓疱病。

2. 疖病。

3. 毛囊炎及湿疹等感染。

【注意事项】

1. 慎用　孕妇及有中度或严重肾损伤者。

2. 不适用于眼内或鼻内使用，如误入眼内用清水冲洗。

3. 不宜用于皮肤有大面积破溃者（如烧伤），以防本品软膏基质聚乙二醇经皮肤吸收而引起肾损伤。

【给药护理要点】

1. 局部涂药前，应先用生理盐水或过氧化氢溶液或医师指定清洁剂对患处进行清洗或消毒。

2. 拭干后涂于患处，涂药需用压舌板（软膏剂）或棉签（溶液剂）。

3. 皮肤有破损时，应注意无菌技术操作。

4. 必要时用敷料包扎或覆盖。

5. 用药前、后应洗手。

联苯苄唑霜剂

【其他名称】美克、霉克。

【临床应用】主要用于急性和慢性皮肤真菌感染和甲癣。

【注意事项】禁用于对联苯苄唑过敏者和已知对鲸醋硬脂醇过敏者。

【给药护理要点】

1. 告知病人给药前清洗双手，局部涂药前，应先用清水对患处进行清洗，擦净患肢。

2. 在被感染的皮肤表面涂上薄薄的一层，并按摩局部皮肤使药物渗入皮内，每日1次，最好于就寝前涂用。

3. 用药前、后应洗手。

（五）阴道用药

甲硝唑凝胶

【临床应用】能干扰细菌 DNA，发挥杀菌作用，用于细菌性阴道炎。

【注意事项】

1. 阴道用药会出现痉挛，并感觉有恶心、口苦或有金属味；宫颈炎、阴道炎，会阴阴道瘙痒；轻微烧灼感，发红，针刺感，干燥；非敏感菌的过度增生。

2. 对该药及其成分过敏的病人禁用。

3. 有恶病质的病人，严重肝脏疾病的病人应慎用。

4. 有中枢神经系统疾病病史的病人慎用阴道制剂。

【给药护理要点】

1. 告知病人药物不能用于眼周部位。

2. 本品为阴道内用药，月经期停用。

3. 病人平卧，操作者戴手套或用器械将栓剂送入阴道，也可指导病人自行用药，给药后平卧 20 min。

4. 用药期间应注意个人卫生、勤换衣裤、预防重复感染。

5. 用药期间应避免性生活，其配偶同时接受治疗。

6. 用药期间应避免饮酒及含酒精的饮料。

（六）含漱用药

复方硼砂含漱液

【其他名称】朵贝液。

【临床应用】是消毒防腐药，用于以下疾病：

1. 口腔炎。

2. 咽喉炎。

3. 扁桃体炎。

【注意事项】

1. 不可内服。

2. 本品误服引起局部组织腐蚀，吸收后可发生急性中毒，早期症状为呕吐、腹泻、皮疹、中枢神经系统先兴奋后抑制。

3. 新生儿、婴儿禁用。小儿、老年人慎用以免误服发生中毒。

4. 与生物碱的盐、氯化汞、硫酸锌、其他金属盐有配伍禁忌。

【给药护理要点】

1. 药物温度不宜超过 40℃,加 5 倍量温水稀释后含漱,一日数次。

2. 漱口时应将漱口水含在口内,闭口,鼓动两腮与唇部,使溶液在口腔内搅动,充分与牙齿接触、含漱 1～2 min 后吐出,勿咽下。

参考文献

[1] 国家药典委员会. 中国药典[M]. 第9版. 北京:中国医药科技出版社,2010

[2] 王建荣,张稚君. 基本护理技术操作规程与图解[M]. 北京:人民军医出版社,2004

[3] 霍孝蓉. 临床护理操作图解[M]. 南京:江苏科学技术出版社,2004

[4] 张春舫,任景坤. 护士岗位技能训练[M]. 北京:人民军医出版社,2009

[5] 李小寒,尚少梅. 基础护理学[M]. 北京:人民卫生出版社,2009

[6] 肖激文,刘杰. 护士给药护理指南[M]. 北京:人民军医出版社,2008

[7] 肖激文. 实用护理药物学[M]. 北京:人民军医出版社,2007

[8] 许景峰,杨本明. 实用处方药物学[M]. 北京:人民军医出版社,2009

[9] 徐淑秀,蒋志文. 护士常用药物手册[M]. 北京:人民卫生出版社,2004

[10] 欧阳冬生. 临床护理药物手册[M]. 北京:人民卫生出版社,2008

[11] 宋澄清,石焕阶,徐文祥. 临床合理用药指南[M]. 武汉:湖北科学技术出版社,2008

[12] 贾公孚,李涛,许莉. 药物毒副作用反应防治手册[M]. 北京:中国协和医科大学出版社,2004

[13] 陈新谦,金有豫,汤光. 新编药物学[M]. 北京:人民卫生出版社,2007

[14] 孙路路. 药物应用常规与禁忌手册[M]. 北京:人民军医出版社,2008

[15] 王顺年. 临床医护用药必备[M]. 第 3 版. 北京:人民军医出版社,2009

[16] 王启盛. 医护人员临床用药指南[M]. 北京:中国科学技术出版社,2008

[17] 师海波,王克林. 最新临床药物手册[M]. 北京:军事医学科学出版社,2008

[18] 李俊. 临床药理学[M]. 第 4 版. 北京:人民卫生出版社,2008

[19] 桂莉,贺茜,陶红. 临床用药护理[M]. 上海:上海科学技术出版社,2008

[20] 杨世民. 药事管理与法规[M]. 北京:高等教育出版社,2010

[21] 李如竹. 护理学基础[M]. 北京:人民卫生出版社,2005

[22] 陆凤翔,杨玉. 临床实用药物手册[M]. 第 4 版. 南京:江苏科学技术出版社,2008

[23] 宣世英,王青,李德爱. 消化病合理用药[M]. 北京:人民卫生出版社,2009

[24] 纪立农. 中国 2 型糖尿病防治指南[M]. 北京:北京大学医学出版社,2010

[25] 南克俊,肖菊香,赵新汉,等. 现代肿瘤内科治疗学[M]. 西安:世界图书出版西安公司,2003

[26] 王金平. 肿瘤科临床药物手册[M]. 南京:江苏科学技术出版社,2008

[27] 孙燕. 抗肿瘤药物手册[M]. 北京:北京大学医学出版社,2007

[28] 周际昌,谢惠民. 新编抗肿瘤药物临床治疗手册[M]. 北京:中国协和医科大学出版社,2004

[29] 张建平,赵杰,艾辉胜. 血液科药物手册[M]. 北京:科学技

术文献出版社,2000

[30] 陆国椿. 抗肿瘤药物的联用与辅用[M]. 北京:人民卫生出版社,2009

[31] 丰艳梅,殷立新. 血液科常用药物的联用与辅用[M]. 北京:人民卫生出版社,2009

[32] 袁玲,陈湘玉. 肿瘤内科护理手册[M]. 南京:江苏科学技术出版社,2008

[33] 薛新东,杜立中,毛萌. 儿科学[M]. 北京:人民卫生出版社,2010

[34] 陈国玉,吴文溪. 外科学[M]. 北京:科学出版社,2002

[35] 沈刚. 新编实用儿科药物手册[M]. 第 2 版. 北京:人民军医出版社,2009

[36] 金汉珍,黄德珉,官希吉. 实用新生儿学[M]. 第 3 版. 北京:人民卫生出版社,2001

[37] 乐杰. 妇产科学[M]. 第 4 版. 北京:人民卫生出版社,1996

[38] 阎锡新,郭丽萍. 呼吸系统疾病合理用药手册[M]. 北京:军事医学科学出版社,2007

[39] 黄宇光,罗爱伦. 疼痛治疗药[M]. 上海:世界图书出版公司,2008

[40] 王少华,段文若,杜冠华. 内分泌代谢疾病合理用药[M]. 第 2 版. 北京:人民卫生出版社,2009

[41] 赵克健. 药店执业药师手册[M]. 北京:中国医药科技出版社,2005

[42] 崔荣,吕强,张石革. 临床药学问答[M]. 北京:化学工业出版社,2008

[43] 王建荣. 输液治疗护理实践指南与实施细则[M]. 北京:人民军医出版社,2010

[44] 张石革,许贤豪,孙文萍. 老年病诊断与药物治疗学[M]. 北京:科学出版社,2003

[45] 李德爱,郭荣珍. 医院药事管理学[M]. 北京:人民卫生出

版社,2004

［46］王世俊. 老年护理学［M］. 第 4 版. 北京：人民军医出版社,2007

［47］戴钟英. 妊娠妇女用药的基本原则［J］. 实用妇产科杂志,2007

［48］乐杰. 再论产科合理用药与母婴安全［J］. 国际妇产科杂志,2008

［49］黄小萍. 妊娠期妇女用药安全性探讨［J］. 中国药房,2007

［50］乔小明. 哺乳期妇女用药的护理［J］. 护士进修杂志,1994

［51］潘琢如. 哺乳期用药应注意的问题［J］. 中国实用妇科与产科杂志,1998

［52］王庆海. 药物与血浆蛋白结合对分布的影响［J］. 中国医院药学杂志,1985,02

［53］谢燕如,陈怡禄. 儿童用药的安全探讨［J］. 医学信息,2010,23(6)

［54］李秀云. 大剂量阿糖胞苷治疗白血病的护理［J］. 中国医学杂志,2007,5(3)

中文索引

A

Z

英文索引

A

B

C